临床儿科重症疾病诊断与治疗

主　编　赵　春　孙正芸

副主编　于永慧　刘海燕　靳有鹏　闫一兵

编　委　（以姓名汉语拼音为序）

顾　艳　（山东大学附属山东省立医院）

靳有鹏　（山东大学附属山东省立医院）

李　倩　（山东大学附属山东省立医院）

刘奉琴　（山东大学附属山东省立医院）

刘海燕　（山东大学附属山东省立医院）

刘兆娥　（山东大学附属山东省立医院）

亓建红　（山东大学附属山东省立医院）

孙正芸　（山东大学附属山东省立医院）

王　伟　（山东大学附属山东省立医院）

王玉娟　（山东大学附属山东省立医院）

闫一兵　（聊城市人民医院）

余丽春　（山东大学附属山东省立医院）

于永慧　（山东大学附属山东省立医院）

赵　春　（山东大学附属山东省立医院）

北京大学医学出版社

LINCHUANG ERKE ZHONGZHENG JIBING ZHENDUAN YU ZHILIAO

图书在版编目（CIP）数据

临床儿科重症疾病诊断与治疗/赵春，孙正芸主编.
—北京：北京大学医学出版社，2015.2
ISBN 978-7-5659-0998-6

Ⅰ．①临…　Ⅱ．①赵…　②孙…　Ⅲ．①小儿疾病—急
性病—诊疗②小儿疾病—险症—诊疗　Ⅳ．①R720.597

中国版本图书馆 CIP 数据核字（2014）第 277781 号

临床儿科重症疾病诊断与治疗

主　　编：赵　春　孙正芸
出版发行：北京大学医学出版社
地　　址：（100191）北京市海淀区学院路 38 号　北京大学医学部院内
电　　话：发行部：010 - 82802230；图书邮购：010 - 82802495
网　　址：http://www.pumpress.com.cn
E - mail：booksale@bjmu.edu.cn
印　　刷：北京瑞达方舟印务有限公司
经　　销：新华书店
责任编辑：韩忠刚　陈　奋　高　琳　　责任校对：金彤文　　责任印制：李　啸
开　　本：889mm×1194mm　1/16　　印张：22.5　字数：673 千字
版　　次：2015 年 2 月第 1 版　　2015 年 2 月第 1 次印刷
书　　号：ISBN 978-7-5659-0998-6
定　　价：89.00 元

前　言

　　重症医学是一门新兴的学科，是医学进步的重要标志之一。主要研究危及生命的疾病状态发生、发展规律及其诊治方法。重症监护病房（ICU）是重症医学学科的临床基地，为各种急危重症患者提供及时、系统、高质量的医学监护和抢救技术，从而提高患者的生存率及改善生存质量。因此，ICU 的救治水平直接反映了医院综合救治能力和医疗实力，是现代化医院的重要标志。儿童重症医学较成人重症医学起步晚，国内很多基层医院尚缺乏专业病房及专业的医护人员，因此，我们参考近年来国内外出版的专著及相关文献，结合自身的临床经验编写了这本《临床儿科重症疾病诊断与治疗》，目的是为基层的儿科医务人员及儿童重症医学专业人员提供参考。

　　本书共十二章，分别对儿童重症监护病房（PICU）的建制与管理、PICU 的监护技术、各系统危重症（包括呼吸系统、心血管系统、消化系统、泌尿系统、血液系统、神经系统、内分泌及代谢性疾病等）、休克、水电解质及酸碱平衡失调、心肺复苏术、脑死亡、中毒和意外、危重患儿生命支持技术等做了详细的阐述，同时我们对新生儿的各种危重症情况也进行了介绍。本书突出实用性和易读性，思路清晰，内容丰富、新颖，方便各级医师在临床上参考使用。

　　儿童重症医学技术日新月异，鉴于我们的经验、水平有限，时间仓促，书中可能有错误或遗漏，恳请各位同仁及广大读者批评指正。

编　　者

2014 年 9 月

目　录

第一章 概 论

第一节 儿童重症监护病房建制与管理

一、儿童重症监护病房简介

国内近年屡次处置涉及儿童公共卫生事件的需求引起了党和政府的高度关注。2012年12月国家卫生部启动国家临床重点专科第一批项目，儿童重症医学（pediatrics critical care medicine，PCCM）被列为儿科唯一参与的亚专科。这表明，国内PCCM已经独立于儿童急诊医学，作为儿科学属下的三级学科得到国家卫生行政部门的正式认定和高度重视。同时，也预示着我国PCCM以及作为其实践基地和客观主体的儿童重症监护病房（pediatrics intensive care unit，PICU）的建设即将进入一个崭新阶段。

PICU是继成人重症监护病房（intensive care unit，ICU）后发展建立的应用现代科技的儿科病房，是为适应小儿危重症的强化医疗需要而集中必要的人员和设备所形成的医疗组织形式。鉴于儿童生理、解剖、病理的特点，PICU在儿科重危患儿的救治与护理中发挥了重要的作用。先进的监护治疗技术的应用大大降低了病死率，提高了治愈率和抢救成功率。它包括以下四个要素：①危重症患儿；②受过专门训练和富有经验的医护人员；③完备的临床生理学监测和抢救治疗设施；④严格科学的管理。

PICU引入我国30余年来，在保护儿童生命健康和处理公共卫生事件等方面发挥了重要作用。但是，相对于人口基数大、危重患儿多的国内客观需求，以及成人ICU和儿科其他三级学科，特别是新生儿重症监护病房（neonatal intensive care unit，NICU）的发展状况仍有较大差距。从学科建设实践上看，作为学科内核的理论和技术体系对学科建设的作用是显而易见的。但是，PCCM独特的理论和技术体系基本缺如，对于PICU发展的桎梏不容忽视和回避。作为儿科学的三级学科，PCCM如果缺乏明确和充实的学科内涵实质，就缺乏与其他学科区别的基本特征，缺乏学科建设的方向与内容，学科建设就如同盲人摸象不得要领；儿科及其三级学科重症患儿是否应该转入PICU？PICU医护人员应该具有什么样的知识结构？PICU应该配置什么样的技术平台？PICU应该培育什么样的诊疗技术？缺乏PCCM理论和技术体系的指导，这一系列基本问题都不可能得到很好的解决。因此，PCCM理论和技术体系应是我国PICU建设战略中先行的功课，必须积极建设。

二、儿童重症监护病房学科建设——建设我国儿童重症医学理论和技术体系

PCCM区别于儿科学其他三级学科，应有自己独特的学科体系。儿童不是成人的缩影，PCCM也不能照搬成人"重症医学"（critical care medicine，CCM）体系。当前我国社会经济长足发展，儿童医学备受党和政府重视，国家支撑的PCCM学科建设项目已经实施，儿童医疗保健体系建设项目即将启动。儿童重症救治技术的复杂程度及其对水平经验、设备条件和组织管理的要求与儿科学其他专业相比有明显的特殊性，效果好坏直接关系到儿童的病死率和致残率，其进展对儿科学的发展具有极大的推动作用，其水平在很大程度上是儿科医学整体水平的体现。所以，建设我国PCCM理论和技术体系工作机遇和挑战并存，需要以高标准尽快完成。

PCCM是专门研究从出生后满4周到青春期儿童各年龄阶段重症即器官功能障碍的基础、预防和临床的医学理论和实践方法，以进行及时有效地救治的医学科学。所服务的对象是患有直接危及器官功能和

（或）内环境平衡进而威胁生命安全病症的患儿。任务是对可能发生或者已经发生的急性器官功能障碍进行紧急复苏以及延续性多个器官功能的支持治疗；尽早重建人体内环境稳定，为病因针对性治疗创造条件和时间窗；对严重致病因素打击所引发的机体应答紊乱、多器官功能障碍综合征（multiple organs disfunction syndrome，MODS）的病理机制以及各个器官之间的相互作用和影响及其调节机制，进行临床与基础医学相结合的科学研究。目的是防治器官功能障碍，阻止和扭转机体由损伤或疾病向死亡发展的过程，争取最大限度地降低儿童重症的发生率、病死率和致残率。

从学科本身的性质上看，PCCM是"单系统器官"的专一性向"多系统器官"的整体性转变的产物。现今，当儿科医学整体进展到新的水准时，器官相互作用发生MODS，上升为威胁生命的主要矛盾，产生了建立PICU即将重症患儿作为一个特殊群体给予专门研究和独立管理的需求。在PCCM实际工作中患儿疾病的整体性体现得十分具体化：需要摆脱单一器官概念的束缚，主要着眼于器官与器官、器官与组织、器官与整体之间的相互关系。而且，PICU集中了病情危重的患儿、需要多学科协作的精英团队和最优化的运作方案，以保证全时、整体和有效地监护治疗，所以，PCCM最强调整体性，迫切需要有完整的学科理论和技术体系的指导。因此，PCCM理论和技术体系是我国PCCM建设战略中基础的功课，必须认真落实。

传统的医学基础学科"病理生理学"是PCCM基础理论体系的主干内容。损伤和修复、炎症和休克、各系统以及多器官功能障碍的发生发展机制，正是PCCM需要面对的器官功能障碍预防和临床诊疗的基础理论，是每一个PCCM医生应该掌握的基本知识，也是PCCM科学研究的重点之一。与PCCM定义的任务、目的相适应，PCCM的临床理论和技术体系是生命支持、疾病诊断、疾病根治、发育促进、救运网络、评估分析等系列理论和技术系统的集成。其核心技术系统为体外生命支持系统（extracorporeal life support system，ELSS），包括器官功能监测技术、器官功能维护技术和器官功能替代技术。前者指采用各种无创和有创生理功能监测，以及生物化学等检验指标，连续监测生命体征和定时监测各项器官功能指标，以了解器官功能状况、作为分析判断病情和实施治疗干预的客观依据。次者指各种器官衰竭的保守治疗方案，主要包括药物治疗和减轻器官功能负荷的方法，如纠正心功能衰竭的内科方案等。后者是指用体外设备或组织细胞在一定时间阶段完全或部分替代器官功能，目前除脑功能外的其他生命重要器官都有人工替代手段，如：呼吸机可完全替代通气功能、体外膜肺可完全替代通气换气功能和部分替代心脏功能，临时起搏器完全替代心脏节律系统，连续血液净化完全替代肾功能和部分替代肝功能，成分输血可部分替代造血功能等。目的都是维持和稳定生命功能，争取抢救和恢复的时间窗口，最终能拯救患儿生命。

首先，PCCM理论和技术体系要按系统化标准建设，这既是学科分类的属性和特征的要求，也是PCCM本身整体性特征的要求。具体而言，系统化标准建设的基本要求，一是组织系统化，应该积极争取PCCM明确列入国家教育部或科技部颁发的学科分类目录和卫计委颁发的医疗机构的诊疗科目名录，积极争取成立PCCM的国家和各行政区域二级或三级学术和行业机构。二是结构系统化，就学科范畴而言，按研究性质可分为PCCM基础部分、PCCM预防部分和PCCM诊疗部分，按病情进展速度分为急性PCCM和慢性PCCM，可按治疗手段分为内科PCCM、外科PCCM，按重点系统脏器分为呼吸PCCM、心脏PCCM、神经PCCM等。就学科客观实体而言，作为主体的PICU要和实验室结合，还要和儿科急诊部、院前急救部、相关专科紧密合作，形成以PICU为基地和核心的超出原来"急救"意义的"重症"医学实践组织。三是理论系统化，不但基础理论要系统建设，预防和临床技术的基本知识和技能也要形成系统理论。尽快编写出版全面系统、有实用指导意义的PCCM专著和教材。四是技术系统化，PCCM临床技术体系是目前的基本要求。建设目标为国内一流PCCM的单位都应该完整具备，其中ELSS是PICU中必备的主干系统；其余五个系统根据医院整体情况，院内具备相关技术资源的可通过健全协作机制来共同利用，而完全或部分不具备相关技术资源的则应该在PICU内建立或补充齐全。而非一流目标单位则应根据各自层次的任务和要求完成必要配备，通过完善转运机制实现重症患儿救治的保障。

同时，PCCM 理论和技术体系要按科学化标准建设。学科以学术内涵为基础，学科的可持续进步更依赖于学术理论和实践方法的不断发展。PCCM 坚守患儿生命的要隘，重症的病因、病理、病情也日趋严重和复杂，是医学科学研究的重大领域，更要重视发挥科学技术创新对学科发展的引领作用。作为临床医学学科，PCCM 的实验室研究，应侧重于应用基础研究，应用生命科学实验所得的新理论和生物技术革命产生的新成果来研究重症发生、发展的机制，例如采用蛋白组学和生物信息学方法系统分析全身炎性反应综合征（systemic inflammatory response syndrome，SIRS）发生及进展到 MODS 的过程中损伤和修复作用的生物活性因子以及细胞通路，发现其中关键的环节，寻找预防和治疗的新靶点和途径；如此不断充实 PCCM 的理论基础，丰富 PCCM 的理论体系，成为促进临床技术方法进步的动力源泉。PCCM 的临床研究则应该聚焦在解决重症的疾病谱、临床表现和诊治中的矛盾或瓶颈问题上，通过实践-认识-再实践-再认识的反复过程，才能把新概念、新技术的科技成果转化为降低病死率的社会效益。一方面要强调应用临床流行病学方法，常规开展前瞻性临床研究，特别是多中心协作研究，取得高质量的循证医学资料，切实评价适宜的应用技术。另一方面，也要坚持对每一个临床患者定量的、动态的、连续的测量与分析，与直觉的悟性和严格的逻辑推理分析结合起来，取得对病情更加深入、更加直接的发现和理解。既可使在统一治疗理念基础上实行个体化治疗成为可能，又可使临床医师不断寻找和面对解决问题的新方法，导致认识的延伸以及新理论体系的逐渐完善和成熟。

再者，PCCM 理论和技术体系要按规范化标准建设。PCCM 在我国是一门新兴的现代化医学学科，又是一门科技含量高的儿科学龙头学科，理当起到表率作用。PICU 规范化的一项首要工作是推进分级管理制度：分级管理是一种特殊的医疗技术准入制度。根据重症儿童病情复杂危重程度对监护救治水平的需求，以及与之相适应的 PICU 在人力资源、设施设备、技术水平及组织管理等方面提供医疗护理服务的能力条件，评定各个 PICU 等级；不仅可以规范其建设要求，并使其相互间综合业务实力具有科学可比性，有利于指导 PICU 技术能力和条件的建设，有利于公众知情、在患儿家庭寻求 PICU 医疗服务时起着客观指引作用，有利于构建规范的区域性儿童重症转运技术系统，有利于多中心临床研究的组织实施和资料分析，有利于卫生行政部门发挥科学决策和监督功能，从而有力促进我国 PCCM 整体水平的提高，并切实保护患者和医务人员的合法权益。PICU 的分级并非等同于其所在的单位和城市的级别，而完全依据于其技术建设的层次水平。其评价的指标体系既是评估的法规性标准也是 PICU 建设和技术的指引性文件。美国危重医学会、美国儿科学会重症分会于 1993 年制定并颁布了 PICU 监护分级指南，2004 年又进行了更新，对不同级别的 PICU 的组织管理、基础设施及病房结构、人员配备要求、药品器械、院前管理和继续教育均做了详尽的规定，具有重要的借鉴作用。针对目前我国 PICU 面临的医护人员数量不足、素质不齐以及临床管理和医疗行为配合欠默契等共性问题，实行强制性的医护人员规范化培训制度、制定和实施学术指南是 PICU 规范化的两项繁重的基础工作。中华医学会重症医学分会已经先后制定发布了近 20 个基于循证医学、结合中国实际的行业和学术指南，如《中国重症加强治疗病房建设与管理指南》《中国重症患者转运指南（2010）》《成人严重感染与感染性休克血流动力学监测与支持指南》《低血容量性休克复苏指南》等，成为了医务人员日常工作的准则。

三、儿童重症监护病房的建制

近来，中华医学会儿科学分会已委托小儿急救学组讨论、制定《儿童重症监护病房分级建设与管理指南》。就目前情况看 PICU 的建制普遍存在，但形式和内容有一定差异。

第一种 PICU 隶属于急救科，下设急救科病房与急诊、观察室共同组成急诊科。有的设在专门的急诊楼内，有的是由原急诊观察室扩大而来。这种形式的优点是能系统地观察患儿，减少住院处转科造成的科室间人为矛盾以及因患儿欠费所致等专业科室不愿接收的困难。这种模式的缺点在PICU内需抢救、监护和不需监护的恢复期患儿同时存在。即可因恢复期患儿占用抢救床使重危患儿无法安排，恢复期患儿又造成增加很多生活护理内容，牵扯了医护人员集中抢救重危患儿的精力。更重要的是如果PICU不能承担各病区病情恶化患儿转入，那么由于入院标准未掌握好，则有可能有重危患儿进入普通专科病房或其治疗中患儿病情加重需要在普通专业科室设置抢救室。这样就必须为普通病房添置设备和增加人员，显然这部分设备利用率不高，造成人力和物力上浪费。

第二种模式就是真正成为医院危重患儿抢救中心，它应该位于病房群适中的位置以便接受来自急诊室、手术室和普通专科病房病情恶化的患儿，同时将病情稳定患儿及时转入普通专科病房。从而保证PICU内均为需要特别护理，以保证需要生命体征监护和血管内插管、气管插管或气管切开、腹膜透析以及昏迷的或需要隔离的患儿。这类PICU应集中使用院内监护仪、呼吸机、床旁X线机，有条件的可以设专用小型化验室，可以随时进行血气分析等检查。在院长直接领导下，配备专业化主任、副主任，主治医师需经过专业训练和培养的急救专业监护专家，住院医师要定期到麻醉、心脏、呼吸科及耳鼻喉科进行训练学习。还应有呼吸治疗师负责呼吸管理和呼吸机维修。除此之外，应有研究人员2～3名进行危重患儿技术应用和新方法研究。在国外还具有营养师、儿童教师、社会学家、心理学家等，医师与床位数比例为1∶1，护士为（2.5～3）∶1。国内尚难达到这一水平，但至少医师要（0.5～0.8）∶1，护士要达到（1～1.3）∶1。这种模式的PICU通过对全院急救患儿的监护密切了各专业包括与儿外科的关系，专业监护管理提高了急救设备的利用率和使用完好率以及有利于提高急救水平。笔者认为目前多数儿童医院还不是这一模式，但这一模式的确是PICU发展的方向。

一般根据医院床位、收住患儿病种及外科手术开展情况（特别是胸外科）设20张左右PICU床位，其中1/4至1/3为单间隔离病床，收治病情极危重和大手术后患儿。另设大间中间监护室（IMCU）收治病情相对稳定但需监护的患儿。病房色调和光线适于观察肤色并根据儿童心理加以美化。护士站应能够观察所有患儿。床头有足够的空间设置悬吊输液用U形管道以及必需的供氧、负压吸引等接口。一般设施都应确保快速、准确、方便的要求。

四、儿童重症监护病房组织与管理

在病情随时可能发生急剧变化的危重症患者面前，任何先进的现代化设备都不能替代严格科学的管理——完善的管理是监护室工作得以协调运转，最大限度地提高工作质量和效率的必要保证。

监护室质控指标的建立有利于管理目标化，常用的指标有：病死率，住监护室时间，再入监护室率，再插管率，院内感染率，介入操作并发症发生率，费用效益比，出监护室后的生活质量，后期生存率等。

制定合理的工作程序和严格的管理制度。合理的工作程序和计划有助于使监护室进入程序化的状态，以下为监护室的主要工作程序和管理制度：

- 新收治患者的处理程序
- 白班/夜班工作内容和程序
- 交接班程序
- 上级医师查房程序
- 会诊制度
- 医院内感染的监测制度
- 仪器的管理制度

教学和科研工作：重症监护室需要多学科的知识，加之学科进展非常快，所以应制定长期的共同学习、培训计划和定期考核制度，以保证知识的更新和能力的不断提高。监护室应有长期的研究计划和课题，并有专人负责和具体实施，以保证研究连续、可靠地进行。

五、儿童重症监护病房主要收治范围

1. 各种急慢性呼吸衰竭，需要特殊氧疗、气管插管、机械通气治疗者。
2. 各种原因引起的休克、心力衰竭或高血压危象。
3. 中枢神经系统疾病，包括反复惊厥、颅内感染、缺血、缺氧、脑水肿等。
4. 全身感染，败血症，各种意外损伤，中毒。
5. 外科心脏手术后监护或麻醉意外。
6. 严重酸碱失衡和电解质紊乱，严重脱水。

（于永慧）

第二节 儿童重症监护病房的监护技术

重症监护技术包括对人体信息及各种医疗仪器运转的监护，按监测方法可分为无创监测及有创监测两种。重症监护的目的在于最大可能地监护危重症患儿，通过有效的干预措施，为危重症患儿提供及时、系统、规范的医学监护和生命支持等救治技术。现已证明 ICU 内重症监护设备和治疗技术的应用及儿科危重症专业医疗队伍的工作大大地降低了危重患儿的病死率，促进了儿科医学的发展。

一、体温的监测

体温平衡是受体温调节中枢所调控，并通过产热和散热过程实现的。ICU 内危重患儿病情复杂多变，不易控制，对其体温等重要生命体征的监测，对于观察和了解病情变化并及时采取救治措施甚为重要。目前，临床上多采用传统的水银温度计或电子半导体温度计测温。

（一）正常体温

正常体温为 36～37℃，按照测温方法不同而有所差异。口腔温度 36.3～37.2℃，直肠温度一般比口腔温度高 0.3～0.5℃，腋窝温度比口腔温度低 0.2～0.4℃。正常体温在不同个体间有所差异。在 24 小时内体温可有轻微波动，但一般波动范围不超过 1℃。

（二）测温方法

可根据患儿的年龄和病情选用不同的测温方法。

1. 腋测法　最常用。将腋窝擦干，将体温计汞柱端放在患儿一侧腋窝中央顶部，将上臂紧压腋窝，保持 5～10 分钟后取出读数。

2. 口测法　将体温计汞柱端置于舌下，紧闭口唇，放置 3～5 分钟后取出读数。用于神志清楚且配合的 6 岁以上患儿。

3. 肛测法　患儿取侧卧位，下肢屈曲，将汞柱端已涂满润滑剂的肛表轻轻插入肛内 3～4cm，测温 3～5 分钟后取出读数，1 岁以内小患儿，不合作的患儿以及昏迷、休克患儿可采用此法。

（三）发热的分度

按发热的高低（以口腔测量为准）可分为：

1. 低热　37.3～38℃。

2. 中等度热　38.1～39℃。

3. 高热　39.1～41℃。

4. 超高热　41℃以上。

（四）发热的临床过程及特点

急性发热的临床经过一般分为体温上升期、高热期及体温下降期三个阶段。高热持续期的热型有稽留热、弛张热、间歇热、回归热、波状热和不规则热。

（五）皮温与中心温度差

选择肛门、口腔、鼻咽部、食管、鼓膜为测温点所测的温度为中心体温度。选择指、趾、腋下、皮肤为测温点所测的温度为体表温度。计算肛指（趾）温差可间接反映外周血管有无收缩及周围组织灌注情况。正常时温差应<2℃，3～6℃时提示外周微循环差或存在低心排血情况，>7℃则提示血液集中化。

二、心血管功能的监测

（一）临床观察

1. 应注意脉搏、心率、心律、心音、有无奔马律、心脏杂音、心包摩擦音等。

2. 需观察患儿意识、呼吸、面色、指（趾）颜色温度、皮肤色泽，有无大理石样花纹，皮肤毛细血管再充盈时间，肢端温度、肛指温差，有无水肿，尿量多少，肝的大小等。

（二）心电监护

普通心电图只能简单观察描记心电图当时短暂的心电活动情况。而心电监护可持续监测心率及心律的变化，属监测心脏电活动的一种无创性监护手段。心脏监护系统一般均包括心电示波屏、记录、心率报警和心律失常报警等几个部分，可持续监测心率及心律的变化，为医务人员提供可靠的有价值的心电活动指标，对发现严重心律失常、预防猝死及指导治疗有重要价值。心电监护目的在于及时发现心律失常和（或）心动过缓、过速、心脏停搏等情况，不作为详细的心电图分析，故并不要求电极放置部位精确。

1. 电极安放原则

（1）P波清晰、明显（如为窦性节律）。

（2）QRS波幅足以触发心率计数及报警。

（3）不妨碍抢救操作（如电除颤等）。

（4）放置操作简单、对患儿皮肤无损害。

2. 心电监护三导联的连接

（1）正极（黄）：左腋前线第四肋间。

（2）负极（红）：右锁骨中点下缘。

（3）接地电极（黑）：剑突下偏右。

3. 心电监护五导联的连接

（1）白线（RA）：右锁骨中线与第2肋间之交点。

（2）黑线（LA）：左锁骨中线与第2肋间之交点。

（3）红线（LL）：左下腹。

（4）绿线（RL）：右下腹。

（5）棕线（C）：贴胸电极的任一个位置。

4. 监护背垫　由泡沫橡胶制成，其上有四块导电塑料，各与一条电极线相连，分别相当于标准肢体导联的RA、LA、RL和LL。使用时只需将此背垫放在背部，由两条垫片上的带子固定即可。具有方便快捷、不影响患儿胸部检查及胸部X线检查等优点。

5. 主要观察指标

（1）心率和心律。

（2）是否有P波，P波是否规则出现，形态有无异常。

（3）QRS有无"漏搏"，波形是否正常。

（4）ST段有无抬高或者降低。

（5）T波是否正常。

（6）有无异常波形出现。

（7）设置报警范围，出现报警时及时明确原因并及时处理。

对于一些循环衰竭的患儿，心电监护只能提供心电活动情况，心电图可基本正常，故常需要同时加用指（趾）脉搏监测，以判断有无脉短绌及周围循环障碍。同时应注意结合血流动力学及临床来判断心脏泵功能。

（三）血流动力学监测

血流动力学监测是了解心脏功能及采集混合静脉血不可缺少的手段，是重症监护的重要内容之一，对临床治疗具有极大价值，可分为无创伤性和创伤性两大类。无创伤性血流动力学监测是应用对机体组织没有机械损伤的方法，经皮肤或黏膜等途径间接取得有关心血管功能的各项参数，具有安全、并发症少的特点。创伤性血流动力学监测通常是指经体表插入各种导管或监测探头到心腔和（或）血管腔内，利用各种监测仪或监测装置直接测定各项指标，可深入、全面地了解病情，但有时可发生严重并发症。

1. 动脉压监测　动脉血压是血流对大动脉的侧压力，是推动血液在动脉血管内向前流动的动力，是反映循环功能的重要生命体征。它取决于有效循环血量、周围血管阻力及心肌收缩力等因素，是反映心脏后负荷、心肌耗氧量与做功及循环血流的指标。收缩压由心排血量及心肌收缩力决定，其重要意义在于克服各个脏器的临界关闭压，以保证各脏器血流的供给。舒张压反映动脉系统的血流流速和动脉壁的弹性，对于维持冠状动脉灌注尤为重要。舒张压降低是血容量减少的一个重要标志。脉压为收缩压与舒张压之差值，代表每搏量和血容量，在低血容量休克时最先改变。平均动脉压标志着组织灌注的指标，常用于计算脑灌注压与血流动力学和各项参数。

血压的监测方法可分为两类：无创伤性测量法和有创伤性测量法。

（1）无创性血压监测：①普通血压计袖带测量法：听诊法是临床上使用最普遍的方法，利用柯氏音的原理。触诊比听诊更敏感。如低血压或低温时，血压已听不清，但尚可用手指触及收缩压。触诊法读数的血压值较听诊法低。用袖带测量法时，小儿袖带宽度应覆盖上臂长度2/3，婴儿只宜使用2.5cm的袖带。②自动测压法：利用振荡技术、Penaz技术、动脉张力测量法、动脉推迟检出法及多普勒超声测量法等自动测压技术可间断或连续进行血压监测，无创伤性，相对安全。

（2）创伤性血压监测：在动脉内放置短导管直接测压或通过换能器把机械性的压力波转变为电子信号，经放大由示波屏直接显示收缩压、舒张压、平均动脉压等的数值，还可观察到动脉压力波形。周围动脉插管常以桡动脉为首选，此外，肱、股、足背和腋动脉均可采用。创伤性血压监测属侵入性监护手段，但可持续监测血压，比间接测压法准确。无创方法不能测到血压时，通过动脉穿刺可直接连续监测动脉压。直接测压和间接测压之间有一定差异。一般认为直接测压所测压力较间接测压法高2～8mmHg。在休克、低血压和低体温状态下可能高10～30mmHg。随着急诊医学、心血管外科发展的需要，动脉内直接测压法已是危重患者血流动力学监测的重要手段。并发症为血栓、栓塞、出血、感染、皮肤坏死、假性动脉瘤等。为避免或减少并发症的发生，在放置导管前，需作Allen's试验，确定尺动脉的代偿能力，以防发生手部缺血坏死；注意无菌操作；减少动脉损伤；经常肝素盐水冲洗；导管针不宜太粗；末梢循环欠佳时，及时拔除动脉导管。

2. 中心静脉压监测　中心静脉压（CVP）是测定上、下腔静脉或右心房内的压力，主要反映右心室前负荷，是衡量右心搏出回心血量效率的指标，与右心室功能、静脉血容量及张力有关，可用于指导输血、输液治疗，临床应用广泛。通过不同部位的周围静脉均可插入导管至中心静脉部位，目前临床上多数采用经皮穿刺锁骨下静脉或颈内静脉进行插管，也可经股静脉置管，新生儿还可经脐静脉置管。置管成功后可连接水压力计直接测压，也可应用换能器连续记录静脉压和描记静脉压力波形。中心静脉压的正常值为 $6\sim12cmH_2O$，右心室射血功能、体循环血容量、静脉血管张力、胸腔、腹腔内压变化或静脉回流血量均可影响中心静脉压。若动脉血压低，中心静脉压低，无尿，提示血容量不足；若动脉血压低，中心静脉压高提示心功能差，心排血量减少；若动脉血压正常，中心静脉压低，尿少，表明血容量轻度不足；若动脉血压低，中心静脉正常，尿少，表明心排血量下降，可能为血容量不足，或血容量已补足，心功能不良。临床上情况要复杂得多，应具体情况具体分析，同时结合临床症状、体征及血流动力学其他指标综合判断。测定中心静脉压常见并发症为出血、血肿、感染、空气栓塞、血栓栓塞、气胸、血胸、神经损伤、心脏压塞和心律不齐等。

3. 肺动脉压（PAP）与肺毛细血管楔压（PCWP）的监测　肺动脉压反映右心室后负荷及肺血管阻力的大小。肺动脉病变如肺梗死、肺心病等可导致 PAP 升高。在肺实质及肺血管无病变情况下，肺动脉压在一定程度上反映左心室前负荷。肺毛细血管楔压是评估肺毛细血管静水压和左心室前负荷的一项重要指标。PAP 与 PCWP 的测量方法通常是应用 Swan-Ganz 气囊漂浮导管。患儿多由股静脉置管。正常时PAP 收缩压为 20mmHg，舒张压为 10mmHg，平均 15mmHg。PCWP 为 $6\sim10mmHg$。采用温度稀释法可测定心排血量，计算心脏指数、血管阻力等。

患儿左心室功能不全为主时，中心静脉压不能反映左心室的功能情况，此时应作 PAP 或 PCWP 监测。PAP 或 PCWP 其影响因素同 CVP，可作为鉴别心源性、非心源性肺水肿的重要参考指标。PCWP 为 $18\sim20mmHg$ 时，提示开始出现肺淤血，$21\sim25mmHg$ 提示呈轻至中度肺淤血，$26\sim30mmHg$ 时，提示呈中至重度肺淤血，而大于 30mmHg 则提示开始出现肺水肿。PCWP 升高对于肺水肿的提示作用较临床和 X 线表现早。

插入中心静脉导管所引起的并发症，均可在插入肺动脉导管操作时发生。此外，常见的并发症还有：心律失常、气囊破裂、肺梗死、肺动脉破裂和出血及导管打结等。该项监测属有创监测，除了要求设备条件外，熟练操作尤为重要。

4. 心排血量监测和射血分数监测

（1）心排血量：指的是每分钟左心室或右心室射入主动脉或肺动脉的血量。左、右心室的排血量基本相等。心排血量是反映心脏泵功能的重要指标。它受心率、心肌收缩性、前负荷和后负荷等因素影响。常用测定方法有：①阻抗法：心阻抗血流图是利用心动周期于胸部电阻抗的变化来测定左心室收缩时间和计算出每搏输出量，然后再演算出一系列心功能参数，操作简单、安全，并可连续动态监测 CO 及与其有关的血流动力学参数。②超声：超声心动图是指利用超声波回声反射的方法显示心脏各部位的结构和功能状态，通过测定舒张末期和收缩末期左心室内径变化，计算出心排血量。多普勒原理是指光源与接收器之间的相对运动而引起接收频率与发射频率之间的差别。超声多普勒技术正是利用这一原理，测定心脏及大血管内任何部位的血流性质、方向和速度，从而判断心内分流和瓣膜狭窄处的排血量、心内分流量和瓣膜反流量。③指示剂稀释法：它的测定是通过某一方式将一定量的指示剂注射到血液中，经过在血液中的扩散，测定指示剂的变化来计算心排血量的。指示剂包括染料、放射性标记物、气体及冷液体等多种。以冷液体作为指示剂进行心排血量测定的方法称为温度稀释法。因其具有准确、可多次重复、操作简单、对机体无损害和创伤相对较小等优点，是儿科应用最普遍的方法。

（2）射血分数（EF）：是指每搏输出量占心室舒张末期容积量的百分比，正常情况下大于 55%，小于50% 表示心功能减退。射血分数与心肌的收缩能力有关，心肌收缩能力越强，射血分数越大，临床上可通过有创伤性及无创伤性方法测定。心导管术及定量选择性造影术是 EF 测定的标准工具，最常用的方法是通过 Fick 方法和温度稀释法。常用的无创伤性方法有：超声心动图、核素血管造影、超速 CT 及门控磁共振成像（MRI）。

三、呼吸功能监测

在重症监护中最常用的为呼吸衰竭的监护，呼吸衰竭的发生率居各脏器衰竭之首位。

（一）临床观察

1. 应注意观察患儿呼吸运动强弱、呼吸频率、深度、节律和幅度，是否有呼吸困难、胸腹矛盾呼吸、潮式呼吸、间停呼吸、叹气样呼吸等。此外，还需观察患儿神志、面色、表情，有无发绀，有无三凹征。听诊双肺呼吸音强弱，有无异常呼吸音、啰音等。

2. 机械通气时的呼吸监护 定期观察患儿面色、表情、胸廓起伏是否一致、有无发绀，认真做好呼吸道管理并定期对患儿的脉搏、血压、面色、自主呼吸情况、血气分析结果及呼吸机的各项参数做好记录。当患儿出现烦躁不安，呼吸急促并伴有发绀时应注意是否有通气不足、管道漏气或痰堵等情况。当排除上述因素后仍不能改善，应立即检查患儿病情是否发生变化以及呼吸机是否发生故障等。当出现呼吸压力明显增高，双侧胸廓起伏不对称伴心音明显移位时要考虑存在气胸的可能；当出现一侧呼吸音消失，另一侧呼吸音增强时提示导管位置不当或有肺不张的存在。

定期检查和记录呼吸机运转情况，尤其注意无报警装置的容量转换型呼吸机，如监护不力，易发生生命危险。注意防止冷凝水误吸造成的感染与"溺水"。注意呼吸机相关疾病如呼吸机相关性肺炎、氧中毒等疾病的监测。

（二）阻抗法呼吸监测

阻抗法呼吸监测是一项无创呼吸监测，其借助放置于胸廓的电极，测定与呼吸动作变化相应的胸廓阻抗所形成的呼吸运动图或肺气流图。通过监护仪荧光屏可显示呼吸波形及频率，可储存、设置报警上限及抗心律干扰。性能良好的心肺监护仪与一定呼吸机配套使用，可对插管患儿的呼吸频率、潮气量、分钟通气量、呼气末二氧化碳分压、气道阻力、气道死腔、肺顺应性等进行监测。

（三）经皮氧分压监测（$TcPO_2$）

经患儿完整皮肤表面监测氧分压，用以反映动脉血氧分压变化的方法称为经皮氧分压（$TcPO_2$）监测。它是一种相对无创的血氧监测方法，可连续观察血中 PaO_2 变化。它的原理是放置于皮肤的电极将皮肤加温到 $42 \sim 44\,^\circ\mathrm{C}$，使其充血，局部灌流增加，使氧能扩散到皮肤。$TcPO_2$ 仪电极中含有与血流测氧相同的装置。大量研究表明本法可较准确地反映出新生儿、婴幼儿和儿童的动脉氧分压，应用较广泛。电极需放置于有良好毛细血管循环，皮下脂肪少，且其下及附近无大血管及骨骼的部位，如上胸部、腹部、大腿或上臂内侧等。在皮肤温度 $42 \sim 44\,^\circ\mathrm{C}$ 时，$TcPO_2$ 与 PaO_2 高度相关。使用时应按规定选择加热预设值，每 $3 \sim 4$ 小时更换测定部位，以免烫伤局部皮肤。但本法不宜用于皮肤灌流差时，如严重水肿、低体温（$T < 35\,^\circ\mathrm{C}$）和休克，此时 $TcPO_2$ 下降，与 PaO_2 的相关性差。

（四）经皮二氧化碳分压监测（$TcPCO_2$）

$TcPCO_2$ 与 $TcPO_2$ 一样属于无创性连续监测法。将电极直接放置于皮肤上连续测定二氧化碳张力，能反映患儿病情的动态变化，指导用药与调整呼吸机参数。电极加热能加速二氧化碳弥散至皮肤表面。但加温也可使局部组织代谢增强，由此使二氧化碳产生增加，从而使 $TcPCO_2$ 读数高于 $PaCO_2$。一般温度每升高 $1\,^\circ\mathrm{C}$，可使 $TcPCO_2$ 提高 4.5%。研究表明，在电极加热至 $37 \sim 44\,^\circ\mathrm{C}$ 时，$TcPCO_2$ 与 $PaCO_2$ 的相关系数为 $0.8 \sim 0.95$。与 $TcPO_2$ 不同，在极度低血压的患儿中，$TcPCO_2$ 与 $PaCO_2$ 仍很接近。

（五）经皮血氧饱和度监测（$TcSO_2/SaO_2$）

经皮血氧饱和度监测系利用脉搏血氧测定仪监测血氧饱和度及脉率，是一种无创性监测方法，能连续监测血液的氧合状态及氧含量水平。其原理是根据光电比色的原理，利用血红蛋白与氧合血红蛋白对光的吸收特性不同，用可穿透血液的红光和红外光分别照射，并以光敏二极管对照射后的光信号处理得出 Tc-SO_2 的数值。探头分为指套形、夹子状或扁平样，可置于指、趾、鼻尖或耳垂皮肤进行测定。使用方便，对局部皮肤不会造成热损伤，并且在严重低血压、低血容量和应用扩血管药物后等情况下，检测结果较 $TcPO_2$ 准确。根据氧解离曲线，当 $TcSO_2$ 在 70%～100% 范围测定时，所测出的 $TcSO_2$ 与 PaO_2 密切相关。但在 PaO_2 大幅度增加时 $TcSO_2$ 改变却极小。脉搏血氧饱和度仪对高氧血症测定不敏感，因此，为防止氧中毒，以保持 $TcSO_2$ 在 90%～95% 为宜。

（六）呼气末二氧化碳分压监测（EEPCO$_2$）

呼气末二氧化碳浓度（EETCO$_2$）或分压（PETCO$_2$）监测具有方便快捷、无创及可连续监测的特点。使用时将传感器接头直接置于患儿鼻前庭，应用呼吸机时则可直接连接于气管导管上（主流式或旁流式），采集患儿呼出气，经红外线二氧化碳分析仪测定和计算机处理，即可得到时间二氧化碳图波形，呼气末二氧化碳分压和其他参数，并以数字和图形的形式显示于荧光屏上。PETCO$_2$ 的正常范围是 35～45mmHg。通过对结果的分析可对患儿代谢、循环功能及呼吸功能进行监测，指导机械通气及其他治疗。目前已逐渐成为常用的监测手段。

（七）血气分析

详见本节"八、血气分析"。

四、脑功能监测

神经系统危重症主要包括意识障碍、精神障碍、颅内高压和癫痫持续状态等。神经系统危重症主要见于脑血管病、中枢神经系统感染、脊髓神经肌内疾病和中毒等。对脑功能进行监测可准确判断脑损伤的程度和早期预测脑损伤预后。目前对中枢神经系统监测方法有：临床体检、Glasgow 评分、脑细胞功能监测如脑电图、脑干诱发电位等项目及脑的解剖学监测，如 B 超、CT、磁共振等，直接连续的颅内压监测是颅内高压诊断的金标准。

（一）临床观察

临床观察是重要的监测手段，需注意患儿意识状态（清醒、嗜睡、昏睡、昏迷、谵妄），姿态，有无不自主运动、肢体运动障碍，脑干反射（瞳孔反射、角膜反射、头眼反射、前庭反射）、肌力、肌张力、病理反射、眼底、瞳孔（大小、形状、对光反射）、呼吸（节律、异常呼吸等）。还须注意其他生命体征（如体温、脉搏、血压等）。

（二）Glasgow 评分（详见附录三）

国际通用 Glasgow 昏迷评定量表对意识障碍的程度进行较准确的评价。它有助于判断患儿意识状态，观察病情进展，估计预后。最佳者得分 15 分，最差者得分 3 分，分数越低病情越重。Glasgow 昏迷评分可对昏迷程度做出量化评价，但也具有一定的局限性。例如，对气管插管或气管切开的患儿不能评价其言语活动，因此必须认识到，量表评定结果不能替代对患儿神经系统症状和体征的细致观察。

（三）神经电生理监测

1. 脑电图监测　脑电图（EEG）是通过电极放大并记录下来的脑细胞群的自发性、节律性电活动。脑电图对脑的病理生理变化异常敏感，能捕捉细胞内或细胞间微小的代谢变化，可敏感反映脑缺氧和脑功能障碍情况。动态实时的脑电监测可了解患儿昏迷、麻醉程度，是否有脑缺血、缺氧、异常放电及脑死亡。然而麻醉药物和镇静催眠药物以及低体温等情况容易对 EEG 监测产生影响，故观察中要除外低温与药物影响。

2. 诱发电位监测　诱发电位（EPS）是中枢神经系统在感受外在或内在刺激过程中产生的生物电活动，与特定的脑组织解剖结构密切相关，具有解剖定位的准确性和生理代谢的恒定性。对诱发电位的监测，可了解中枢神经系统的完整性及评价神经系统功能。有时诱发电位的异常较神经系统体征出现更早，其不受麻醉药物影响，亦很少受代谢因素影响，因此，对判断脑损伤、脑昏迷的预后有重要意义。但当病变未累及 EPS 监测的神经通路时，其结果可完全正常，因此具有一定局限性。常用的 EPS 监测技术包括体感诱发电位和脑干听觉诱发电位。

（四）脑血流量监测

各种创伤、休克、感染以及呼吸、心搏骤停等都可以影响脑的灌注。短时间的缺血缺氧就可能对脑组织及脑功能造成损害。脑组织氧供与脑血流量密切相关，因此，通过监测脑血流量就可以间接了解脑组织氧供及脑功能状况。

脑血流量监测包括直接法和间接法。放射性核素清除技术为直接测定方法，通过扩散和清除放射性核素速率完成监测。其优点是准确可靠，但不符合床旁、连续和简便等监测要求。经颅多普勒超声为间接测定方法。经颅多普勒超声技术是将脉冲多普勒技术与低发射频率相结合，从而使超声波束能够穿透颅骨较薄的部位，直接投射到颅底大血管干上，从而获得颅内血管的多普勒信号，进行血流速度、方向、血管阻力、频谱形态及声音等血流动力学的测定。其优势在于床旁操作简便快捷，在危重患儿监测中应用最为广泛。缺点是测量结果易受颅骨密度、声窗大小、待测部位、探头方向、取样密度、操作者熟练程度及血流信号强弱的影响，结果判定应慎重。

（五）神经影像监测

神经影像技术可准确地显示脑损伤形态学变化。电子计算机 X 线断层扫描（CT）和磁共振成像（MRI）协助诊断中枢神经系统病变部位及性质已成为常规监测手段用于临床。缺点是不能在床旁实施。

（六）颅内压监测

颅内压系指脑、脑膜、颅内血管、脑脊液等颅腔内容物所产生的压力。凡使大脑容积增加、脑血容量增多或脑脊液生成过多的因素均可引起颅内压增高，临床出现一系列症状，如头痛、呕吐、意识障碍、甚至脑疝危及生命。因此，监测颅内压，及早发现颅内高压是预防脑疝的重要手段。脑未受损伤的情况下，脑灌注压（CPP）＝平均动脉压（MAP）－颅内压（ICP），正常 CPP 为 40～50mmHg，即足以维持正常脑血流量。颅内压正常值因患儿年龄、测压部位及测压方法不同而有所差异。一般认为小儿 ICP＞10～15mmHg 为颅内高压。＞15～20mmHg 持续 30 分钟不降或 CPP＜40～50mmHg 均应予降压处理。

颅内压监测的方法有：

1. **腰椎穿刺测压**　人体侧卧位时侧脑室与终池内脑脊液相等（梗阻时例外），故腰穿测压在一定程度上可代替直接颅内测压。但当颅内压增高时，采用此法有导致脑疝危险，故腰穿前半小时应先用甘露醇一次，穿刺时针芯不可完全拔出，放液量不宜过多等。当压力超过 $10cmH_2O$ 应考虑存在颅内高压。

2. **脑室穿刺测压**　系用腰穿针刺入侧脑室直接测定脑室压。此法比腰穿测压安全可靠。同时在颅压监测下可行控制性脑脊液引流治疗颅内高压。前囟已闭的患儿需钻颅穿刺。

3. **颅压监测仪测压**　为非损伤性测压法。将传感器置于新生儿、婴儿未闭的前囟处，直接读数测压。

4. **持续直接颅压监测**　为损伤性颅压监测法。系将特别探头放入脑室、硬膜外、蛛网膜下隙，通过传感器与有压力监测的监护仪或与专门的颅压监测仪相连，荧光屏上可持续显示收缩压、舒张压、平均颅内压及颅压波形。

五、肝功能监测

肝功能繁多，参与糖、蛋白质、脂肪、维生素及激素的代谢，还生成与排泄胆汁。此外，肝尚具有解毒、免疫、生成凝血因子等功能。在危重病例的救治中，需监测肝功能状况，有助于判断预后。

（一）肝损害的监测

1. 血清转氨酶　以丙氨酸氨基转移酶（ALT）和天门冬氨酸氨基转移酶（AST）最为重要。ALT广泛存在于机体组织细胞内，但以肝细胞含量最多。在肝细胞中，ALT主要存在于肝细胞质中。AST主要分布于心肌，其次为肝。在肝细胞中，AST大部分存在于线粒体。正常时ALT和AST的血清含量很低，当肝细胞等损伤时，ALT和AST释放入血，使血清转氨酶显著上升。

意义：任何原因所致肝损害均可使转氨酶升高，如急、慢性病毒性肝炎、药物性肝炎、脂肪肝、肝硬化、肝癌、胆汁淤积等。除此之外，急性充血性右心力衰竭时，由于肝小叶中央细胞淤血性坏死，转氨酶升高明显，心力衰竭得到控制后则降至正常；休克时肝细胞缺氧，转氨酶也升高。急性重症肝炎病情恶化时，出现黄疸加重胆红素明显升高，但转氨酶却减低，即"胆酶分离"现象，提示肝细胞严重坏死，预后不佳。

2. 谷氨酸脱氢酶（GDH）　是仅存在于细胞线粒体内的酶，以肝含量最多。在肝中主要分布于肝小叶中央区肝细胞线粒体内。正常人血清GDH活力很低，肝细胞线粒体受损时活性升高，其活性测定是反映肝实质损害的敏感指标，反映肝小叶中央区的坏死。

3. 乳酸脱氢酶（LDH）　主要是同工酶的测定，肝病时LDH_5升高，且比转氨酶更敏感地反映肝病的存在。LDH_5升高常表示有肝细胞坏死。

4. 碱性磷酸酶（ALP）测定　主要存在于肝、骨、肾中。在肝ALP主要分布于肝细胞的血窦侧和毛细胆管侧的微绒毛上。当胆汁排泄不畅，毛细胆管内压力升高时，可诱发ALP产生增多。因而ALP是胆汁淤积的酶学指标之一。ALP、ALT及胆红素同时测定有助于黄疸的鉴别。

5. γ-谷氨酰基转移酶（γ-GT）　血清中γ-GT主要来源于肝胆系统，肝中的γ-GT主要分布于肝细胞的毛细胆管侧和整个胆管系统。因此，当胆管系统病变胆汁排泄受阻时，可引起血清γ-GT升高。

6. 胆红素测定　胆红素测定也是肝功能监测的指标之一。临床通过对血清总胆红素、结合胆红素、非结合胆红素、尿胆红素和尿胆原的测定并结合患儿的临床表现，可对黄疸进行诊断和鉴别诊断。当肝细胞病变时对胆红素摄取、结合和排泄功能发生障碍，使血清非结合胆红素升高。同时因肝细胞损害和肝小叶结构破坏，使结合胆红素不能正常地排泄而反流入血，血清结合胆红素亦增高。

（二）肝储备能力的监测

1. 血清总蛋白和白蛋白　由于肝有很大的代偿能力且白蛋白半衰期长达20天，故急性肝损害时不能及时反映肝内蛋白合成状态，只有当肝损害达到一定程度或至一定病程后才能出现。因此，血清总蛋白和白蛋白的检测主要用于反映慢性肝损害以及肝实质细胞的储备功能。

2. 血清前白蛋白　由肝合成，半衰期较短，故能反映近期发生的肝损害及其程度，较血清白蛋白敏感。

3. 血清免疫球蛋白　肝损害时库普弗细胞功能降低，不能有效地清除肠道的抗原，因而刺激B细胞合成免疫球蛋白，使血清免疫球蛋白增高。球蛋白增高主要是γ-球蛋白增高。

4. 凝血酶原时间（PT）　肝细胞损害时合成各种凝血因子的能力降低，PT延长，可引起出血、淤血等临床表现。

六、肾功能监测

肾对维持机体内环境起重要作用，与水、电解质及酸碱平衡密切相关，还参与内分泌系统调节血液循环，排泄代谢产物，因此，对肾功能监测具有重要意义。

（一）临床观察

注意观察患儿意识状态，有无水肿、高血压、腹水以及尿量变化、尿的性状等。

（二）监测方法及其评价

1. 尿量 肾功能正常时，正常婴儿尿量应大于 10ml/（kg·h）；儿童大于 20ml/（kg·h）。尿量少于 1ml/（kg·h）为少尿。尿量减少应考虑是否存在血容量不足、休克或肾衰竭。

2. 尿渗透浓度及比重 均为检查每日尿中排出溶质量的手段。尿比重只反映溶液中溶质的质量与密度。正常情况下尿比重总是大于 1。尿渗透浓度是溶质浓度的精确指标。可利用渗透压计直接测定。正常饮食条件下，尿渗透浓度为 400～800mmol/L，最高浓度可达 1200mmol/L。

3. 血尿素氮（BUN）/肌酐（Cr）比值 肌酐是肌内中磷酸肌酸代谢产物，量恒定，不为肾小管重吸收，且少受肾外因素影响，是了解肾功能的可靠指标。正常人血 BUN/Cr 为 10～15，肾性肾衰竭时二者成比例上升，仍保持 10～15；如小于 10 多因肾病变回吸收尿素减少造成，但应除外低蛋白饮食、肝功能不良引起的血尿素氮上升缓慢。若大于 15 提示肾血流量减少、血尿素氮排出减少、血尿素氮升高而血肌酐不高，属肾前性因素，或高蛋白饮食、分解代谢增加，使血尿素氮生成增加所致。血尿素氮重吸收增加，也可使此值增高。

4. 尿钠 肾小管中 99％的钠可重吸收，正常尿中很少。肾小管病变时回收减少，尿钠可明显增多。尿钠大于 50mmol/L 提示有肾小管病变，小于 20mmol/L 多为肾前因素所致。

5. 肾衰指数（RFI） RFI＝尿钠（mmol/L）/［尿肌酐/血浆肌酐（mmol/L）］，若大于 2，提示急性肾小管坏死，存在肾性肾衰竭，小于 1 为肾前性因素。

七、凝血功能监测

正常情况下，凝血和抗凝系统保持动态平衡，平衡失调即导致异常的出血或血栓形成。对出凝血功能的监测有助于及时了解病情变化，并采取有效的治疗措施。

（一）临床监测

应注意患儿有无出血情况，是否有皮肤黏膜出血点、瘀斑，咯血，呕血，便血以及血尿等，注意观察出血的部位、时间、频度及严重性，同时密切观察患儿的生命体征。

（二）实验室检查

1. 血小板计数 正常值（100～300）×10^9/L。若低于正常值，表示血小板减少，常见于原发性或继发性血小板减少症。

2. 血浆凝血酶原时间（PT） 主要反映外源性凝血系统功能。PT 延长主要见于先天性凝血因子Ⅱ、Ⅴ、Ⅶ、Ⅹ 缺乏及纤维蛋白原缺乏；获得性凝血因子缺乏，如 DIC、原发性纤溶亢进、严重肝病、维生素 K 缺乏、使用抗凝药物等。PT 缩短主要见血液高凝状态，如 DIC 早期、血栓性疾病。

3. 活化的部分凝血活酶时间（APTT） 是内源性凝血因子缺乏最可靠的筛选试验。APTT 延长主要见于血友病、DIC、肝病等；APTT 缩短见于血栓性疾病和血栓前状态。

4. 血浆纤维蛋白原测定（Fg） 降低见于 DIC 消耗性低凝血期及纤溶期、重症肝炎和肝硬化等；增高见于血液高凝状态。

5. 血浆凝血酶时间（TT） 延长见于低或无纤维蛋白原血症和异常纤维蛋白原血症，血中 FDP 增高（常见于 DIC），血中有肝素或类肝素物质存在（如肝素治疗中、SLE、肝疾病等）。

6. 纤维蛋白降解产物（FDP）和 D-二聚体检测（DD） FDP 增高见于原发性或继发性纤溶、溶栓治疗及尿毒症等。DD 是继发性纤溶症的标志，正常为阴性；阳性是诊断 DIC 的辅助条件。

八、血气分析

维持酸碱和电解质平衡是危重患儿救治过程中的重要环节。血气分析特别是动态血气监测对于了解患儿呼吸功能和酸碱失衡类型及指导治疗和判断预后都有重要作用。现将血气分析常用参数及临床意义做简要介绍。

（一）pH

pH是反映体液酸碱度的指标。血液pH受呼吸和代谢因素共同影响，由PCO_2及HCO_3^-所决定，正常范围动脉血pH在7.35～7.45，静脉血比动脉血低0.03～0.05。pH<7.35时为酸血症，pH>7.45时为碱血症。临床上最常见的是酸中毒。严重酸中毒时pH可降至7.20以下，严重干扰细胞代谢及心、脑等重要脏器的功能，应紧急处理。

（二）动脉血氧分压（PaO_2）

PaO_2是血浆中物理溶解的氧分子所产生的张力。正常成人PaO_2为80～100mmHg，7岁以下小儿PaO_2偏低，婴幼儿PaO_2平均仅为70mmHg，7岁后渐达成人水平，通常PaO_2在60mmHg以下才会对患儿有不利的临床影响。PaO_2测定的临床意义是判断有无低氧血症及其程度。

（三）动脉二氧化碳分压（$PaCO_2$）

$PaCO_2$是血浆中物理溶解的二氧化碳所产生的张力。正常成人$PaCO_2$为35～45mmHg，平均40mmHg，静脉血较动脉血高5～7mmHg。小儿$PaCO_2$偏低，至18岁后达到正常成人的水平。$PaCO_2$是反映肺泡通气是否正常的指标，增高表示肺泡通气量不足，减低表示通气过度。

（四）动脉血氧饱和度（SaO_2）

SaO_2指单位血红蛋白含氧的百分数，代表动脉血氧与血红蛋白结合的程度。SaO_2=氧合血红蛋白/全部血红蛋白×100%。SaO_2与PaO_2的相关曲线即是氧解离曲线。SaO_2不但反映肺情况，还反映血液运输氧的能力，成人SaO_2约为96%，婴幼儿约93%～95%。

（五）标准碳酸氢盐（SB）与实际碳酸氢盐（AB）

SB指动脉血液标本在温度37℃，$PaCO_2$ 40mmHg，血红蛋白完全饱和的条件下测得的HCO_3^-浓度。它排除了呼吸因素的影响，是反映酸碱平衡代谢的指标。AB是隔绝空气的血液标本在实验条件下所测得的HCO_3^-浓度。正常情况下，AB=SB，为22～27mmol/L，平均24mmol/L。其临床意义为：AB=SB，两者皆小于正常，提示为代谢性酸中毒；AB=SB，两者皆大于正常，提示为代谢性碱中毒；AB>SB，提示为呼吸性酸中毒或代谢性碱中毒。AB<SB，提示为呼吸性碱中毒或代谢性酸中毒。

（六）剩余碱（BE）

BE是在38℃，氧分压100%，$PaCO_2$ 40mmHg的条件下，将血液标本滴定至pH 7.40时所消耗的酸或碱的量，表示全血或血浆中碱储备增加或减少的情况。用酸滴定者表明血中有多余的碱，BE为正值；相反，如用碱滴定者表明血中碱缺失，BE为负值。正常范围：－3至＋3mmol/L，平均为0mmol/L。BE是判断代谢性酸、碱中毒的重要指标。BE增多：代谢性酸中毒BE负值减少，代谢性碱中毒BE正值增大，呼吸性酸中毒代偿时BE正值略增加；BE减少：BE负值增大，提示血液中碱性物质不足，见于代谢性酸中毒或代偿后的慢性呼吸性碱中毒。

（七）缓冲碱（BB）

BB是指血液中所有具有缓冲作用阴离子总和，包括HCO_3^-，HPO_4^-、血红蛋白、血浆蛋白。它不受呼吸因素和二氧化碳改变的影响。其临床意义为：BB增高常见于代谢性碱中毒；BB减低常见于代谢性酸中毒，若此时AB正常，有可能为贫血或血浆蛋白低下。

（余丽春）

第二章 各系统危重症

第一节 呼吸系统

一、重症肺炎

（一）概述

肺炎是严重危害儿童健康的一种疾病，占儿童感染性疾病病死率之首，在人类总病死率中排第 5～6 位。重症肺炎除具有肺炎常见呼吸系统症状外，尚有呼吸衰竭和其他系统明显受累的表现，既可发生于社区获得性肺炎（community‐acquired pneumonia，CAP），亦可发生于医院获得性肺炎（hospital acquired pneumonia，HAP）。

重症肺炎是一个概念性的临床诊断用语，发达国家儿科教科书和 ICD10 版关于诊断分类并无此说，因此，它不是一个有严格定义的疾病概念的医学术语。广义的小儿重症肺炎应包括小儿各年龄组的感染性和非感染性肺部炎症性疾病。

小儿尤其是婴幼儿由于全身器官和免疫系统发育不成熟、呼吸道黏膜分泌型 IgA 分泌不足、咳嗽、咳痰能力弱、吞咽反射较差易致反流等原因，呼吸系统感染尤其是肺炎仍是儿科领域的常见病和导致死亡的主要因素。由于小儿急症尤其是重症肺炎起病快、来势猛、并发症多、常累及全身、典型表现常被掩盖或被忽略等，因抢救时间仓促易致诊治不当，导致病情进展恶化，甚至死亡。

婴幼儿重症肺炎是儿科医生在临床工作中经常遇到的病例。症状重，处理难度较大，有些病例反复发作。因此，我们要认识其发病机制、主要病因及诱因、临床过程中呈现的不同状态，合理和规范化临床治疗对策，是病情好转避免呼吸衰竭的关键。

（二）病因

婴幼儿支气管肺炎的主要病原体是细菌、病毒、支原体。近年来，由于抗生素滥用问题日益严重，特别是许多新抗生素的广泛使用，使得耐药菌株的感染成为细菌感染的主要原因。病毒性和支原体性肺炎也显著增加。

1. 病毒病原　在儿童 CAP 病原学中占有重要地位，尤其在儿幼儿、在肺炎初始阶段，这也是小儿 CAP 病原学有别于成人的一个重要特征。常见有呼吸道合胞病毒、流感病毒、副流感病毒、腺病毒、鼻病毒、呼肠病毒，偶有麻疹病毒、巨细胞病毒、EB 病毒、单纯疱疹病毒、水痘‐带状疱疹病毒、肠道病毒等。病毒病原有明显地域性和季节性，可呈流行特征。首位病原依然是呼吸道合胞病毒，其次是副流感病毒 1、2、3 型和流感病毒甲型、乙型。鼻病毒是小儿普通感冒的主要病原，也是年长儿 CAP 和诱发哮喘的重要病原。病毒病原可以混合细菌、非典型微生物，免疫功能低下者还可能混合真菌病原。单纯病毒感染可占小儿 CAP 病原的 $14\%\sim35\%$。病毒病原的重要性随年龄增长而下降，但儿科临床必须注意并警惕新发病毒、变异病毒造成 CAP 的可能，如 SARS 病毒、人禽流感病毒等。

2. 细菌病原　儿童 CAP 血细菌培养阳性率仅 $5\%\sim15\%$，获得合格的痰标本困难，又不可能常规进行支气管肺泡灌洗术或肺穿刺术以明确病原学诊断，因此较难估计细菌性 CAP 所占的比例。一般认为，发展中国家小儿 CAP 以细菌病原为重要，但我国幅员辽阔，地区间、城乡间经济卫生条件的差异必然影响 CAP 病原的构成比。发展中国家可以借鉴发达国家小儿 CAP 细菌病原谱，常见细菌病原包括肺炎链球菌、流感嗜血杆菌（包括 B 型和未分型流感嗜血杆菌）、金黄色葡萄球菌、卡他莫拉菌，此外还有表皮葡萄球菌、结核分枝杆菌、肠杆菌属细菌等。肺炎链球菌是各年龄段小儿 CAP 的首位病原菌，不受年龄的影响；流感嗜血杆菌好发于 3 个月至 5 岁小儿；而肠杆菌属、B 族链球菌、金黄色葡萄球菌多见于 6 个月以内小婴儿。

3. 非典型微生物病原 肺炎支原体、肺炎衣原体、沙眼衣原体是小儿 CAP 的重要病原，其中前两者是学龄期和青少年 CAP 的重要病原。肺炎支原体是 5～15 岁儿童 CAP 的常见病原，占儿童 CAP 病原 10%～30% 或以上。MP 感染每隔 3～8 年可发生 1 次地区性流行。沙眼衣原体是 6 个月以内尤其 3 个月以内小儿 CAP 的常见病原之一，而肺炎衣原体肺炎在 5 岁以上多见，约占病原 3%～15%；嗜肺军团菌是小儿重症肺炎或混合性肺炎的病原。肺炎支原体感染可以发生在婴幼儿，甚至新生儿，但发病高峰年龄依然是学龄前和学龄儿。

4. 真菌感染 是一种深部组织真菌感染，虽然比细菌或病毒感染少见，但近年来发病率有逐渐增加的趋势，主要原因是：①对真菌培养的重视；②广泛使用抗生素、皮质激素、免疫抑制剂等；③白血病、恶性肿瘤发病率增加；④器官移植等。

5. 混合感染 儿童 CAP 混合感染率为 8%～40%，年龄越小，混合感染的概率越高。小于 2 岁婴幼儿混合感染病原主要是病毒与细菌，而年长儿则多是细菌与非典型微生物的混合感染。有 20%～60% 的 CAP 病例无法做出病原学诊断，检测技术的改进有可能改变这种状况。就我国目前小儿 CAP 管理现状，我们仍应该提倡多病原学联合检测，明确病原是合理使用抗生素的基础。从发达国家经验看，这是一条必经之路，一旦有充足病原学资料的循证依据后，对每一位具体患者才可能不必十分强调病原学检查。事实上，无论发达国家或发展中国家，CAP 治疗均起始于经验治疗（表 2-1）。

表 2-1 儿童不同年龄阶段社区获得性肺炎的病原学

年龄组和病因		显著的临床特征
出生至生后 20 天	B 族链球菌	肺炎是早发性脓毒症的一部分，双肺弥漫性病灶
	G-肠道细菌	通常院内感染，在出生 1 周后才发觉
	巨细胞病毒	肺炎为全身感染的一部分
3 周至 3 个月	沙眼衣原体	由母亲的生殖器感染所引起，不发热，进行性亚急性间质性肺炎
	呼吸道合胞病毒 RSV	高峰年龄 2～7 个月，喘鸣为主
	副流感病毒	与 RSV 相似
	肺炎链球菌	为细菌性肺炎最常见的原因
	金黄色葡萄球菌	引起严重状态，如败血症、休克、脓气胸等
4 个月至 4 岁	RSV、副流感病毒、流感病毒、腺病毒、鼻病毒	组中较低年龄患儿最常见的致病原因
	肺炎链球菌	常引起肺叶性或阶段性肺炎
	流感嗜血杆菌属	疫苗应用后已少见
	肺炎支原体	组中较大年龄患儿的肺部感染
5 至 15 岁	肺炎支原体	主要致病原因，X 线胸片变化多端
	肺炎衣原体	较大年龄患儿的重要病因
	肺炎链球菌	最多见为肺叶性肺炎

（三）发病机制

病原体直接侵袭，机体反应性改变，免疫机制参与，三者共同作用是儿童重症肺炎的主要发病机制。

1. 机体易感性 即导致重症肺炎的内因、危险因素和诱因。月龄和年龄是临床医师最需关注的相关内因。流行病学资料显示婴幼儿患儿占小儿重症肺炎的 70%～85%。不同年龄组的呼吸循环生理解剖特征和免疫功能发育水平明显不同。对判断患儿的呼吸力学机制和病原学等均具有重要意义（如小婴儿和年长儿分别易发生 RSV 毛细支气管炎和支原体肺炎）。其次是既存疾病，包括先天性或获得性免疫功能缺陷、先天性心脏病、先天性代谢遗传性疾病和营养不良等重症感染危险因素。相反，过敏体质则提示易发生气道高反应性的梗阻性呼吸力学机制异常。更为重要的是目前已有证据显示，某些重症肺炎患儿对其所感染的病原体或 SIRS/sepsis 序贯状态存在着遗传的基因多态性。如某些小儿存在对特殊细菌的易感性和发生 sepsis/ARDS 的遗传多态性。

2. 感染/打击 即外因：要根据年龄、起病场所（社区或院内），当时（当地）流行病学资料对肺炎的病原体做经验性和循证医学判断。并注意呛奶、反流误吸等非感染刺激因素。根据病原体的基本判断分析其感染是侵袭性、内（外）毒素作用还是过敏/变应性（如支原体、曲霉菌可以是侵袭性感染，也可以是过敏性感染）的肺部致病机制。某些病毒、军团菌、支原体等细胞（内）寄生导致的细胞因子风暴、炎症介质瀑布效应是影像学迅速进展、病情加重、发生 ARDS 和全身多脏器受累的原因。另外，对实验室的病原学阳性培养结果进行全面分析，如气管内痰标本和置入体内导管血标本培养出的细菌可以是当前患儿的致病菌，也可以是定植（colonitation）或局部气道菌群紊乱结果。

3. 机体反应性 思考和鉴别该患儿的症状体征哪些是微生物感染对组织侵入性破坏所致反应，哪些是过度的炎症反应（感染免疫紊乱）、变应性反应（自身免疫）。从全身炎症反应角度，分析是 SIRS（狭义）为主，还是 CARS（代偿性抗炎反应综合征）或 MARS（混合性炎症反应），是否存在免疫麻痹状态（目前常监测 CD4/CD8、CD14、NK 和 HLA2DR 抗原等）。这些细胞免疫机制监测和分析是进行准确免疫调节治疗的基础。

4. 器官功能状态 这是目前临床医师实用性和操作性最强的分析思路和治疗方法。

（四）临床表现

1. 一般表现 多数患儿先有上呼吸道感染，逐渐出现发热、咳嗽、气促，多数热型不规则，亦有表现弛张热或稽留热。其他表现还有进食困难、呕吐、腹泻等，少数有些有皮疹。常见体征包括呼吸急促、鼻翼扇动、三凹征、喘憋、烦躁、发绀、矛盾呼吸等。听诊有喘鸣音/湿啰音。肺泡含气量增加时，膈肌下移使肝下界下移等。

2. 几种特殊病原体重症肺炎的临床表现

（1）高致病性禽流感病毒、SARS 病毒性肺炎：两者的表现相似，表现为持续高热，中毒症状重，咳嗽，呼吸困难，肺部病变广泛，迅速进展为双肺多叶实变，易发生 SIRS、ALI、ARDS、肺纤维化、MODS，病情凶险，病死率高。

（2）真菌性肺炎：白色念珠菌、曲霉菌性肺炎等可发生于正常儿童，引起持续高热、咳嗽，呼吸困难，咯血，双肺广泛实变和空洞。如患儿无基础疾病或免疫功能缺陷，病情进展较金黄色葡萄球菌等细菌性肺炎缓慢，中毒症状与高热可不一致。如不及时诊治，晚期病情可在短期内迅速恶化，发生 ALI、ARDS，并引起肺外脏器播散或 SIRS，导致多器官功能障碍，危及生命。

（3）重症支原体肺炎：大多数发生于 5 岁以上儿童，婴幼儿也可发生。表现为持续高热，剧烈咳嗽，早期干咳，晚期痰多而黏稠。胸部影像学表现为单发或多发大叶肺实变，同时合并中-大量胸腔积液或双侧弥漫性肺间质浸润。支气管镜下见分泌物黏稠，腺体明显增生。重症支原体肺炎单用大环内酯类抗生素治疗高热不退，肺部病变无变化甚至加重，急性期可发生 ALI 或 ARDS，可导致死亡。肺大叶实变者易发生局部闭塞性支气管炎（BO）而遗留长期肺不张，间质浸润者易诱发 BO、非特异性间质性肺炎（NSIP）、肺纤维化等。通过临床研究发现，在重症支原体肺炎急性期加用糖皮质激素治疗有助于控制病情，减少肺部并发症。另外，支原体可与细菌、病毒混合感染导致病情加重。

（4）军团菌肺炎：表现为持续高热、咳嗽和中毒症状重，肺部病变可较快进展成多叶肺实变；多合并低钠血症，神经系统、肾、消化系统、肝等损害，循环衰竭等。

（5）革兰阴性杆菌肺炎：起病可隐匿，表现为持续高热，明显的中毒症状，咳嗽，呼吸衰竭，典型的胸部 X 线片表现为右上肺实变，早期即有脓肿形成，或表现为双肺多发性小脓肿，由于细菌耐药，治疗较困难，恶化过程较迅速，可很快进展为多叶实变并发生严重脓毒血症，合并 ALI、ARDS、多器官功能衰竭、DIC，病死率高。

3. 不同病原肺炎的临床表现特点（表 2-2）

表 2-2 肺炎的临床表现

病 原	发 生	肺部表现	其他表现
金黄色葡萄球菌	免疫力差长期用激素院内感染	两肺大叶性、多发性化脓性病变，易形成脓胸/脓气胸	全身中毒症状，败血症，感染性休克，MODS
铜绿假单胞菌	条件致病菌易耐药	进行性发绀，咳绿色或黄色脓痰，双侧下肺居多，呈弥漫性浸润和多发性小脓肿，脓胸，肺部血管炎症性坏死和血栓	全身中毒症状，败血症，感染性休克，MODS 中央坏死的出血性皮损
腺病毒	3，4，7，21 型多见细支气管、肺间质和肺泡炎症浸润，出血坏死。导致气道破坏阻塞，广泛肺气肿后期合并重症细菌感染	呼吸困难，重度喘憋，面色青灰，发绀 4～7 天后出现肺部干湿啰音，肺实变，少量胸腔积液	全身中毒症状，少数患儿有皮疹
真菌	长期应用抗生素长期应用免疫抑制剂，恶性病化疗，念珠菌、曲霉菌	畏寒，高热，剧咳，白色黏冻样痰，咯血，胸膜炎症，呼吸困难	全身中毒症状，多脏器损害

4. 婴儿重症肺炎三种临床状态及发展趋势　重症肺炎患儿临床上存在着不同的病因和病情发展过程。我们归纳为以下三种状态，有时以某种为主，也可互相交叉、重叠发生，在危重症病例多为同时存在。

（1）急诊状态：肺炎患儿突然出现以下情况常使病情恶化，包括气道高反应性、气道梗阻、分泌物潴留、呼吸暂停、抽搐、呛奶、胃食管反流、呼吸肌疲劳等。此时处于潜在呼吸衰竭（impending respiratory failure）或临界呼吸衰竭（criticalrespiratory failure）状态，严重者立即出现呼吸衰竭，甚至呼吸心搏骤停。以急诊状态收入 PICU 的患儿占 2/3。

婴儿气道高反应性的发生率逐年增加，且严重度加重。病因有 RSV 感染、先心病肺充血、有早产史患儿、新生儿期遗留慢性肺疾患、胃食管反流、气道对各种物理化学刺激敏感，如吸入气体过冷、过热、湿度过大或不足、体位不适，吸痰过度刺激，甚至疼痛哭闹等均可诱发。

临床表现为发作性呼吸困难、喘憋、三凹征、发绀。因均存在气道病变，加之气道窄，咳嗽能力弱，易呛奶，有时吸气音几乎消失，发生窒息、呼吸衰竭、心力衰竭和心肺衰竭。很多婴儿重症肺炎（以病毒性多见）可发生气道梗阻的急诊状态。严重者可发展为闭塞性毛细支气管炎（bronchiolitis obliterans）。这种急诊情况可以发生在家庭、急诊室、普通病房和 ICU 内，常需紧急气管插管辅助通气，因气道高反应性常呈反复发作，可持续数小时，也可在数天至数周内反复发生。严重时即使在气管插管常规机械通气下，亦很难维持有效通气和氧合。处理需在有经验的上级医师指导下进行。

心跳呼吸骤停是重症肺炎急诊的最严重情况。发作时可出现急性心力衰竭，其重要机制之一是心肺互相影响，胸腔负压的急速增加导致左心室跨壁压增加，使左心室搏出量下降。我院 5 年内共 89 例次，每年分别在 6～10 例次，即使在 PICU 监测条件下也仍有发生，反映了婴儿重症肺炎急诊状态的危险程度。

(2) 危重状态：即急性肺损伤（ALI）和急性呼吸窘迫综合征（ARDS），重症肺炎可发展为 ALI 和 ARDS。甚至继续发展为休克和多脏器功能障碍综合征（MODS），约占 PICU 婴儿重症肺炎 1/3，病程中也可发生上述气道高反应性等急诊事件。发生 ALI 或 ARDS 时，肺部感染启动异常全身炎症反应，有细胞因子和炎症介质参与，使肺部病变迅速加重，表现严重低氧血症，普通给氧不能缓解，需要在 ICU 内给予呼气末正压（PEEP）为主的机械通气。同时患儿可合并脑水肿、DIC、中毒性心肌炎、脓胸和胸腔积液、肺大疱等并发症，病死率较高。PICU 资料显示典型 ARDS 病例 65 例（11.8%），死亡 44 例（67.7%）。按照近年来诊断标准回顾分析显示，ALI 占 1/4～1/3。

婴儿 ALI 的特点为：常存在肺淤血、肺水肿、肺出血和气道高反应性等混合性致病因素，使临床症状、体征和胸片呈现多种表现。导致 ARDS 的原因多见于：① 重症肺炎病原体致病力较强，如金黄色葡萄球菌、肺炎克雷白菌、腺病毒、EB 病毒等。② 恶性病和慢性病患儿存在免疫功能低下和肺部间质病变，进而继发细菌、病毒、真菌和卡氏肺孢子虫等感染。③ 在肺炎早期即出现败血症。④ MODS 时，肺成为首先受累的器官，即 ALI 或 ARDS 常是 MODS 动态发展过程中最先表现的状态。

(3) 亚急性、慢性疾病状态：反复发生肺炎病情复杂。肺炎伴随各种先天性、慢性疾病，如先天性心脏病、先天性喉气管软化症、新生儿期遗留慢性肺疾患、肺血管炎（川崎病、Wegner 肉芽肿、系统性红斑狼疮等）。其中先天性心脏病最为常见，因其存在肺血多和肺高压的特殊发病机制，使肺炎更加严重而不易治愈，更易发展成呼吸衰竭和心力衰竭。

(五) 辅助检查

1. 病原学

(1) 诊断方法：包括血培养、痰革兰染色和培养、血清学检查、胸腔积液培养、支气管吸出物培养，或肺炎链球菌和军团菌抗原的快速诊断技术。此外，可以考虑侵入性检查，包括经皮肺穿刺活检、经过防污染毛刷（PSB）、经过支气管镜检查或支气管肺泡灌洗（BAL）。

1) 血培养：一般在发热初期采集，如已用抗菌药物治疗，则在下次用药前采集。采样以无菌法静脉穿刺，防止污染。成人每次 10～20ml，婴儿和儿童 0.5～5ml。血液置于无菌培养瓶中送检。24 小时内采血标本 3 次，并在不同部位采集可提高血培养的阳性率。

在大规模的非选择性的因 CAP 住院的患者中，抗生素治疗前的血细菌培养阳性率为 5%～14%，最常见的结果为肺炎球菌。假阳性的结果，常为凝固酶阴性的葡萄球菌。

抗生素治疗后血培养的阳性率减半，所以血标本应在抗生素应用前采集。但如果有菌血症高危因素存在时，初始抗生素治疗后血培养的阳性率仍高达 15%。因重症肺炎有菌血症高危因素存在，病原菌极可能是金黄色葡萄球菌、铜绿假单胞菌和其他革兰阴性杆菌，这几种细菌培养的阳性率高，重症肺炎时每一位患者都应行血培养，这对指导抗生素的应用有很高的价值。另外，细菌清除能力低的患者（如脾切除的患者）、慢性肝病的患者、白细胞减少的患者也易于有菌血症，也应积极行血培养。

2) 痰液细菌培养：嘱患者先行漱口，并指导或辅助患者深咳嗽，留取脓性痰送检。约 40% 患者无痰，可经气管吸引术或支气管镜吸引获得标本。标本收集在无菌容器中。痰量的要求，普通细菌＞1ml，真菌和寄生虫 3～5ml，分枝杆菌 5～10ml。标本要尽快送检，不得超过 2 小时。延迟将减少葡萄球菌、肺炎链球菌以及革兰阴性杆菌的检出率。在培养前必须先挑出脓性部分涂片做革兰染色，低倍镜下观察，判断标本是否合格。镜检鳞状上皮＞10 个/低倍视野就判断为不合格痰，即标本很可能来自口咽部而非下呼吸道。多核细胞数量对判断痰液标本是否合格意义不大，但是纤毛柱状上皮和肺泡巨噬细胞的出现提示来自下呼吸道的可能性大。

痰液细菌培养的阳性率各异，受各种因素的影响很大。痰液培养阳性时需排除污染和细菌定植。与痰涂片细菌是否一致，定量培养和多次培养有一定价值。在气管插管后立即采取的标本不考虑细菌定植。痰液培养结果阴性也并不意味着无意义：合格的痰标本分离不出金黄色葡萄球菌或革兰阴性杆菌就是排除这些病原菌感染的强有力证据。革兰染色阴性和培养阴性应停止针对金黄色葡萄球菌感染的治疗。

3）痰涂片染色：痰液涂片革兰染色可有助于初始的经验性抗生素治疗，其最大优点是可以在短时间内得到结果并根据染色的结果选用针对革兰阳性或阴性细菌的抗生素；涂片细菌阳性时常常预示着痰培养阳性；涂片细菌与培养出的细菌一致时，可证实随后的痰培养出的细菌为致病菌。结核感染时抗酸染色阳性。真菌感染时痰涂片可多次查到真菌或菌丝。痰液涂片在油镜检查时见到典型的肺炎链球菌或流感嗜血杆菌有诊断价值。

4）其他：在军团菌的流行地区或有近期 2 周旅行的患者，除了常规的培养外，需要用缓冲碳酵母浸膏做军团菌的培养。尿抗原检查可用肺炎球菌和军团菌的检测。对于成人肺炎球菌肺炎的研究表明敏感性 50%～80%，特异性 90%，不受抗生素使用的影响。对军团菌的检测，在发病的第一天就可阳性，并持续数周，但血清型 1 以外的血清型引起的感染常被漏诊。快速流感病毒抗原检测阳性可考虑抗病毒治疗。肺活检组织细菌培养、病理及特殊染色是诊断肺炎的金标准。

（2）细菌学监测结果（通常细菌、非典型病原体）诊断意义的判定如下：

1）确定：① 血或胸液培养到病原菌。② 经纤维支气管镜或人工气道吸引的标本培养到病原菌浓度 $\geqslant10^5$ cfu/ml（半定量培养＋＋）、支气管肺泡灌洗液（BALF）标本 $\geqslant10^4$ cfu/ml（半定量培养＋～＋＋）、防污染毛刷样本（PSB）或防污染 BAL 标本 10^3 cfu/ml（半定量培养＋）。③ 呼吸道标本培养到肺炎支原体或血清抗体滴度呈 4 倍以上提高。④ 血清肺炎衣原体抗体滴度呈 4 倍或 4 倍以上提高。⑤ 血清中军团菌直接荧光抗体阳性且抗体滴度 4 倍升高，或尿中抗原检测为阳性可诊断军团菌。⑥ 从诱生痰液或支气管肺泡灌洗液中发现卡氏肺孢子虫。⑦ 血清或尿的肺炎链球菌抗原测定阳性。⑧ 痰中分离出结核分枝杆菌。

2）有意义：① 合格痰标本培养优势菌中度以上生长（$\geqslant+++$）。② 合格痰标本少量生长，但与涂片镜检结果一致（肺炎链球菌、流感嗜血杆菌、卡他莫拉菌）。③ 入院 3 天内多次培养到相同细菌。④ 血清肺炎衣原体抗体滴度 $\geqslant1:32$。⑤ 血清中嗜肺军团菌试管凝聚试验抗体滴度一次高达 1:320 或间接荧光试验 $\geqslant1:320$ 或 4 倍增高。

3）无意义：① 痰培养有上呼吸道正常菌群的细菌（如草绿色链球菌、表皮葡萄球菌、非致病奈瑟菌、类白喉杆菌等）。② 痰培养为多种病原菌少量生长。

2. 影像学检查　影像学检查是诊断肺炎的重要指标，也是判断重症肺炎的重要指标之一。肺炎的影像学表现：片状、斑片状浸润性阴影或间质性改变，伴或不伴胸腔积液。影像学出现多叶或双肺改变、或入院 48 小时内病变扩大 $\geqslant50\%$，提示为重症肺炎。由于表现具有多样性，特异性较差，但影像改变仍对相关病原菌具有一定的提示意义（表 2-3）。

表 2-3　肺炎常见的 X 线表现和相关病原菌

X 线表现	相关病原菌
肺叶或肺段实变	肺炎链球菌、肺炎克雷白杆菌、流感嗜血杆菌等其他革兰阴性杆菌
有空洞的浸润影	（多个时）金黄色葡萄球菌、结核菌、革兰阴性杆菌
浸润影加胸腔积液	肺炎链球菌、金黄色葡萄球菌、厌氧菌、革兰阴性杆菌、化脓性链球菌
多种形态的浸润影	肺炎支原体、病毒、军团菌（斑片状或条索状）
弥漫性间质浸润影	军团菌、病毒、卡氏肺孢子虫

3. 血常规和痰液检查　细菌性肺炎血白细胞计数多增高，中性粒细胞多在 80% 以上，并有核左移；

年老体弱及免疫力低下者的白细胞计数常不增高，但中性粒细胞的比率仍高。痰呈黄色、黄绿色或黄褐色脓性浑浊痰，痰中白细胞显著增多，常成堆存在，多为脓细胞。病毒性肺炎白细胞计数一般正常，也可稍高或偏低。继发细菌感染时白细胞总数和中性粒细胞可增高。痰涂片所见的白细胞以单核细胞为主；痰培养常无致病菌生长；如痰白细胞核内出现包涵体，则提示病毒感染。在重症肺炎时可因骨髓抑制出现白细胞减少症（WBC 计数$<4\times10^9$/L）或血小板减少症（血小板计数$<100\times10^9$/L）。二者均提示预后不良，是诊断重症肺炎的 2 个次要标准。在感染控制、病程好转后可恢复。

4. 血气分析 肺炎时由于发热、胸痛或患者焦虑可出现呼吸次数加快，患者可出现呼吸性碱中毒，$PaCO_2$ 降低。重症肺炎时由于通气-血流比例失调、肺内分流增加、弥散功能异常等可出现严重的低氧血症，PaO_2 小于 60mmHg，出现 I 型呼吸衰竭。痰液过多致气道堵塞、呼吸浅慢或停止、以往有 COPD 时可表现为 II 型呼吸衰竭，PaO_2 降低，小于 60mmHg，并伴有 $PaCO_2$ 大于 50mmHg。

5. 其他检查 可有红细胞沉降率增快、C-反应蛋白升高、血清碱性磷酸酶积分改变等提示细菌感染的变化。肾功能不全时可有尿改变及血清尿素氮、肌酐升高，尿量<20ml/h，或<80ml/4h、血清肌酐$>177\mu$mol/L（20mg/L），BUN>200mg/L 可提示为重症肺炎。另外也可有肝功能异常；由于患者进食差、消耗增加，常可有低蛋白血症存在。心肌损害可有心肌酶的增高及心电图的改变。

（六）诊断思路及诊断标准

1. 首先确立肺炎

（1）在急诊室首先注意呼吸频率：在基层条件较差且情况较急时，可根据 WHO 儿童急性呼吸道感染防治规划强调呼吸加快是肺炎的主要表现，呼吸急促即可诊断肺炎（<2 个月呼吸≥60 次/分钟，2~12 个月呼吸≥50 次/分钟，1~5 岁呼吸≥40 次/分钟），新生儿常伴口吐白沫状物。重症肺炎时有激惹、嗜睡、拒食、下胸壁凹陷和发绀。

（2）注意有无发绀：有些患儿为保证气道开放使头后仰，被动向前屈颈，应与颈项肌强直鉴别。若听诊肺部存在湿啰音，则可诊断肺炎。但小婴儿和新生儿、间质性肺炎等不出现湿啰音。听到捻发音或皮下有捻发感时应注意气胸；发现一侧叩诊浊音或呼吸音消失时注意胸腔积液。

（3）X 线片是判断肺炎的客观证据：可有片状阴影或肺纹理改变。同时能够区别支气管肺炎或大叶性肺炎，对细菌性、病毒性或支原体肺炎有一定提示作用，也能帮助排除肺结核、肺囊肿、支气管异物等导致呼吸急促的疾病。

（4）气道分泌物培养可协助肺炎的病因鉴定、明确导致肺炎的病原：可采取气管内吸引、纤维支气管镜或肺穿刺获取标本，但方法较复杂、操作难度大，口鼻咽部分泌物培养价值有限，故需临床合理选择。

（5）其他辅助检查：如 CT、B 超可进一步鉴别和确定有无脓气胸、肺脓肿、占位性病变、肺发育不良等。

2. 其次了解肺炎发生的状态

（1）病程：根据肺炎发生的时间可有急性（病程<2 周）、迁延性（病程 2 周~3 个月）和慢性（病程>3 个月）肺炎。

（2）病理：根据肺炎的病理形态分为大叶性肺炎、支气管肺炎、间质性肺炎和毛细支气管炎。

（3）病原：由于微生物学的进展，同一病原可致不同类型的肺炎，部分肺炎可同时存在几种病原的混合感染，临床上主要区分为细菌、病毒、真菌、支原体和卡氏肺囊虫等性质的肺炎。

（4）来源：根据肺炎发生的地点不同可分为社区获得性和医院内感染性肺炎。

（5）途径：根据肺炎发生的方式不一，应特别分析肺炎属于吸入性（如羊水、食物、异物、类脂物等）、过敏性、外源感染性或血行迁徙性（败血性）等。

（6）病情：根据肺炎发生的严重程度区别为普通肺炎或重症肺炎。

3. 若考虑重症肺炎则需全面评估并发症

（1）重症肺炎的主要和常见并发症为心力衰竭、呼吸衰竭和中毒性脑病。对于是否合并心力衰竭一直存在不同观点，总之与呼吸衰竭一样保持气道通畅和有效氧疗纠正缺氧是抗呼吸衰竭的基础。

中毒性脑病近些年来已在减少，与血管活性药物有效应用及早期干预脑损伤等因素有关。随着血气分析技术和机械通气的应用，及时诊断呼吸衰竭和把握气管插管时机，提高了抢救成功率。但需进一步早期认识。

（2）重症肺炎存在许多易被忽略的且直接影响预后的其他并发症：虽然国家强化四病防治和儿童保健工作，但肺炎仍是导致婴儿死亡的主要原因；重症肺炎的抢救技术在不断完善与普及，但肺炎的发病率和病死率仍较高。

（3）应激反应在重症肺炎发生发展中产生一定影响：应激反应是机体受到有害刺激后出现的交感神经肾上腺髓质和下丘脑-垂体-肾上腺皮质兴奋的一种非特异性全身反应。许多危重病包括严重感染、缺血缺氧、严重创伤等的发展和病情恶化过程中，一方面机体受到致病因素的影响；另一方面同时也受到机体遭受刺激后的应激反应，导致机体微循环障碍、组织损伤和器官衰竭，引起机体内环境的平衡失调，加重原发疾病病情的发展。

（4）重症肺炎的发展与全身炎症反应紧密相关：目前认为，严重的感染、缺氧和炎症均可导致机体释放大量细胞因子和炎症介质，形成全身炎症反应综合征（SIRS），其临床特征表现为机体高代谢状态、高动力循环和失控性炎症介质释放，如肿瘤坏死因子、白介素、血小板活化因子等，引起机体一系列变化而损伤组织，导致多器官功能障碍综合征（MODS）、多器官衰竭（MOF）。在重症肺炎时存在多种导致SIRS的诱因，故阻断炎症反应是有效防止重症肺炎并发多器官功能障碍的重要手段。

4. 注意全身疾病的肺部表现　许多全身性疾病病情进展迅速，肺部表现成为全身表现的一部分，如心源性哮喘、肺水肿、DIC等，或全身表现不突出，首先则表现为呼吸系统的症状和体征，如肺含铁血黄素血症、恶性组织细胞增生症、肿瘤转移的肺部占位性病变。

5. 排除呼吸异常的非肺炎疾患

（1）全身性疾病：糖尿病酮症酸中毒、肾小管酸中毒等由于出现酸中毒深大呼吸常被误诊；高热或超高热使呼吸加快；有机磷农药中毒由于气道分泌增加和心率增快、烦躁不安时易忽略中毒史而误诊；严重腹胀、心脏和心包器质性疾病等因呼吸代偿而加快；颅内压增高、吉兰-巴雷综合征、重症肌无力、镇静剂与安眠药过量等状态下呼吸受到抑制或限制。

（2）肺部本身疾病：肺结核包括血行播散型结核、胸腔积液、气胸、肺纤维化、肺出血、肺水肿等均可出现呼吸困难；急性肺损伤（ALI）/ARDS可由多种原因引起，出现难治性低氧血症，支气管扩张可合并大咯血，气管异物和急性喉头水肿。

6. 诊断标准　目前，国内外对重症肺炎诊断标准不完全一致。WHO儿童急性呼吸道感染防治规划指出，在肺炎的基础上出现：激惹或嗜睡、拒食、下胸壁凹陷及发绀，则可诊断为重症肺炎。英国胸科学会（British Thoracic Society，BTS）提出的重症肺炎诊断标准为：①体温＞38.5 ℃，全身中毒症状重，或有超高热；②呼吸极度困难，发绀明显，肺部啰音密集或有肺实变体征，胸部X线示片状阴影；③有心力衰竭、呼吸衰竭、中毒性脑病、微循环障碍、休克任一项者；④并脓胸、脓气胸和（或）败血症、中毒性肠麻痹者；⑤多器官功能障碍者。其中①、②为必备条件，同时具备③～⑤中任一项即可诊断为重症肺炎。中华医学会儿科分会呼吸学组，结合我国实际情况，制定的重度肺炎诊断标准为：①婴幼儿：腋温≥38.5 ℃，RR≥70 次/分（除外发热哭吵等因素影响），胸壁吸气性凹陷，鼻扇，发绀，间歇性呼吸暂停、呼吸呻吟，拒食；②年长儿：腋温≥38.5 ℃，RR≥50 次/分（除外发热哭吵等因素影响），鼻扇，发绀，呼吸呻吟，有脱水征。

（七）治疗措施

实施早期心肺功能监护和无创心肺功能支持（NCPAP）优先策略，是处理婴儿重症肺炎的有效措施。

1. 快速心肺功能评估和监测　婴儿重症肺炎极期常处于心肺衰竭的高危状态，快速心肺功能评估操作可概括为望、听、触 3 个步骤。三者同时进行，望和听贯彻评估始终。望：患儿体位或姿势、面色、眼神和呼吸状态（胸廓起伏、三凹）、口鼻分泌物及对环境或外刺激的肢体和语音反应。触：肢体温度、肌张力和肌力、中心（颈内和股动脉）和周围脉搏（桡和肱动脉）强弱和节律。听：呼吸呻吟、痰鸣、用听诊器听心率、心律和吸气相呼吸音强弱。及时地辨认潜在性或代偿性呼吸、循环功能不全状态，并给予及时、适宜的心肺功能支持是正确有效治疗婴儿重症肺炎的基础（表 2-4）。

表 2-4　需要进行心肺功能快速评估的临床状态或指征

下列情况时需频繁连续评估心肺功能：
呼吸次数＞ 60 次/分
心率：＜5 岁，＜80 次/分或＞180 次/分
＞5 岁，＜60 次/分或＞160 次/分
呼吸浅表或呼吸困难：三凹、鼻扇、呻吟
发绀或经皮氧饱和度＜85％
嗜睡或惊厥

2. 保持气道通畅及优先应用经鼻持续气道正压（NCPAP）支持策略　对于重症肺炎患儿，保持合适的体位和气道通畅非常重要。翻身拍背、雾化吸痰是最基础的呼吸治疗。

应用 CPAP 的指征，自主呼吸较强，有低氧血症Ⅰ型呼吸衰竭，或者低氧血症合并二氧化碳潴留（$PaCO_2$＜80mmHg）的Ⅱ型呼吸衰竭，收治入 PICU 后的婴儿重症肺炎均直接应用 NCPAP；除急性心肺衰竭、全身衰竭、重症休克、pH＜7.0 者、中枢性呼吸衰竭行直接气管插管机械通气外，Ⅱ型呼吸衰竭者亦首先应用 NCPAP，并在短时内（15～30 分钟）根据疗效决定是否继续应用。在病情允许时，应仔细检查 NCPAP 系统、患儿状态或调整其参数后可再一次试用观察疗效。终止 NCPAP 行机械通气指征：NCPAP 支持下病情仍不能控制，pH 持续小于 7.20 达 8 小时以上或病情进行性加重。NCPAP 应用需要积累一定的临床经验，一般宜在 ICU 内应用。但是对于综合医院的儿科抢救室和专业病房内的抢救室，在充分培训基础上，也可以开展此项技术。

3. 婴儿重症肺炎合并心力衰竭的处理　在诊断心力衰竭的同时，应对其原因和严重度进行分析，决定临床治疗原则和对策。分析心力衰竭和呼吸衰竭的因果关系，判断：①心肌收缩功能损伤。② 慢性充血性心力衰竭急性加重。③其他因素（高热、惊厥、严重呼吸困难）导致心力衰竭的加重。④氧运输和氧需求的失衡情况等。

调整呼吸和循环功能支持的治疗原则和策略。如：

（1）呼吸衰竭所致的心力衰竭应积极改善通气和肺氧合，其中闭塞性毛细支气管炎、喘憋性肺炎所致的呼吸衰竭主要是改善通气，ALI 所致的呼吸衰竭主要改善肺氧合，通过呼吸支持才能达到控制心力衰竭的目的。

（2）因缺氧、呼吸功增加引起的代偿性的心功能不全，主要是调整心脏前后负荷（NCPAP、充分镇静、退热等）和维持内环境稳定，以减轻心脏负荷为治疗心力衰竭的主要措施。

（3）肺血多的先心病肺炎合并心力衰竭和呼吸衰竭，常在充血性心力衰竭急性加重基础上导致呼吸衰竭，因此，治疗主要是强心、限液、利尿，应用 NCPAP 限制肺血流量和减轻左心后负荷的作用。

（4）ALI 和 ARDS 时伴有的心力衰竭常是 MODS 的一部分，此时存在心脏和外周循环两方面的因素，临床多表现为休克，需经谨慎扩容试验后（2～3ml/kg）才可判断有效循环血量的状态，进一步决定液体的量和速度。地高辛和血管活性药物是治疗的一部分。

总之，充分认识婴幼儿重症肺炎的整个临床经过有助于理解呼吸衰竭和心力衰竭发生的关系，强调心肺功能综合评价；给予针对性治疗。其中 NCPAP 优先策略是我们有益的临床经验和体会。

（八）预防

重症肺炎的高发病率、高病死率引起了全世界的关注。要减少其病死率，不但要提高对其的早期认识，更重要的是及早采取措施预防其发生。疫苗接种是一种减少重症肺炎发病率的有效措施，包括麻疹疫苗、流感疫苗和肺炎链球菌结合疫苗。近年来，麻疹疫苗已经得到普及，但是流感疫苗、肺炎链球菌疫苗在发展中国家其普及率仍然较低。值得注意的是肺炎链球菌结合疫苗，它可预防大多数重症肺炎链球菌肺炎。虽然不同国家、地区以及不同个体的肺炎链球菌血清型有一定差异，但是，肺炎链球菌结合疫苗包括7～13 种肺炎链球菌（SP）血清型，可以预防世界范围内 50%～80% 的儿童肺炎链球菌感染。Orin S Levine 等的临床试验表明：肺炎链球菌结合疫苗可保护大部分易感儿童。南非的一项临床试验表明，在 HIV 感染患儿中，肺炎链球菌疫苗可减少肺炎链球菌肺炎发病率的 65%，在未感染 HIV 的儿童中，肺炎链球菌疫苗可减少其发病率的 83%。近年来，随着人们对重症肺炎的重视与认识的深入，国内外对儿童重症肺炎诊断标准日趋完善，重症肺炎早期诊断指标的应用以及新治疗方法的出现，重症肺炎的病死率有所下降。但是我们必须清醒地认识到儿童重症肺炎诊断与治疗，尚存在一些争议，重症肺炎的预防，尚需要普及。

二、哮喘持续状态

（一）概述

支气管哮喘（以下简称哮喘）是儿童期最常见的慢性疾病，近十年来我国儿童哮喘的患病率有明显上升趋势，严重影响儿童的身心健康，也给家庭和社会带来沉重的精神和经济负担。哮喘持续状态或称哮喘危重状态诊断，系指哮喘急性严重发作，经及时合理一般剂量的 β_2 受体激动剂和氨茶碱治疗不见缓解，病情持续发展者，属于哮喘重度的一种特殊临床类型。哮喘持续状态并不是一个独立的哮喘类型，而是它的病理生理改变较严重，如果对其严重性估计不足或治疗措施不适当常有死亡的危险。

（二）病因

诱发支气管哮喘的因素是多方面的，常见因素包括如下：

1. 过敏原　过敏物质大致分为三类。

（1）引起感染的病原体及其毒素：小儿哮喘发作常和呼吸道感染密切相关，婴幼儿哮喘中 95% 以上是由于呼吸道感染所致，主要病原体是呼吸道病毒，如呼吸道合胞病毒（RSV）、腺病毒、流感、副流感病毒等。现已证明合胞病毒感染可因发生特异性 IgE 介导 I 型变态反应而发生喘息。其他如鼻窦炎、扁桃体炎、龋齿等局部感染也可能是诱发因素。

（2）吸入物：通常自呼吸道吸入，国内应用皮肤试验显示，引起哮喘最主要过敏原为尘螨、屋尘、真菌、多价花粉（蒿属、豚草）、羽毛等，亦有报告接触蚕发哮喘，特别是螨作为吸入性变应原，在呼吸道变态反应性疾病中占有一定重要地位，儿童期对螨的过敏比成人为多，春秋季是螨生存的最适宜季节，因此，尘螨性哮喘好发于春秋季，且夜间发病者多见。此外，吸入变应原所致哮喘发作往往与季节、地区和居住环境有关，一旦停止接触，症状即可减轻或消失。

（3）食物：主要为异性蛋白质，如牛奶、鸡蛋、鱼虾、香料等，食物过敏以婴儿期为常见，4～5 岁以后逐渐减少。

2. 非特异性刺激物质　如灰尘、烟（包括香烟及蚊香）、气味（工业刺激性气体、烹调时油气味及油膝味）等。这些物质均为非抗原性物质，可刺激支气管黏膜感觉神经末梢及迷走神经，引起反射性咳嗽和支气管痉挛，长期持续可导致气道高反应性，有时吸入冷空气也可诱发支气管痉挛。有学者认为空气污染日趋严重，也可能是支气管哮喘患病率增加重要原因之一。

3. 气候 儿童患者对气候变化很敏感，如气温突然变冷或气压降低，常可激发哮喘发作，因此，一般春秋两季儿童发病明显增加。

4. 精神因素 儿童哮喘中精神因素引起哮喘发作虽不如成人明显，但哮喘儿童也常受情绪影响，如大哭大笑或激怒恐惧后可引起哮喘发作。有学者证明在情绪激动或其他心理活动障碍时常伴有迷走神经兴奋。

5. 遗传因素 哮喘具有遗传性，患儿家庭及个人过敏史，如哮喘、婴儿湿疹、荨麻疹、过敏性鼻炎等的患病率较一般群体为高。

6. 运动 国外报道约90%哮喘患儿，运动常可激发哮喘，又称运动性哮喘（exerciseinduced asthma，EIA），多见于较大儿童，剧烈持续（5～10分钟以上）的奔跑以后最易诱发哮喘，其发生机制是自免疫性的。

7. 药物 药物引起的哮喘也较常见。主要有两类药物，一类是阿司匹林及类似的解热镇痛药，可造成所谓内源性哮喘，如同时伴有鼻窦炎及鼻息肉，则称为阿司匹林三联症。其他类似药物有吲哚美辛、甲芬那酸等。引起哮喘的机制可能为阿司匹林抑制前列腺素合成，导致 cAMP 含量减少，释放化学介质引起哮喘，这类哮喘常随年龄增长而减少，青春期后发病少见。另一类药物为作用于心脏的药物，如普萘洛尔、氧烯洛尔等可阻断β受体而引起哮喘，此外很多喷雾吸入剂亦可因刺激咽喉，反射性引起支气管痉挛，如色甘酸钠、乙酰半胱氨酸等，其他如碘油造影，磺胺药过敏也常可诱发哮喘发作。

（三）发病机制

支气管哮喘是多种因素引起的复杂疾病。发病机制至今不明，目前公认的机制有以下三方面。

1. Ⅰ型变态反应和IgE合成调控紊乱 抗原（变应原）初次进入人体后，作用于B淋巴细胞，使之成为浆细胞而产生IgE，IgE吸附于肥大细胞或嗜碱性粒细胞上，其 Fc 段与细胞膜表面的特异性受体结合，使IgE牢固吸附于细胞膜上，致使机体处于致敏状态。在相应抗原再次进入致敏机体时，即吸附在肥大细胞及嗜碱性粒细胞膜上与IgE结合，导致细胞膜脱颗粒，释放一系列化学介质包括组胺、慢反应物质、缓激肽、5-羟色胺和前列腺素等，这些生物活性物质可导致毛细血管扩张、通透性增强、平滑肌痉挛和腺体分泌亢进等生物效应作用，引起支气管哮喘。

近年来许多研究表明，IgE的增高还与细胞免疫功能紊乱有关，大量研究证明 T 细胞不但有量的改变，还可能存在功能缺陷。此外，高 IgE 还可能与抑制性 T 细胞成熟延迟有关。

2. 气道炎症改变 通过纤维支气管镜和支气管肺泡灌洗技术（BAL）对哮喘动物模型及哮喘患者进行活检，证明气道组织显示不同程度的炎症变化。

3. 气道高反应性 气道高反应包括气道对各种特异或非特异刺激的反应性异常增高。哮喘患儿即存在气道高反应性。气道高反应包括即刻反应（Ⅰ型变态反应）及持续反应。目前认为，持续气道高反应主要与气道炎症有关。而炎症时气道高反应的机制主要与炎症介质有关。研究发现气道对组胺、乙酰胆碱的反应性与哮喘患儿的病情严重程度是平行的。这些又与神经调节紊乱，特别是自主神经功能紊乱有关。

已知支气管平滑肌受交感神经和副交感神经双重支配，并在大脑-下丘脑-垂体的调节下保持着动态平衡。正常人支气管平滑肌张力取决于胆碱能受体的兴奋状态，而哮喘病儿则无，其副交感神经张力增高，α肾上腺素能神经活动增强，β肾上腺素能神经功能低下或被部分阻滞，由于这些异常，哮喘患儿气道反应性的亢进，是哮喘发作的病理生理基础之一。

哮喘的主要病理变化为支气管平滑肌痉挛、炎性细胞浸润、上层基底膜增厚及气道黏膜水肿、上皮脱落混合细胞碎屑、黏液分泌增加，黏膜纤毛功能障碍、进而引起支气管黏膜肥厚与支气管内黏液栓塞。以上病理变化的结果造成气道腔狭窄，致使气道阻力增加，出现哮喘。

（四）临床表现

1. 精神、神志　焦虑、烦躁不安、恐惧、谵妄、进而嗜睡、意识模糊、语音低微、不能说话。

2. 喘憋、端坐、抬肩、盗汗、高音调喘鸣音，进而呼吸微弱、沉静、发绀加重、面白、肢凉，胸腹矛盾运动。

3. 心率增快→缓慢、不齐→停搏。

4. PEF（最大呼气流量）<100L/min，若小于40L/min，为严重衰竭指征。

5. $PaCO_2$>5mmHg（0.67kPa）。

（五）辅助检查

小儿哮喘的诊断一般不需特殊实验室检查，但需进一步判别属于外源性、内源性或混合性哮喘以及进一步了解其病因及发病机制，并考核疗效、评估预后，因此针对性地做一些实验室检查是必要的。

1. 嗜酸性粒细胞计数检查　大多数过敏性鼻炎及哮喘患儿血中嗜酸细胞计数超过 $300 \times 10^6/L$（300/mm^3）。痰液中也可发现有嗜酸性粒细胞增多和库斯曼螺旋体和夏科结晶。

2. 血常规　红细胞、血红蛋白、白细胞总数及中性粒细胞一般均正常，但应用 β 受体兴奋剂后白细胞总数可以增加。若合并细菌感染，两者均增加。

3. 胸部 X 线检查　缓解期大多正常，在发作期多数患儿可呈单纯过度充气或伴有肺门血管阴影增加；有合并感染时，可出现肺部浸润，以及发生其他并发症时可有不同征象，但胸部 X 线有助于排除其他原因引起的哮喘。

4. 皮肤变应原检查　检查变应原的目的是了解哮喘病儿的发病因素和选择特异性的脱敏疗法。皮肤试验是用致敏原在皮肤上所做的诱发试验，一般在上臂伸侧进行。主要有三种方法：

（1）斑贴试验：用于确定外源性接触性皮炎的致敏物。

（2）划痕试验：主要用于检测速发反应的致敏物，于试验部位滴一滴测试剂，然后进行划痕，划痕深度以不出血为度，20分钟后观察反应，阳性反应表现为红晕及风团。此法优点是安全、不引起剧烈反应，但缺点是不如皮内试验灵敏。

（3）皮内试验：敏感性较高，操作简便，不需特殊设备，是目前特异性试验最常用方法。一般用以观察速发反应，也可观察延迟反应。皮内试验注射变应原浸液的量为 0.01～0.02ml。一般浸液浓度用 1：100（W/V），但花粉类多用 1：1000～1：10 000 浓度。

皮内试验的目的是为了明确引起哮喘的致敏原，故皮试前 24～48 小时应停用拟交感神经类、抗组胺类、茶碱类、皮质类固醇类药物，以免干扰结果。

5. 肺功能检查　肺功能检查对估计哮喘严重程度及判断疗效有重要意义。一般包括肺容量、肺通气量、弥散功能、流速-容量图和呼吸力学测验，但均需较精密的仪器，也不能随时监测。哮喘患儿常表现为肺总量（TLC）和功能残气量（FRC）增加，而残气量（RV）、肺活量（VC）可正常或降低；更重要的改变为呼吸流速方面的变化，表现为用力肺活量（FVC）、用力呼气流速（FEF25%～75%）和最大呼气流速率（PF）变化。

近年来，国内外学者推荐用微型峰流速仪来测量最大呼气流速（PEFR），以随时监测哮喘患儿的病情变化。其方法是被检者取立位，右手持峰流速仪，深吸一口气立即将仪器咬口端塞进口腔内，口唇要含紧口器，不再漏气，用最大力量及最快速度将气呼出，重复3～4次，选其最高值记录评价。检查时，患儿在吸气和呼气间不能屏气，检查前应反复向患儿演示。同时要测量身高，然后与本地区正常儿童标准值比较，如低于正常，吸入支气管扩张剂如沙丁胺醇气雾剂 2 揿，其值能提高 15%，则有诊断意义。用峰流速仪试验不但可诊断哮喘，还可监测哮喘患儿病情，测定气道高反应性，其最大特点是可随身携带，便于家长和患儿自我监测病情，记录于哮喘日记，调整治疗方案，达到较长时间控制哮喘发作的目的。但在危重型患儿，因全身情况衰竭，或气道通气量急骤减少，常不宜反复进行测试。

6. 血气分析　血气分析是测量哮喘病情的重要实验室检查，特别对合并低氧血症和高碳酸血症的严重病例，可用来指导治疗。有学者依据血气结果，将哮喘发作分为三度。

（1）轻度：pH 正常或稍高，PaO_2 正常，$PaCO_2$ 稍低，提示哮喘处于早期，有轻度过度通气，支气管痉挛不严重，口服或气雾吸入平喘药可使之缓解。

（2）中度：pH 正常，PaO_2 偏低，$PaCO_2$ 仍正常，则提示患者通气不足，支气管痉挛较明显，病情转重，必要时可加用静脉平喘药物。

（3）重度：pH 降低，PaO_2 明显降低，$PaCO_2$ 升高，提示严重通气不足，支气管痉挛和严重阻塞，多发生在哮喘持续状态，需积极治疗或给予监护抢救。

7. 其他实验室检查　包括吸入不同浓度的醋甲胆碱（methacholine）或组胺，对疑似哮喘而肺功能检查正常的患儿可用运动试验，以及应用放射免疫吸附试验，酶联免疫吸附试验、组胺释放试验、嗜碱性粒细胞脱颗粒试验等体外试验来检测过敏原。有报告证实哮喘患儿存在微量元素锌的缺乏。

（六）诊断与鉴别诊断

根据询问病史及典型哮喘发作，诊断一般并无困难。哮喘发作 12～24 小时以上出现哮喘持续状态时，患者极度呼吸困难，焦虑不安或意识障碍，大量出汗有脱水表现。缺氧征明显，呼吸可由快变慢，由深变浅。咳嗽明显减少，双肺呼吸音降低，甚至几乎听不到呼吸音，哮鸣音也趋于很弱，可有奇脉。此为哮喘持续发作的危险情况，也即呼吸衰竭的出现。这种情况有时可被误认为是情况好转，而忽略抢救的机会。哮喘持续状态是小儿呼吸系统疾病的主要危症之一，可根据以下指标及时判断病情危重：① 意识障碍；② 明显脱水；③ 严重呼、吸气三凹征；④ 哮鸣音和呼吸音减弱或消失；⑤ 血压明显下降；⑥ 吸入 40% 氧后仍有发绀；⑦ $PaCO_2 \geqslant 50mmHg$；⑧ $pH < 7.25$。此外，急性哮喘可并发气胸、纵隔气肿、肺不张或肺部感染等并发症。

哮喘持续状态诊断标准：① 临床喘息发作突然，有呼吸困难，缺氧征，呼气性三凹征；② 肺部早期广泛哮鸣音，晚期哮鸣音变弱或消失，肺呼吸音降低。患者极度烦躁或逐渐意识模糊，大汗淋漓；③ 胸部 X 线以肺气肿为主要表现，可有肺纹理增多，伴感染时可见少量片絮状阴影。经使用拟交感神经药物和常规剂量的茶碱类药物仍不能缓解者，即可做出诊断。但需与以下疾病进行鉴别诊断：

1. 毛细支气管炎　此病多见于 1 岁以内小婴儿，冬春两季发病较多。也有呼吸困难和喘鸣音，但其起病较缓，支气管扩张剂无显著疗效。病原为呼吸道合胞病毒，其次为副流感病毒 3 型。但目前气管炎也能产生特异性 IgE，参与 I 型变态反应。自 20 世纪 70 年代以来，在我国广西、温州、山西和北京有过几次暴发流行，但一般与典型哮喘的鉴别并不困难。

2. 喘息性支气管炎　好发于 1～4 岁，临床先有明显的呼吸道感染，进而随症状炎症控制而消失。临床虽可闻喘鸣，但呼吸困难不严重，非骤然发作和突然发作停止，病程约持续一周左右；随年龄增长和呼吸道感染次数减少，喘息次数亦减少，程度随之减轻。但近年国内许多学者认为喘息性支气管炎实质即是哮喘。

3. 支气管淋巴结核　本病可引起顽固性咳嗽及哮喘样呼气困难，但无显著的阵发现象。结核菌素试验阳性。X 线胸片显示肺门有结节性致密阴影，其周围可见浸润。个别患儿肿大淋巴结可压迫气管或其内有干酪性变，溃破后进入气管时可引起较严重的哮喘症状及呼吸困难。

4. 支气管扩张症　在有继发感染时，支气管扩张处分泌物增加及堵塞也可出现哮喘样呼吸困难及听到哮鸣音。一般可根据既往严重肺部感染，反复肺不张及咳出大量脓痰的病史予以鉴别，必要时胸部 X

线片或 CT 检查及支气管造影可以诊断。

5. 呼吸道内异物　有吸入异物后突然剧烈呛咳的病史，并出现持久的哮喘样呼吸困难，并随体位变换时加重或减轻。但因异物多数阻塞在气管或较大气管，因此表现以吸气困难为主，而哮喘则表现为呼气性呼吸困难。此外呼吸道异物患儿，既往无喘息反复发作病史。异物如在一侧支气管内，喘鸣音及其他体征仅限于患侧，有时尚可听到特殊拍击音，与哮喘病体征表现为双侧明显不同。经 X 线及支气管镜检查不但可明确诊断，还可取出异物。

6. 心源性哮喘　多见于老年人，大多由左心衰竭引起，常见病因有高血压、冠状动脉粥样硬化、二尖瓣狭窄等，小儿风湿性心脏病所致二尖瓣狭窄和闭锁不全，发生左心衰竭时亦可出现。发作时的临床表现与哮喘急性发作相似，以夜间阵发性多见。不能平卧，常可咳出大量稀薄或泡沫样血性痰，肺底可闻及细湿啰音，心脏向左扩大，有瓣膜杂音，严重患儿还可出现奔马律、心律失常等，一般不难鉴别。

（七）治疗措施

小儿哮喘发作治疗越早，病情越容易控制。早期重点主要是支气管解痉问题和合理给氧。哮喘发作呈持续状态时，由于发生严重的脱水、酸中毒、低氧血症、甚至意识障碍、血压降低，病情就趋于危重。晚期发生呼吸衰竭，病情复杂，且多种措施不易奏效，需进行人工机械通气方能缓解症状。

1. 合理给氧　哮喘发作早期患者就可以出现低氧血症，哮喘持续状态患者 PaO_2 下降更明显，机体严重缺氧，缺氧又可引起肺毛细血管、小动脉痉挛，更可引起支气管痉挛，使症状不能改善，可发生呼吸衰竭。此外，单纯给予缓解支气管痉挛的药物，疗效会受到很大影响，应及时给予氧疗。鼻导管经鼻前庭给氧是一种简单实用的方法，给氧浓度可以用公式计算。即氧浓度（FiO_2）＝0.21＋0.04×每分钟流量（L）。鼻导管直径越大，氧浓度越高。给氧效果使 PaO_2 维持在 70～80mmHg 以上即可。若此法给氧效果仍不理想，可用面罩或氧气头罩给氧。FiO_2 应≤0.4，不宜长时间吸入高浓度的氧。

2. 纠正水、电解质与酸碱失衡　患儿由于呼吸加快，张口呼吸，肺部丧失的体液增加。加之发热、出汗以及进食较少，常引起明显失水。体液丧失又能使呼吸道分泌物变黏稠，呼吸道阻塞加重，支气管平滑肌痉挛，病情更趋严重。容易造成严重的呼吸性酸中毒和代谢性酸中毒，发生严重的酸血症而危及生命。应给予足够重视和积极处理。

（1）补充水、电解质：第一个 24 小时输入液体量，可按 80～120ml/（kg·d）计算。年龄大者补液量计算时应偏小。为了及时补充丧失的水分，第一小时补液量可增加，年龄小于 3 岁可按 10～15ml/kg 给予，年龄大于 3 岁按 10ml/kg 计算。以后进行维持补液。输入液体以 1/5～1/3 张含钠液即可。应注意适时纠正低钾、低钙或低镁血症。

（2）纠正酸中毒：哮喘发作初期，呼吸加快，过度换气，可以没有酸中毒，有时常表现为轻度的呼吸性碱中毒。此时，不能盲目补碱性液体，若补入大量碱性液体，则可造成呼吸性和代谢性双重碱中毒，称为混合性碱中毒。严重的碱血症，可导致氧与血红蛋白的解离曲线左移，氧与血红蛋白的亲和力增强，最终组织缺氧加重。哮喘持续发作下去，呼吸道阻塞加重，低氧血症更明显，$PaCO_2$ 也升高，发生呼吸性酸中毒。

呼吸性酸中毒主要通过改善通气量和保持气道通畅来降低 $PaCO_2$。若 pH＞7.20，仍以不给予碱性液体为好。若 pH ＜7.20 或 HCO_3^-＜13mmol/L，可补充少量碳酸氢钠。哮喘持续发作晚期，可伴有明显的代谢性酸中毒。此时，可产生双重酸中毒，应给予积极处理。首先应改善通气功能，使升高的 $PaCO_2$ 尽快恢复到正常，同时应给予碳酸氢钠纠正代酸。补入碳酸氢钠的量按以下公式计算：

5% 碳酸氢钠毫升数＝0.3×kg×（－BE）×1.7，再稀释至 1.4% 碳酸氢钠等渗液，先滴入半量，再根据血气分析结果调整。不宜短时大量补入 5% 碳酸氢钠溶液。

3. 吸入速效 β_2 受体激动剂　使用氧驱动（氧气流量 6～8L/min）或空气压缩泵雾化吸入，第 1 小时可每 20 分钟 1 次，以后根据病情每 1～4 小时重复吸入治疗；药物剂量：每次吸入沙丁胺醇 2.5～5mg 或特布他林（Terbutalin）5～10mg。如无雾化吸入器，可使用压力型定量气雾剂（pMDI）经储雾罐吸药，每次单剂喷药，连用 4～10 喷，用药间隔与雾化吸入方法相同。如无条件使用吸入型速效 β_2 受体激动剂，可使用肾上腺素皮下注射，但应加强临床观察，预防心血管等不良反应的发生。药物剂量：每次皮下注射 1：1000 肾上腺素 0.01ml/kg，最大剂量不超过 0.3ml。必要时可每 20 分钟 1 次，但不可超过 3 次。经吸入速效 β_2 受体激动剂治疗无效者，可能需要静脉应用 β_2 受体激动剂。药物剂量：沙丁胺醇 15μg/kg 缓慢静脉注射，持续 10 分钟以上；病情严重需静脉维持滴注时剂量为 1～2μg/(kg·min) ［≤5μg/(kg·min)］。静脉应用 β_2 受体激动剂时容易出现心律失常和低钾血症等严重不良反应，使用时要严格掌握指征及剂量，并做必要的心电图、血气及电解质等监护。

4. 糖皮质激素 全身应用糖皮质激素是治疗儿童重症哮喘发作的一线药物，早期使用可以减轻疾病的严重度，给药后 3～4 小时即可显示明显的疗效。药物剂量：口服泼尼松 1～2mg/(kg·d)。重症患儿可静脉注射琥珀酸氢化可的松每次 5～10mg/kg，或甲泼尼龙每次 1～2mg/kg，根据病情可间隔 4～8 小时重复使用。大剂量 ICS 对儿童哮喘发作的治疗有一定帮助，选用雾化吸入布地奈德悬液每次 1mg，每 6～8 小时用 1 次。但病情严重时不能以吸入治疗替代全身糖皮质激素治疗，以免延误病情。

5. 抗胆碱药 是儿童危重哮喘联合治疗的组成部分，其临床安全性和有效性已确立，对 β_2 受体激动剂治疗反应不佳的重症者应尽早联合使用。药物剂量：异丙托溴铵每次 250～500μg，加入 β_2 受体激动剂溶液作雾化吸入，间隔时间同吸入 β_2 受体激动剂。

6. 氨茶碱 静脉滴注氨茶碱可作为儿童危重哮喘附加治疗的选择。药物剂量：负荷量 4～6mg/kg（≤250mg），缓慢静脉滴注 20～30 分钟，继之根据年龄持续滴注维持剂量 0.7～1mg/(kg·h)，如已用口服氨茶碱者，直接使用维持剂量持续静脉滴注。亦可采用间歇给药方法，每 6～8 小时缓慢静脉滴注 4～6mg/kg。

7. 硫酸镁 有助于危重哮喘症状的缓解，安全性良好。药物剂量：25～40mg/(kg·d)（≤2g/d），分 1～2 次，加入 10% 葡萄糖溶液 20ml 缓慢静脉滴注（20 分钟以上），酌情使用 1～3 天。不良反应包括一过性面色潮红、恶心等，通常在药物输注时发生。如过量可静注 10% 葡萄糖酸钙溶液拮抗。

8. 人工机械通气 哮喘持续状态经多种治疗病情仍然不缓解，出现下列情况者，提示气道严重阻塞和极度缺氧，可考虑进行人工机械通气。①持续严重呼吸困难；②呼吸音降低到几乎听不到哮鸣音或呼吸音；③因肺过度充气以及呼吸肌疲劳而使胸廓运动受限；④意识障碍，烦躁或抑制甚至昏迷；⑤吸入氧浓度（FiO_2）为 0.4，发绀仍无改善；⑥$PaCO_2 \geq 60mmHg$（8kPa）。

也可以根据儿科哮喘诊断标准来判断呼吸衰竭，作为机械通气的参考。小儿机械通气的部分参数调节如下：

（1）FiO_2：开始时可用 0.5，但仍以 0.4 为安全。使 $PaO_2 > 67mmHg$（8.9kPa）即可，不过宜尽快将 PaO_2 提高到 80mmHg（10.6kPa）以上为佳。若 PaO_2 不理想，可加用呼气末正压（PEEP）。

（2）气道峰压（PIP）：气道峰压控制在 20～40cmH_2O（2.0～4.0kPa），应尽可能使用较低 PIP，不能使用过高的 PIP，以免造成气压伤。

（3）通气频率（VR）：常选择各年龄组小儿正常自主呼吸频率。

（4）潮气量（VT）：潮气量 7～15ml/kg，应由少到多逐步增加到临床满意为止，潮气量过大，也可造成气压伤。

呼吸参数调节应根据呼吸机类型和临床情况进行适时调节。患者一般情况改善，哮喘缓解，应尽早在 24～72 小时内停机。

9. 镇静剂 哮喘持续状态患儿时有烦躁不安临床常用地西泮、苯巴比妥等药物镇静，但往往会加重呼吸困难。其原因是患者镇静后会抑制呼吸运动和痰液不能排出，故镇静剂应慎用或不用。重要的是尽快缓解支气管痉挛，改善肺功能。不过机械通气者，在气管插管情况下，应尽早使用如地西泮、苯巴比妥、水合氯醛等镇静剂。

10. 促进排痰　痰液阻塞气道可增加呼吸困难。排痰、通畅呼吸道，可选用：①祛痰剂如必嗽平、乙酰半胱氨酸、竹沥水等。② 雾化吸入，常用高频超声雾化和普通超声雾化吸入稀释痰液，雾化液中常加入地塞米松 2mg，每日 3～4 次雾化。

11. 抗生素　儿科哮喘发作常是病毒感染诱发，故可用利巴韦林、干扰素等抗病毒治疗。若合并有细菌感染，可选用青霉素类或头孢菌素等抗生素。

三、呼吸衰竭

（一）概述

急性呼吸衰竭为小儿常见急症的一种，多种严重的呼吸系统、中枢神经系统疾病、肌内神经疾病及意外事故等均可造成呼吸衰竭。当呼吸系统吸收氧及排出二氧化碳功能不能满足人体需要时，引起通气或换气功能障碍，出现缺氧或二氧化碳潴留而引起一系列生理功能和代谢紊乱的临床综合征，称呼吸衰竭。

（二）病因

呼吸衰竭的病因可分三大类，即呼吸道梗阻、肺实质性病变和呼吸泵异常。

1. 呼吸道梗阻　上呼吸道梗阻在婴幼儿多见。喉是上呼吸道的狭部，是发生梗阻的主要部位，可因感染、神经体液因素（喉痉挛）、异物、先天因素（喉软骨软化）引起。下呼吸道梗阻包括哮喘，毛细支气管炎等引起的梗阻。重症肺部感染时的分泌物，病毒性肺炎的坏死物，均可阻塞细支气管，造成下呼吸道梗阻。

2. 肺实质性病变

（1）一般肺实质疾患：包括各种肺部感染如肺炎、毛细支气管炎、间质性肺疾患、肺水肿等。

（2）新生儿呼吸窘迫综合征（NRDS）：主要由于早产儿肺发育不成熟，肺表面活性物质缺乏引起广泛肺不张所致。

（3）急性呼吸窘迫综合征（ARDS）：常在严重感染、外伤、大手术或其他严重疾患时出现，以严重肺损伤为特征。两肺间质和肺泡弥散的浸润和水肿为其病理特点。

3. 呼吸泵异常　呼吸泵异常包括从呼吸中枢、脊髓到呼吸肌和胸廓各部位的病变，共同特点是引起通气不足。各种原因引起的脑水肿和颅内高压均可影响呼吸中枢。神经系统的病变可以是软性麻痹，如急性感染性多发性神经根炎，也可以是强直性痉挛，如破伤风。呼吸泵异常还可导致排痰无力，造成呼吸道梗阻、肺不张和感染，使原有的呼吸衰竭加重。胸部手术后引起的呼吸衰竭也常属此类。

（三）发病机制

1. 呼吸衰竭的病理生理　由于呼吸功能异常，使肺不能完成机体代谢所需的气体交换，导致动脉血氧下降和 CO_2 潴留即为呼吸衰竭。呼吸衰竭的发生有通气不足和换气障碍两方面原因。前述呼吸衰竭的三类病因均可造成通气不足，主要结果是 PCO_2 升高，伴有不同程度低氧血症。换气障碍为各种肺疾患所致，主要引起 PO_2 下降，PCO_2 视病情轻重可以降低、正常或增高。需要指出，临床上常有多种因素并存或互相影响的情况，如中枢性呼吸衰竭患儿吞咽困难，排痰无力，可合并肺炎；严重肺炎可出现中枢性呼吸衰竭。

呼吸衰竭对脑实质、肾和循环系统的功能均有不良影响。缺氧、二氧化碳潴留和呼吸性酸中毒的共同作用可引起脑水肿，呼吸中枢受损，使通气量减少，其结果又加重呼吸性酸中毒和缺氧，形成恶性循环。此外，缺氧可使肺小动脉收缩，导致肺动脉高压，右心负荷增加，严重的呼吸性酸中毒则影响心肌收缩能力，其结果发生循环衰竭，血压明显下降。由于循环功能障碍可导致组织缺氧、肾功能不全，形成代谢性酸中毒，后者又促使呼吸性酸中毒难于代偿，酸中毒的程度加重，因而血红蛋白与氧结合能力减低，血氧饱和度进一步下降，形成又一个恶性循环。

肺表面活性物质在呼吸衰竭的发生上有重要作用。各种严重肺损伤常伴有肺Ⅱ型细胞损害，同时炎症渗出的蛋白质对肺表面活性物质有抑制作用，缺氧和酸中毒也影响肺Ⅱ型细胞表面活性物质的合成与分泌。我们曾在重症婴儿肺炎、急性呼吸窘迫综合征（ARDS）和体外循环手术后肺损伤等患儿观察到肺表面活性物质的减少，这是导致或加重呼吸衰竭的一个重要环节。

近年来，呼吸肌疲劳在呼吸衰竭发生上的重要作用日益受到重视，尤其是小婴儿膈肌呼吸储备能力小，易于疲劳，在呼吸负荷增加时难以满足通气量增加的要求，更容易发生呼吸衰竭。

危重呼吸衰竭的最严重后果是血液 pH 下降，这是 CO_2 潴留和低氧血症的共同结果。体内各种蛋白质与酶的活动，器官正常功能的维持，均有赖于体液内环境 pH 的稳定。危重呼吸衰竭引起的严重酸中毒是导致死亡的重要原因。

2. 呼吸衰竭类型

（1）低氧血症型呼吸衰竭：又称Ⅰ型呼吸衰竭或换气障碍型呼吸衰竭。主要因肺实质病变引起。血气主要改变是动脉氧分压下降，这类患儿在疾病早期常伴有过度通气，故动脉 PCO_2 常降低或正常。若合并呼吸道梗阻因素，或疾病后期，PCO_2 也可增高。由于肺部病变，肺顺应性都下降，换气功能障碍是主要的病理生理改变，通气/血流比例失调是引起血氧下降的主要原因，也大多有不同程度的肺内分流增加。

（2）通气功能衰竭：又称Ⅱ型呼吸衰竭。动脉血气改变特点是 PCO_2 增高，同时 PO_2 下降，可由肺内原因（呼吸道梗阻，生理无效腔增大）或肺外原因（呼吸中枢，呼吸肌或胸廓异常）引起。基本病理生理改变是肺泡通气量不足。这类患儿若无肺内病变，则主要问题是 CO_2 潴留及呼吸性酸中毒。单纯通气不足所致的低氧血症不会很重，而且治疗较易。因通气不足致动脉氧分压低到危险程度以前，PCO_2 的增高已足以致命。

（四）临床表现

1. 原发病的临床表现。

2. 呼吸系统的临床表现　①周围性：呼吸急促、困难。②中枢性：呼吸节律不齐。

3. 低氧血症的表现　①发绀。②神经系统表现：烦躁或昏睡、重者昏迷、抽搐。③循环系统表现：心率先快后可减慢，心音低，血压先高后低，严重缺氧时心律失常，甚至心脏停搏。④消化系统表现：可有呕吐、出血，甚至肠麻痹，以及肝功能异常。⑤肾功能损害：尿蛋白管型、白细胞、少尿或无尿，严重时出现肾衰竭。

4. 高碳酸血症的表现

（1）早期有头痛、烦躁、摇头、多汗、肌震颤。

（2）神经精神异常表现：淡漠、嗜睡、谵语、视网膜出血、严重者昏迷、抽搐、视盘水肿，如有脑水肿可有颅高压、肌张力高、意识紊乱、瞳孔变化（忽大忽小）。

（3）循环系统表现：心率快、血压上升，严重时心率减慢、血压下降、心律不齐。

（4）毛细血管扩张：四肢温、皮肤潮红、唇红、眼结膜充血及水肿。

5. 水电解质紊乱　血钾多偏高，但饥饿、脱水剂、利尿剂又可引起低血钾，同时 CO_2 潴留，HCO_3^- 代偿性保留，而使血氯相应减少。

（五）辅助检查

1. 酸碱度（pH）　是一项酸碱度指标，正常为 7.35～7.45，平均值为 7.40，静脉血 pH 较动脉血低 0.03 左右。pH＞7.45 提示碱血症，pH＜7.35 提示酸血症，pH 正常提示正常的酸碱平衡、代偿性的酸（碱）中毒或复合型酸碱平衡失调。一般认为，pH＜6.8 或＞7.8 时难以存活。但若代谢性酸中毒和呼吸性碱中毒同时存在，pH 有时亦可正常。所以单凭一项 pH 仅能说明是否有酸、碱血症，还必须结合其他酸碱指标（如 $PaCO_2$、HCO_3^-、BE 等）、生化指标（如血钾、氯、钙）及病史才能正确判断是否酸（碱）中毒，或是复合型酸碱中毒。

2. 标准碳酸氢盐（SB）与实际碳酸氢盐（AB）　SB 是指隔绝空气的全血标本，在标准条件下（温度 38℃，$PaCO_2$ 40mmHg，血红蛋白完全氧合即血氧饱和度达 100％）测得的碳酸氢根离子 ［HCO_3^-］浓度。因影响 ［HCO_3^-］的 $PaCO_2$ 及 SaO_2 已还原到正常条件，所以由呼吸性酸碱失衡带给 ［HCO_3^-］的影响已被消除。故 SB 的增减反映了体内 ［HCO_3^-］的储备量，反映了机体代谢性酸碱平衡的定量指标，正常值为 22～27mmol/L。

AB 是直接自血浆中测得的 ［HCO_3^-］，即与空气隔绝的全血标本，未经任何处理测得的碳酸氢根离子值。它同时受代谢和呼吸两方面因素的影响。正常情况下 AB＝SB。AB 与 SB 的差值反映了呼吸因素对酸碱平衡影响的程度，AB＞SB 时，提示体内 CO_2 潴留，多见于通气功能不足导致的呼吸性酸中毒或代谢性碱中毒。

3. 碱剩余（BE）或碱缺失（-BE）　碱剩余或碱缺失是指在标准条件下（38℃，$PaCO_2$ 40mmHg，血红蛋白为 150g/L，血氧饱和度为 100％），将 1L 血液滴定到 pH 7.4 所需的酸或碱的量。如 pH＞7.40，需用酸滴定，称为碱剩余（BE）；若 pH＜7.4，需用碱滴定，则称为碱缺失（BD 或-BE）。其正常范围：新生儿为-10～-2mmol/L，婴儿为-7～-1mmol/L，儿童为-4～＋2mmol/L，成人为±3mmol/L。因不受呼吸因素影响，通常只反映代谢的改变，其意义与 SB 相似。

BE 又分为实际碱剩余（ABE）和标准碱剩余（SBE）两种。ABE 即实测之 BE，它反映全血的碱剩余。SBE 反映组织间液的碱剩余。因为组织间液是机体细胞所处 40mmHg 的外环境，所以，SBE 较 ABE 更能理想地反映机体的碱剩余。

4. 二氧化碳结合力（CO_2 CP）　CO_2 CP 是指把静脉血浆标本，用正常人肺泡气（$PaCO_2$ 为 40mmHg）平衡后所得的血浆 CO_2 含量，亦即血浆中 HCO_3^- 所含的二氧化碳量，主要是指化合状态下的 CO_2 量，是 HCO_3^- 的近似值。正常值成人为 23～31mmol/L（55～70Vol％），小儿较低，为 20～29mmol/L（45～65Vol％）。CO_2 CP 受代谢和呼吸两方面因素的影响。CO_2 CP 减低，提示为代谢性酸中毒（HCO_3^- 减低）或呼吸性碱中毒（CO_2 排出过多）。反之亦然。但在混合性酸碱紊乱时并无决定性的意义，例如在呼吸性酸中毒时，pH 下降而 CO_2 CP 却上升；反之，呼吸性碱中毒时 CO_2 CP 却下降。因此，CO_2-CP 在呼吸性酸碱平衡时并不能反映体内真正的酸碱平衡状态。

5. 二氧化碳总量（T-CO_2）　指血浆中各种形式存在的二氧化碳的总和，包括离子化部分的 HCO_3^-，存在于 HCO_3^-、CO_3^{2-} 和 RNH_2COO 以及非离子化的 HCO_3^- 和物理溶解的 CO_2 等的总和。正常值成人为 24～32mmol/L，小儿为 23～27mmol/L。

6. 动脉血氧分压（PaO_2）　是指血浆中物理溶解的 O_2 分子所产生的压力。动脉血氧分压能较好地反映肺的功能情况，主要用于呼吸性缺氧时。PaO_2、SaO_2（氧饱和度）、O_2 CT（氧含量或 CO_2，指每 100ml 血液中所含氧的总量，包括血红蛋白携带的氧和溶解的氧）都可以反映机体缺氧的情况，但敏感程度不尽一致。SaO_2 和 O_2 CT 受血红蛋白的影响，例如，贫血的患儿即使 SaO_2 正常，仍可能缺氧。而 PaO_2 不受其影响，因而 PaO_2 是判断有无缺氧的良好指标。但对其结果进行分析时，必须了解是否吸氧，因为吸氧与不吸氧意义完全不同，因此最好在不吸氧情况下进行测定。

PaO_2 正常值为 80～100mmHg（10.64～13.3kPa），新生儿为 60～80mmHg（7.98～10.64kPa），静脉血氧分压为 40mmHg（5.33kPa）。一般认为，PaO_2 在 60mmHg（7.98kPa）以上不致造成缺氧状态，此时 SaO_2 为 90％，正是氧离解曲线开始转折的部位。在此以下，随着氧分压的下降，SaO_2 即可降至 75％，临床上已有明显的发绀。

7. 二氧化碳分压（$PaCO_2$） 是指溶解在动脉血中二氧化碳所产生的压力。由于 CO_2 的弥散能力较大，约为氧的 25 倍，故可认为，$PaCO_2$ 基本可以代表肺泡内二氧化碳分压。$PaCO_2$ 可以反映肺泡通气量大小，是反映肺泡通气功能的良好指标。因此，在肺泡间质水肿、淤血、渗出时，氧的交换已有明显减少，但二氧化碳交换仍可正常。如患者动脉血氧分压减低，二氧化碳分压正常，即提示换气功能障碍。但如动脉血氧分压减低且伴二氧化碳分压增加，说明通气不足。

$PaCO_2$ 正常值为 35～45mmHg（4.66～5.99kPa），小儿偏低，为 34～40mmHg（4.5～5.3kPa），可能与小儿新陈代谢较快、呼吸频率较快有关。静脉血 PCO_2 较动脉血的 PCO_2 高 6～7mmHg（0.8～0.93kPa）。

根据临床需要选择 X 线胸片、心电图、B 超、脑 CT 等检查。

（六）诊断与鉴别诊断

1. 存在引起呼吸衰竭的原发病 如：中枢神经系统感染、周围神经疾病、胸部、呼吸道、肺部病变或中毒等。

2. 血气诊断标准 Ⅰ型呼吸衰竭：静息状态下，呼吸空气时，$PaO_2 < 60$mmHg（7.98kPa）。Ⅱ型呼吸衰竭：$PaO_2 < 60$mmHg（7.98kPa），$PaCO_2 > 50$mmHg（6.67kPa）。

3. 具有呼吸衰竭的临床表现。

4. 鉴别诊断

（1）呼吸功能不全：单纯使用血气值作为呼吸衰竭的诊断依据并不准确。比如在吸入 30％～40％氧后 30～60 分钟，患儿 $PaO_2 > 60$mmHg，有可能为呼吸功能不全。因此，在对呼吸困难症状出现时，采用持续非介入性正压通气、或气道插管机械通气和气道清洗使黏稠分泌物导致的气道阻塞复通后，呼吸困难症状的迅速缓解。因此，需要与单纯性原发于肺部或肺外疾病演变发展的严重呼吸困难加以区别。动态检查血气，进行心率和呼吸监测。

（2）急性呼吸窘迫综合征（ARDS）：小儿 ARDS 多为急性起病，有肺部和其他脏器的感染病史，主要表现为呼吸窘迫症状，放射学检查为双侧肺弥漫性炎症和渗出改变，血气分析提示严重低氧血症。可以合并严重肺内分流和肺动脉高压。应用常规机械通气往往效果差，临床病死率可以高达 60％以上。

（3）感染性休克和全身性炎症反应综合征：小儿感染性休克导致肺部严重损伤和呼吸功能障碍，应及时处理原发病因，采取抗感染和抗休克措施，解除导致呼吸功能障碍的主要原因。

（七）治疗措施

1. 保持呼吸道通畅

（1）湿化治疗：吸入水蒸气或水雾统称为湿化治疗，对防止痰液干燥结痂或形成痰栓，保持气道通畅十分重要。装置主要有鼓泡式湿化器、加温湿化器及超声雾化器。

（2）胸部体疗：凡气道分泌物增多、黏稠，或分泌物的自然清除机制因疾病受到影响时都可进行胸部体疗。步骤及手法据患儿对治疗的反应及时调整。一次治疗时间不宜超过 20～30 分钟，治疗频度依病情 1 次/2 小时至 1～2 次/天。方法主要有：体位引流、拍击、振动、深呼吸、清除气道分泌物。

（3）化痰药物：盐酸氨溴索：6～12 岁每天 2～3 次，每次 15mg；2～6 岁每天 3 次，每次 7.5mg；2 岁以下每天 2 次，每次 7.5mg，缓慢静脉注射。

（4）解除支气管痉挛：可用 β_2 受体激动剂，如 0.5％沙丁胺醇溶液每次 0.01～0.03ml/kg，最大量 1ml，加盐水 2ml 稀释，雾化吸入 1 次/4～6 小时。也可酌用氨茶碱、肾上腺皮质激素等药物。

2. 氧气疗法

（1）鼻导管：氧流量新生儿 0.3～0.6L/min，婴幼儿 0.5～1L/min，儿童 1～3L/min。

（2）头罩：氧流量≥5L/min，氧浓度为 40％～60％。

（3）呼吸道持续正压（CPAP）给氧：设备简单，操作容易，对患儿无损伤，效果明显优于普通给氧方法。应用鼻塞进行 CPAP 的氧疗器，为基层医院提供了治疗严重低氧血症的实用装置。国内许多单位正规应用 CPAP 都取得满意效果，但还不够普遍，远未发挥 CPAP 应有的作用。CPAP 作用原理：使患儿在呼吸周期中，特别是呼气时保持气道内正压，可防止小气道和部分肺泡过早闭合，减少肺内分流。还可防止功能残气量减少，对改善肺的换气功能有一定的作用。一般用鼻塞 CPAP，也可选用气管内插管 CPAP。适应证：新生儿及婴幼儿肺部疾患、肺炎、肺不张、胎粪吸入综合征、肺水肿等所致低氧血症用普通给氧效果不好者，是应用 CPAP 最主要的适应证。

3. 呼吸兴奋剂的应用　对呼吸中枢抑制引起的呼吸衰竭有一定效果，而肺部病变严重，呼吸肌疲劳，气道阻塞或分泌物潴留患儿，呼吸兴奋剂无效。心搏骤停引起的呼吸抑制，呼吸兴奋剂可加重脑缺氧，不宜使用。呼吸兴奋剂剂量过大可引起惊厥等不良反应。随着呼吸机的普遍应用，呼吸兴奋剂已较少使用。常用的呼吸兴奋剂有尼克刹米（可拉明）、洛贝林（山梗菜碱）、二甲弗林（回苏灵）。多沙普仑（盐酸吗啉吡酮）为较新的呼吸兴奋剂，用于镇静、催眠药中毒，$0.5\sim1.5mg/kg$，静脉滴注，不宜用于新生儿。

4. 机械通气

（1）常频机械通气指征为：① 处于嗜睡或昏迷状态，呼吸表浅，或分泌物较多伴呼吸道阻塞症状；② 重度低氧血症和二氧化碳潴留，经综合治疗 12～24 小时无效；或血气异常呈进行性加重；③ 有严重营养不良、呼吸系统慢性病、颅脑病变、心肺复苏后或循环功能不稳定等基础病变，同时伴呼吸代偿症状者。

（2）高频通气：通气频率为生理呼吸频率的 4 倍以上，供给的潮气量接近或小于解剖死腔。分为高频正压通气、高频喷射通气、高频振荡通气。

5. 急性呼吸衰竭治疗新进展　①肺表面活性剂。②体外膜肺（ECMO）治疗。③一氧化氮（NO）吸入治疗。④液体通气。

6. 其他药物治疗

（1）强心药及血管活性药物，毛花苷 C、地高辛、多巴酚丁胺等。

（2）肾上腺皮质激素，地塞米松 $0.5\sim1.0mg/(kg\cdot d)$。

（3）利尿剂及脱水剂，呋塞米和甘露醇。

（4）维持水、电解质及酸碱平衡。

（5）病因治疗、合理的抗生素和适当的营养支持等。

（八）预后

急性呼吸衰竭的病程视原发病而定，严重者可于数小时内导致死亡，亦可持续数天到数周，演变成慢性呼吸衰竭。若原发病能治愈或自行恢复，则现代呼吸衰竭抢救技术能使大多数患儿获救，关键在于要防止抢救过程中的一系列并发症和医源性损伤，尤其是呼吸道感染。患儿年龄可影响病程，婴儿呼吸衰竭常在短时间内即可恢复或导致死亡，年长儿通常不致发展到呼吸衰竭地步，一旦发生，则治疗较难，且所需时间常比婴儿长。开始抢救的时间对病程长短也有重要影响，并直接影响预后。错过时机的过晚抢救，会造成被动局面，大大延长治疗时间，甚至造成脑、肾、心脏等重要生命器官的不可逆损害。

四、急性呼吸窘迫综合征

（一）概述

急性呼吸窘迫综合征（ARDS）是由严重感染、休克、创伤等引起的以呼吸窘迫、重度低氧血症为主要表现的急性缺氧性呼吸衰竭，是小儿较常见的危重症。儿科 ICU 内 2.5％～3％的患儿被诊断为 ARDS，其病死率高达 45％～60％。

（二）病因

至少有 50 种以上疾病可导致儿科 ARDS，详见表 2-5：

表 2-5 儿科 ALI 和 ARDS 的病因

病因	常见疾病
休克	感染性、出血性、心源性
创伤、烧伤	肺部挫伤、胸外颅脑损伤、肺脂肪栓塞
严重感染	肺炎（细菌、病毒、真菌、卡氏肺孢子虫等）、败血症、其他感染
误吸	胃内容物、胎粪、溺水
有害气体	高浓度氧、氨气、光气、二氧化氮和烟雾等
中毒	有机磷和药物
结缔组织病和代谢性疾病	系统性红斑狼疮、川崎病、糖尿病、肝性脑病、尿毒症
血液疾病	白血病、DIC、体外循环、大量输血
其他	心肺复苏后、急性胰腺炎、器官移植

1. 损伤

（1）肺内损伤：如肺挫伤、呼吸道烧伤、胃内容物误吸、溺水、高浓度氧吸入等。

（2）肺外损伤：① 烧伤、创伤、严重感染，尤其是并发休克者。② 骨折后并发脂肪栓塞症。

（3）手术：如体外循环术后、大血管手术后或其他大手术后。

2. 感染　肺部感染，全身感染伴全身炎症反应综合征（SIRS），全身感染是导致 ARDS 的首位原因。

3. 肺外器官系统其他病变　如重症急性胰腺炎、急性肾衰竭、急性肝衰竭等。

4. 休克和 DIC。

5. 其他　颅内压增高、癫痫、吸食海洛因、巴比妥类中毒等。大量输血或过量输液可诱发。

（三）发病机制

ARDS 时肺部的基本病理改变是肺血管内皮和肺上皮急性弥漫性损伤。近年来认为，全身性炎症反应综合征（SIRS）对其发病起关键作用。如远距离的组织外伤或感染（可以是局部或全身感染）发生炎症反应，随即有多种炎症介质经自分泌或旁分泌释放入血液循环中，启动 SIRS 过程。使肺血管通透性增加，肺微循环障碍，引起间质肺水肿；继之肺表面活性物质继发性缺乏、功能残气量下降、弥漫性肺不张，进一步使肺血管阻力增加，通气血流比例失调，肺部气体交换异常，引起严重低氧血症，形成恶性循环，最终导致肺和其他多器官功能损伤，发生多器官功能不全综合征（MODS），故 ARDS 可视为 MODS 的一部分。

第 1 期：炎性因子的释放增加了中性粒细胞在血管内皮细胞的黏附作用，引起氧自由基和蛋白酶的释放，从而导致毛细血管内皮细胞的损伤，通透性增加。

第 2 期：几小时内，损伤血管的基底膜和间质以及肺泡上皮，富含蛋白质的液体在肺间质和肺泡腔内积聚，形成透明膜，使肺功能残气量减少，肺顺应性下降，通气血流比例失调，呼吸功增加，出现明显低氧血症。

第 3 期：如果炎症持续存在，肺的巨噬细胞释放趋化物质，进一步加重炎症。影响肺的修复，此阶段常存在全身血流动力学变化。

第 4 期：由于肺泡巨噬细胞清除病原体能力受损，肺部的炎症引起全身感染的机会增加。成纤维细胞活动，弹性胶原在肺沉着增加，发生不可控制和不可逆的肺纤维化。

ARDS 患者有炎症的持续存在，使肺循环对许多炎症介质的灭活作用丧失，进而导致其他器官的功能损害。各损伤器官又成为进一步的介质释放的源泉，使 SIRS 持续发展，导致更多的局部和全身组织损伤，因此。原发性的 ARDS 通常也导致 MODS 发生。

（四）临床表现

1. 起病急，多见于严重外伤、休克、重症感染的患者，除原发病如外伤、感染、中毒等相应症状和体征外，突然出现呼吸增快：常有不同程度呼吸困难、三凹征、鼻扇等。在24～48小时可出现严重呼吸窘迫，呼吸时常带鼻音或呻吟，有明显发绀及胸凹陷现象。但多无咳嗽和血沫痰。到晚期可减慢。呼吸衰竭患儿呼吸方面表现可不明显。

2. 其他系统的变化　常伴有烦躁、焦虑表情、出汗等。进一步发展可出现神志昏迷、惊厥。年长儿可伴有肌肉震颤等。因肺部疾患引起的呼吸衰竭可导致脑水肿，发生中枢性呼吸衰竭。心率增快、缺氧开始时血压可升高，继则下降。可有肠麻痹，消化道溃疡、出血，肝功能受损。代偿性呼吸性酸中毒，严重者少尿或无尿，甚至造成急性肾衰竭。

3. 肺部体征　早期有时可闻支气管呼吸音及偶闻干湿啰音、哮鸣音，X线胸片早期可无异常，或呈轻度间质改变。晚期肺部实变体征，如叩浊、呼吸音减低及明显管状呼吸音。缘模糊的肺纹理增多，继之出现斑片状，以至融合成大片状浸润阴影。

4. 临床分期

（1）急性损伤期：ARDS如系创伤诱发、急性损伤期的时间较为明确，如系氧中毒所引起则难以确定损伤的时间，此期并无肺或ARDS特征性体征，虽然某些患儿有通气过度、低碳酸血症和呼吸性碱中毒，但动脉血氧分压（PaO_2）仍正常，胸部听诊及X线检查正常，原发性损伤在肺部者例外。

（2）潜伏期：亦称表面稳定期，继上期之后持续6～48小时，此期患儿心、肺功能稳定，但通气过度持续存在，胸片可见细小网状浸润和肺间质性积液。通过连续观察，发现最终发展为ARDS的患儿在此期的血细胞比容、动脉血氧分压、肺血管阻力和pH与不发生ARDS者有明显区别，因此，在此期患儿虽然表面稳定，但有可能发展成为ARDS，需提高警惕。

（3）急性呼吸衰竭期：突然气促、呼吸困难，表现为呼吸浅而快。刺激性咳嗽、咳白色泡沫痰或血痰、心率增快、恐惧感伴有发绀、鼻翼扇动、三凹征，肺部有时可闻及哮鸣音，病情严重时缺氧逐渐加重，吸氧及增加通气量后，缺氧状态不见好转。

（4）严重生理障碍期：从急性呼吸衰竭期过渡至本期的界线不明显，如患儿出现ARDS不常见的高碳酸血症时，表明病情转重，但并非不可逆。严重ARDS的慢性肺部病变，需要为时数月的呼吸支持才能消失，但有一些低氧血症及高碳酸血症的患儿对通气治疗毫无反应，最终死于难治性呼吸衰竭合并代谢紊乱。因此，也称此期为终末期。

（五）辅助检查

1. 血气分析　早期可见进行性低氧血症和代谢性酸中毒，当病情逐渐发展，可发生二氧化碳潴留。

PaO_2：早期 PaO_2 小于 60mmHg（8.0kPa）及动脉氧饱和度（SO_2）降低；

$PaCO_2$：早期降低，小于 30mmHg（4.0kPa），晚期升高，大于 45mmHg（6.0kPa）。

$PA - aO_2$：大于 50mmHg（6.65kPa）。

$PaO_2/FiO_2 < 200$。

2. 肺功能检查显示肺潮气量减少和肺活量明显下降。

3. X线表现　早、中期可无异常或呈轻度间质性改变，表现为肺纹理增多，边缘模糊，继之出现斑片状阴影。中晚期，斑片状阴影增多，呈磨玻璃样，或见散在小片状肺泡性实变的阴影，晚期两肺普遍密度增高，可见两肺广泛不同程度的融合性实变呈"白肺"外观；间质水肿加重，肺泡性水肿亦较前明显，支气管气相明显。恢复期病变吸收可表现为网状和线状阴影，有时用X线可不留异常表现。

（六）诊断与鉴别诊断

以往无肺部疾患，且排除左心力衰竭；突发性进行性呼吸窘迫，每分钟呼吸多于35次，常用的给氧方法不能改善；胸部X线检查及动脉血气分析结果符合ARDS，并能除外造成肺水肿、缺氧的其他疾病，就可诊断为ARDS。

1. 诊断标准为

（1）有严重感染或休克等基础病变。

（2）患者在发病24～48小时突然出现呼吸窘迫，并进行性加重（小儿可达50～80次/分）。

（3）严重发绀和胸凹陷，吸氧难以纠正。

（4）肺部体征较少，临床症状，肺部体征和X线表现不成比例。

（5）血气除严重低氧血症外，有进行性 A‐aDO$_2$ 增加，一般 A‐aDO$_2$＞200mmHg（26.7 kPa）其肺内分流量超过10%；

（6）肺嵌入压正常，表明肺毛细血管静脉压不高。根据原发疾病抢救治疗过程中发生的进行性低氧血症，通常的氧疗法不能纠正，及血气分析和X线改变可做出诊断。

1992年欧美联席会议（American. European Consensus Conference，AECC）的标准，ARDS定义为：①急性起病。②氧合指数（PaO$_2$/FiO$_2$）＜200。③正位胸片显示双肺浸润。④无左房压增高的证据，或肺动脉楔压≤18mmHg。

2012年，欧洲危重病医学会（ESICM）与美国胸科学会（ATS）组成的委员会对ARDS定义进一步完善，发表了柏林定义：①发病时机：在已知诱因后，或新出现或原有呼吸系统症状加重后一周内发病。②胸部影像学（胸片/CT）：双肺透光度减低，且不能完全用胸腔积液、肺叶不张或结节解释。③肺水肿来源：无法用心功能衰竭或液体负荷过多解释的呼吸衰竭；如果没有危险因素，则需要客观评估（如心脏超声检查）排除静水压升高的肺水肿。④低氧血症：轻度：PEEP/CPAP≥5cmH$_2$O 时 200mmHg＜PaO$_2$/FiO$_2$≤300 mmHg；中度：PEEP/CPAP≥5cmH$_2$O 时 100 mmHg＜PaO$_2$/FiO$_2$≤200 mmHg；重度：PEEP/CPAP≥5cmH$_2$O 时 PaO$_2$/FiO$_2$≤100 mmHg。如果海拔超过1000m，应根据如下公式进行校正：[PaO$_2$/FiO$_2$×（大气压/760）]。

2. 鉴别诊断

（1）支气管肺炎合并急性呼吸衰竭：多以呼吸道感染起病，病情进展较ARDS慢，胸片多呈一侧为主的肺实质浸润，血气可呈低氧血症，有CO$_2$潴留。经抗感染、氧疗、支持疗法逐渐恢复。如双侧病变迅速发展，PaO$_2$/FiO$_2$＜200则可诊为ARDS。但应注意以下几点：

1）未用机械通气的患儿FiO$_2$常难以确定。一般按每升氧流量可提高吸入氧浓度4%计算，但受给氧导管或口罩与鼻口腔距离和潮气量的影响。实际给氧浓度多低于公式计算值。

2）需除外心力衰竭、循环功能不全、输液过快过多所致的肺淤血和肺水肿引起的低氧血症。

（2）急性型特发性肺纤维化：亦称Hamman‐Rich综合征。其特点是起病即有咳嗽、咳痰等呼吸道症状，急性型常以感染为诱因。胸片呈弥漫性间质浸润和毛玻璃样改变，对激素治疗的反应不一，血气呈明显低氧血症，婴幼儿常自觉坚持应用鼻塞吸氧。多数患儿 PaO$_2$/FiO$_2$＜200，符合ARDS标准，因此有人称为原因不明的ARDS。

（3）新生儿肺疾患：随着ARDS概念的更新，已有不少作者将重症新生儿感染性肺炎和羊水胎粪吸入、肺出血等归入ARDS范畴。上海儿童医院报道117例新生儿尸解，有30例发现肺透明膜形成，其中早产儿ARDS 11例；新生儿ARDS 19例，后者是前者的1.7倍，19例新生儿ARDS中，足月儿12例，早产儿6例，过期产1例。主要体征为发热、呼吸急促、吸气凹陷、呻吟、呼吸不规则。胸片显示间质和实质混合浸润，肺部充气多正常，可有阶段性肺不张。病理为明显间质肺泡水肿，6例见DIC改变，均可见不同形态的透明膜形成。

（4）心源性肺水肿：患儿可突然发生呼吸困难，肺部出现两侧或一侧大片状阴影。常有心脏或肾病史和体征，或有过量过快输液史，肺部啰音出现早，有血性泡沫样痰，发绀较ARDS轻，胸部X线显示心影明显增大，经控制输液、利尿、强心和给氧治疗有效。当患儿存在ARDS基础疾病，同时又有输液过多时，常难以鉴别，也可能两者同时存在。但治疗效果常可回顾性明确肺水肿原因的判定。如必须用持续气道正压（CPAP）或呼气末正压（PEEP）通气才能纠正缺氧，临床症状体征和胸片在 72 小时以后才能恢复，则 ARDS 诊断可成立。

（七）治疗措施

对 ARDS 的治疗主要集中在两个方面，药物治疗和通气支持。小潮气量机械通气、适宜的 PEEP 参数受到愈来愈多的关注，最近限制性液体管理成为了 ARDS 治疗的一个新的目标，关于糖皮质激素的剂量以及应用时机的争论上一直没有停止。而其他药物治疗，如一氧化氮、表面活性物质、前列腺素、沙丁胺醇、N-乙酰半胱氨酸也逐渐应用于 ARDS 的治疗。

1. 基础疾病的治疗　严重感染、休克、创伤、吸入是 ARDS 常见病因，针对原发疾病的治疗可有效地降低病死率。

2. 呼吸支持

（1）俯卧位通气：俯卧位通气可以改善 ARDS 患者氧合，其可能的机制包括增加肺容积、血流灌注的重新分布、背叶肺复张致通气血流比例改善等，并且可以降低呼吸机相关性肺炎的发生。但是俯卧位通气并不能减少呼吸机使用时间、改善生存率，同时也增加了气管导管脱出及堵塞的概率，在 ARDS 的治疗中不常规推荐俯卧位通气的使用。

（2）肺保护性通气：ARDS 患儿肺顺应性降低，为了维持足够的潮气量，往往要求较高的压力。但是常规潮气量或大潮气量、高气道压可能导致肺泡过度膨胀，气压伤致肺泡破裂。平台压是指吸气平台时的气道压力，粗略反应肺泡膨胀的水平，其过度升高可导致呼吸机相关性肺损伤。目前，大量的数据证实小潮气量通气（≤6ml/kg）已经成为 ARDS 患者一个新的治疗标准。

（3）PEEP 的选择：ARDS 广泛肺泡塌陷，且部分可复张的肺泡周期性塌陷开放产生剪切力，会导致或加重呼吸机相关性肺损伤。通过调节 PEEP，可增加具有正常通气功能的肺泡比例，但可能引起肺水肿、循环抑制及肺泡过度膨胀。

（4）肺复张：属于肺保护性通气策略的一种，类似呼吸机的"叹气"功能，是通过肺容量的加压达到开放肺泡的目的。复张塌陷的肺泡可短暂改善气体交换，降低吸入氧浓度（FiO_2），如结合适宜的 PEEP，肺复张手法的应用可以减少肺泡反复开闭的剪切力所致肺损伤。然而目前关于肺复张手法能改善氧合状态尚存有争议，一项 RCT 研究显示，采用 35～40cmH$_2$O 持续 30 秒的肺复张手法不能明显改善氧合，且能显著降低血压（平均 7mmHg）。一般认为肺外源性的 ARDS 对肺复张手法的反应优于肺内源性的 ARDS，但对一组 30 例肺外源性 ARDS 患者实施肺复张，增加压力至 50cmH$_2$O 持续 30 秒也未发现氧合明显改善，且有增加胸部气压伤、降低患者舒适性的危险。

总之，儿童 ARDS 机械通气的最新进展为：①儿科 ARDS 现行 ARDSNet 的小潮气量、压力限定通气策略的标准，动脉血 pH 在 7.30～7.45，PaO$_2$ 60～80mmHg（SaO$_2$≥90％）。②高 PEEP、肺复张手法的应用效果不一致，俯卧位通气不改善儿科 ARDS 的临床转归，但是高 PEEP、肺复张手法和俯卧位通气这三项措施仍可作为抢救治疗严重低氧血症患者的选择。③高频振荡通气作为可提供"开放肺"的通气方式，为评估其疗效，还须进行更多 HFOV 治疗效果的深入研究；气道压力释放通气或许是结合了自主呼吸的"开放肺"通气方式，进一步研究结果有助于探讨其在 ARDS 机械通气中的治疗效果。④对于儿童患者而言，应用机械通气撤离方法的效果远不如成人。⑤糖皮质激素可减少拔管后的喘鸣发生率和再次插管率。

3. 液体管理　肺水肿形成在 ARDS 发生发展中占有重要地位。有研究显示，对于使用呼吸支持的非心源性肺水肿患者，保守的液体管理较之大量液体输注策略，死亡率分别是 25.5％和 28.4％。正液体平衡状态下 ARDS 发生率、机械通气时间及 ICU 住院时间均较限制性液体组高。低蛋白血症是 ARDS 的一个独立危险因素，利尿剂及胶体的使用可以提高血清白蛋白水平，减轻水肿，改善氧合及维持血流动力学稳定；尤其重要的是，限制性液体管理并不增加休克发生和透析治疗的需要，已经有大量的实验研究强调了对 ARDS 患者应避免过量液体的输入。

4. 药物治疗

（1）糖皮质激素：糖皮质激素可以减轻细胞因子和毒素的释放，因而其在 ARDS 中的研究受到广泛的关注。理论上在 ARDS 渗出期，中性粒细胞浸入肺泡上皮细胞时糖皮质激素可能发挥最大的效应，然而糖皮质激素是否具有确切的作用目前尚不完全肯定。大量 RCT 试验均显示中小量糖皮质激素可以降低 ARDS 病死率、呼吸机使用时间、ICU 住院时间，且 MODS 评分、肺损伤评分、氧合指数均有改善，并且无增加感染、神经肌肉并发症的危险性。因而建议糖皮质激素应用于 ARDS 疾病早期（病程 14 天前），以中等剂量甲泼尼龙（静脉注射 $<2mg/(kg \cdot d)$），3～4 周减量停药，疾病 14 天及以后使用糖皮质激素可能增加病死率，因而不推荐使用。

（2）一氧化氮（NO）：由于 ARDS 的病理生理中涉及通气血流比例失调及肺动脉高压，因而吸入 NO 的治疗成为 ARDS 治疗的研究热点。NO 可选择性扩张肺血管，同时具有抗炎的特性。新近的一项研究显示，对 1237 例 ARDS 患者进行吸入 NO 治疗，并不能改善生存率且增加了肾功能不全的危险性，氧合指数的改善效果也非常有限，多限于开始吸入治疗的 24 小时（仅 13％ 患者 PaO_2/FiO_2 轻度增高），因而并不常规推荐吸入 NO 治疗。

（3）表面活性物质：ARDS 患者多伴有肺泡表面活性物质减少或功能丧失，易引起肺泡塌陷。表面活性物质可降低肺泡表面张力，防止肺泡塌陷，在低的气道压力下也能维持肺泡进行有效的气体交换，且能通过特异性、非特异性机制在宿主免疫反应中发挥重要作用。因而表面活性物质的补充可望成为 ARDS 的一项辅助治疗手段。荟萃分析显示成人 ARDS 患者表面活性物质治疗组较之安慰剂组有氧合改善趋势，但差异无统计学意义，且 30 天生存率差异也无统计学意义。而在表面活性物质的剂量、成分、给药方式上包括吸入途径与气管给药途径目前还缺乏大量的研究。因此，不推荐外源性表面活性物质作为 ARDS 一项有效的辅助治疗。

（八）预后

该病起病急骤，发展迅猛，如不及早诊治，其病死率高达 50％ 以上（25％～90％），常死于多器官功能衰竭。严重感染所致的败血症得不到控制，则预后极差。骨髓移植并发 ARDS 病死率几乎 100％。持续肺血管阻力增加，示预后不良。脂肪栓塞引起的 ARDS，经积极处理，机械通气治疗可获得 90％ 存活。刺激性气体所致的急性肺水肿和 ARDS，治疗及时亦能取得较好的疗效。ARDS 能迅速得到缓解的患者，大部分能恢复正常。虽然存活者肺容量和肺顺应性可接近正常，但大多数 ARDS 患者仍可能遗留不同程度肺间质性病变。

（顾　艳）

第二节　心血管系统

一、恶性心律失常

（一）概述

恶性心律失常指在短时间内引起血流动力学障碍，导致患者晕厥，甚至猝死的心律失常。它是根据心律失常的程度及性质分类的一类严重心律失常，也是一类需要紧急处理的心律失常。绝大多数恶性心律失常并发于器质性心脏病，只有少数特殊类型可为原发，如先天性 QT 延长综合征、特发性心室颤动等。

恶性心律失常至今没有一个公认的定义。一般认为恶性心律失常包括两方面的含义：① 一般具有器质性心脏病，特别是心肌缺血和心功能不全。②心律失常本身的特点。

根据全国恶性室性心律失常治疗对策研讨会纪要，恶性室性心律失常即致命性心律失常，包括多种类型：① 频率在 230bpm 以上的单形性室性心动过速。② 心室率逐渐加速的室性心动过速，有发展成心室扑动或（和）心室颤动的趋势。③ 室性心动过速伴血流动力学紊乱，出现休克或左心力衰竭。④ 多形性室性心动过速，发作时伴晕厥。⑤ 特发性心室扑动或（和）心室颤动。

（二）恶性心律失常治疗对策

1. 积极治疗基础心脏病，纠正和预防诱发或触发因素。

2. 尽快终止心律失常发作，建立稳定的窦性心律和稳定的血流动力学状态。

3. 积极持久的药物和非药物干预，防止心律失常再发。

（三）伴有器质性心脏病的恶性心律失常

1. 阵发性室上性心动过速　阵发性室上性心动过速（paroxysmal supraventricular tachycardia，PSVT）简称室上速，包括一组异位冲动形成或折返环路位于房室束分支以上的快速心律失常，临床表现及心电图特点相似，统称室上性心动过速（图 2-1）。

（1）临床特点：阵发性发作，突然发作及突然停止。可见于任何年龄，婴儿较多见，新生儿及胎儿期最后 1 个月也可发生。婴儿以房室折返多见，较大儿童以房室结折返为多。4 个月以内男婴多见。发作时心率加速，儿童达每分钟 160 次以上，婴儿可达 250～325 次/分，频率恒定，一次发作可持续数秒钟乃至数日之久，但一般只持续数小时，很少超过 2～3 天。发作时患婴常有拒食、呕吐、不安、气促、出汗、苍白、四肢凉与发绀等心源性休克的表现，儿童患者自诉心悸、心前区不适、心绞痛及头晕等。如发作持续较久，达 24 小时以上，则多出现心力衰竭。6 个月以内的婴儿心率超过 200 次/分者更易并发急性心力衰竭，其症状为呼吸困难、心脏扩大、肝大、肺部出现喘鸣音等。X 线检查心影轻度扩大及肺淤血。也可有发热、白细胞增多及呼吸急促，可误诊为重症肺炎。但发作一停止，心力衰竭即控制，患儿安适如常。心动过速骤发骤停为本病特点，胎儿室上速可致严重心力衰竭，胎儿水肿。预激综合征者常复发。反复持续发作可致心动过速性心肌病。

（2）心电图诊断

1）R-R 间隔绝对匀齐，心室率婴儿 250～325 次/分，儿童 160～200 次/分。

2）QRS 波形态正常。若伴有室内差异性传导，则 QRS 波增宽，呈右束支阻滞型；若为逆传型旁路折返，则呈预缴综合征图形。

3）大约半数病例可见逆行 P 波（$P_{II、III、aVF}$ 倒置，P_{aVR} 直立），紧随 QRS 波之后。

4）ST-T 波可呈缺血型改变，发作终止后仍可持续 1～2 周。

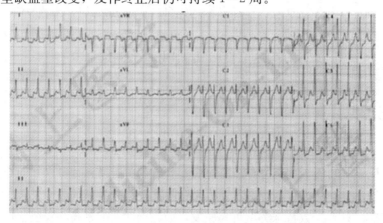

图 2-1　PSVT 发作

（3）治疗

1）终止发作

Ⅰ. 房室交接区折返及顺向型房室旁道折返室上速：绝大多数室上速属于这两型。

①兴奋迷走神经：通过血管压力感受器反射性增强迷走神经张力，延缓房室传导从而终止发作。兴奋迷走神经有致血压下降、心搏骤停的可能，应监测心电图及血压。心动过速终止，立即停用。适用于发病早期，心功能正常，无器质性心脏病及窦房结功能正常者。可采用以下方法：

a. 按压颈动脉窦：较大儿童有效。患儿仰卧位，头略后仰、侧颈。按压部位为下颌角水平，触及颈动脉搏动，向颈椎横突方向用力，每次 5～10 秒，先按压右侧，无效可再压左侧，不可同时按压两侧。

b. 屏气法：用于较大儿童，令患儿吸气后用力屏气 10～20 秒。

c. 冰袋法：对小婴儿和新生儿效果较好。用 4～5℃的冰水袋，或以冰水浸湿的毛巾敷整个面部，引起潜水反射，强烈兴奋迷走神经。每次 10～15 秒，如 1 次无效，隔 3～5 分钟可再用，一般不超过 3 次。较大儿童可令其屏气，并将面部浸入冰水盆中。

d. 静脉注射升压药：适用于并发低血压及上述方法无效者。常用去氧肾上腺素 0.01～0.1mg/kg，加生理盐水 10ml 缓慢静脉注射，如血压较用药前上升 1 倍或发作终止，立即停用。

②抗心律失常药：静脉用药应监测心电图，转复后改为静脉滴注或口服维持疗效。可选用下列药物：

a. 普罗帕酮：I_c 类药。静脉注射每次 1～1.5mg/kg，加入 10%葡萄糖溶液 10ml 缓慢注入。如首剂无效，间隔 20～30 分钟给第 2 次，一般不超过 3 次。有明显心功能不全及传导阻滞者禁忌。

b. 维拉帕米：钙通道阻滞剂。对房室结有显著的抑制作用，但可增进旁道前向传导，加快心室率，故不宜用于逆传型房室旁道折返心动过速。静脉注射每次 0.1～0.2mg/kg，一次量不超过 3mg，加入葡萄糖溶液中缓慢注入，15～20 分钟后未转复者，可再给一剂。并发心力衰竭、低血压及传导阻滞者禁忌。严禁与 β 受体阻滞剂合用。疗效与普罗帕酮相近，但对新生儿及小婴儿患者易致血压下降、心脏停搏，不宜应用。应备拮抗剂 10%葡萄糖酸钙溶液以应急需。

c. 三磷腺苷（ATP）：快速静脉注射有强烈兴奋迷走神经作用，并可减慢房室传导，抑制窦房结、心房及浦肯野纤维的自律性。静脉注射每次 0.04～0.05 mg/kg，于 2 秒内快速注射。ATP 起效快，平均复律时间在 20 秒内。如首剂无效，3～5 分钟后可加倍剂量，重复应用 1～2 次。有效率达 85%～90%。不良反应有面部潮红、呼吸急促、恶心、呕吐、头痛、窦性心动过缓、交界性心律、完全忡房室传导阻滞及室性早搏，但持续数秒钟即自行消失。有传导阻滞及窦房结功能不全者慎用。腺苷引起房室阻滞，终止以房室结为折返环的房室折返及房室结折返室上速，而对房室结未参与的窦房结折返及房内折返（包括心房扑动）心动过速，则发生房室阻滞，使心室率减慢，从而显露异位 P 波，故有利于鉴别室上速的类型。

d. 洋地黄制剂：室上速并发心力衰竭者药物转复首选毛花苷 C 或地高辛静脉注射。有增强心脏收缩力，抑制房室传导的作用。首剂用饱和量的 1/2，余量分两次，每 4～6 小时一次。起效慢，需 2 小时以上，转复率约 70%左右。毛花苷 C 饱和量新生儿 0.02～0.04mg/kg，1 个月～2 岁 0.04～0.06mg/kg，2 岁以上 0.02～0.04mg/kg。地高辛饱和量新生儿 0.02～0.03mg/kg，1 个月～2 岁 0.03～0.04mg/kg，2 岁以上 0.02～0.03mg/kg。

e. 其他药物：普萘洛尔、丙吡胺或胺碘酮在上述药物治疗无效时也可试用。

③电学治疗：

a. 同步直流电击复律：用于并发心力衰竭，心源性休克或心电图示宽大 QRS 波不易和室性心动过速鉴别者。电能量 0.5～1.0J/(s·kg)，如未复律，可加大量重复电击，一般不宜超过 3 次。电击复律作用迅速，效果好，较安全。

b. 心房调搏复律：食管心房调搏或右房内调搏，以快速起搏或程序刺激法终止发作。作用迅速，效果好。食管调搏较简便、安全。

Ⅱ.逆传型房室旁道折返室上速：较为少见。药物首选普罗帕酮，其次为胺碘酮。禁用维拉帕米、洋地黄制剂。洋地黄类药可使旁路前传不应期缩短，如<220ms，易引起室性心动过速或心室颤动，发生猝死。如并发心功能不全时，应立即采用同步直流电击复律或心房调搏治疗。

Ⅲ.房内折返及自律性室上速：均甚少见。上述药物治疗往往无效。近来报道Ⅰ$_c$类药氟卡尼效果较好。静脉注射及口服均为2mg/kg，该药半衰期长，日服2次。不良反应有眩晕、视物模糊、头痛、恶心、皮疹，室性心律失常、室上速伴束支传导阻滞及轻度抑制心肌收缩力。有心功能不全者慎用。

Ⅳ.窦房结折返室上速：见于病态窦房结综合征。不宜用抗心律失常药物或电击复律，可采用心房调搏或起搏器治疗。

Ⅴ.胎儿室上性心动过速：可通过胎儿超声心动图确诊。持续时间较长可致胎儿心力衰竭，胎儿水肿。明确诊断后应予治疗。如胎龄已达28周，肺发育已高度成熟，可予引产，经阴道分娩可兴奋迷走神经，终止室上速发作。若条件不成熟，通过给孕妇用地高辛，经胎盘进入胎儿循环。先用地高辛1～1.5mg在12～24小时分次静脉注射或口服，然后用0.25mg每日1～2次维持，可转复胎儿室上速。孕妇地高辛有效血药浓度为0.8～1.0ng/ml。出生后继续用地高辛维持量3～6个月，以防复发。

2）预防复发：对于反复发作或并发严重心功能障碍者，终止发作后应继续口服药物预防复发。常用地高辛、普萘洛尔或普罗帕酮维持量6～12个月。

3）射频消融术或手术治疗：对室上速反复发作，药物难以控制，发作时并发严重血流动力学障碍，发作频繁影响学习和工作，以及房室旁道折返心动过速，其旁道不应期甚短，易致猝死的高危患者，可经射频消融术或外科手术治疗，达到根治室上速的目的。术前应进行心脏电生理检查，明确室上速产生的机制，并准确标测折返径路。射频消融术创伤小，不需全身麻醉，严重合并症少，故应用日趋广泛，对预激综合征患者旁路及房室交接区慢径的消融，均取得满意效果。旁道切割术需开胸进行。先天性心脏病并发旁道折返室上速者，可于心脏手术中，同时进行心外膜旁道标测定位，切断或注射无水乙醇阻断旁道。

2.阵发性室性心动过速（paroxysmal ventricular tachycardia，PVT）

（1）临床特点：PVT多发生于器质性心脏病患儿，如心肌炎、肥厚型心肌病、心肌肿瘤、先天性心脏病术后等；婴儿发生持续性PVT很可能是浦肯野纤维瘤或错构瘤引起；新生儿PVT与窒息、感染及母亲用药有关，消除病因多数可自行恢复，预后较好。PVT有突发突止的特点，临床症状的轻重与原有心脏病、心率增快的程度及持续时间长短有关。患儿多有烦躁不安、心悸、胸闷，头晕等症状，重者发生心力衰竭，心源性休克，晕厥甚至室颤。每次发作持续数秒至数分钟，甚至数小时不等。PVT患儿心率加快，150～250次/分，婴儿可达300次/分以上，心律齐，心音强弱不一。预后取决于基础心脏病的严重程度。

（2）心电图特点：①连续3次以上期前QRS波，时间增宽，形态畸异，心室率150～250次/分，R-R间隔略有不齐；②可见窦性P波，P波与QRS波各自独立，无固定关系，呈干扰性房室脱节，室率快于房率；③常出现心室夺获及室性融合波。除上述心电图改变外，QRS波形态一致，偶有多形性。洋地黄中毒呈双向性室性心动过速。婴儿VT心率可达300次/分或更快，QRS波可不增宽，但形状与窦性QRS波不同（图2-2）。

（3）阵发性室性心动过速应与非阵发性室性心动过速区别，后者是一种加速的室性自主心律，其心室率与窦性心律接近或略快于窦性心律，多不引起血流动力学改变，患儿常无症状。

（4）治疗　应了解病因及患儿的心功能状态。药物中毒等心外因素引

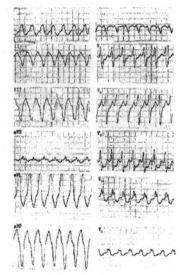

图2-2　室速心电图

起者，首先治疗病因，并选用适当抗心律失常药。

1）终止发作：发生于器质性心脏病者可致心室颤动，应及时终止室速。

①有血流动力学障碍者：首选体外同步直流电击复律，电能量 2J/kg。婴儿用电击能量 25J，儿童 50J。无效时，隔 20～30 分钟可重复应用，一般不超过 3 次。洋地黄中毒者禁忌。如无电击复律条件，可在纠正异常血流动力学状态的同时用药物复律。

②无血流动力学障碍者：用药物复律，药物选择如下。

a. 利多卡因：1～2mg/kg 稀释后缓慢静脉注射，每隔 10～15 分钟可重复使用，总量不超过 5mg/kg。PVT 控制后以 20～50μg/(kg·min) 静脉滴注维持。

b. 普罗帕酮：1～2mg/kg 稀释后缓慢静脉注射，每隔 20 分钟可重复使用，但不超过 3 次。复律后以 5～10μg/(kg·min) 静脉滴注维持。

c. 美西律：1～3mg/kg 稀释后缓慢静脉注射，有效后可 20～40μg/(kg·min) 静脉滴注维持。

d. 苯妥英钠：2～4mg/kg 稀释后缓慢静脉注射，本品为强碱性，不可溢出静脉外，并避免长期静脉用药，以免导致静脉炎。

e. 普萘洛尔：0.05～0.15mg/kg 稀释后缓慢静脉注射，1 次量不超过 3mg。

f. 胺碘酮：2.5～5mg/kg 稀释后缓慢静脉注射，可重复 2～3 次。

一般首选利多卡因，无效时换用上述其他药物。近年用索托洛尔终止室速发作，也可使用此药。

③纠正伴随因素：如低钾血症、缺氧、酸中毒、心力衰竭等。

④婴儿心肌浦肯野细胞瘤并发无休止的室性心动过速，内科治疗往往无效，需行手术切除肿瘤。致心律失常性右室发育不良并发室性心动过速，药物治疗无效者，可行病灶切除，据报道，导管射频消融术有一些病例可获成功。

2）预防复发：肥厚型心肌病患者服用普萘洛尔或维拉帕米可预防室性心律失常。心肌炎、扩张型心肌病及缺血性心肌病患者可服用普罗帕酮、美西律、莫雷西嗪或胺碘酮预防复发。苯妥英钠和胺碘酮对先心病发生的室性心动过速疗效较好。

3. 特发性室性心动过速（idiopathic ventricular tachycardia，IVT）

（1）临床表现：多发生于学龄期儿童。一般心脏检查，包括体格检查、X 线胸片、常规心电图、超声心动图及磁共振检查均无异常。非持续性 IVT 可无症状，或感心悸、头晕。较长时间持续发作，心率快者，则可出现血流动力学改变，心脏扩大，心力衰竭或晕厥。长期随访结果表明，绝大部分 IVT 患者预后良好，可有复发，经抗心律失常药治疗后，可满意控制。罕有猝死发生。

（2）心电图特点：室速发作均为单形性。根据 IVT 发作诱因、心电图表现和对药物治疗的反应，可将其分为左室、右室和儿茶酚胺敏感性 IVT。

1）左心室 IVT：QRS 波呈右束支阻滞型，伴电轴左偏，多数异位冲动起源于左后分支的浦肯野纤维网内，此型多见。少数起源于左前分支的浦肯野纤维网内，QRS 波呈右束支阻滞，伴电轴右偏。维拉帕米能有效控制 IVT 发作并预防复发，而利多卡因、普萘洛尔等药物无效。

2）右心室 IVT：QRS 波呈左束支阻滞型，伴电轴向上（180°～360°），多数异位冲动起源于右室流出道。对抗心律失常药物的反应个体差异较大。

3）儿茶酚胺敏感性 IVT，患者因精神因素或运动诱发 IVT 进行心电生理检查时，静脉滴注异丙肾上腺素可诱发 IVT，提示可能与交感神经张力增高或对儿茶酚胺的敏感性增高有关。用 β 受体阻滞剂可有效控制发作。

（3）鉴别诊断：运动诱发 IVT 可突然发生晕厥，应与癫痫病鉴别，后者晕厥发作时心电图正常而脑电图异常。

（4）治疗：依据 IVT 的类型选择不同的药物治疗。仅有短阵发作，患者无症状，不需用药，可定期随访，进行心脏超声及动态心电图检查。

1）左心室 IVT：用维拉帕米治疗有终止发作和预防复发的良好效果。普罗帕酮也有一定效果。利多卡因等其他抗心律失常药多无效。

2）右心室 IVT：抗心律失常药物治疗尚无统一方案，可选用维拉帕米、普罗帕酮或普萘洛尔等，药物作用的个性差异较大。对药物治疗无效，症状明显的患者可采用导管射频消融术。

3）儿茶酚胺敏感性 IVT：采用 β 阻滞剂效果最好。

4. 特发性长 QT 综合征并发尖端扭转型室性心动过速

（1）临床表现：发病者多见于幼儿和青少年，甚至围生期新生儿。其临床特点为突然发生晕厥、抽搐，甚至心搏骤停。多数在情绪激动（激怒、惊吓）或运动时发生，呈反复发作。临床上分为三型：①Jervell - Lange - Nielsen 综合征，伴先天性耳聋，为常染色体隐性遗传；②Romano - Ward 综合征，听力正常，为常染色体显性遗传。③散发型，无家族史和听力障碍。

（2）心电图改变

1）心动过缓，常为窦性心动过缓，5％可有二度以上房室传导阻滞，出现交界性逸搏心律。

2）QT 间期延长，按 Bazett 公式（QTc＝QT/RR0.5）QTc＞0.44s。

3）T 波宽大畸形，并有交替现象。

4）可见单形或多形室性早搏。

5）晕厥发作时出现尖端扭转型室性心动过速，可发展为心室扑动或颤动。

（3）诊断和鉴别诊断：1985 年，Schwartz 提出 LQTS 的诊断标准，将其症状分为两大类：① 主要症状三项：QTc＞0.44s，应激引发晕厥及家族中有 LQTS 患者；②次要症状四项：先天性耳聋，T 波交替改变，小儿心率减慢及心室复极异常。患者有两项主要症状或一项主要症状和两项次要症状即可诊断 LQTS。

1993 年，Schwartz 修订了诊断评分标准。确诊 LQTS 需 4 分以上。其中 QTc＞480ms 为 3 分，QTc 460～470 ms 为 2 分，QTc 450ms 为 1 分；伴有尖端扭转型室速 2 分；T 波交替电压 1 分，3 个导联 T 波有切迹 1 分，心动过缓 0.5 分；晕厥史 l～2 分，耳聋 0.5 分；家族史 0.5～1 分。评分＜1，LQTS 可能性低；2～3 分，LQTS 中度可能；≥4 分，LQTS 高度可能。QT 间期正常和（或）无晕厥发作的可疑患者可以采用运动平板实验心电图和长程心电图检查，观察运动后的 QTc 间期改变，协助诊断。对可疑 LQTS 患者，要及早做家系调查，并反复、及时查 ECG 以助早期诊断。基因诊断可对 72％的临床可疑病例做出确诊，但其实验阴性并不能排除 LQTS 的诊断，人们对 LQTS 在基因水平的认识尚待提高。

在鉴别诊断方面应与癫痫区分，后者脑电图异常，无心电图异常。

（4）治疗：经确诊为 LQTS，即便无症状也应长期服用普萘洛尔，2mg/（kg·d），分 3 次，必要时可增大至 3～4mg/kg，可减少晕厥发作及心脏性猝死，平时避免情绪激动，体力劳动，以防引发晕厥，导致心脏性猝死。

LQTS 并发尖端扭转型室速应及时终止发作，采用以下方法：

1）首选 β 受体阻滞剂，普萘洛尔 0.05～0.15mg/kg 缓慢静脉注射，一次量不超过 3mg。

2）用阿托品或心房、心室起搏，提高基础心率＞110 次/分。

3）持续发作需同步直流电击复律。

4）静脉补充氯化钾及硫酸镁：用 0.3％氯化钾溶液缓慢静脉滴注，硫酸镁 15～30mg/kg 稀释为 2.5％浓度溶液缓慢静脉注射，并监测血钾及血镁水平。

5）禁忌用儿茶酚胺类及 I_a、I_c 及Ⅲ类抗心律失常药。

对于药物治疗无效可作左侧交感神经节切除。反复发作晕厥易致心脏性猝死，可用埋藏式心脏自动复律除颤器。

5. 室扑和室颤

（1）概述：心室扑动（ventricular flutter，简称室扑）和心室颤动（ventricular fibrillation，简称室颤）分别为心室肌快而微弱的收缩或不协调的快速乱颤，其结果是心脏无排血，心音和脉搏消失，心脏、脑等器官和周围组织血液灌注停止，阿-斯综合征发作和猝死。室颤是导致心源性猝死的严重心律失常，也是临终前循环衰竭的心律改变，而室扑则为室颤的前奏。

心室扑动时心电图 QRS 波群和 T 波难以辨认，代之以较为规则、振幅高大的波群，每分钟 150～250 次。心室颤动时心电图可有波形低小不整齐，每分钟 200～500 次。

（2）病因：常见于急性心肌梗死、心肌炎、完全性房室传导阻滞、阿-斯综合征的过程中、严重低血钾与高血钾、QT 间期延长综合征、心脏手术、低温麻醉、心血管造影或心导管检查术、洋地黄、奎尼丁、普鲁卡因胺、肾上腺素、锑剂等药物中毒、严重缺氧、电击以及溺水等，这些可称为原发性心室扑动和颤动，及时积极的抢救可能恢复。在各种心脏病合并心力衰竭、呼吸衰竭、低血压等临终前发生者，称为继发性心室扑动和心室颤动，多不易复苏。

心室扑动及颤动的发生机制可能由于心室异位起搏点发放激动加速（如发生于心室肌易激期的室性期前收缩或室性心动过速），和心室各部分心肌传导速度和复极不均匀，故其不应期长短不等，因而激动可从不应期较短的心肌折返到不应期较长的心肌，在心室肌内出现快速而零乱的多发性局部折返现象所致。

（3）临床表现：临床症状包括意识丧失、抽搐、呼吸停止，甚至死亡。听诊心音消失、脉搏触不到、血压亦无法测到。

（4）心电图特征（图 2-3）

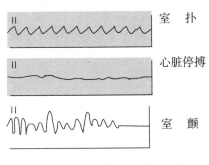

图 2-3　室扑与室颤心电图

1）室扑：心电图示 P-QRS-T 波群消失，代之以 150～250 次/分振幅较大而规则的室扑波。

2）室颤：①QRS-T 波消失，呈大小不等，形态不同的心室颤动波，常由室扑转变而来，波幅＞0.5mV 称粗波型心室颤动，＜0.5mV 称细波型心室颤动。② f-f 之间无等电位线。③ 频率在 250 次/分以上。频率＞100 次/分者称快速型心室颤动，频率＜100 次/分者称慢速型心室颤动。④ 如夹有心室扑动波则称之为不纯性心室颤动。

（5）治疗与预防：自 20 世纪 60 年代心肺复苏技术日益发展以来，原发性室颤的复苏成功率和复苏后长期存活率已有显著提高。复苏后长期存活者（尤其是不伴急性心肌梗死的患者）室颤的复发率高，一年内病死率可达 30%。

近年来，对原发性室颤的预防进行了不少探索性的研究，但至今尚无被公认的有效措施。常用的有：①防治其病因。②用 24 小时动态心电图监测室性心律失常，或以心电图运动负荷试验或临床电生理技术诱发室性快速心律失常，以识别有发生原发性室颤的高危险的患者。③应用抗心律失常药物消除室速、减少复杂性室性早搏（如室性早搏连发、多源性室性早搏、R 在 T 上型的室性早搏）。以动态心电图、心电图运动负荷试验、临床电生理技术或血药浓度评价疗效。④用起搏器或手术治疗慢性反复发作的持久性室速或预激综合征伴心室率快速的房颤、房扑患者。⑤作冠状动脉旁路移植术，或经皮冠状动脉球囊扩张术、旋切术、旋磨术、激光消融术、支架放置术等以改善心肌供血；室壁膨胀瘤及其边缘部内膜下组织切除以切断室性心律失常的折返途径。⑥急性心肌梗死后长期应用 β 受体阻滞剂。

有明确的心脏疾病的室速和室颤首选胺碘酮。胺碘酮是一种以Ⅲ类作用为主的广谱抗心律失常药，其电生理作用是延长心房肌、心室肌及传导系统的动作电位时程和有效不应期，并抑制窦房结和房室结的功能以及旁路的传导，可提高心室致颤阈值，减少室颤发作。胺碘酮可阻断钠、钾通道和 L 形钙通道，非

竞争性阻断 α 受体和 β 受体，扩张冠状动脉，增加血流量，减少心肌耗氧，扩张外周动脉，降低外周阻力。故胺碘酮用于严重心功能不全患者合并心律失常的治疗，安全性高于其他抗心律失常药。在相同条件下，胺碘酮的作用更强，对血流动力学不稳定的室速或室颤效果更好，且比其他抗心律失常药物不良反应小。胺碘酮可作为治疗电击后难治性室速、室颤的首选药物。其主要不良反应是低血压，所以用药后应监测血压 4 小时。在心肺复苏期间利多卡因有利于保持心电的稳定性，经初步处理后仍维持室颤者，应静注肾上腺素并重复电除颤。

恶性快速性心律失常如伴有明显症状，通常首选药物治疗，但在药物治疗无效时应采用非药物治疗。对于伴有血流动力学障碍的患者，如休克、低血压，应首选电复律；对于反复发作的恶性室性心律失常，如伴有休克或心室颤动（室颤），在电复律后置入埋藏式心律转复除颤器；室颤和无脉搏性室速可经心前区捶击转变为有灌注的心律。当发现心搏骤停后，如果不能立刻进行电除颤，可以立即做心前区捶击，对室颤、难治性室速进行除颤时，用双相波除颤器首次能量为 150～200J，用单相波除颤器首次能量 360J。电除颤后应静脉注射胺碘酮以稳定心律。室颤应选择非同步放电方式；对于室速，则用同步放电方式；但若患者脉搏摸不清、神志不清、低血压、肺水肿或 QRS 波群高度畸形又无法同步放电时应选择非同步放电。

6. Brugada 综合征

（1）概述：Brugada 综合征（Brugada syndrome，BrS）是一种钠离子通道功能下降的遗传性疾病。1992 年，Brugada 两兄弟首次报道了一组特发性多形性室性心动过速和特发性心室颤动病例，其心电图表现为右胸导联 ST 段持续抬高伴有或不伴右束支传导阻滞（RBBB），而患者并无器质性心脏病的证据。2002 年和 2005 年，基于对 BrS 的大量临床和基础科学的研究，两届世界范围的专家共识会议对 BrS 的诊断标准、危险因素分层的检测及药物治疗达成共识。Brugada 综合征在日本和东南亚其发病率相对较高。Hong K 等报道在心脏结构正常的猝死患者中，近 1/3 是由 Brugada 综合征导致，故有"东南亚突发性原因不明夜间猝死综合征"之称。

（2）发病机制

1）Brugada 波形成的机制：BrS 的发病机制尚未完全阐述清楚，但研究报道，可能有三种机制参与 ST 段的抬高，从而形成 Brugada 波，包括局灶传导异常、局灶心室肌除极异常和早期心室肌复极异常。

2）SCN5A 突变与 BrS：BrS 是一种基因遗传性疾病。现在研究已经发现多种基因与 BrS 相关，如 SCN5A、GPDIL、CACNAIC、CACNB2、SCNIB、KCNE3、SCN3B 和 HCN4 等。其中 SCN5A 对 BrS 的影响备受关注，最近已发现 100 余种 SCN5A 基因突变与 BrS 相关。

（3）Brugada 综合征的分型及诊断标准

1）Brugada 综合征的分型：Wilde 等将 Brugada 综合征分为以下的三种类型：1 型：突出的"穹隆形"ST 段抬高大于 2 mm（0.2 mV）伴有 T 波倒置。2 型：J 波幅度抬高 2 mm，或右侧胸前导联 ST 段逐渐下斜型抬高（在基线上方仍然≥1mm）紧随正向或双向 T 波，形成"马鞍形"（saddle back）ST 段图形，伴有直立 T 波或双相 T 波。3 型：J 波幅度抬高 2mm，或右侧胸前导联 ST 段顶点抬高＜1mm，称为"低马鞍形或低穹隆形"伴有直立 T 波（表 2-6，图 2-4）。

表 2-6　三种类型的 Brugada 波的心电图特征

分型	J 波幅度	T 波	ST 段	
			抬高形状	终末部
1 型	≥2mm	倒置	下斜形	逐渐下降
2 型	≥2mm	直立或双向	马鞍形	抬高≥1mm
3 型	≥2mm	直立	低马鞍形	抬高＜1mm

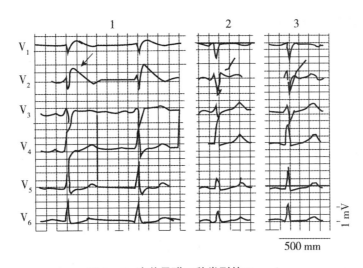

图 2-4　胸前导联三种类型的 Brugada

注：**1.** 穹窿形；**2.** 马鞍形；**3.** 低马鞍形或低穹窿形。箭头指向为 **J** 点

2）Brugada 综合征的诊断标准

2005 年，欧洲心脏学会第二次 Brugada 综合征的专家共识制定了对 Brugada 综合征的诊断标准：① >1 个右胸导联（V_1～V_3）出现 1 型 Brugada（下斜形 ST 段抬高≥2mm，T 波负向）表现，排除其他引起 ECG 异常的情况，无论是否应用钠通道阻断剂，且伴以下情况之一：记录到心室颤动（VF）、多形性室性心动过速、心脏性猝死的家族史（<45 岁）、家系成员中有"下斜形"ECG 改变、电生理检查可诱发室性心动过速或 VF、晕厥或夜间极度呼吸困难，可诊断为 Brugada 综合征。若仅有以上 ECG 特征，称为"特发性 Brugada 样 ECG 改变"。② 基础情况下 >1 个右胸导联（V_1～V_3）出现 2 型（马鞍形 ST 段抬高，起始部分抬高≥2 mm，下凹部分抬高≥1 mm，T 波正向或双向）或 3 型（马鞍形或下斜形 ST 段抬高<1 mm）Brugada ST 段抬高，应用钠通道阻滞剂后转变为 1 型，并存在一个或更多的上述临床表现时，也可诊断为 Brugada 综合征。

（4）临床表现：Brugada 综合征具有较宽的临床疾病谱，从静息携带者、晕厥反复发作者到猝死生还者，提示 Brugada 综合征具有明显的遗传异质性。患者常有晕厥或心脏性猝死家族史，多发生在夜间睡眠状态，发作前无先兆症状。发作间期可无任何症状。有时心脏病突发或晕厥，发作时心电监测几乎均为室颤。常规检查多无异常，病理检查可发现大多患者有轻度左室肥厚。心脏电生理检查大部分可诱发多形性室速或室颤。

（5）诊断和鉴别诊断：详细询问病史和家族史是诊断的关键。不能解释的晕厥、晕厥先兆、猝死生还病史和家族性心脏性猝死史是诊断的重要线索。如患者出现典型的 1 型心电图改变，且有下列临床表现之一，并排除其他引起心电图异常的因素，可诊断 Brugada 综合征：① 记录到室颤；② 自行终止的多形性室速；③ 家族心脏猝死史（<45 岁）；④ 家族成员有典型的 1 型心电图改变；⑤ 电生理诱发室颤；⑥ 晕厥或夜间濒死状的呼吸。

对于 2 型和 3 型心电图者，经药物激发试验阳性，如有上述临床表现可诊断 Brugada 综合征。如无上述临床症状仅有特征性心电图改变不能诊断为 Brugada 综合征，只能称为特发 Brugada 综合征样心电图改变。

动作电位早期复极主要与钠离子内向电流、Ito 和 L 形钙离子电流有关。而任何一种引起动作电位 1 相末期外向性电流增加或内向性电流减少的原因，都会导致 ST 段明显抬高。从而表现为类似 Brugada 心电图的表现。

应与临床其他引起晕厥的疾患鉴别，包括不典型右束支阻滞、左室肥厚、早期复极、急性心肌炎、急性心肌缺血或心肌梗死、肺栓塞、变异型心绞痛、主动脉夹层、各种中枢神经和自主神经异常、Duchenne 肌营养不良、维生素 B_1 缺乏、高钾血症、高钙血症、致心律失常性右室心肌病、漏斗胸、低体温、纵隔肿瘤和心包积液时右室流出道机械性压迫。Brugada 综合征样 ECG 改变偶尔表现在直流电复律后的数小时，尚不清楚这些患者是否是 Brugada 综合征的基因携带者。

（6）治疗：Brugada 综合征的治疗目的在于防止室颤的发生，减少这部分患者的猝死率。理论上，任何基因或药物的干预，只要能减少显著的 Ito 电流，即能改变心电图异常，但临床研究表明，目前尚缺乏这种理想的有效药物，I_a 类中普鲁卡因胺、阿义马林，I_c 类氟卡尼只阻滞 I_{Na}，不改善 Ito 离子，可重现 Brugada 综合征心电图特征，甚至诱发室颤，应避免使用。β 受体阻滞剂有可能是反指征药物。奎尼丁由于具有抑制迷走神经兴奋的作用，应能阻滞一过性外向电流发生，纠正心电图异常，防止室颤出现，但临床价值尚待研究。实际上，目前唯一有效的办法只有安置植入型心脏除颤仪（ICD）。ICD 能及时消除出现的室速或（和）室颤，防止猝死发生。

二、暴发性心肌炎

（一）概述

1991 年，Lieberman 根据心肌活检的组织学改变与临床表现，首次将心肌炎分为暴发型、急性型、慢性活动型和慢性持续型四种类型。在其报道的 35 例经心肌活检证实的心肌炎中，有 4 例被归类为暴发型心肌炎，其共同特点为：① 起病均为非特异性流感样表现；② 病情迅速恶化，短时间内出现严重的血流动力学改变，临床表现为重度心功能不全等心脏受累征象；③ 心肌活检显示广泛的急性炎细胞浸润和多发型心肌坏死灶；④ 1 个月内完全康复或（少数）死亡；⑤ 免疫抑制剂治疗只能减轻症状而不能改变疾病的自然病程。

既往无心脏病史，在发病 24 小时内病情急剧恶化，突发心源性休克、急性心功能不全和严重心律失常及阿-斯综合征，甚至猝死，超声证实存在左心室功能失调，近期有病毒感染史即为暴发性心肌炎（fulminant myocarditis，FM）。FM 病情进展迅速，病死率高，但它具有自限性，如能及早给予有效治疗，患者多能痊愈，否则将快速死亡。

（二）病毒病原学

多种病毒均能引起心肌炎（表 2-7），20 世纪 90 年代，分子生物学及血清学证实心肌炎发生要与柯萨奇 B 病毒感染有关，90 年代后期，心肌炎者心肌活检显示腺病毒感染居多，近 5 年来，病毒谱又发生了转移，开始以细小病毒 B19 和其他病毒居多，如 6 型人疱疹病毒、乙型肝炎病毒。

表 2-7 能引起人心肌炎的病毒与分类

分　类		病　毒
RNA	肠道病毒	柯萨奇病毒 A、B，艾柯病毒，脊髓灰质炎病毒 Ⅰ、Ⅱ
	鼻病毒	鼻病毒
	正黏病毒	流感病毒 A、B
	副黏病毒	腮腺病毒、麻疹病毒、副流感病毒、合胞病毒等
	披膜病毒	基孔肯亚病毒、登革热病毒、出血热病毒、风疹病毒
	弹状病毒	狂犬病毒
	沙粒病毒	淋巴细胞脉络丛脑膜炎病毒
DNA	腺病毒	腺病毒
	疱疹病毒	单纯疱疹病毒 1、2 型，巨细胞病毒
	痘类病毒	天花病毒，牛痘病毒
未分类		肝炎病毒

（三）临床表现

1. 前驱症状 多数患儿发病前1～3周有呼吸道病毒感染所致的发热、倦怠、酸痛等所谓的"感冒"样症状，或消化道病毒感染所致的恶心、呕吐、腹泻等症状，也有部分患儿症状轻微而不被注意，仔细追问方能回忆起来。某些患儿也可在肝炎、腮腺炎、水痘等感染之后发病。但无前驱症状者不能除外有前驱病毒感染史。

起病急骤，进展快，数小时至1天内出现心功能不全的表现，或很快发生心源性休克，临床表现多样，患儿极度疲乏无力、头晕、呕吐、腹痛，较大患儿诉心前区痛或压迫感，有的烦躁不安、气喘、咳嗽或咳血性泡沫样痰，呼吸急促或端坐呼吸。

2. 心肌以外受累 虽然通称病毒性心肌炎，但受累多不局限于心肌，有相当一部分伴有心包炎，因而有多少不等的心包积液，也有些并有心内膜局限性炎症，少数累及瓣膜、乳头肌和腱索，听诊时可闻及杂音。少数病例病毒感染并累及其他脏器，特别是新生儿和小婴儿易发生，常见的有胸膜炎、多发性浆膜腔炎、肌炎、肠炎、支气管炎、肺炎、胰腺炎及肝炎等。

3. 体征 面色苍白、灰暗，口唇发绀，皮肤湿冷，大汗淋漓，指端发绀，脉搏细弱，血压下降，脉压差小或测不到血压，心音极低钝，第一心音听不清或呈钟摆律，可闻及第3心音或奔马律，有心动过速、过缓或出现严重心律失常。肝迅速增大，有压痛。病情发展迅速，可在数小时至数日内死于急性心力衰竭，心源性休克，或严重心律失常。如抢救及时，不少患儿可较快好转，数日至数十日后痊愈，部分患儿呈慢性进程，演变为慢性心肌炎或扩张型心肌病。

（四）辅助检查

1. 心电图检查

（1）ST-T改变：常见的有ST段水平型或下垂型下降，少数可有ST段抬高。T波低平、倒置或双向。单独的T波改变比ST段改变多见，部分患儿同时有ST段和T波改变。这类改变主要出现在以R波为主的导联上，以Ⅱ、Ⅲ、aVF导联多见，其次为Ⅰ、aVL、V_5、V_6导联，可伴有QRS低电压和QT间期延长。部分重症患儿ST段弓背上抬，呈心肌梗死样改变。部分患儿开始ST-T改变不明显，随着病情的发展而逐渐明显。

（2）异位心律：

1）室性早搏：是最常见的早搏，常见二三联律，个别呈插入性，少数呈室性并行心律，R on T型罕见，如果发现，应紧急处理，以防出现危及生命的室性心动过速及心室颤动。室性早搏一般为单源频发早搏，少数多源性，表现为同一导联早搏的QRS呈多种形态，且早搏的联律间期不等，这类早搏有发展成室性心动过速的危险。偶见多形性室性早搏，表现为同一导联有多种形态的早搏，但联律间期相等。

2）房性早搏：较室性早搏发生率低，但各种类型的改变均可见到。频发的房性早搏，部分可呈二三联律、多源性房性早搏，可有房早未下传或房性早搏伴室内差异传导。

3）阵发性心动过速：包括阵发性室性心动过速和室上性心动过速，后者是心肌炎最常见的快速心律失常。其特点是QRS波快速而绝对匀齐，形态正常，心率180～300次/分，突发突止，常反复发作。部分房性心动过速伴有一度房室传导阻滞、二度Ⅰ型房室传导阻滞或二度Ⅱ型房室传导阻滞，也可伴有室内差异传导。还可见到持续性房性心动过速和紊乱性房性心动过速，后者易发展成房扑或房颤。阵发性室性心动过速较少见，属于严重的心律失常，应紧急处理，如处理不及时可发展为室扑或室颤而死亡。还可见到房扑和房颤等。

（3）传导阻滞：

1）房室传导阻滞：

①一度房室传导阻滞：最常见，PR间期明显延长，延长时间与心肌炎病情活动的程度成正比，阿托

品试验和运动试验均不能使 PR 间期缩短，心率越快，PR 间期越长。说明这种改变是房室结或房室束受损的器质性病变。

②二度Ⅰ型房室传导阻滞：PR 间期逐渐延长直至 QRS 脱落一次，RR 间期逐渐缩短，最长的 RR 间期小于最短的 RR 间期 2 倍。

③二度Ⅱ型房室传导阻滞，心房激动间歇性不下传而不伴有 PR 间期延长，长 RR 间期等于短 RR 间期的 2 倍。

④三度房室传导阻滞：P 波与 QRS 波无关，心室率慢于心房率，三度房室传导阻滞表明心肌损害严重，预后较差，需紧急处理。

2）束支传导阻滞：右束支传导阻滞（RBBB）较左束支传导阻滞（LBBB）多见，不完全性 RBBB 比完全性 RBBB 多见。左束支分支阻滞以左前分支阻滞多见，双束支传导阻滞以左前分支阻滞合并右束支阻滞多见，也可以单侧束支阻滞合并一度房室传导阻滞。

（4）窦性心律失常：

1）窦性心动过速：在安静状态下或睡眠中出现窦性心动过速，常是心肌炎最早表现之一。在患病毒感染性疾病后，出现心率增快与体温不成比例时应引起注意，但心肌炎早期仅有单纯的窦性心动过速是少见的，往往随病情发展而出现其他有意义的心电图改变，故应短期内多次复查心电图，以便发现异常。

2）窦性心动过缓：较少见，但比窦性心动过速更有意义，往往是窦房结功能下降的早期表现。如窦房结受损，往往发展成严重的窦性心动过缓，常有头晕、心慌等症状，还可出现短暂的窦性停搏，窦房传导阻滞，也可发展成病态窦房结综合征。可以在心动过缓的基础上合并阵发性室上性心动过速或阵发性房扑、房颤，则称为快慢综合征。

3）游走心律：在心肌炎的早期还可见到游走心律，包括窦房结游走性心律、窦-房游走性心律和窦-房-结游走性心律。这是由于窦房结的兴奋性降低使激动的起搏点在窦房结、心房与房室结区之间游走，表现为同一导联上 P 波形态多变，可以由直立变低平变双向再变倒置，PR 间期也随着由长变短，直到倒置的 P 波后的 PR 间期短于该年龄组的正常低限形成结区性心律，同时可见到明显的窦性心律不齐，P 波形态变化可反复出现，大部分治疗后恢复，少数可发展成左房心律或冠状窦性心律，个别发展成病态窦房结综合征。

（5）合并心包炎、心包积液：心电图改变为窦性心动过速、QRS 低电压或 P 波低电压。由于同时有心外膜受损，可有 ST 段抬高，T 波低平或倒置，病重时可见 ST 段抬高呈单向曲线，个别有病理性 Q 波。并且好转时 QRS 波和 P 波 ST 段逐渐恢复。

2. 超声心动图改变

（1）心肌收缩功能异常：心肌收缩功能异常，特别是左室收缩功能异常是病毒性心肌炎最多见也是最早出现的一种改变。有些患儿心腔不大，而左室后壁运动幅度呈弥漫性减低，心肌收缩功能降低。

（2）心室充盈异常：心肌炎患儿，左室舒张功能也受到一定损害，表现为心室充盈异常，表现为二尖瓣血流频谱上 E 峰减低，A 峰升高，VA/VE 的比值增大。在 M 型超声心动图上可呈现左室后壁舒张早期的快速运动和中晚期的平坦现象。

（3）区域性室壁运动异常：急性心肌炎患儿可有区域性室壁运动异常现象，表现为在心肌的某些部分的室壁有运动减弱、运动消失和矛盾运动情况，而其他部位的收缩运动正常。这些区域多位于室间隔或心尖部。

（4）心腔扩大：病毒性心肌炎患儿在超声心动图上可显示有左心室、右心室、双心室或心房扩大，多属轻度扩大。左心室肌收缩功能受损，偶有心肌变薄。

（5）室壁心肌增厚：部分心肌炎患儿有左心室壁厚度增加，甚至有类似肥厚性心肌病的表现。但这些心室壁心肌厚度的增加往往是一过性或可逆的，治疗后心功能改善后肥厚可减轻或消失。心肌肥厚的部位多见于室间隔和左心室后壁，以室间隔的增厚更显著，往往呈现类似肥厚性心肌病的非对称性肥厚，但其增厚的程度一般较轻。此种局限性肥厚的部位经常在靠近心尖部，不易形成像肥厚性心肌病那样的左心室流出道狭窄和梗阻。此种心肌的一过性增厚可能为心肌组织充血、肿胀、变性所致。

（6）心肌回声反射异常：在心肌炎患儿中，常有室间隔、乳头肌、左心室后壁等呈局限或弥漫性回声增强，光点粗大不均，甚至呈强回声光斑。此种心肌回声反射的异常与心肌炎时心肌组织的浸润或纤维化等改变有关。

（7）心室内附壁血栓：心室内附壁血栓多发生在扩张型心肌病，但在急性心肌炎伴充血性心力衰竭时也可发生。血栓常发生于重度的活动减弱或无活动室壁区，血栓的形成可能是由于心室壁运动减弱及局部的血流缓慢所致，也可能与炎症过程波及心内膜有关。

（8）心包积液：在急性期可表现为轻度或中度心包积液，临床呈两种疾病的表现同时存在。超声心动图可以清楚地显示出积液的量及位置。

3. X线检查　重症心肌炎产生急慢性心力衰竭时可表现为肺淤血或肺水肿，伴或不伴胸腔积液，且心脏呈进行性扩大，心脏搏动减弱。合并少量心包积液时，心脏呈烧瓶状；大量积液时心脏外形呈烧瓶形，两侧心缘各弓消失，心脏中至重度增大，透视下可见心脏搏动减弱，甚至消失。心脏呈无力状，其心尖搏动位于心界内侧。

4. 实验室检查

（1）天门冬氨酸氨基转移酶（AST）：AST 存在于人体的大多数组织中，在心脏、肝、肾和骨骼肌中含量丰富。在心肌炎急性期的患儿因为心肌的损伤，心肌细胞的炎症，细胞膜通透性改变，使 AST 释放，使血清中 AST 活力增高。AST 酶活力在发病 2～3 周达高峰，多数病例中病程 4～6 周恢复正常。AST 虽然在心肌中含量最多，但其组织特异性较低，且正常值幅度大，假阳性较高。因此，在临床分析时应排除可引起 AST 升高的其他疾病。

（2）乳酸脱氢酶（LDH）、LDH 同工酶及 α-羟丁酸脱氢酶（α-HBDH）：LDH 广泛地存在于人的各种组织，有五种同工酶，分别是 LDH_1、LDH_2、LDH_3、LDH_4、LDH_5，心肌中 LDH_1 含量最多，LDH_1＞LDH_2 或者 LDH_1＞40％时有诊断心肌炎的参考价值。LDH 及 α-HBDH 一般在心肌受损 24～48 小时升高，3～6 天达高峰，8～14 天逐步恢复。

（3）肌酸磷酸激酶（CK）及其同工酶（CK-MB）：CK 在起病 3～6 小时即可升高，2～5 日达高峰，2 周内恢复。CK 有四种同工酶，CK-MM、CK-MB、CK-BB 和线粒体同工酶 Mt。CK-MB 主要来源于心肌，正常小于 CK 的 5％。CK-MB 质量（CK-MB Mass）单位 ng/ml，＞4.0ng/ml 为阳性。

（4）心肌肌钙蛋白（cTn）：心肌肌钙蛋白是心肌收缩和舒张过程中的一种调节蛋白，有三种亚单位（cTnT、cTnI、cTnC）组成。cTnT 是与原肌球蛋白结合的亚单位，cTnI 是肌原纤维 ATP 酶的抑制性亚单位，cTnC 是钙离子结合亚单位。心肌细胞受损时，cTnT 和 cTnI 易透过细胞膜释放入血，使血中的 cTnT 和 cTnI 升高。cTnI 或 cTnT 的变化对心肌损伤的敏感性和特异性均高于心肌酶，出现早，持续时间长。

5. 放射性核素扫描检查　用镓-67（gallium-67）或锝-99（technetium-99m）可检测心肌的炎症与坏死变化。

6. 病毒学诊断　疾病早期从咽拭子、咽冲洗液、粪便、血液中分离病毒、或从心肌和血液进行病毒核酸检测及血清病毒抗体测定，均有助于病原学诊断。血清病毒抗体测定必须将急性期与恢复期进行对比。

7. 心肌活检　心肌活检常可证实心肌炎。

8. 磁共振成像　心脏磁共振成像也可用于评估心功能。

（五）诊断

病毒性心肌炎诊断标准（1999 年修订草案，中国昆明）：

1. 临床诊断依据

（1）心功能不全、心源性休克或心脑综合征。

（2）心脏扩大（X 线、超声心动图检查具有表现之一）。

（3）心电图改变：以 R 波为主的两个或两个以上主要导联（Ⅰ、Ⅱ、aVF 和 V_5）的 ST－T 改变持续 4 天以上伴动态变化，窦房、房室传导阻滞，完全右或左束支传导阻滞，成联律、多型、多源、成对或并行早搏，非房室结及房室折返引起的异位性心动过速，低电压（新生儿除外）及异常 Q 波。

（4）CK－MB 升高或心肌肌钙蛋白（cTnI 或 cTnT）阳性。

2. 病原学诊断依据

（1）确诊指标：自心内膜、心肌、心包（活检、病理）或心包穿刺液检查发现以下之一者可确诊：①分离到病毒；②用病毒核酸探针查到病毒核酸；③特异性病毒抗体阳性。

（2）参考依据：有以下之一者结合临床表现可考虑心肌炎由病毒引起：①自粪便、咽拭子或血液中分离到病毒，且恢复期血清同型抗体滴度较第一份血清升高或降低 4 倍以上。②病程早期血中特异性 IgM 抗体阳性。③用病毒核酸探针自患儿血中查到病毒核酸。

病毒性心肌炎的确诊依据：具备临床诊断依据两项，可临床诊断。发病同时或发病前 1～3 周有病毒感染的证据支持诊断者。① 同时具备病原学确诊依据之一者，可确诊为病毒性心肌炎。② 具备病原学参考依据之一者，可临床诊断为病毒性心肌炎。③ 凡不具备确诊依据，应给予必要的治疗或随诊，根据病情变化，确诊或除外心肌炎。④ 应除外风湿性心肌炎、中毒性心肌炎、先天性心脏病、结缔组织疾病、甲状腺功能亢进症、原发性心肌病、心内膜弹力纤维增生症、先天性房室传导阻滞等引起的心电图改变。

暴发性心肌炎由于心肌急性炎性浸润和水肿性或大片性心肌细胞变性坏死，严重影响了心脏传导功能和舒缩功能，因而不仅可出现严重心律失常和急性心功能不全，同时可因严重的血流动力学改变而导致全身多脏器受累，临床相应出现多样表现。如脑组织供血不足，可出现头晕、抽搐甚至心脑缺氧综合征，临床易误诊为中枢神经系统疾病；肝急性淤血、肿大，可出现肝包膜牵拉性疼痛、胃肠道淤血，腹部剧痛拒按，易误诊为急腹症，临床上以腹痛为首发症状的病例尤为多见。以呼吸道、消化道或神经系统症状为主诉的患儿，若同时伴有不能解释的精神极差、明显无力或面色发灰、末梢循环不良时，均应想到暴发性心肌炎的可能性，需留院严密观察血压、脉搏，常规进行心肌酶学和心电图的检查。若心肌酶查有 CK－MB 升高或心电图有明显改变，排除心外系统的原发病变，即可诊断暴发性心肌炎。在诊断暴发性心肌炎时，不要机械地套用心肌炎诊断标准，应强调综合分析，只要病情进展迅速，数小时或 1～2 天内出现急性心功能不全或心源性休克，即使临床仅有 1 条符合诊断依据，也应诊断为暴发性心肌炎，立即实施紧急抢救。

（六）鉴别诊断

1. 风湿性心肌炎　风湿性心肌炎是风湿热的重要表现之一，其发病与链球菌感染有关，因此，风湿性心肌炎患儿发病前多有链球菌感染史，如扁桃体炎、咽炎、猩红热等，本病的特点是：

（1）多发于学龄儿童和青春期，婴幼儿甚为少见。

（2）心脏受累包括心内膜、心肌和心包，故称全心炎，以心内膜受累最多见，尤其是二尖瓣和主动脉瓣，而病毒性心肌炎主要侵犯心肌，也可累及心包，此时称为病毒性心肌心包炎，累及心脏瓣膜者甚为少见。

（3）风湿性心肌炎主要表现为奔马律，心电图以 PR 间期延长为主，严重心律失常者少见，而病毒性心肌炎多有各类心律失常。

（4）风湿性心肌炎患儿同时有发热、游走性大关节炎、舞蹈病、环形红斑、皮下小结等表现。

（5）风湿性心肌炎的实验室检查可有链球菌感染的证据，如抗"O"高，C反应蛋白阳性，红细胞沉降率增快等，而病毒性心肌炎主要表现为心肌酶谱异常，或与病毒感染有关的抗体滴定度升高。

2. 中毒性心肌炎　中毒性心肌炎是毒素或毒物所致的心肌炎症，除白喉、伤寒、细菌性痢疾等感染性疾病和外毒素、内毒素对心肌损害外，某些生物毒素如蛇毒、毒蕈、河豚、乌头等，以及某些药物或化学物质如奎尼丁、奎宁、依米丁、锑剂、有机磷、有机汞、砷、一氧化碳、铅、多柔比星等，均可引起心肌损害，产生中毒性心肌炎。中毒性心肌炎往往是全身中毒的一部分重要表现。

3. 自身免疫性疾病　包括类风湿、系统性红斑狼疮、结节性多动脉炎、皮肌炎、硬皮病等，均可引起心肌损害，但此类疾病的共同特点是有长期发热，常累及多个器官。因此，此类患者除心肌损害外，尚可见关节、皮肤、肾、肝、脾等损害，实验室检查可见红细胞沉降率增快、CRP升高，类风湿因子、抗核抗体阳性、系统性红斑狼疮细胞阳性等。

4. 甲状腺功能亢进症　多有乏力、烦躁、多汗、食欲亢进、消瘦、突眼等表现，心率增快，心电图为窦性心律，一般无各种心律失常，甲状腺功能 T_3、T_4 升高，TSH 降低，心肌酶及超声心动图检查无阳性发现。

5. 扩张型心肌病　起病多缓慢、隐匿，逐渐出现心力衰竭表现，无急性心肌炎病史；临床多以心功能不全为主要表现；心电图示心室肥大改变突出，且无明显动态改变；超声心动图可有全心扩大，心肌弥漫性动度减低及心功能降低，部分可见附壁血栓；心肌酶多正常或轻度升高；心内膜心肌活检可明确。

6. 心内膜弹力纤维增生症（EF）　本病多发生于 6 个月左右的婴儿，可由呼吸道感染诱发，其临床表现为心脏扩大（以左室大为主）和充血性心力衰竭，心电图表现为 QRS 波群高电压，提示心房或心室大（以左室大为主），且无明显动态改变，而病毒性心肌炎多为 QRS 波群低电压和 ST-T 异常，EF 的超声心动图主要表现为心脏呈球形增大，心内膜增厚，反光增强，心肌弥漫性动度减低，心功能下降。

7. 先天性三度房室传导阻滞　心肌炎患儿并三度房室传导阻滞者须与先天性三度房室传导阻滞鉴别，先天性者宫内或自幼即可发现脉搏缓慢，有稳定的三度房室传导阻滞，多无感染史，无明显乏力、气短、晕厥等表现，心肌酶正常，药物治疗后传导阻滞无改善。心肌炎患儿出现三度房室传导阻滞多有明显乏力、晕厥等表现，心肌酶多增高，心脏彩超多有心脏扩大或心肌动度减低等表现，三度房室传导阻滞不稳定，可间有高度或二度房室传导阻滞，积极治疗后传导阻滞可改善。

8. 急腹症　重症心肌炎患儿因心力衰竭，可出现消化系统淤血，部分患儿表现为恶心、呕吐、腹痛，因肝大、淤血，可有肝区触痛，转氨酶及胆红素可明显升高，易误诊为胆囊炎，但胆囊炎患儿心肌酶多无升高，心功能正常，心电图无明显心律失常及 ST-T 异常。

9. 脑炎　重症心肌炎患儿可有心力衰竭、心源性休克、阿-斯综合征发作，表现为头晕、头痛、恶心、呕吐、晕厥等，易误诊为脑炎。但心肌炎患儿无颈项强直、病理征阳性等神经系统体征，心肌酶升高、心电图及超声心动图异常可排除脑炎。

（七）治疗

1. 一般对症支持治疗　FM 时需绝对卧床休息，给予吸氧，并限制活动，减轻心脏负荷。一般 6 个月内不参加体育活动；急性期至少卧床休息 1 个月；有心功能不全者绝对卧床休息 3 个月。

2. 改善心肌代谢

（1）维生素 C：大剂量维生素 C 有消除氧自由基的作用。用法为 $100\sim200mg/(kg \cdot d)$，加入葡萄糖液 $20\sim50ml$，缓慢静脉滴注，疗程 $2\sim4$ 周。

（2）1，6-二磷酸果糖（FDP）：FDP 为葡萄糖代谢过程的中间产物，外源性的 FDP 能通过激活磷酸果糖激酶和丙酮酸激酶的活性，使细胞内三磷腺苷和磷酸肌酸的浓度增加，促进钾离子内流，有益于缺血、缺氧状态下细胞的能量代谢和葡萄糖的利用，从而使缺血心肌减轻损伤，可改善心肌能量代谢，增加心肌能量，促进受损细胞修复，并可抑制中性粒细胞氧自由基生成。用法为 $100\sim250mg/(kg \cdot d)$，静脉滴注，疗程 $2\sim3$ 周。

（3）磷酸肌酸：磷酸肌酸在心肌收缩的能量代谢中发挥重要作用。它是心肌的化学能量储备，并用于ATP 的再合成，ATP 的水解为肌动球蛋白收缩过程提供能量。通过抑制核苷酸分解酶而保持细胞内腺嘌呤核苷酸水平，抑制缺血心肌部位的磷脂降解；通过抑制 ADP 诱导的血小板聚集而改善缺血部位的微循环。婴幼儿用量 $0.5g/d$，年长儿 $1g/d$ 静脉滴注。

（4）泛癸利酮：具有促进氧化磷酸化反应和保护生物膜结构完整性的功能。可减轻急性缺血时的心肌收缩力的减弱和磷酸肌酸与三磷腺苷含量减少，保持缺血心肌细胞线粒体的形态结构，对缺血心肌有一定保护作用；增加心排血量，降低外周阻力，有利于抗心力衰竭治疗；可使外周血管阻力下降，并有抗醛固酮作用。用法为 $1mg/（kg \cdot d）$，分两次，连用 3 个月。

（5）其他药物：ATP、肌苷、维生素 E、维生素 B_6、维生素 B_1 等。

3. 抗病毒治疗　心肌炎的发生与病毒感染有关，对于仍处于病毒血症阶段的早期患儿，可选用利巴韦林等抗病毒治疗。利巴韦林是人工合成的核苷类似物，具有广谱抗 RNA 和 DNA 病毒的作用，一般用量为 $10\sim15mg/（kg \cdot d）$，静脉滴注，疗程 $5\sim7$ 天。但也有观点认为多数患儿不必使用抗病毒药，因发病后 $1\sim2$ 周内病毒已停止复制，以后的心肌病变系自身免疫反应所致，病毒性心肌炎患儿出现症状已在病毒感染 1 周以后，故无必要使用抗病毒药。干扰素能抑制病毒复制，减轻炎性反应和心肌损害，具有广谱抗病毒能力，对免疫活性细胞有调节作用。干扰素每日 1 支，肌内注射，$5\sim10$ 天为 1 个疗程，病情需要可再用 $1\sim2$ 个疗程。

4. 肾上腺皮质激素　皮质激素具有抗炎、抗毒、抗休克和抗免疫作用。对重型心肌炎患儿合并心源性休克、心力衰竭、致死性心律失常如三度房室传导阻滞或室性心动过速者，均应早期、足量应用。地塞米松 $0.5\sim1mg/(kg \cdot d)$，逐渐减量，$10\sim14$ 天改为泼尼松 $0.5\sim1mg/（kg \cdot d）$ 口服，疗程 $4\sim8$ 周减停；或甲泼尼龙 $15\sim30mg/（kg \cdot d）$ 冲击治疗 3 天，之后改为泼尼松 $2mg/(kg \cdot d)$ 口服，逐渐减量，疗程 $4\sim8$ 周，逐渐减停。

5. 免疫调节及抑制治疗　丙种球蛋白不仅可提供特异性的病毒抗体或抗毒素，迅速清除心肌病毒感染，而且可调节免疫反应，阻断自身免疫过程，减轻心肌炎性病变。大剂量丙种球蛋白使用后临床症状会显著改善，心肌酶和心功能明显好转，总量 $2g/kg$，根据心功能 $2\sim5$ 天内缓慢静脉滴注。静脉输注大剂量丙种球蛋白，可增加心脏前负荷，治疗中应严密观察心力衰竭是否恶化及过敏反应。其他免疫抑制剂可选用环孢素。免疫调节剂可用胸腺肽、转移因子等。

6. 中药　黄芪、西洋参、丹参、甘草及复方制剂有抗病毒、增强机体免疫功能和保护心肌的作用，可长期口服。

7. 机械循环支持治疗　FM 的典型特征是严重而又快速的血流动力学异常改变，具有潜在致命性，因其可快速进入心源性休克阶段，故机械循环支持是它的一个重要治疗部分。FM 常规治疗无效时需尽早机械循环支持，必要时还需适时更换机械循环支持模式，以帮助患者度过急性期，改善预后。患者有较好的治疗效果和长期预后归功于机械循环支持的早期使用。使用机械循环支持指征为：难治性低血压、心脏指数 $<2L/（min \cdot m^2）$、高心脏充盈压（中心静脉压大于 $10\sim12mmHg$ 和肺毛细血管楔压 $>15\sim18mmHg$）和高乳酸血症（$>2mmol/L$）。

（1）体外膜肺氧合（extracorporeal membrane oxygenation，ECMO）：ECMO 是一种循环呼吸辅助系统，它使用一路管道将体内血液引流至储血罐，然后由机械泵将血泵入氧合器，经膜肺将血液氧合排出

CO_2 并加温后再通过另一路管道回输体内。ECMO 可以对呼吸或循环衰竭患者进行有效支持，使心肺得到充分休息，为肺功能和心功能恢复创造条件，现已广泛用于小儿。ECMO 使用简便，存在双室支持作用，治疗 FM 并休克时首选，但因其使用时间过久易致出血梗死或继发感染等并发症，故仅适用于短期急性期使用，长期使用则需心室辅助装置。

（2）心室辅助装置：心室辅助装置是将心室内的一部分血液引流到辅助装置中，通过机械动力重新注入主动脉，从而取代一部分心室的泵血功能。其中左心室辅助装置最常用。使用它可治疗心力衰竭，亦可作为心功能恢复及心脏移植的过渡。FM 时单纯左心室功能障碍可用左心室辅助装置进行治疗，如同时存在右心室功能障碍则可联用左心室辅助装置和 ECMO 进行治疗。此外，双室辅助支持亦是 FM 出现难治性心源性休克的有效治疗方法。

（3）其他机械循环支持模式及不同模式的转换：FM 治疗过程中，有时需根据病情需要适时更换机械循环支持模式。主动脉内球囊反搏是通过动脉系统在左锁骨下动脉远端和肾动脉开口近端的降主动脉内置入一根装有气囊的导管，导管的远端连接反搏仪。在心脏舒张期气囊充气，收缩期气囊排气，从而起到辅助心脏泵的作用，使被抑制或缺血的心肌重新恢复功能。它可用于治疗 FM，早期使用可完全恢复心脏功能。但如果使用主动脉内球囊反搏不足以支持循环，改为经皮心肺支持则可有效治疗 FM。经皮心肺支持是通过经皮穿刺方法建立管路，用氧合器对红细胞进行氧合，替代肺的功能；用离心泵产生循环动力，替代左心室的收缩功能，以帮助患者度过危险期。总之，循环辅助短期可用经皮心肺支持，长期则需使用心室辅助装置。近年来，利用心脏起搏技术进行心脏再同步治疗，不仅可提供房室顺序起搏，而且可显著改善双心室收缩不同步，增加左心室充盈量，加强心肌收缩力，提高左心室射血分数，亦可有效治疗心力衰竭。

（4）心律失常的非药物治疗

1）射频消融用于治疗快速性心律失常，如阵发性室上性心动过速、心房扑动、特发性室性心动过速。

2）心脏起搏器用于治疗缓慢性心律失常，临时起搏一般<7 天，超过 2 周病情仍不缓解则需考虑安置永久性起搏器。植入永久性起搏器的指征为：症状性心动过缓，反复发生的心动过缓-心动过速综合征，严重房室传导阻滞。

3）埋藏式心脏复律除颤器是治疗恶性室性心律失常，预防心脏性猝死的首选方法。埋藏式心脏复律除颤器植入指征有：非一过性或非可逆性原因所致心室颤动或室性心动过速引起的心脏骤停复苏者，无可靠的治疗手段；反复发作的症状性室性心动过速有猝死危险，抗心律失常药物治疗无效或不可取或不能耐受的患者；有致命性室性心律失常危险的，诸如长 QT 综合征、肥厚型心肌病等家族性或遗传性疾病。

（5）心脏移植：FM 常需机械循环支持，儿童心肌炎并发难治性严重心力衰竭时，心脏移植仍是最后治疗选择，不过它只占儿童心脏移植的一个极小部分。

三、心力衰竭

（一）概述

心力衰竭为儿科常见急症，严重危害儿童健康。心力衰竭（heart failure）的病理生理概念为有足够回心血量，由于心脏前、后负荷增高或心肌本身病变所引起泵血功能不全，不能满足机体代谢的需要或不能及时将回心血液搏出，而引起神经、内分泌、血流动力学改变而引起的综合征。

心力衰竭是一个综合征，由四部分组成：心功能障碍，运动耐力减低，肺体循环充血，以及后期出现心律失常。心功能障碍是构成心力衰竭的必备条件，其他三部分是心功能不全代偿机制的临床表现。左心室功能一般用超声心动图测定左心室射血分数（left ventricular ejection fraction，LVEF）表示，LVEF ≤40%，为左心功能障碍。只有心功能障碍，尚无心力衰竭征象，称无症状性心力衰竭。在此期间左心室射血分数下降，心排血量降低的同时出现神经内分泌激活和心室重塑的病理生理改变，但处于适应性反应或代偿阶段。从左心功能障碍至出现心力衰竭症状，往往要经过较长的阶段，可长达数年。两者可以是延续过程又可交替出现。无症状性心力衰竭的早期干预，可以延缓心力衰竭的进展改善预后。

（二）心力衰竭分类

1. 按起病急缓分为急性和慢性心力衰竭

（1）急性心力衰竭是由于突然发生心脏结构和功能异常，导致短期内心排血量明显下降，器官灌注不足及受累心室后向的静脉急性淤血。重症病例可发生急性肺水肿及心源性休克，多见于心脏手术后（低心排血量综合征）、暴发性心肌炎，偶见于川崎病所致的心肌梗死等疾病。

（2）慢性心力衰竭是逐渐发生的心脏结构和功能异常，或由急性心力衰竭演变所致。一般均有代偿性心脏扩大或肥厚，心肌重构（myocardial remodeling）是其特征。稳定的慢性心力衰竭患儿在某种因素作用下（如感染、心律失常等）可突然出现病情加重，又称慢性心力衰竭急性失代偿期。

2. 按受累部位，分为左心、右心及全心力衰竭

（1）左侧心力衰竭指左心室代偿功能不全，临床以肺循环淤血及心排血量降低的表现为主。

（2）右侧心力衰竭指右心室代偿功能不全，临床以体循环淤血表现为主。单纯右侧心力衰竭主要见于肺源性心脏病、肺动脉瓣狭窄及原发或继发性肺动脉高压等。

（3）全心衰竭指左、右心室同时受累，左侧与右侧心力衰竭同时出现。如左侧心力衰竭后肺动脉压力增高，使右心负荷加重，若持续存在，则右心力衰竭相继出现。

3. 因心脏收缩或舒张功能损伤，分为收缩功能衰竭和舒张功能衰竭。

（1）收缩性心力衰竭是由于心室收缩功能障碍，导致心脏泵血功能低下，并有静脉淤血表现。临床特点为心室腔扩大、心室收缩期末容量增大及射血分数（EF）降低。

（2）舒张性心力衰竭是由于心室舒张期松弛和充盈障碍，导致心室接受血液能力受损，表现为心室充盈压增高，并有静脉淤血表现。

4. 按心排血量，分为低心排血量型和高心排血量型心力衰竭。

（1）低心排血量型心力衰竭：指心排血量降低，心排血指数（CI）<2.5 L/(min·m^2)。CI正常范围为 $3\sim5$L/(min·m^2)。

（2）高心排血量型心力衰竭：是指心排血量在正常或高于正常范围，但心排血量相对减少，不能满足组织代谢需要。

（三）心力衰竭病因

心力衰竭在胎儿期即可发生，婴儿期较儿童期多见。既有心血管本身疾病所致，也可见于全身其他疾病或致病因素导致急性心力衰竭。主要病因有：

1. 先天性心脏病　婴幼儿时期以先天性心脏病导致的急性充血性心力衰竭为多见。

（1）容量负荷过重：大型左向右分流型先天性心脏病，如大型室间隔缺损（VSD）、VSD伴动脉导管未闭（PDA）或伴房间隔缺损（ASD）、完全性房室通道、完全性肺静脉异位引流等。

（2）压力负荷过重：左心发育不良综合征、主动脉狭窄、主动脉缩窄、重度肺动脉瓣狭窄等。

（3）先天性心脏病手术后低心排血量综合征：因术后心室负荷的改变、心脏畸形残留、心律失常、感染、术中低温、体外循环及心肌保护措施对心肌的损伤等多种因素均可造成体、肺静脉充血，体循环血流量不能满足器官灌注。

2. 心肌疾病　感染性心肌炎（临床多见于病毒性心肌炎的急性型或暴发型）、扩张性心肌病。

3. 心律失常　室性心动过速、室上性心动过速、三度房室传导阻滞等。

4. 其他心血管疾病　感染性心内膜炎、风湿性心脏瓣膜病变、川崎病（发生冠状动脉瘤并心肌梗死

可致心力衰竭）。

5. 继发性原因　严重脓毒症、休克、输液过多过快、电解质不平衡、围生期窒息、急性严重贫血等。

上述的先天性心脏病、扩张型心肌病等以慢性心力衰竭为主要表现者，在继发肺炎、严重全身感染等因素作用下可引起急性加剧。

不同年龄段病因见表 2-8。

表 2-8　心力衰竭病因

年龄分期	病　因
婴儿期	1. 先天性心血管畸形：室间隔缺损、完全性大血管转位、主动脉缩窄、动脉导管未闭、心内膜垫缺损 2. 心肌炎、重症肺炎、心内膜弹力纤维增生症、阵发性室上性心动过速、川崎病 3. 出生后即发生心力衰竭：左室发育不良综合征、完全性大动脉转位
儿童期	1. 风湿热：①急性心肌炎或心肌炎；②遗留的瓣膜病 2. 心肌病 3. 心肌炎如病毒性心肌炎、白喉性心肌炎常发生急性充血性心力衰竭 4. 严重贫血 5. 少见病因：感染性心内膜炎、肺源性心脏病、维生素 B_1 缺乏症、心型糖原累积病及高血压等 6. 静脉输液量过多或速度过快，尤其在营养不良的婴儿 7. 急性心包炎、心包积液及慢性缩窄性心包炎均可引起静脉回流受阻，静脉淤积，心室舒张期充盈不足、心搏量下降，发生舒张功能衰竭

此外，心力衰竭诱因包括：①感染：特别是呼吸道感染，左向右分流的先天性心血管畸形常因并发肺炎而诱发心力衰竭，风湿热为引起风湿性心脏病心力衰竭的主要诱因；②过度劳累及情绪激动；③贫血；④心律失常：以阵发性室上性心动过速为常见；⑤钠摄入量过多；⑥停用洋地黄过早或洋地黄过量。

（四）心力衰竭病理生理

心力衰竭不仅是一个血流动力学障碍，也是一组神经体液因子参与调节，导致心室重塑的分子生物学改变过程。

1. 调节心功能的主要因素　心脏泵功能是从静脉吸回血液后再射入动脉系统，维持心搏量以供应组织代谢需要。心排血量的调节取决于下列因素：

（1）容量负荷（前负荷）：指回心血量或心室舒张末期容量，通常用舒张末压表示。依照 Starling 定律，在一定范围内心肌收缩力与心肌纤维长度成正比。当心室舒张末容量增加时，心肌纤维拉长，心肌收缩力增强，心排血量增加。但容量超过临界水平，则心排血量反而减低。心室舒张末容量与舒张期充盈时间及心室顺应性有关。在一定充盈压下，充盈时间长则心室舒张末期容量增加，心搏量增多。当心室顺应性下降时，改变舒张期压力与容量的关系，在任何容量下压力均升高，随之左心房压力升高，发生肺静脉充血，并可发生肺水肿。另外，心室舒张障碍，影响心室充盈，使心排血量受限。

（2）压力负荷（后负荷）：即心室开始收缩射血时面临的阻抗。总外周阻力是左心室后负荷的重要决定因素，可用血压表示。在心肌收缩力和前负荷恒定时，后负荷下降，心排血量增加，反之则减少。

（3）心肌收缩力：指心肌本身的收缩力，与心肌分子结构及兴奋-收缩偶联过程有关。受交感神经系统调节。β受体兴奋时，心肌收缩力增强，心排血量增加。

（4）心率：与心脏传导系统的电生理特性及心脏自主神经调节有关。心排血量等于心率乘以心搏量。心率变化可影响心搏量及心排血量。在一定范围内增快心率可提高心排血量。当心动过速，心率>150 次/分，心室舒张充盈期短，充盈量不足，心搏量减少，心排血量因而下降。心动过缓，心率<40 次/分，舒张期充盈已达极限，不能提高心搏量，因而心排血量随之下降。

（5）心室收缩运动的协调性：心室收缩时，心室壁运动协调可维持最大的心搏量。心肌缺血、发生炎症，可致心室壁矛盾运动；心律失常可使房室运动不协调，均可导致心搏量下降。

2. 心力衰竭的神经内分泌系统的调节机制　心肌损伤是发生心力衰竭的基本原因。缺血、炎症及血流动力负荷过重等均可引起心肌结构和功能的变化，导致心室泵功能低下，心排血量降低，从而激活心脏、血管及肾等一系列内稳定调节机制。心力衰竭早期这些调节机制相互作用可有利于提高心搏量，使心排血量在静息状态时能维持机体需要。随后转为不利因素，促进心力衰竭发展，出现心功能代偿失调的临床征象。

（1）交感神经系统：心排血量下降反射性兴奋交感神经，大量去甲肾上腺素和肾上腺素由交感神经末梢和肾上腺髓质释放到血循环中，血中儿茶酚胺水平升高，使未受损的心肌收缩力增强，心率加快，外周血管收缩，在心力衰竭早期可部分代偿血流动力学异常，但长期儿茶酚胺持续过度增高，可带来明显不良反应：①心肌代谢增加，氧耗加大；②心肌β受体密度下调，心肌收缩力下降；③外周血管收缩，致心脏后负荷过重，室壁应力增加和组织灌注不足；④直接心肌毒性作用，引起心肌坏死；⑤激活肾素-血管紧张素-醛固酮系统，进一步加重外周血管收缩及水钠潴留。

（2）内分泌系统：心肌损伤早期迅速激活循环内分泌系统，包括交感神经和肾素-血管紧张素-醛固酮系统等，心功能取得代偿，临床可无心力衰竭征象。但上述内稳定调节机制继续进行，并激活心、血管和其他组织的自分泌和旁分泌，前者为局部分泌作用于自身细胞，后者为局部分泌，作用于邻近细胞。心力衰竭不断进展恶化过程，自分泌和旁分泌起着重要作用。

1）肾素-血管紧张素-醛固酮系统（RAAS）：RAAS的激活是一个主要的神经体液调节过程。心力衰竭时肾血流灌注降低及交感神经兴奋，刺激肾小球旁器释放肾素，是激活RAAS的主要机制，但心力衰竭患者的低钠饮食和应用利尿剂也是RAAS激活的重要因素。血液中肾素使肝分泌的血管紧张素原催化为血管紧张素Ⅰ，后者经血管紧张素转换酶（ACE）水解为血管紧张素Ⅱ（AngⅡ）。AngⅡ有较去甲肾上腺素更强烈的收缩血管作用，并可刺激肾上腺皮质球状带增加醛固酮（Ald）分泌，引起水钠潴留和排钾、镁。另外，ACE和激肽酶Ⅱ是同一种酶，可催化缓激肽降解、失活，血浆缓激肽水平降低，使前列腺素E合成减少。后者有舒张血管作用，因而加重了血管收缩。现已证实AngⅡ除强烈收缩外周血管外，尚可致心肌坏死和促进动脉粥样硬化；过多Ald促进钾、镁排出，致心律失常阈值下降，并有造成心肌胶原纤维沉积的作用。

除循环内分泌系统外，心脏、血管及脑组织等存在自身的RAAS。当心脏超负荷时，室壁应力增加，激活心肌细胞内的AngⅡ与细胞膜AngⅡ受体结合，通过一系列分子生物学和生物化学过程，致心肌细胞基因表达异常，心肌重塑，促进心力衰竭恶化。

2）心房利钠肽（ANP）：是心房肌合成的内分泌素，具有利钠、排尿、扩张血管和抑制RAAS作用。心力衰竭时促使ANP释放的因素，包括：①心力衰竭引起左、右房压力升高；②心力衰竭时细胞外液容量扩大，导致心房扩张。临床观察证明，外周血ANP水平与心力衰竭严重程度呈正相关，病情好转，ANP水平迅速下降。心力衰竭时，利钠肽活化可能是一种保护性神经内分泌机制，对过度的RAAS激活有对抗作用，并延缓病情进展，具有利钠排尿的作用。虽然心力衰竭恶化伴有ANP分泌增多，但其作用减弱，认为可能系受体密度下降，分解亢进或肾血流减少之故。

3）生长激素（GH）：GH由垂体后叶分泌，其大部分作用是通过胰岛素样生长因子-1（IGF-1）介导的。后者可在心脏内合成，在心肌内起旁分泌和自分泌作用。此外，其他组织产生的IGF-1也可作用于心肌组织。心肌内的GH受体表达高于其他组织。GH对心功能的直接作用有：①促进心肌组织生长，并调控心脏结构；②增加心肌收缩力；③改善能量转换为机械力的效应；④抑制心肌细胞凋亡。

4）内皮素（ET）：血管内皮分泌血管活性物质，调节血管的收缩和舒张反应。内皮源的收缩血管活性物质有ET等，舒缓因子有一氧化氮（NO）和前列环素（PGI₂）。心力衰竭时心肌供氧不足，血管内皮损伤，其分泌血管活性物质及调节血管功能发生异常，主要表现为收缩血管物质分泌增多，而舒张血管的分泌减少。ET有强烈血管收缩作用，收缩阻力血管及冠状动脉，加重后负荷及心肌缺血，并有引起肺动脉高压和促进血管平滑肌、心肌细胞生长和增生的作用。

5）血管加压素（AVP）：心排血量下降，通过心血管压力感受器刺激垂体后叶释放 AVP。另外，循环中 AngⅡ水平升高，也可促进 AVP 分泌。AVP 有收缩血管及抗利尿作用。

6）细胞因子：心力衰竭患者免疫功能失调。临床观察表明心力衰竭患者血液中 TNF-α升高，并与心力衰竭严重程度相关。TNF-α有抑制心肌收缩力和促进心肌细胞凋亡的作用。

3. 心室重塑的调节机制　心室重塑是心力衰竭进展中十分重要的机制，包括心肌重量增加、心室容量增加和心室形状的改变（横径增加呈球形）。心肌重塑的机制与心肌细胞的分子生物学和生物化学的改变以及内分泌、旁分泌及自分泌的调节作用密切相关。当心脏超负荷时，心室应力增加，牵拉心肌细胞膜，激活细胞内的 AngⅡ，后者作为自分泌形式与细胞膜 AngⅡ受体结合，进而通过细胞内三磷酸肌醇和二酰甘油途径激活蛋白激酶 C，促发转录和合成新的收缩蛋白，并作用于核内，启动原癌基因的转录和表达，进一步促进心肌细胞分裂和增生。上述过程使活存的心肌细胞肥厚，但此类肥厚心肌细胞的收缩蛋白基因表达异常，类似胚胎表型，这种胚胎型异构蛋白易于疲乏，使心肌细胞寿命短，加速心肌细胞衰竭。心肌细胞外基质改变，胶原蛋白沉着和纤维化在心室重塑中起重要作用，导致心室进一步扩大。胶原损伤可发生在心肌坏死之前。心室重塑是一个不良的适应过程，肥厚的心肌细胞和胶原纤维并不是正常的细胞，最终导致心力衰竭恶化。

衰竭的心肌细胞还会出现程控的细胞死亡，称为凋亡，在扩张型心肌病尤为明显，为心力衰竭进展的重要因素。研究表明，CHF 中有很低但是非正常水平的心肌细胞凋亡，持续数月到数年，有资料表明在终末扩张型心肌病患者的凋亡率是 0.08%～0.25%，而对照组的凋亡率是 0.001%～0.002%。凋亡与坏死不同，细胞凋亡不伴有炎症反应。在衰竭的心脏，促进心肌细胞凋亡的因素包括一氧化氮、氧自由基、细胞因子、缺氧及机械应力作用等。心肌细胞凋亡参与心力衰竭的心室重塑。

心室重塑是心力衰竭发生发展的重要环节，由一系列分子和细胞机制导致心肌结构、功能和表型的变化。这些变化包括病理性心肌细胞肥大伴胚胎性基因再表达、心肌细胞凋亡与坏死、细胞外基质过度沉积和降解增加、心肌细胞分子结构的改变等。临床表现为心肌质量、心室容量的增加和心室形状的改变。神经内分泌系统的长期、慢性激活促进心肌重塑，加重心肌损伤和功能恶化，又进一步激活神经内分泌系统，形成恶性循环。因此，治疗心力衰竭的关键是阻断神经内分泌系统，阻断心室重塑。

（五）心力衰竭临床表现

1. 不同年龄及原发病的心力衰竭表现

（1）年长儿心力衰竭表现与成人相似，主要是交感神经兴奋、水钠潴留、肺循环及体循环静脉淤血。

（2）新生儿早期表现常不典型，如嗜睡、淡漠、乏力、拒食或呕吐、体重增加不明显，有时单纯表现烦躁不安、心绞痛现象。这些非特异症状常被忽视。

（3）婴儿心力衰竭起病较急，发展迅速。心肌炎、心内膜弹力纤维增生症、阵发性室上性心动过速患儿可突然出现烦躁不安、呼吸困难，吸气时胸骨上凹及肋缘下陷，呼吸加快至 60 次/分，甚至达 100 次/分；面色苍白，多汗，肢端冷；脉搏微弱，心率>190 次/分，奔马律；肺部闻及喘鸣音；肝大。

（4）先天性心脏病左向右分流者，起病稍缓，可表现为喂养困难、吮奶时气促、多汗，常因呼吸困难而间断，甚至拒食；体重不增；烦躁，多汗，喜竖抱并伏于成人肩上；呼吸急促，干咳；由于扩张的肺动脉或左心房压迫喉返神经，患儿哭声变弱，声音嘶哑；心前区隆起，心尖搏动强，心动过速；肝大，肺部闻及喘鸣音；颈静脉怒张及水肿均不明显，只能通过量体重判断有无水肿存在。

2. 心力衰竭典型临床表现

（1）交感神经兴奋和心脏功能减退的表现：

1）心动过速：婴儿心率>160 次/分，学龄儿童>100 次/分，是较早出现的代偿现象。在心搏出量下降的情况下，心动过速在一定范围内可提高心排血量，改善组织缺氧状况。

2）烦躁不安，经常哭闹。

3）食欲下降，厌食。

4）多汗：尤其在头部，由于交感神经兴奋性代偿性增强引起。

5）活动减少。

6）尿少。

7）心脏扩大与肥厚：X线可协助诊断，但对新生儿及婴儿应注意，其肥大胸腺可被误认为心影增大。

8）奔马律：舒张期奔马律的出现是由于心室突然扩张与快速充盈所致，提示患儿严重心功能不良。

9）末梢循环障碍：患儿脉搏无力，血压偏低，脉压变窄，可有奇脉或交替脉，四肢末梢发凉及皮肤发花等，是急性体循环血流量减少的征象。

10）发育营养不良：由于长期组织灌注不良，热量摄入不足，患儿表现体重不增，乏力，虚弱，生长发育迟缓。

（2）肺循环瘀血的表现：婴幼儿心力衰竭常有呼吸功能障碍，见于左心力衰竭或肺静脉阻塞病变。肺循环淤血多发生在体循环淤血即右心力衰竭之前。

1）呼吸急促：患儿由于肺静脉淤血，肺毛细血管压力升高，发生肺间质水肿；此时呼吸频率加快，婴儿可高达 $60\sim100$ 次/分。心力衰竭严重，产生肺泡及细支气管水肿者，呼吸困难加重，伴有三四征。

2）喘鸣音：小气道阻力增大产生喘鸣音，是婴儿左心力衰竭的体征。应注意与毛细支气管炎、支气管哮喘及支气管肺炎相鉴别。患儿细支气管周围及其黏膜水肿，呼气受阻，可发生阻塞性肺气肿。

3）湿啰音：患儿肺泡聚积一定量液体出现湿啰音，有时可见血性泡沫痰。婴儿期多听不到湿啰音。

4）发绀：当患儿肺泡积液影响气体交换时，可见发绀。若患儿原已存在 PaO_2 降低的先天性心脏病（如大动脉转位、肺静脉异位回流等），如发生肺静脉淤血，则可使 PaO_2 进一步下降，青紫加重。

5）呼吸困难：运动后呼吸困难及阵发性夜间呼吸困难，为年长儿左心力衰竭的特征。婴儿表现为喂养困难、哺乳时间延长及愿竖抱等。

6）咳嗽：支气管黏膜充血可引起干咳。如咳嗽明显，或伴有发热，则应考虑有肺部感染。

（3）体循环静脉淤血的表现：患儿体循环淤血常发生在左心力衰竭或肺动脉高压的基础上，但也可单独出现，如肺动脉瓣狭窄、缩窄性心包炎等。

1）肝大：肝大是体静脉淤血最早、最常见的体征。正常婴幼儿肝可在肋下 2cm 处，若超过此限且边缘较钝，应考虑心力衰竭，进行性增大则更有意义。年长儿可诉肝区疼痛或压痛。长期肝淤血，可出现轻度黄疸。

2）颈静脉怒张：年长儿右心力衰竭多有颈静脉怒张；婴儿由于颈部短，皮下脂肪多，不易显示。年幼儿手背静脉充盈饱满，也是体静脉瘀血的常见征象。

3）水肿：在成人及年长儿皮下水肿是右心力衰竭的重要体征，但在婴儿则因容量血管床相对较大，故水肿不明显，一般仅有眼睑轻度水肿，但每日测体重均有增加，是体液潴留的客观指标。腹水及全身性水肿仅见于较大儿童或缩窄性心包炎及限制型心肌病患儿。

4）腹痛：因内脏淤血及肝大引起。

3. 心功能分级　目前主要采用美国纽约心脏病学会（NYHA）1928 年提出的分级方案，主要是根据患者自觉的活动能力划分为四级：

Ⅰ级：患者患有心脏病但活动量不受限制，平时一般活动不引起疲乏、心悸、呼吸困难或心绞痛。

Ⅱ级：心脏病患者的体力活动受到轻度的限制，休息时无自觉症状，但平时一般活动下可出现疲乏、心悸、呼吸困难或心绞痛。

Ⅲ级：心脏病患者体力活动明显限制，小于平时一般活动即引起上述的症状。

Ⅳ级：心脏病患者不能从事任何体力活动。休息状态下也出现心力衰竭的症状，体力活动后加重。

1994年，美国心脏病学会（AHA）对NYHA的心功能分级方案再次修订时，采用并行的两种分级方案。第一种即上述的四级方案，第二种是客观的评估，即根据客观的检查手段如心电图、负荷试验、X线、超声心动图等来评估心脏病变的严重程度，分为A、B、C、D四级：

A级：无心血管病的客观证据。

B级：有轻度心血管病的客观证据。

C级：有中度心血管病的客观证据。

D级：有重度心血管病的客观证据。

上述心功能分级用于成人及儿童。

婴儿心力衰竭大多数因较大的左向右分流导致肺循环血量增多而充血，不同于成人以心泵功能障碍为主。进行心功能分级应准确描述其喂养史，呼吸频率，呼吸形式如鼻扇、三凹征及呻吟样呼吸，心率，末梢灌注情况，舒张期奔马律及肝大的程度。对婴儿心功能评价按以下分级：

0级：无心力衰竭表现。

Ⅰ级：轻度心力衰竭。每次哺乳量<105ml，或哺乳时间需30分钟以上，呼吸困难，心率>150次/分，可有奔马律，肝大肋下2cm。

Ⅱ级：中度心力衰竭。每次哺乳量<90ml，或哺乳时间需40分钟以上，呼吸>60次/分，呼吸形式异常，心率>160次/分，肝大肋下2～3cm，有奔马律。

Ⅲ级：重度心力衰竭。每次哺乳<75ml，或哺乳时间需40分钟以上，呼吸>60次/分，呼吸形式异常，心率>170次/分，有奔马律，肝大肋下3cm以上，并有末梢灌注不良。

小儿也可参考表2-9。

表2-9　改良Ross心力衰竭分级计分法

症状和体征	计分		
	0	1	2
病史			
出汗	仅在头部	头部及躯干部 （活动时）	头部及躯干部 （安静时）
呼吸过快	偶尔	较多	常有
体格检查			
呼吸	正常	吸气凹陷	呼吸困难
呼吸次数（次/分）			
0～1岁	<50	50～60	>60
1～6岁	<35	35～45	>45
7～10岁	<25	25～35	>35
11～14岁	<18	18～28	>28
心率（次/分）			
0～1岁	<160	160～170	>170
1～6岁	<105	105～115	>115
7～10岁	<90	90～100	>100
11～14岁	<80	80～90	>90
肝大（肋缘下）	<2cm	2～3cm	>3cm

注：0～2分，无心力衰竭；3～6分，轻度心力衰竭；7～9分，中度心力衰竭；10～12分，重度心力衰竭

（六）心力衰竭辅助检查及心功能监测

1. 辅助检查

（1）脑利钠肽（BNP）和氨基末端脑利钠肽前体（NT-proBNP）：主要由心室肌细胞分泌。**心室扩大、心室壁应力增高是刺激脑利钠肽分泌增多的主要因素**，并与心力衰竭严重程度相关。2008年最新版的欧洲心力衰竭指南根据近几年不断发表的循证医学结果，将BNP和NT-proBNP作为诊断心力衰竭的首选指标。血浆脑利钠肽在出生后最初几天较出生时高，三四天后下降，稳定在正常水平。血浆脑利钠肽升高也可见于左心室肥厚、肾功能不全及川崎病急性期等疾病。先天性心脏病并心力衰竭时血浆BNP和NT-proBNP较左室收缩功能指标更能反映心力衰竭程度。BNP和NT-proBNP能快速检测，对诊断很有价值。研究发现，BNP和NT-proBNP可区别儿童呼吸窘迫是由心脏疾病或心力衰竭所致还是由肺部疾病引起。

（2）血气及pH：患儿不同血流动力学改变可有相应的血气及pH变化。容量负荷过重，严重肺静脉充血，由于肺内右向左分流及通气-灌注功能障碍，使PaO_2轻度下降。病情严重者，有肺泡水肿，出现呼吸性酸中毒；病情较轻者，只有肺间质水肿，代偿性呼吸增快则发生呼吸性碱中毒。体循环血量严重降低者，组织灌注不良，酸性代谢产物尤其乳酸积蓄，导致代谢性酸中毒。动脉血氧张力严重减低，如肺血流梗阻、大动脉转位畸形等，无氧代谢增加，虽然体循环血量不少，但氧释放到组织不足，也可导致代谢性酸中毒。

（3）电解质：婴儿心力衰竭常出现低钠血症，血钠低于125mmol/L，反映水潴留。低氯血症见于用袢利尿剂后。酸中毒时血钾水平可升高。用强效利尿剂可致低钾血症。新生儿低血糖或低血钙均可引起心力衰竭。

（4）血常规：严重贫血可导致心力衰竭。

（5）尿常规：可有轻度蛋白尿及镜下血尿。

（6）心肌酶：心肌炎及心肌缺血者，肌酸磷酸激酶（CPK）、同工酶（CK-MB）可升高。

（7）肾功能：心力衰竭可引发肾功能不全。

（8）胸部X线片：有助于确定心脏增大及肺充血。通常心胸比例超过0.5，提示心脏增大。正常新生儿及婴儿心胸比例可达0.55。急性心力衰竭及舒张性心力衰竭时，不一定有心脏增大表现。肺静脉充血、肺间质及肺泡水肿，提示严重左心室功能不全。

（9）心电图：对心律失常及心肌缺血引起的心力衰竭有诊断及指导治疗意义。

（10）超声心动图：因超声心动图简便、快捷、可床旁检查且患儿易耐受等特点，在急性心力衰竭时被广泛应用。可观察心脏大小、心内结构、大血管位置、血流方向和速度、心包积液及心功能测定。

左室收缩功能指标有：

1）射血分数（ejection fraction，EF）：为心脏每次收缩时射出血量与心室舒张末期容量之比。其计算公式为：

射血分数＝（心室舒张末期容量-心室收缩末期容量）/心室舒张末期容量＝心搏量/心室舒张末期容量

反映心室泵功能。心室收缩力愈强，则心搏量愈大，心室舒张末期残余血量愈小，即射血分数增高。正常值为0.59～0.75（0.67±0.08）。如低于0.5，提示心功能不全。在急性心肌病变并发急性心力衰竭时EF多有可能减低。除心肌收缩力的减低可导致EF降低外，心室前、后负荷的改变也可导致EF降低。测量左室舒张末期容量指数及左室收缩末期室壁应力，可分别反映左室前、后负荷的状况。婴幼儿心力衰竭以先天性心脏病为多见，大多数EF在正常范围，这是其心力衰竭与心脏负荷过度有关，而不是心肌收缩力减低引起。

2）缩短分数（shortening fraction，SF）：为心室收缩时内径缩短数值与舒张末期内径之比。其计算公式为：

缩短分数＝（心室舒张末期内径-心室收缩末期内径）/心室舒张末期内径

它反映心肌纤维收缩期缩短的能力、心肌收缩的强弱。正常值为 0.35±0.03，低于 0.3 提示心功能不全。

3）舒张功能测定应用多普勒超声心动图，检测经二尖瓣和三尖瓣血流频谱，可清晰显示心室舒张充盈。E 峰为快速充盈血流速度，A 峰为心房收缩期血流速度。正常 E/A＞1。舒张功能障碍，A 峰代偿性升高，E/A＜1。如 EF，SF 正常，E/A＜1 则为舒张功能障碍。

（11）其他检查：核素心室造影及心肌灌注显像有助于评估心室功能和心肌缺血状况。有些隐匿的心功能不全需要借助多巴酚丁胺负荷超声心动图协助诊断。磁共振显像也可用于评估心功能。有创性血流动力学检查主要用于经过无创性检查而诊断仍然不能明确的病例。

2. 心功能监测　对严重心力衰竭患儿应监测心功能，包括生命体征和介入性血流动力学监测。

（1）心率及节律：心电图示波连续监测心率快慢及心律失常的类型。

（2）呼吸频率：必要时监测呼吸情况（表 2-10）。

表 2-10　各年龄小儿呼吸、脉搏次数

年龄	呼吸（次/分）	呼吸：脉搏	脉搏（次/分）
新生儿	40～45	1：3	120～140
～1 岁	30～40	1：（3～4）	110～130
～3 岁	25～30	1：（3～4）	100～120
～7 岁	20～25	1：4	80～100
～14 岁	18～20	1：4	70～90

（3）血压：反映左心室后负荷。心力衰竭时，心排血量减少，血压降低，组织灌注不良。用袖带间接测定血压不能直接反映动脉压。桡动脉插管直接监测血压，并记录平均动脉压，应维持在 60～80mmHg（7.98～10.64kPa）。小儿年龄越小血压越低，不同年龄小儿血压正常值可用公式推算：收缩压 mmHg＝80＋（年龄×2）；舒张压 mmHg＝收缩压的 2/3。

（4）体温：应检测肛温，因严重心力衰竭患儿末梢血管收缩，腋下温度不准确。肛温 38.5℃提示有感染可能。

（5）动脉血氧饱和度：应用脉搏血氧计连续监测动脉血氧饱和度，以便早期发现低氧血症，及时治疗。

（6）中心静脉压：即将导管插至腔静脉接近右房处测量压力。中心静脉压直接与右心房压相关联。如右心室生理及解剖均正常，则可反映右心室舒张末期压力。临床通常以中心静脉压作为右心室前负荷的指标，提示回心血量及右心功能。正常值为 6～12cmH$_2$O(0.59～1.18kPa)。如超过 12cmH$_2$O（1.18kPa），表明血容量增多，右心力衰竭或输液量过多、输液速度过快。低于 6cmH$_2$O（0.59kPa）提示血容量不足。因此，中心静脉压可作为指导输液治疗的参考。右心室舒张末期容量能更好地反映前负荷，除与舒张末期压力有一定关系外，心室顺应性也是决定因素之一。心室顺应性下降时，舒张末期容量减少，而压力上升。

（7）肺毛细血管楔压：采用漂浮导管测定。插管经右室进入肺动脉，至其末端，将导管前端气囊充气，即可测定肺毛细血管楔压。它可间接反映肺静脉压、左房压及左室舒张末期压力，用于评价左室前负荷及左心功能。正常值为 8~12mmHg（1.04~1.56kPa）。如上升到 20mmHg（2.6kPa）以上，提示肺淤血、肺水肿或左心力衰竭。检测肺毛细血管楔压，对指导扩容、防止肺水肿、使用扩血管及利尿药有参考意义。左心室舒张末期压力与容量相关，但受心室顺应性影响。

（8）心排血量：正常小儿心脏指数（Cardiac lndex，CI）为 3.5~5.5L/(min·m²)。

（七）心力衰竭诊断和鉴别诊断

1. 心力衰竭诊断　1985 年在全国小儿心力衰竭座谈会讨论和制定了临床诊断标准。

（1）具备以下 4 项考虑心力衰竭：①呼吸急促：婴儿＞60 次/分；幼儿＞50 次/分；儿童＞40 次/分。②心动过速：婴儿＞160 次/分；幼儿＞140 次/分；儿童＞120 次/分。③心脏扩大：体检、X 线或超声心动图表现。④烦躁、哺喂困难，体重增加，尿少，水肿，多汗，青紫，呛咳，阵发性呼吸困难（2 项以上）。

（2）确诊条件：具备以上 4 项，加以下 1 项或以上 2 项加以下 2 项，即可确诊心力衰竭：①肝大：婴幼儿在肋下≥3cm；儿童＞1cm；进行性肝大或伴触痛者更有意义。②肺水肿。③奔马律。

2. 鉴别诊断　年长儿童有典型心力衰竭的症状和体征，一般无诊断困难。婴儿心力衰竭应与毛细支气管炎、支气管肺炎相鉴别。婴儿心力衰竭时，心脏病理性杂音可以不明显，尤其新生儿可无杂音。加上心动过速，肺部有干啰音和喘鸣音，常影响心脏听诊效果。轻度发绀、呼吸急促、心动过速、肝大是心力衰竭和肺部感染的共性体征；肺炎合并阻塞性肺气肿使横膈下降，可出现肝下移，造成肝增大假象。有时吸氧有助于对肺源性或心源性发绀的鉴别诊断；吸氧后肺源性发绀可减轻或消失，血氧分压升高，氧饱和度正常，而心源性者则改善不明显。肺部满布湿啰音、X 线胸片表现肺部有片状阴影者，支持肺部炎症改变。心脏增大、杂音明显、有肺淤血的 X 线改变，则为心力衰竭。必要时进行心脏超声检查。心力衰竭确诊后应进一步明确病因。

（八）心力衰竭的治疗

1. 一般治疗

（1）休息：减少心脏做功，烦躁、过度刺激、过冷或过热的环境均可造成患儿能量消耗增加和心脏做功增加，使心力衰竭症状加剧。所以适当镇静、调节好环境温度、治疗或护理尽量集中以避免不必要的干扰或刺激等十分重要。镇静可选用常规剂量地西泮或苯巴比妥钠，若严重烦躁可用吗啡每次 0.1~0.2mg/kg 静脉滴注。

（2）饮食控制：应吃含丰富维生素、易消化的食物，给予低盐饮食。严重心力衰竭时应限制出入量，保持大便通畅。急性心力衰竭时因患儿呼吸增快或极其虚弱通常经口摄入困难，为保证代谢需求和能量消耗的补充，可经鼻胃管喂养。病情稳定后婴幼儿热量摄取 376.38~418.2kJ/(kg·d) ［90~100kcal/(kg·d)］。

（3）供氧：尤其是严重心力衰竭有肺水肿者。急性心力衰竭时体循环动脉氧分压通常降低，导致组织无法得到足够的氧供，所以急性心力衰竭时均需供氧以满足组织代谢需要。一般可采用面罩或头罩吸氧，若缺氧无法改善则使用呼吸机辅助通气供氧。新生儿时期需特别注意：有些特殊类型的先天性心脏病（如室间隔完整的大动脉转位、主动脉弓离断、肺动脉闭锁等）需依赖动脉导管开放才能生存时，不能吸入高体积分数氧，早产儿高体积分数氧（＞500ml/L）长时间吸入可导致慢性肺疾病或视网膜病变发生。

（4）体位：年长儿宜取半卧位，小婴儿可抱起，使下肢下垂，减少静脉回流。

（5）维持水电解质平衡：心力衰竭时易并发肾功能不全。进食差易发生水电解质紊乱及酸碱失衡。长期低盐饮食和使用利尿剂更易发生低钾血症、低钠血症。一方面限制水和盐的摄取以避免加重心脏负担，补液为 50~60ml/(kg·d)，Na^+ 2~3mmol/kg。另一方面需要监测出入量和血电解质以避免利尿剂应用时出现水电解质失衡，根据监测结果及时调整和纠正。

2. 病因及合并症的治疗　病因对心力衰竭治疗很重要，如有大量左向右分流的先天性心脏病，易合并肺炎、心力衰竭，药物治疗不易奏效。上述患儿宜控制感染后，尽快治疗先天性心脏病。高血压和肺动脉高压所导致的心力衰竭，亦须及时治疗病因。此外，心力衰竭患儿可合并心律失常、心源性休克、水电解质紊乱等，均须及时纠正。

3. 急性心力衰竭的药物治疗

（1）正性肌力药：指增加心肌收缩力的药物，用于急性心力衰竭治疗的有四大类：洋地黄制剂、β肾上腺素能受体激动剂、磷酸二酯酶抑制剂、钙增敏剂。正性肌力药物是200多年来治疗急性心力衰竭的主要药物，挽救了很多生命。近年来，有些学者对急性心力衰竭用地高辛持不同意见。

1）洋地黄制剂：可增强心肌收缩力、心排血量；降低心室舒张末期压力，改善组织灌注及静脉淤血；作用于心脏传导系统可以减慢心率；兴奋迷走神经，对抗心力衰竭时的神经内分泌紊乱。

Ⅰ. 地高辛：口服负荷量（洋地黄化量）未成熟儿 $10\sim20\mu g/kg$，足月新生儿 $20\sim30\mu g/kg$，$\leqslant2$ 岁婴幼儿 $30\sim40\mu g/kg$，年长儿 $25\sim30\mu g/kg$。静脉注射用量为上述量的 3/4。有心肌病变（如心肌炎）者，剂量宜适当减少。首次剂量为负荷量的 1/2，余量再分 2 次，每次间隔 6～8 小时。最后一次负荷量用后 12 小时，开始给予维持量，每次为负荷量的 1/8～1/10，每天 2 次，间隔 12 小时。急性心肌炎时洋地黄用量适当减少以防中毒。

Ⅱ. 毛花苷C：急性心力衰竭也可静脉注射毛花苷C，负荷量为：新生儿 $20\mu g/kg$，<2 岁 $30\mu g/kg$，>2 岁 $40\mu g/kg$。首次用负荷量的 1/2～1/3，余量分 2～3 次，每次间隔 6～8 小时。

近年来，由于洋地黄制剂用量减少，胃肠反应如恶心、呕吐、厌食、腹泻很少见。洋地黄常见毒性反应为心律失常，如早搏、阵发性室上性心动过速、房扑、房颤、阵发性室性心动过速、房室传导阻滞等。洋地黄中毒的处理包括：①立即停用洋地黄制剂及排钾利尿剂；②对有低钾血症伴快速性心律失常而无二度或二度以上房室传导阻滞者，应补充钾盐；③根据不同类型心律失常或传导阻滞，使用相应的药物治疗；④可用 F（ab）地高辛特异性抗体片断治疗。洋地黄制剂不适用于原发性心室舒张功能障碍，如肥厚型心肌病、限制型心肌病、高血压、主动脉瓣狭窄等。

2）β肾上腺素受体激动剂：主要适用于心力衰竭患儿对洋地黄制剂疗效不显著或有毒性反应，低排血量性急性心力衰竭、心脏术后低心排血量综合征及休克患儿。此类药物为环磷酸腺苷（cAMP）依赖性正性肌力药，兼有外周血管扩张作用。

Ⅰ. 多巴胺：常用剂量为 $5\sim10\mu g/(kg\cdot min)$，由输液泵调控（不应与碱性液体同时输入）。多巴胺小剂量 $[2\sim5\mu g/(kg\cdot min)]$ 有血管扩张作用，大剂量 $[10\sim20\mu g/(kg\cdot min)]$ 则有肾上腺素能作用，升高血压。

Ⅱ. 多巴酚丁胺剂量为 $5\sim20\mu g/(kg\cdot min)$，应尽量采用最小有效量，多巴酚丁胺对血压、外周血管阻力影响小。对特发性肥厚性主动脉瓣下狭窄（IHSS）、房颤、房扑患儿禁忌使用。

3）磷酸二酯酶抑制剂：属 cAMP 依赖性正性肌力药，通过减少 cAMP 降解，提高细胞内 cAMP 水平，增加 Ca^{2+} 内流产生正性肌力作用，使心排血量及每搏量增加，心室充盈压及体肺循环阻力降低，但并不增加心肌氧耗量和心率，兼有外周血管舒张作用。主要用于严重或难治性充血性心力衰竭、低心排血量综合征及心肺复苏后左心收缩功能不全者。短期应用有良好的血流动力学效应，对心脏病手术后的心力衰竭患儿效果显著，但长期应用不仅不能改善临床情况，反而增加病死率。常用制剂有氨力农和米力农。虽然这两种药物口服均有良好生物利用度，但长期服用，不良反应发生率较高，疗效不佳。因此，目前均用静脉注射。氨力农首剂静注 0.75～1mg/kg，必要时可再重复 1 次，然后按 $5\sim10\mu g/(kg\cdot min)$ 持续静脉滴注。不良反应为心律失常、血小板减少。米力农药效是氨力农的 10 倍，静脉注射首次剂量为 $50\mu g/kg$，10 分钟内给予，以后持续静脉滴注，剂量为 $0.25\sim0.75\mu g/(kg\cdot min)$。

4）心先安（环磷酸腺苷葡甲胺，MCA）：人工合成的环磷酸腺苷的衍生物，可提高心肌细胞内 Ca^{2+}

浓度，改善心肌泵血功能，并能扩张外周血管，减轻心脏后负荷。剂量为 $2\sim4mg/kg$，溶于葡萄糖 10ml，缓慢静推，每天 1 次，共用 $5\sim7$ 天。注射后 $10\sim20$ 分钟起效，$1\sim2$ 小时达高峰，$6\sim8$ 小时消失。

5）左西孟旦：新一代抗心力衰竭药物，钙增敏剂，通过与心肌肌钙蛋白 C 结合增加心脏钙蛋白 C 对钙离子的敏感性，增强心肌收缩力、心排血量，扩张血管，降低前后负荷。在改善心泵功能时不增加心肌氧耗和心率。主要用于各种急性心力衰竭及心源性休克、脓毒症休克时左心功能不全和先天性心脏病围术期心力衰竭的治疗。负荷量 $12\mu g/kg$ 静脉滴注（$>10min$），以后 $0.05\sim0.20\mu g/(kg\cdot min)$，一般用 $6\sim24$ 小时。

（2）减轻容量负荷（前负荷）的药物：主要是利尿剂：① 作用亨利（Henle）襻的利尿剂如呋塞米（速尿）；② 作用远曲小管皮质稀释段的噻嗪类，如氢氯噻嗪（双氢克尿塞）；③ 作用于远曲小管远端，如螺内酯（安体舒通），近年来发现它还有抗醛固酮作用，因而对治疗心力衰竭尤为适用。目前急性心力衰竭时常用静脉注射呋塞米（每次 $1\sim2mg/kg$，1 次 $/6\sim12$ 小时）或布美他尼（每次 $0.01\sim0.1mg/kg$，1 次/$8\sim12$ 小时），以小剂量开始，病情稳定后改口服维持。同时加用保钾利尿剂（如螺内酯或氨苯蝶啶）以避免造成低钾血症。利尿剂通常从小剂量开始，逐渐增加到尿量增多。呋塞米剂量与效应呈线性关系，故疗效不佳时可增加剂量。而氢氯噻嗪用到每天 $3mg/kg$ 就已达最大效应，再增加剂量也难以提高疗效。常用利尿剂的用法与剂量见表 2-11。

表 2-11　常用利尿剂的用法与剂量

药　物	用　法	剂　量
呋塞米（速尿）	静注	每次 $1\sim2mg/kg$
	肌注	每日 $2\sim3mg/kg$
	口服	每次 $2\sim4mg/kg$，每日 $1\sim3$ 次
依他尼酸（利尿酸钠）	静注	每次 $0.5\sim1.0mg/kg$，每日 1 次
	肌注	每日 $2\sim3mg/kg$
	口服	每日 $1\sim3mg/kg$，每日 1 次
布美他尼	静注或肌注	每次 $0.015\sim0.100mg/kg$，每日 1 次
	静滴	$0.001\sim0.025mg/(kg\cdot h)$
氢氯噻嗪（双氢克尿塞）	口服	每次 $0.5\sim1.5mg/kg$，每日 2 次
螺内酯（安体舒通）	口服	每次 $1\sim2mg/kg$，每日 2 次
氨苯蝶啶	口服	每次 $1.0\sim1.5mg/kg$，每日 2 次
阿米洛利（amiloride）	口服	每次 $0.05\sim0.10mg/kg$，每日 2 次

利尿剂的不良作用有：① 水电解质丢失，造成脱水和低钾血症、低钠血症、低镁血症，甚至诱发心律失常；② 神经激素过度激活，特别是肾素-血管紧张素-醛固酮系统（RAAS），因此，应同时使用血管紧张素转换酶抑制剂（ACEI）；③ 低血压和氮质血症。

（3）降低后负荷的药物：

1）血管紧张素转换酶抑制剂（ACEI）：抑制转换酶可降低肾素-血管紧张素-醛固酮系统的活性，使小动脉、静脉扩张，降低体循环阻力，增加冠状动脉血流与心肌供氧。ACEI 能抑制缓激肽降解达到降低后负荷作用。对大型 VSD 伴肺动脉高压者 ACEI 能减低左向右分流，改善心功能。临床用于扩张型心肌病、左向右分流型先天性心脏病（如 VSD 并肺高压）、二尖瓣或主动脉瓣反流等所致的心力衰竭。儿童常用制剂卡托普利和依那普利。卡托普利 $0.3\sim1.5mg/(kg\cdot d)$，1 次/8 小时，口服。依那普利 $0.1\sim0.5$

mg/(kg·d)，1～2次/天，口服。ACEI常与利尿剂、地高辛联合应用。

2）血管扩张剂：主要用于心室充盈压增高者，可使心排血量增加，而对左室充盈压降低或正常者不宜使用。选用血管扩张剂，应根据患儿血流动力学变化而定：① 对肺淤血严重，肺毛细血管楔压明显增高（>32mmHg，1mmHg=0.133kPa），心排血量轻至中度下降者，宜选用静脉扩张药；② 对心排血量明显降低，全身血管阻力增加，而肺毛细血管楔压在正常或略升高时，宜选用小动脉扩张药；③ 心排血量明显降低，全身血管阻力增加，肺毛细血管楔压升高时，宜选用均衡扩张小动脉和静脉药物。急性心力衰竭时常用静脉注射的硝酸甘油或硝普钠。常用血管扩张剂见表2-12：

表 2-12　常用血管扩张剂的用法与剂量

药　物	作用部位	用　法	剂　量	疗效持续时间
酚妥拉明	小动脉	静推	每次 0.1～0.3 mg/kg	5～10min
		静滴	2.5～15μg/(kg·min)	
肼屈嗪	小动脉	静滴	1～5μg/(kg·min)	3～5h
硝普钠	均衡扩张小动脉、小静脉	静滴	0.5～8μg/(kg·min)	10min
哌唑嗪	均衡扩张小动脉、小静脉	口服	20～50mg/kg	6～8h
硝酸甘油	小静脉、小动脉	静滴	1～5μg/(kg·min)	短暂
		口服	0.5mg/次	30～40min
硝酸异山梨酯	小静脉、小动脉	静输	0.5～20μg/(kg·min)	短暂

应用血管扩张剂时，需密切观察动脉血压、心排血量，有条件应监测肺毛细血管嵌压。剂量一般从小剂量开始，疗效不明显时再逐渐增加剂量。

（4）心肌能量代谢赋活药：心力衰竭时均伴有明显的心肌能量代谢异常，因此，应用药物改善心肌能量代谢，对心力衰竭治疗有一定辅助作用。

1）磷酸肌酸（CP）：静脉滴注，每天1～2g。

2）果糖二磷酸钠（FDP）：剂量为100～200mg/(kg·d)，每日1次静脉滴注，速度约为10ml/min（75mg/ml）。FDP静脉滴注时对血管刺激性较大，小婴儿静脉细，常可因疼痛而引起哭闹，加重心脏负担，因此宜使用口服制剂。

3）泛醌：口服剂量每次10mg，每天1～2次。

（5）内西利他：该药为人基因重组的脑利钠肽（BNP），心力衰竭时BNP代偿性增加，用BNP可治疗心力衰竭。BNP疗效发生机制为当患者心脏容量负荷和压力负荷过重时，该药可改善血流动力学、扩张血管、利尿、利钠、调节血容量，因此，其作用机制是多方面的，不能简单归入哪一类药物。内西利他见效迅速、疗效好，尤其适用于中、重度心力衰竭。负荷量为2mg/kg，1分钟以上静脉注射（也可不用负荷量），维持量为0.005～0.030mg/(kg·min)静脉滴注。该药不良反应有低血压、头痛、恶心、心律失常，尤其是与ACEI同时使用时，更易导致低血压。

4. 急性心力衰竭性肺水肿的处理　急性左心力衰竭多以肺水肿为主要表现。治疗方法是在急性心力衰竭治疗方法的基础上注意以下事项：

（1）供氧与通气支持：一般采用鼻导管或面罩法。有明显动脉二氧化碳分压（$PaCO_2$）升高及氧分压（PaO_2）下降者，可选用机械辅助呼吸。

（2）镇静：心力衰竭伴肺水肿的患儿常因缺氧而恐慌、烦躁，应使用镇静剂（如地西泮、苯巴比妥钠）。烦躁严重者可使用吗啡，不仅可减轻烦躁，并能扩张静脉、减轻前负荷，每次剂量为0.1～0.2mg/kg，静脉注射或肌内注射。新生儿或有呼吸功能不全者慎用。

（3）利尿剂：静脉注射强力快速利尿剂，如呋塞米、布美他尼等。药物选择和用法见急性心力衰竭的治疗。

67

（4）洋地黄制剂：应静注快速泽地黄制剂，如地高辛或毛花苷 C。药物选择和用法见急性心力衰竭的治疗。

（5）血管扩张剂：首选静脉血管扩张剂，静脉滴注硝酸甘油或硝普钠。

（6）肾上腺皮质激素：可改善心肌代谢，降低周围血管张力，解除支气管痉挛。常用静脉滴注地塞米松。

5. 非药物治疗

（1）心室辅助装置（VAD）：主要用于心力衰竭末期，药物不能控制的心力衰竭，作为心脏移植等待时期的治疗方法。VAD 有单纯左心室辅助及双心室辅助装置。对难治性心力衰竭、心功能 NYHA Ⅳ级时，使用上述 VAD 可延长生命，改善生活质量。价格较低，并发症较少，需长期服抗凝剂，其缺点是支持时间较短。应用 VAD 可发生继发感染，神经系统、消化系统及血液系统的并发症。亦可发生肾灌注不足，常导致肾功能不全，可用小剂量多巴胺以维持肾血流灌注。如合并水电解质紊乱，如高血钙、低血钙、高血钾等，必须及时纠正。

（2）体外膜氧合器（ECMO）：应用指征基本与 VAD 相似，适用于除心功能不全外，还有因肺部疾病显著缺氧者。ECMO 操作较复杂，常见的并发症与 VAD 相似。ECMO 自 1989 年应用于儿科病例至今文献报道已超过 4000 例。Cartrera 等报道了 17 例新生儿应用 ECMO，应用 ECMO 时间平均为 160 小时（1～516 小时），存活率为 59%。

（3）主动脉内球囊反搏（IABP）：对于心脏手术后或心肌炎、心肌病等并发心力衰竭者，药物不能控制时可选用。IABP 在小婴儿由于主动脉顺应性好而疗效较差。

（4）心脏移植：复杂先心病、心肌病等各种心脏病所致难治性心力衰竭的终末期，可做心脏移植。严重肺动脉高压或肺部疾病而导致心力衰竭不能控制时，须作心肺同时移植。失败的主要原因是排异反应。

6. 心力衰竭合并心律失常的处理　心力衰竭与心律失常之间的关系较复杂，可由一个病因（如心肌炎、心肌病）同时引起心力衰竭与心律失常，也可由心力衰竭引起心律失常或心律失常引起心力衰竭。心力衰竭猝死患儿半数伴有心室颤动、室性心动过速、三度房室传导阻滞和电机械分离等。

心力衰竭合并心律失常的药物治疗原则为：

（1）非持续性心律失常可不用抗心律失常药。

（2）持续性室性心动过速、心室颤动、室上性心动过速，应使用抗心律失常药。

（3）Ⅰ类和Ⅱ类抗心律失常药减弱心功能，不宜使用。

（4）Ⅲ类抗心律失常药中的胺碘酮不影响心功能，可以使用，负荷量为 5～7mg/kg，1 小时内静脉滴注，维持量为 5～15μg/(kg·min)。

（5）三度房室传导阻滞需安装起搏器。

（6）寻找原因，如血压过低、心肌缺血、低钾血症或低镁血症等，应及时纠正。

7. 原发病治疗　对于严重的先天性心脏病并心力衰竭（如左心发育不良综合征）患儿，应及早手术甚至急诊手术。大型左向右分流型先天性心脏病常有慢性心力衰竭，当继发肺部感染时，易导致急性失代偿，在积极控制感染、药物抗心力衰竭治疗症状改善后，争取尽早手术根治或姑息手术。感染性心内膜炎导致难治性心力衰竭时手术治疗有较好的预后。对于终末期心肌病或其他原因造成的严重心力衰竭药物治疗无效，心脏移植或心肺移植是唯一的治疗方法。

四、心脏压塞

（一）概述

心脏是维持人体血液循环的动力器官，它保障供给全身各个脏器和组织的血液供应。心包为包裹心脏及出入心脏大血管根部的囊样结构。心包由两层结构组成，外层为纤维组织，内层为间皮细胞形成内浆膜层，紧贴于心脏表面成为心脏脏层，并折返衬于外纤维层的内面，构成心包壁层。心包腔是指壁层心包与心脏表面的脏层心包之间的空隙。正常儿童心包腔内有 10～15ml 淡黄色液体润滑心脏表面，以保证心脏在心包腔内可自由搏动，并减少心脏搏动时脏层和壁层之间的摩擦。

心脏压塞是指心包腔中液体急剧积聚导致心脏受压、室充盈受阻及其所引起的一系列血流动力学异常，如静脉压升高，甚至心源性休克。心脏压塞为一急症，危及患儿生命，一旦发生需紧急做心包腔减压处理。

（二）病因

引起儿童心脏压塞的原因有：

1. 感染性心包炎　包括细菌、病毒、支原体和寄生虫感染，其他病原体如真菌、立克次体和螺旋体等。

2. 非感染性心包炎　包括自身免疫性疾病、代谢和内分泌疾病性心包炎。

3. 创伤性心包炎　胸部贯通伤或顿挫伤累及心包，开心手术或心导管术后也可累及心包。

4. 其他　如心包膜肿瘤，接受抗凝治疗后亦较常见。

（三）病理生理

心包积液对血流动力学影响主要取决于心包腔的压力，由心包积液生成速度和量来决定。如缓慢出现的少量心包积液对血流动力学无明显影响，但如果心包腔内迅速积聚液体，即使量不多，同样可以引起心包腔内压力急剧升高，出现心脏压塞。心肌功能不好会加重心包积液对循环功能影响。心脏压塞时，一方面心室舒张期充盈受到限制，每搏量下降，反射性增加心率，维持心搏出量。如心搏量进一步减少，导致收缩压下降，末梢血管收缩，使舒张压上升，脉压变小，并出现奇脉。另一方面，心包腔内压力升高使静脉回流受阻，导致静脉压升高。当心包腔液体迅速积聚引起急性心脏压塞，心搏出量急剧减少，可发生心源性休克，甚至死亡。

（四）临床表现

1. 症状与体征　患儿呈急性病容，呼吸困难，发绀，因胃肠淤血可有恶心、呕吐。较重的急性心脏压塞可有低血压，患儿表现焦虑、烦躁、冷汗、面色苍白、肢端湿冷，甚至神志不清、休克，很快处于濒死状态。

查体有心尖搏动消失、心音遥远、心率加快（BECK 三联征），左肺肩胛角与脊柱间叩诊实变，听诊管状呼吸音（Ewart 征）。70%～80%患儿可有奇脉，表现为吸气时脉搏明显减弱。但用触摸桡动脉强弱方法判断奇脉不易实施，尤其对低血压患儿，可检查颈动脉或股动脉。采用血压计检查时，吸气末收缩压较呼气时降低 10mmHg，并可触及脉搏减弱时可肯定为奇脉。绝大多数急性心脏压塞患儿均有静脉压升高。坐位时颈外静脉充盈是静脉压升高的简易标志。也可出现颈静脉搏动，但当颈静脉极度充盈时，搏动反而不明显。肝颈静脉回流征阳性。肝大伴触痛。严重者肢体静脉亦显示怒张。测定中心静脉压是判断静脉压有无升高的最可靠方法。

2. 辅助检查

（1）胸部 X 线检查：当心包积液量超过 300ml 时，心影向两侧增大；超过 1000ml 时，心影呈烧瓶状或梨形，心影随体位而异。左右缘各弓消失，腔静脉影增宽，卧位时心底部变宽，且卧位与立位心影形态显著差异。心膈角成锐角，上腔静脉影增宽而肺野透明。透视或计波摄片心搏动减弱。心包腔内注气术可见液平面、心脏大小、心包厚度及有无肿瘤。透视下心搏减弱或消失，肺野清晰无淤血改变，有助于与心力衰竭相鉴别。

（2）心电图：心脏压塞 ECG 没有特征性表现。可出现 ST 段抬高、T 波低平或倒置、QRS 低电压等心包炎或心包积液改变。如果临床发现完全性电交替（P 和 QRS 向量均随心搏而变化）的心包积液大多数最后都发展为心脏压塞。

（3）超声心动图：超声心动图是诊断心包积液的主要检测方法，可以准确测定心包积液的量，还能够显示心脏压塞时的间接征象，如舒张早期的右室流出道塌陷、舒张晚期和等容收缩期的右房游离壁内陷；吸气时右心室扩大、室间隔左移、左心室受压，到左房收缩开始时二尖瓣才开放。心包积液时显示心包腔内有无回声区：①少量积液时，暗区常局限在房室沟及左室后壁之后（仰卧位）；②中等量积液，无回声区扩大至心尖及右室前壁之前的心包腔，右室前壁搏动增强；③大量积液，心脏周围无回声区增宽，心脏活动呈前后摆动，室壁搏动受限。

（4）心包穿刺：可辅助诊断，指导治疗。

（5）其他检查：必要时可行核素心脏扫描、心内 CO_2 造影或心血管造影及与原发病有关的检查。

（五）诊断

如有相应病史，出现胸闷、气急，同时具有 BECK 三联征，则心脏压塞的可能性较大，应尽快测定中心静脉压。对有外伤、感染、风湿性疾病史或抗凝治疗中的患儿，心脏压塞症状不一定全部具备，特别是当心音遥远不明显、血压正常时，只要静脉压明显升高，出现奇脉，胸部 X 线摄片尤其是超声心动图检查证明有心包积液，则即有可能诊断心脏压塞。

外伤性心包积血，积血量往往不多，因此，X 线显示心影可能在正常范围内，但可迅速发展为急性心脏压塞。如已知失血量与休克程度不成比例，或经足够输血仍不能缓解循环障碍者，应疑有心脏压塞。

（六）治疗

1. 一般治疗　卧床休息，取半卧位，进流质或半流质饮食。疼痛时服镇静剂，必要时可用可待因、哌替啶或吗啡。有气急、呼吸困难者吸氧。可用鼻导管、面罩等方法给氧，勿用正压给氧，以免增加心包压力，加剧心脏压塞。如自主呼吸停止必须人工机械通气，宜用间歇正压通气治疗，吸气峰压不宜太高，并尽快做心包减压。患儿烦躁时可适当给予镇静。

2. 心包穿刺　心包穿刺抽液是降低心包腔压、减轻心脏压塞的唯一有效急救措施。心脏压塞患儿的收缩压下降一旦超过 30mmHg，应立即穿刺抽液。

心包穿刺有助于解除心脏压塞并明确病因。穿刺时最好在心电监护和（或）超声定位并监测下进行。现多采用剑突旁穿刺。大量心包积液抽液时，每分钟勿超过 20～30ml，抽液过程中密切观察患儿面色、脉搏及呼吸等状况。穿刺时，患儿一般取半卧位，背部适当加垫。穿刺点在剑突与左肋缘交界处，经过膈肌穿刺心包前下方。现多采用中心静脉压穿刺包。在穿刺点行局部麻醉，并向深部浸润。套管针与腹壁呈 30°～45°，向上向后刺入，进针对准左锁骨中点至左肩，缓慢前进，一般进针 1～3cm（由患儿身高、年龄、皮下脂肪厚度或超声心动图预先测量决定）可达心包。如有突破感或感觉穿刺针搏动，说明已临近心脏。拔出针芯，可见液体自套管流出，将导引钢丝送入心包腔，撤套管，沿钢丝进入中心静脉留置管，放液，必要时可缝至皮肤固定。留置管可保留 1 周甚至更长，期间可随时抽液。如上述途径抽液失败，可换成心尖或胸骨旁途径进行穿刺。

心包穿刺偶可刺破冠状血管、划破心房或心室壁或直接穿到心腔内造成血性液体。如穿刺中，心电监护并未出现 T 段或 PR 段改变，亦未出现心律失常，则血性液体来自心腔的可能性不大。血性心包积液具有血细胞压积低于静脉血而且不凝固等特点，亦可用来鉴别。穿刺后本已下降的中心静脉压又上升，说明心脏压塞又复发生。如有留置管则可重复抽液。如无留置管又反复发生压塞，或穿刺始终不能成功并危及患儿生命，可直接行心包切开引流。

对外伤引起的急性心脏压塞，一旦出现必须争分夺秒地进行抢救治疗。应紧急做心包穿刺，排血减压、缓解填塞，暂时改善血流动力学，争取抢救时间。如有其他复合伤需手术治疗，可直接做心包切开引流后同时手术；对化脓性心包积液，现提倡早期做心包切开引流。

3. 药物

（1）补液：急性心脏压塞，尤其是血压下降，又不能立即做心包穿刺，或穿刺失败的情况下，应静脉补充适当液体以扩充血容量，增加心室充盈。此时最好用血浆、全血或胶体液。可按 10ml/kg 在 30 分钟内补完，然后根据中心静脉压和血压的动态变化、临床表现决定是否再输液。

（2）血管活性药物：在心室充盈压不变条件下，给予血管扩张剂可增加心搏出量。因此，在扩容补液同时，如血压能维持，可给予酚妥拉明、硝普钠等。异丙肾上腺素具有正性肌力和血管扩张作用，也可应用。洋地黄及肾上腺素均有增加心脏后负荷作用，不宜使用。

在 ICU 内心脏压塞不常见，但胸部闭合性外伤或心脏介入术后出现不明原因的休克须考虑到有急性心脏压塞的可能。应及时行心脏超声等相关检查。若确诊为急性心脏压塞，则及时行超声引导下心包穿刺置管引流，必要时剖胸手术。急性心脏压塞解除后需积极治疗原发病。如为外伤所致心脏压塞，处理心脏压塞同时还需治疗其他复合伤；如为感染给予有效抗生素；如由抗凝疗法引起心脏压塞则须停止抗凝治疗，并给予鱼精蛋白对抗肝素。

五、肺动脉高压危象

（一）概述

肺高血压（pulmonary hypertension，PH）是指肺内循环系统发生高血压，包括肺动脉高压、肺静脉高压和混合性肺高压。整个肺循环，任何系统或者局部病变而引起的肺循环血压增高均可称为肺高血压（简称肺高压）。

肺动脉高压（pulmonary arterial hypertension，PAH）是指孤立的肺动脉血压增高，而肺静脉压力正常，主要原因是小肺动脉原发病变或其他的相关疾病导致肺动脉阻力增加，表现为肺动脉压力升高而肺静脉压正常。目前被划分为肺高压的第一大类，是一类以肺血管阻力进行性升高为主要特征的肺血管增生性疾病，既可源于肺血管自身病变，也可继发于其他心肺疾患。肺循环的压力和阻力增加，可导致右心负荷增大，右心功能不全，肺血流减少，从而导致一系列临床表现。特发性肺动脉高压（idiopathic pulmonary arterial hypertension，IPAH）是肺动脉高压的一种，是指没有肺动脉高压基因突变和明确危险因素接触史的一类特定疾病。

肺动脉高压危象（pulmonary hypertension crisis，PHC）是在肺动脉高压的基础上，缺氧、肺栓塞、感染等诱发肺循环阻力升高，右心血泵出受阻，导致突发性肺动脉高压和低心排血量的临床危象状态，是引起肺动脉高压患者死亡的重要原因之一。

（二）临床分类

1973 年，世界卫生组织召开的第一次原发性肺动脉高压会议将肺动脉高压分为原发性肺动脉高压和继发性肺动脉高压两大类。1998 年，法国 Evian 会议根据肺高压的病理学特点、病理生理学特点和治疗方法的不同将肺高压分为五大类，并于 2003 年威尼斯会议对 Evian 诊断分类标准进行修订。2008 年在美国 Dana Point 举行的第四次世界肺高压会议经过讨论达成共识，对肺高压的诊断分类进行新的更新（Dana Point 分类），如表 2-13，2-14，2-15 所示。

表 2-13 肺高压临床分类（Dana Point，2008）

1. 肺动脉高压

　1.1 特发性肺动脉高压

　1.2 遗传性肺动脉高压

　1.2.1 骨形成蛋白受体 II 基因（BMPR2）突变

　1.2.2 活化素受体样激酶 I（ALK-1），转化生长因子-β受体 III（endoglin）基因突变

　1.2.3 未知基因突变

1.3 药物和毒物诱导

1.4 相关因素所致

1.4.1 结缔组织病

1.4.2 HIV 感染

1.4.3 门脉高压

1.4.4 先天性心脏病

1.4.5 血吸虫病

1.4.6 慢性溶血性贫血

1.5 新生儿持续性肺高压

1.6 肺静脉闭塞病和（或）肺毛细血管瘤

2. 左心疾病相关性肺高压

2.1 收缩功能障碍

2.2 舒张功能障碍

2.3 心脏瓣膜疾病

3. 与呼吸系统疾病或缺氧相关的肺高压

3.1 慢性阻塞性肺疾病

3.2 间质性肺疾病

3.3 其他同时存在限制性和阻塞性通气功能障碍的肺疾病

3.4 睡眠呼吸障碍

3.5 肺泡低通气综合征

3.6 慢性高原病

3.7 肺泡-毛细血管发育不良

4. 慢性血栓栓塞性肺高压

5. 不明原因或多种因素所致肺高压

5.1 血液系统疾病：骨髓增生性疾病，脾切除

5.2 全身性疾病：结节病，肺朗格汉斯组织细胞增多症，淋巴管肌瘤病，多发性神经纤维瘤，血管炎

5.3 代谢性疾病：糖原累积病，戈谢病，甲状腺疾病

表 2-14　先天性心脏病相关性肺动脉高压的临床分类
(2008 年 Dana Point 会议更新)

分　类	特　点
A. 艾森曼格综合征	大缺损导致肺血管阻力明显增加，体-肺分流方向发生逆转或双向分流。临床表现为发绀、红细胞增多及多脏器受累等。
B. 体-肺分流相关性肺动脉高压	中-大缺损导致肺血管阻力轻中度增加，以左向右分流为主，休息时无发绀。
C. 肺动脉高压合并小缺损	存在小缺损（超声心动图评价室缺<1cm，房缺<2cm），临床特点与特发性肺动脉高压相似。
D. 心脏修补术后肺动脉高压	心脏畸形修补术后仍持续存在肺动脉高压术后明显好转，但数月甚至数年后再次明显加重，且没有明显术后残余瘘

表 2－15　先天性体-肺分流心脏病相关性肺动脉高压的解剖-病理生理学分类
（2003 年威尼斯修订版）

1. 类型

  1.1. 单纯三尖瓣前分流

  1.1.1. 房间隔缺损

  1.1.1.1. 继发孔型

  1.1.1.2. 冠状窦型

  1.1.1.3. 原发孔型

  1.1.2. 完全性或部分性非梗阻型肺静脉异位引流

  1.2. 单纯三尖瓣后分流

  1.2.1. 室间隔缺损

  1.2.2. 动脉导管未闭

  1.3. 复合分流

  1.4. 复杂性先天性心脏病

  1.4.1. 完全性房室间隔缺损

  1.4.2. 永存动脉干

  1.4.3. 无肺动脉血流梗阻的符合单心室循环生理的疾病

  1.4.4. 完全性大动脉转位合并室间隔缺损（不存在肺动脉狭窄）和（或）动脉导管未闭

  1.4.5. 其他

2. 大小（若存在 1 个以上先天性缺损，则特指每一个缺损）

  2.1. 血流动力学（特指 Qp/Qs）

  2.1.1. 限制性（缺损两侧存在压力阶差）

  2.1.2. 非限制性

  2.2. 解剖学（缺损大小仅适用于成年患者）

  2.2.1. 小到中等缺损（ASD≤2.0cm，VSD≤1.0cm）

  2.2.2. 大缺损（ASD≥2.0cm，VSD>1.0cm）

3. 分流方向

  3.1 以体-肺分流为主

  3.2 以肺-体分流为主

  3.3 双向分流

4. 伴有心内和心外畸形

5. 修补情况

  5.1. 未接受手术

  5.2. 姑息手术（详细说明手术的种类和手术时年龄）

  5.3. 根治手术（详细说明手术的种类和手术时年龄）

（三）PHC 的诊断

WHO 定义 PAH 的标准：静息状态下右心导管测定肺动脉平均压（mPAP）≥25mmHg，肺毛细血管楔压（PCWP）15mmHg，肺血管阻力指数（PVR）≥3Wood 单位。PAH 的确诊必须依靠心导管检查。虽然多普勒超声心动图也能估计肺动脉压力，但其准确性远不如右心导管检查，误差甚至高达 10mmHg。除了完整的血流动力学评估外，PAH 患儿还需行急性血管扩张试验，即利用一氧化氮（NO）、腺苷或依前列醇等短效血管扩张剂确定肺血管反应性。成人急性血管扩张试验阳性的标准为：mPAP 下降 10mmHg，且 mPAP 40mmHg，心排血量不变或增加，但该标准是否完全适用于儿童尚不明确。

PHC 的诊断标准是肺动脉压突然上升，达到或超过体循环压力，即肺动脉压与体循环血压比值（PAP/SBP）≥1，导致严重的低血压及低氧血症。呈现左房压下降，体循环动脉压下降，中心静脉压上升，心率增快；动脉血氧饱和度下降，高碳酸血症，代谢性酸中毒等。

（四）PHC 的治疗

建议所有儿童肺动脉高压患者在无禁忌的情况下，根据临床需要使用地高辛、利尿剂、华法林抗凝及氧疗。

在积极治疗原发病、去除诱因以及常规治疗 PHC 的基础上，关键是要迅速有效的降低肺动脉压，目前可以选用以下药物或是联合用药。

1. 一氧化氮（NO）　NO 是一种气态的内源性介质，具有松弛血管平滑肌、抑制血小板聚集和参与神经递质信号等多种生物效应，对维持正常的体循环和肺循环血管紧张性起着重要作用。它可选择性地扩张通气良好的肺段血管，改善肺通气/血流比，而不影响体循环压。吸入 NO 治疗 PHC 选择性高、起效快，但作用时间短，只有数分钟，并有潜在的毒性（主要引起高铁血红蛋白血症）。一般吸入 40mg/L 以及更低的 NO，高铁血红蛋白浓度将保持在一个安全范围。

2. 前列环素类似物（PGIS）　PGIS 作用机制为通过激活腺苷酸环化酶活性促进环磷腺苷（cAMP）合成，从而抑制血小板聚集、释放、形态变化、黏附性等，并且具有扩血管作用。PAH 时血管内皮细胞产生的 PGIS 减少，故外源性使用 PGIS 实际上是一种替代疗法。

临床上使用的 PGIS 依前列醇（eporprosten，商品名：Flolan）的研究最多。静脉注射用依前列醇是第一个在欧美上市的前列环素类药物，对各类肺动脉高压患者都有明显疗效，患者生存率得到明显改善。依前列醇，半衰期短（2～5 分钟），酸性条件下易失活，输注前需低温保存。因为依前列醇给药途径特殊，且儿童系超说明书用药，不便于儿童患者应用，但重症 PAH 患者可考虑应用，所以儿童患者的剂量需摸索确定，持续静脉滴注治疗。长期用药者需中心静脉置管，由便携式输液泵控制给药。儿童应用指征和成人患者相似，起始剂量为 2ng/(kg·min)，然后迅速加量，每 15 分钟增加 2ng/(kg·min) 直至预期效果出现，平均最终剂量约为 9～11ng/(kg·min)。应避免突然停药，因为可导致部分患者肺动脉压力反弹，使症状恶化甚至死亡。主要不良反应包括血栓形成、面部潮红、头痛、恶心、腹泻、腹部不适及静脉注射的相关感染等。

吸入伊洛前列素（iloprostinhalation solution，商品名：Ventavis）于 2006 年在我国上市。该药化学性质较依前列醇明显稳定，有选择性扩张肺血管作用，因而可有效治疗肺动脉高压。国外有研究表明静脉注射伊洛前列素的疗效与依前列醇相当，因此在国内，雾化吸入和（或）静脉泵入伊洛前列素是肺高压危象患者首选抢救药物。吸入和静脉泵入伊洛前列素也是控制心脏外科手术围术期肺动脉高压的重要方法。相比传统的吸入 NO，通过呼吸机雾化吸入伊洛前列素更加方便，易于控制剂量，改善 CO 的作用更加显著。但是关于伊洛前列素在儿童中的使用经验还是非常有限。2008 年，Limsuwan 等在 8 例 CHD 术后发作一次或以上的 PHC 的儿童给予雾化吸入伊洛前列素 0.5μg/kg，所有患者对伊洛前列素治疗均有良好反应。同年，Ivy 等报告了伊洛前列素在 22 个 PAH 患儿中的疗效和安全性的数据：用法为每次吸入 5μg（初次 2.5μg），每 3 小时一次，用药后很快出现 mPAP 下降等效应，使用 6 个月后，35％的患儿心功能分级得到改善，50％维持不变，15％下降，9 名原本使用静脉前列腺素的患儿，有 8 人成功过度为吸入伊洛前列素，36％（8/22）的儿童由于气道反应性降低、临床恶化或死亡而终止长期应用伊洛前列素。2009

年，贺彦等报道伊洛前列素对 13 例先天性心脏病患儿术后 PAH 的短期疗效，用法为每分钟 25ng/kg 每次吸入 10 分钟，每 4 小时一次，发现可以显著降低肺动脉压力，改善肺循环血流动力学。最近 Loukanov T 等在涉及体外循环术后婴幼儿的随机开放研究发现，8 例吸入伊洛前列素与 7 例吸入 NO 的患儿在 mPAP、机械通气时间及肺高压危象发作方面差异无统计学意义，认为每 2 小时吸入 0.5μg/kg 伊洛前列素对婴幼儿安全，但不能消除肺高压危象发作。

3. **磷酸二酯酶抑制剂**　枸橼酸西地那非（sildenafil，商品名：万艾可）是一种高选择性的 5-磷酸二酯酶抑制剂，能够高选择性地提高肺血管平滑肌的环磷酸鸟苷（cGMP）浓度，通过激活蛋白激酶 G，增加 K^+ 通道的开放，使细胞膜超极化，抑制 Ca^{2+} 内流，导致细胞内钙浓度减低，使平滑肌细胞松弛和血管舒张，降低肺动脉压力，增加心排血量，而对体循环的血流动力学无影响。此外还可增强和延长 NO 和 PGI_2 及其类似物的扩血管作用。使用剂量每次 $0.25\sim1mg/kg$，1 日 3 次，从小剂量开始服用。不良反应包括阴茎勃起、头痛、面色发红、消化不良、鼻出血等。

4. **联合用药**　联合应用不同的药物取得最佳临床疗效是治疗 PAH 的新观点。由于不同药物作用途径不一样，联合治疗可以使治疗作用互相叠加，因而疗效更佳。枸橼酸西地那非与 NO 和前列环素联合应用，可增强后两者舒张肺血管的作用并延长其作用时间，减少药物用量。使用持续 NO 吸入和持续静脉滴注 PGE_1 后仍出现 PHC 的患者，加用口服枸橼酸西地那非后，取得了良好的降低肺动脉压力效果，并使体循环血流动力学渐趋稳定。目前的联合用药，多来自有限病例的经验总结，尚无联合治疗的适用标准，尚需开展设计缜密的对照研究以得到联合用药的最佳方案。

（五）PHC 的预防

1. **提高认识**　了解引起 PHC 的基础病因和诱因，加强监测，预防处理，早期做出诊断。

早期手术治疗先天性心脏病是预防 PHC 的较好措施。对重度 PAH 患儿，在左向右分流的 CHD 患者，特别是合并动脉导管未闭或单纯动脉导管未闭者，由于大量的血流直接冲击肺血管床，可早期引起肺血管病变，在肺血管发生病变之前手术较少发生 PHC。

2. **肺动脉压监测**

（1）心脏超声：评估肺动脉压力和三尖瓣反流程度，为手术方案选择提供依据。对术前心脏超声提示有中度以上三尖瓣反流或术中探查三尖瓣瓣环直径超过 3 指者，均应行三尖瓣瓣环环缩术。

（2）术后留置肺动脉测压管测肺动脉压（PAP）及监护仪连续监测 1 周。CHD 重度 PAH 患儿术前和术后肺动脉压的参数对指导围术期临床治疗有一定意义。

3. **保持气道通畅，充分供氧**　当 $PO_2<50mmHg$ 时肺血管阻力迅速增加，氧气是有效的肺血管扩张剂。术后常规呼吸机支持至心血管系统稳定后撤机，可预防 PHC 发生。同时加强呼吸道管理，定时拍背吸痰，及时清除呼吸道分泌物。

4. **减少应激反应**　在机械通气中除常规应用咪唑唑仑、维库溴铵等镇静剂和肌松剂外，芬太尼持续静脉给药亦是有效措施，同时阻断了内源性交感介质如肾上腺素及去甲肾上腺素的释放，降低肺血管阻力，防止 PHC 的发生。

PHC 的治疗是基于 PAH 治疗基础上的一个急症，显然药物能迅速起效是必要条件。只有在平时肺动脉压力得到了良好的控制，才能防治 PHC 的发生。开发肺血管选择性强，疗效可靠，不良反应少的新药和联合用药研究是未来的方向。随着 PAH 发病机制的进一步阐明和新型药物的出现，本病的结局有望进一步改善。

六、高血压危象

（一）概述

高血压危象（hypertensive crises）是指一系列需要快速降低动脉血压治疗的临床高血压紧急情况。

高血压危象包括高血压急症（hypertensive emergencies，HE）和高血压亚急症（hypertensive urgencies，HU）。

高血压急症是指原发性或继发性高血压患者，在某些诱因作用下，血压突然和明显升高（BP＞180/120mmHg），同时伴有进行性心脏、脑、肾等重要靶器官功能不全的表现。高血压急症包括高血压脑病、颅内出血（脑出血和蛛网膜下隙出血）、脑梗死、急性心力衰竭、肺水肿、急性冠状动脉综合征（不稳定型心绞痛、急性非ST段抬高和ST段抬高心肌梗死）、主动脉夹层、子痫等，应注意血压水平的高低与急性靶器官损害的程度并非呈正比。一部分高血压急症并不伴有特别高的血压值，如并发于妊娠期或某些急性肾小球肾炎的患者，但如血压不及时控制在合理范围内会对脏器功能产生严重影响，甚至危及生命，处理过程中需要高度重视。并发急性肺水肿、主动脉夹层、心肌梗死者，即使血压仅为中度升高，也应视为高血压急症。

高血压亚急症是指血压明显升高但不伴靶器官损害。患者可以有血压明显升高造成的症状，如头痛、胸闷、鼻出血和烦躁不安等。相当多的患者有服药顺从性不好或治疗不足的问题。血压升高的程度不是区别高血压急症与高血压亚急症的标准，区别两者的唯一标准是有无新近发生的急性进行性的严重靶器官损害。

（二）儿童高血压

儿童高血压以原发性高血压为主，表现为轻、中度血压升高，通常没有自我感知，没有明显的临床症状，除非定期体检，否则不易被发现。儿童中血压明显升高者多为继发性高血压。肾性高血压是继发性高血压的首位病因，占继发性高血压的80％左右。随年龄增长，原发性高血压的比例逐渐升高，进入青春期的青少年高血压多为原发性。

儿童与青少年舒张压读数取柯氏音第Ⅳ时相（K4）还是第Ⅴ时相（K5），国内外尚不统一。成人取K5为舒张压，考虑到我国儿科教学和临床一直采用K4为舒张压以及相当比例的儿童与青少年柯氏音不消失的现实状况，建议实际测量中同时记录K4和K5。

目前国际上统一采用P_{90}、P_{95}、P_{99}作为诊断"正常高值血压"、"高血压"和"严重高血压"标准。

表2-16和表2-17为2010年依据我国十一余万儿童青少年血压调查数据制定出的中国儿童青少年血压参照标准[7]

表2-16 中国男性儿童血压评价标准

年龄（岁）	收缩区			舒张区 K4			舒张区 K5		
	P90	P95	P99	P90	P95	P99	P90	P95	P99
3	102	105	112	66	69	73	66	69	73
4	103	107	114	67	70	74	67	70	74
5	106	110	117	69	72	77	68	71	77
6	108	112	120	71	74	80	69	73	78
7	111	115	123	73	77	83	71	74	80
8	113	117	125	75	78	85	72	76	82
9	114	119	127	76	79	86	74	77	83
10	115	120	129	76	80	87	74	78	84
11	117	122	131	77	81	88	75	78	84
12	119	124	133	78	81	88	75	78	84

续表

年龄（岁）	收缩区			舒张区 K4			舒张区 K5		
	P90	P95	P99	P90	P95	P99	P90	P95	P99
13	120	125	135	78	82	89	75	79	84
14	122	127	138	79	83	90	76	79	84
15	124	129	140	80	84	90	76	79	85
16	125	130	141	81	85	91	76	79	85
17	127	132	142	82	85	91	77	80	86

注：K4：第Ⅳ时相；K5：第Ⅴ时相。正常高值血压：收缩压和（或）舒张压≥P_{90}～＜9_{95}，或12岁及以上儿童，收缩压和（或）舒张压≥120/80mm Hg；高血压：收缩压和（或）舒张压≥P_{95}～＜$P_9 9$；严重高血压：收缩压和（或）舒张压≥P_{90}。

表 2-17　中国女性儿童血压评价标准

年龄（岁）	收缩区			舒张区 K4			舒张区 K5		
	P90	P95	P99	P90	P95	P99	P90	P95	P99
3	101	104	110	66	68	72	66	68	72
4	102	105	112	67	69	73	67	69	73
5	104	107	114	68	71	76	68	71	76
6	106	110	117	70	73	78	69	72	78
7	108	112	120	72	75	81	70	73	79
8	111	115	123	74	77	88	71	74	81
9	112	117	125	75	78	85	72	76	82
10	114	118	127	76	80	86	73	77	83
11	116	121	130	77	80	87	74	77	83
12	117	122	132	78	81	88	75	78	84
13	118	123	132	78	81	88	75	78	84
14	118	123	132	78	82	88	75	78	84
15	118	123	132	78	82	88	75	78	84

注：K4：第Ⅳ时相；K5：第Ⅴ时相。正常高值血压：收缩压和（或）舒张压≥P_{90}～＜P_{95}，或12岁及以上儿童，收缩压和（或）舒张压≥120/80 mmHg；高血压：收缩压和（或）舒张压≥P_{95}～＜P_{99}；严重高血压：收缩压和（或）舒张压≥P_{99}。

（三）发病机制

高血压危象的发生机制，多数学者认为是由于高血压患者在诱发因素的作用下，血液循环中肾素、血管紧张素Ⅱ，去甲肾上腺素和精氨酸加压素等收缩血管活性物质突然急骤的升高，引起肾出、入球小动脉收缩或扩张。这种情况若持续性存在，除了血压急剧增高外，还可导致压力性多尿，继而发生循环血容量的减少，又反射性引起血管紧张素Ⅱ、去甲肾上腺素和精氨酸加压素生成和释放增加，使循环血中血管活性物质和血管毒性物质达到危险水平，从而加重肾小动脉收缩。由于小动脉收缩和扩张区交叉所致，故其呈"腊肠串"样改变。引起小动脉内膜损伤和血小板聚集，导致血栓素等有害物质进一步释放形成血小板血栓，引起组织缺血缺氧，毛细血管通透性增加，并伴有微血管内凝血点状出血及坏死性小动脉炎，以脑和肾损害最为明显。有动脉硬化的血管特别易引起痉挛并加剧小动脉内膜增生，于是形成病理性恶性循环。此外，交感神经兴奋性亢进和血管加压性活性物质过量分泌不仅引起肾小动脉收缩，而且也会引起全身周围小动脉痉挛，导致外周血管阻力骤然增高，使血压进一步升高，从而发生高血压的危险。

（四）临床表现

诱因为精神创伤、情绪变化、过度疲劳、寒冷刺激、气候变化和内分泌失调（如经期）等。突然起病，病情凶险。

1. 血压显著增高　收缩压升高可达200mmHg以上，严重时舒张压也显著增高，可达117mmHg以上。

2. 交感神经强烈兴奋　表现为发热、出汗、心率增快、皮肤潮红、口干、尿频、排尿困难及手足颤抖等。

3. 靶器官急性损害的表现　①视物模糊，视力丧失，眼底检查可见视网膜出血、渗出、视盘水肿；②胸闷、心绞痛、心悸、气急、咳嗽，甚至咳泡沫痰；③尿频、尿少、血浆肌酐和尿素氮增高；④一过性感觉障碍、偏瘫、失语，严重者烦躁不安或嗜睡；⑤头痛、恶心、呕吐、嗜睡、抽搐、昏迷。

（五）治疗

1. 高血压急症的处理　当怀疑高血压急症时，应进行详尽的病史收集、体检和实验室检查，评价靶器官功能受累情况，以尽快明确是否为高血压急症。但初始治疗不能因为对患者整体评价过程而延迟。

高血压急症的患者应进入急诊抢救室或加强监护室，持续监测血压；尽快应用适合的降压药；酌情使用有效的镇静药以消除患者恐惧心理；并针对不同的靶器官损害给予相应的处理。

高血压急症需立即进行降压治疗以阻止靶器官进一步损害。在治疗前要明确用药种类、用药途径、血压目标水平和降压速度等。理想的药物应能预期降压的强度和速度，常用药物详见表2-18。

表2-18　高血压急症静脉注射或肌内注射用降压药

药　名	剂　量	起效时间（min）	持续时间	不良反应
硝普钠	0.25～10.00μg/（kg·min）静脉滴注	立即	1～2min	恶心、呕吐、肌肉痉挛、出汗
硝酸甘油	5～100μg/min静脉滴注	2～5	5～10min	头痛、呕吐
酚妥拉明	2.5～5.0mg静脉注射，0.5～1.0mg/min静脉滴注	1～2	10～30min	心动过速、头痛、潮红
尼卡地平	0.5～10.0μg/（kg·min）静脉滴注	5～10	1～4h	心动过速、头痛、潮红
艾司洛尔	250～500μg/kg静脉注射，此后50～300μg/（kg·min）静脉滴注	1～2	10～20min	低血压、恶心
乌拉地尔	10～50mg静脉注射，6～24mg/h	5	2～8h	头晕、恶心、疲倦
地尔硫䓬	10mg静脉注射，5～15μg/（kg·min）静脉注射	5	30min	低血压，心动过缓
二氮嗪	200～400mg/（kg·min）静脉注射，累计不超过600mg	1	1～2h	血糖过高，水钠潴留
拉贝洛尔	20～100mg静脉注射，0.5～2.0mg/min静脉注射，24h不超过300mg	5～10	3～6h	恶心、呕吐、头麻、支气管痉挛、传导阻滞、直立性低血压
依那普利拉	1.25～5.00mg，每6h静脉注射	15～30	6～12h	高肾素状态血压陡降、变异度较大
肼屈嗪	10～20mg静脉注射，10～40mg肌内注射	10～20 / 20～30	1～4h / 4～6h	心动过速、潮红、头痛、呕吐、心绞痛加重
非诺多泮	0.03～1.60μg/（kg·min）静脉注射	<5	30min	心动过速、头痛、恶心、潮红

注：急症降压药使用详见各种药物的说明书。

在严密监测血压、尿量和生命体征的情况下，应视临床情况的不同使用短效静脉降压药物。降压过程中要严密观察靶器官功能状况，如神经系统症状和体征的变化，胸痛是否加重等。由于已经存在靶器官的损害，过快或过度降压容易导致组织灌注压降低，诱发缺血事件。所以起始的降压目标并非使血压正常，而是渐进地将血压调控至不太高的水平，最大限度地防止或减轻心脏、脑、肾等靶器官损害。

一般情况下，初始阶段（数分钟到1小时内）血压控制的目标为平均动脉压的降低幅度不超过治疗前水平的25%。在随后的2～6小时内将血压降至较安全水平，一般为160/100mmHg左右，如果可耐受这样的血压水平，临床情况稳定，在以后24～48小时逐步降低血压达到正常水平。

降压时需充分考虑到患者的年龄、病程、血压升高的程度、靶器官损害和合并的临床状况，因人而异地制定具体的方案。如果患儿为急性冠状动脉综合征或以前没有高血压病史的高血压脑病（如急性肾小球肾炎、子痫所致等），初始目标血压水平可适当降低。若为主动脉夹层，在患者可以耐受的情况下，降压的目标应该低至收缩压100～110mmHg，一般需要联合使用降压药，并要给予足量β受体阻滞剂。降压的目标还要考虑靶器官特殊治疗的要求，如溶栓治疗等。一旦达到初始靶目标血压，可以开始口服药物，静脉用药逐渐减量至停用。

在处理高血压急症时，要根据患儿具体临床情况做其他相应处理，争取最大限度保护靶器官，并针对已经出现的靶器官损害进行治疗。

2.高血压亚急症的处理　对高血压亚急症患儿，可在24～48小时将血压缓慢降至160/100mmHg。没有证据说明此种情况下紧急降压治疗可以改善预后。

许多高血压亚急症患儿可通过口服降压药控制，如钙拮抗剂、ACEI、ARB、α受体阻滞剂、β受体阻滞剂，还可根据情况应用襻利尿剂。初始治疗可以在门诊或急诊室，用药后观察5～6小时，2～3天后门诊调整剂量。此后可应用长效制剂控制至最终的靶目标血压。

到急诊室就诊的高血压亚急症患者在血压初步控制后，应给予调整口服药物治疗的建议，并建议患儿定期去高血压门诊调整治疗。具有高危因素的高血压亚急症如伴有心血管疾病的患者可以住院治疗，注意避免对某些无并发症但血压较高的患儿进行过度治疗，在这些患儿中静脉或大剂量口服负荷量降压药可产生不良反应或低血压，并可能造成相应损害。

预防高血压的发生及系统管理治疗高血压患者是一项涉及全社会的系统工程。防治对象不仅包括已诊断的高血压患者，还包括社区中所有可能发生高血压的高危个体。防治对策应该是可执行的、经济有效的，并且是可持续发展的。

七、法洛四联症缺氧发作

（一）概述

法洛四联症（tetralogy of Fallot，TOF）的主要病理变化有下列四种：①肺动脉狭窄：最多见的是右心室漏斗部狭窄，其次是瓣膜合并漏斗部狭窄；在狭窄之间可形成第三心室；单纯瓣膜狭窄少见。肺动脉狭窄是此症的主要畸形，对患儿病理生理及临床表现有重要影响；②主动脉右置：主动脉起自左心室，但横跨室间隔，同时接受来自左及右心室的血液；③膜部室间隔缺损；④右心室肥厚。此外，25%病例可合并右位主动脉弓，约20%病例可有左侧上腔静脉畸形。20%～70%可伴有缺氧发作，亦为其主要死因之一。法洛四联症小儿通常全身缺氧明显，尤其是脑缺氧可影响小儿生长、智力发育，故要加以预防。

（二）病理生理

胎儿时期对于胎心的负担不大，出生时心脏大小正常，出生后卵圆孔正常闭合，由于生理上的需要，动脉导管可能开放一个时期，使较多的血液进入肺内氧合，因而青紫可不明显或较轻。动脉导管闭合后，在室间隔缺损的部位，左心室血液的全部和右心室血液的一部分同时进入主动脉，主动脉内血量增多，故较正常时增大。主动脉内的血液经过全身到右心房、右心室，由于肺动脉狭窄，右心室必须增加工作才能将血液输入狭窄的肺动脉，右心室内压力增高使右心室肥厚。室间隔缺损部位的血流决定于肺动脉狭窄程度及右心室压力高低，如肺动脉严重狭窄，右心室压力超过左心室，则有右向左分流，同时由于肺内血循环量减少，氧合血量不足，加以主动脉内有混合血，故形成青紫。

缺氧发作的基本原因是流经肺动脉的血量骤然下降，心室水平右向左分流增加，体循环动脉血氧饱和度下降而致中枢神经系统及周围重要脏器急性缺氧、代谢性酸中毒。缺氧发作的机制包括右心室流出道（漏斗部）肌肉痉挛、体循环血管阻力下降和呼吸中枢敏感性的改变等。多数学者认为右心室漏斗部肌肉痉挛使原已狭窄的右心室流出道更加狭小，甚至阻塞是引发法洛四联症患儿缺氧发作的最主要机制。

（三）临床表现

常因某种因素诱发，如发热、感染、酸中毒及缺铁性贫血等。一些能使全身或局部的儿茶酚胺释放增多的因素也被认为与法洛四联症的缺氧发作密切相关，如晨起活动、啼哭、喂奶及排便后等。患儿发作时表现为呼吸急促、烦躁不安、发绀加重、意识丧失或抽搐，重者可突然死亡。发作持续数分钟或几小时，发作后通常伴全身软弱及睡眠。缺氧发作一般从生后 2～6 个月开始，1.5～2 岁之间有自然缓解倾向，2 岁后减少。

心脏大小多正常。有时由于右心室肥大而致左胸壁隆起，心前区搏动弱，胸骨左缘第 2、3、4 肋间可听到粗糙的喷射性收缩期杂音，有时伴有收缩期震颤。若为肺动脉瓣狭窄，杂音的位置较高；若为漏斗部狭窄，则位置较低。杂音的响度与肺动脉狭窄程度有关，如肺动脉极度狭窄，杂音极轻或消失。动脉导管未闭时，胸骨左缘第 2 肋间可听到轻度的连续性杂音。年长儿支气管动脉的侧支循环丰富，胸骨左、右缘及背部有时亦可听到轻度的连续性杂音。第 1 心音往往正常，肺动脉第 2 心音减弱，但因主动脉第 2 心音很强，且主动脉位置较前，易传至胸骨左侧，往往误认为肺动脉第 2 心音，此时第 2 心音有单一感。主动脉扩张显著者，胸骨左缘第 3、4 肋间和心尖区可能听到收缩早期喷射音。缺氧发作时心脏听诊位于胸骨左缘第 2～3 肋间的喷射性收缩性杂音可暂时减轻或消失。

（四）鉴别诊断

轻型法洛四联症，由于肺动脉狭窄不重，肺动脉血流量减少不多，右心室压力低于左心室，故在心室水平的分流方向为左向右，临床上可不出现青紫。此时需与单纯室间隔缺损相鉴别。无青紫型法洛四联症常需经心导管检查或心血管造影后始能确定诊断。

严重的法洛四联症，肺动脉可完全闭锁，在动脉导管关闭后症状极为严重，待侧支循环形成后可有所减轻。患儿青紫极重，杵状指、趾发生早，心前区杂音极轻或听不到，常因缺氧发作而早期死亡。

肺动脉瓣狭窄合并房间隔缺损有右向左分流时，也称"法洛三联症"。肺动脉瓣严重狭窄，右心室压力增高，然后右心房压力亦增高。分流方向为自右心房经房间隔缺损至左心房，故出现青紫。以下几点可与法洛四联症鉴别：① 出现青紫较晚，杵状指、趾较轻；② 胸骨左缘第 2 肋间的喷射性收缩期杂音较长而响亮，常可听到收缩早期喷射音，肺动脉瓣区第 2 心音分裂明显；③ X 线检查右心室、右心房增大显著，肺动脉段凸出；④ 心电图示右室肥厚，常伴有劳损；⑤ 二维超声可示肺动脉瓣叶增厚、回声增强、开放活动受限，狭窄处可示高速蓝五彩的湍流信号，房间隔缺损处有右向左的分流频谱；⑥ 心导管检查及选择性造影，可见肺动脉瓣狭窄及心房水平有分流。

（五）抢救方法

1. 预防　平时除注意预防感染外，应摄入足够水分，如遇高热、呕吐、腹泻等情况，更需注意及时补液，防止血液过于浓缩而发生脑栓塞等并发症。贫血者应补充铁剂。婴幼儿则需特别注意合理护理，以免引起阵发性脑缺氧发作。

2. 吸氧　虽发作时肺血流量减少，不易达到肺内氧交换作用，但仍有一定作用改善缺氧症状。

3. 胸膝位 可增加小动脉的阻力，使体循环的阻力增高，从而减少右向左的分流，又可促进静脉血回流，增加血液氧合，使缺氧改善。

4. 纠正代谢性酸中毒 因为酸中毒可进一步刺激右室流出道肌痉挛，形成恶性循环。5%碳酸氢钠溶液 1.5～5ml/kg，静脉注射。复查血气后，如需要再次静脉滴注。

5. 药物

（1）β_2 受体阻滞剂：作用机制可减轻右室流出道肌肉挛缩，周围血管阻力下降，减慢心率，以改善右室充盈。常用普萘洛尔（心得安）0.05～0.1mg/kg，静脉注射。经常有缺氧发作者可口服普萘洛尔，1～3mg/(kg·d)。

（2）α 受体阻滞剂：作用机制可增加体循环阻力。去氧肾上腺素，每次 0.05mg/kg，静脉注射。

（3）吗啡：作用机制可镇静呼吸中枢，缓解右室流出道痉挛。吗啡，皮下注射 0.1～0.2mg/kg。

6. 机械通气 若发作持续严重，可用 CPAP 辅助呼吸或在充分镇静后给予气管插管呼吸机辅助呼吸。

7. 手术 法洛四联症病情严重的患儿，如经常有缺氧发作的应在婴儿期（1岁内）手术。尽早进行法洛四联症的治疗手术可有利于减轻患儿心脏负担，改善法洛四联症患儿缺氧状况，有利于患儿的生长发育。

八、心源性休克

（一）概述

心源性休克（cardiogenic shock）是指纠正前后负荷后，心脏泵功能急剧减退导致组织低灌注的临床综合征。

心源性休克的特征：①血流动力学异常：血压下降（收缩压<80mmHg，持续半小时以上或平均动脉压下降>30mmHg，心脏指数≤2.2L/(min·m²)，且肺毛细血管楔压≥15mmHg，中心静脉压（CVP）>12cmH$_2$O，周围血管阻力>1400dyn·s·cm^{-5}［达因·秒·厘米$^{-5}$］；②周围组织低灌注状态：四肢湿冷、少尿［<0.5ml/(kg·h)］、神志改变。

从低心排综合征到心源性休克是一个连续的过程。排除其他原因所致血压下降，如严重的心律失常，使心排血量急剧下降；血容量不足；代谢性酸中毒；剧烈疼痛；心肌抑制药物的作用等。

关于低血压问题，多数小儿心源性休克存在低血压，但由于心源性休克是由于心力衰竭导致靶器官低灌注状态，因此，不管有无低血压，只要存在心脏原因所导致的组织低灌注即为心源性休克，尤其是休克早期。

（二）病因及发病机制

成人心源性休克多是急性心肌梗死的严重并发症，也是其致死的主要原因。小儿期主要原发病为暴发性或重症心肌炎、先天性心脏病（包括心脏手术后低排综合征）、体肺循环高压、大量心包积液（心脏压塞）、心包狭窄、心肌病、严重心律失常（如阵发性室上性心动过速、室性心动过速、心室颤动）、感染性疾病等。虽然小儿心源性休克的患病率不如感染性休克多见，但其常起病急骤，发展迅猛，有时尚未明确诊断，在急诊室或入院不久即死亡。

1. 心肌弥漫性损害（心肌收缩无力） 病毒或细菌感染所引起的心肌炎、急性克山病、各类心肌病、冠状动脉起源异常、川崎病并发冠状动脉瘤及冠状动脉栓塞、心脏手术后低心排综合征、先天性左心发育不良综合征等均可导致心肌收缩无力，心排血量不足，其中以暴发性心肌炎最常见。

2. 心室的压力负荷（后负荷）过重 体、肺循环高压，左、右心室流出道狭窄，主动脉或肺动脉狭窄，高血压等，使心室射血时阻力增高，后负荷加重，引起继发性心肌舒张、收缩功能的减弱。

3. 心室的容量负荷（前负荷）过重 瓣膜关闭不全，心内或大血管间左向右的分流，主动脉窦瘤破裂入心腔，心脏外伤，穿孔，输液、输血过多、过快等，可引起继发性心肌收缩力减弱。

4. 心室前负荷不足　大量心包积液（心脏压塞）、心包缩窄、限制型心肌病、二尖瓣狭窄、心房黏液瘤嵌顿、张力性气胸及急性肺梗死等，可引起心室充盈受限，回心血量减少。

5. 严重心律失常　快速型心律（室上性、室性心动过速）、室颤、起搏器综合征（设定的室率大于房率）、严重心动过缓等，可引起心排血量不足。

6. 全身因素　缺氧、缺血、代谢障碍（低血糖）、电解质紊乱（酸中毒、低或高钾血症）、药物中毒（洋地黄、奎尼丁、维拉帕米等过量）等，可继发严重的心律失常或（和）心肌收缩力下降，均可引起心排血量下降。

（三）病理生理

心源性休克首要的病理机制是心排血量急剧下降导致微循环障碍和生命器官灌注不足，继而急性细胞缺氧，细胞毒性物质生成堆积而导致器官衰竭。在整个过程中，机体不断地进行自身代偿以期扭转、减缓病理改变，如果失代偿则进入不可逆状态。

1. 心脏病理学及全身反应

（1）早期：血流低灌注发生在能承受较长时间缺血的组织器官，如皮肤、脂肪、肌内和骨骼。通过颈动脉窦和主动脉弓压力感受器的作用，反射性兴奋交感神经-肾上腺髓质系统，血中儿茶酚胺水平增高，选择性使内脏、皮肤组织的小动脉、微动脉、终末动脉收缩，导致毛细血管前阻力显著增加；另外，肾素-血管紧张素-醛固酮系统激活及抗利尿激素分泌增多，以保证生命器官的血液供应，并维持血压。因而，在此阶段患者血压尚可维持正常，神志亦清楚。代谢性酸中毒尚未出现或轻微，动脉血 pH 正常。

（2）中期：血流低灌注发生在除心脏和脑以外的生命器官，这些器官只能承受短时间的缺血。如肝、肠道和肾等。上述代偿性机制造成了循环阻力升高，心脏后负荷增加，成为心搏量下降的又一因素。随之左心室舒张末期压力升高，左心房压力上升，肺毛细血管楔压增高，发生肺淤血。组织缺血缺氧使无氧酵解增加，乳酸增多，出现代谢性酸中毒。后者造成微动脉、毛细血管前括约肌松弛，此时微静脉、小静脉仍收缩，从而血液灌入多，流出少，外周阻力下降，加之缺血所致的左心室做功受损、瓣膜功能及乳头肌功能异常导致心搏量的进一步减少，因而血压下降。

（3）晚期：血流低灌注波及心脏或脑。此前，机体已通过代偿机制尽可能保留这两个重要器官的灌注，休克继续进展，脑血管和冠状动脉灌注不良，全身其他组织器官的血管床进一步收缩，机体呈现严重酸中毒和意识障碍。

低血压或组织低灌注可刺激交感神经兴奋和儿茶酚胺类物质分泌增加，起到一定的代偿作用。但儿茶酚胺类物质分泌增加可使心肌耗氧增加，使心肌缺血更加严重。儿茶酚胺类物质还有致心律失常作用。肾素-血管紧张素系统（renin - angiotensin system，RAS）激活也有一定的代偿作用。但 RAS 激活可使心脏后负荷增加，并加重水钠潴留和肺水肿。神经激素激活可使总外周血管阻力（systemicvascular resistance，SVR）增加。SVR 增加虽有升高血压的作用，但可使组织灌注更趋减少。当 SVR 明显降低时，要考虑心源性休克合并感染性休克。

2. 细胞病理学　组织低灌注及随之发生的细胞低氧血症引起无氧糖酵解而耗竭三磷腺苷及细胞内能量储备，无氧糖酵解导致乳酸堆积而引起细胞内酸中毒，而能量依赖的离子转运泵耗竭引起跨膜电位降低而致细胞内钠、钙堆积及心肌细胞"痛饮"。细胞缺血及细胞内钙堆积将激活细胞内保护酶。另外，研究表明缺血性心肌病变中，程控细胞坏死也将引起心肌细胞损失。

（四）临床表现

可分为原发病和休克两方面的症状。

1. 原发病的症状　因原发病不同而异。感染所致心肌炎可发生在感染的急性期或恢复期。有的以突然发生心源性休克而起病，听诊时心音低钝，有奔马律或心律失常。如病因为室上性阵发性心动过速，多有阵发性发作病史，并有典型的心电图改变；如系急性心脏压塞症，则有心包炎的病史，并有颈静脉怒张、奇脉及心音遥远等心脏压塞症状；如系肺梗死，则多发生于感染性心内膜炎、栓塞性静脉炎及手术后患者，常有突然胸痛、呼吸困难及咯血等症状。

2. 休克症状　心源性休克一般进展迅速，根据其发生、发展的病理生理学特征，临床可分为三期：

（1）休克初期（代偿期）：表现为直立性低血压，即血压在坐位和立位时降低，而平卧位可以正常，收缩压变化＞10mmHg（1.3kPa）。脉压减低，心率加快，神志清醒，但烦躁不安，焦虑或易激惹；患儿畏寒，面色苍白，四肢湿冷；尿量正常或稍减少。

（2）休克期（失代偿期）：出现间断平卧位低血压，收缩压降至80mmHg（10.64kPa）以下。脉压在20mmHg（2.6kPa）以下；患儿神志尚清楚，但反应迟钝，意识模糊；皮肤湿冷，呈大理石样花纹，毛细血管再充盈时间延长；心率更快，脉搏无力；浅表静脉萎陷，呼吸稍快，肠鸣音减弱；尿量减少或无尿，婴儿少于2ml/（kg·h），儿童少于1ml/（kg·h）。

（3）休克晚期：血压降低且固定不变或不能测出；患儿昏迷，肢冷发绀；心率更加快速或转为缓慢；脉搏微弱或触不到；呼吸急促或缓慢、不整；腹胀，肠麻痹；少尿或无尿。此期患儿可出现弥散性血管内凝血和多脏器损伤。前者表现为皮肤黏膜出血、便血、呕血及血尿，最终导致呼吸衰竭、肾衰竭以及多脏器衰竭，甚至死亡。

3. 按休克严重程度大致可分为轻、中、重和极重度休克。

（1）轻度休克：表现为患者神志尚清，但烦躁不安，面色苍白，口干，出汗，心率＞100次/分，脉速有力，四肢尚温暖，但肢体稍发绀、发凉，收缩压≥80mmHg（10.64kPa），尿量略减，脉压＜30mmHg（4.0kPa）。

（2）中度休克：面色苍白，表情淡漠，四肢发冷，肢端发绀，收缩压在60～80mmHg（8～10.64kPa），脉压＜20mmHg（2.67kPa），尿量明显减少（＜17ml/h）。

（3）重度休克：神志欠清，意识模糊，反应迟钝，面色苍白、四肢厥冷、发绀，皮肤出现大理石样改变，心率＞120次/分，心音低钝，脉细弱无力或稍加压后即消失，收缩压降至40～60mmHg（5.32～8.0kPa），尿量明显减少或尿闭。

（4）极重度休克：神志不清、昏迷，呼吸浅而不规则，口唇皮肤发绀，四肢厥冷，脉搏极弱或扪不到，心音低钝或呈单音心律，收缩压＜40mmHg（5.32kPa），无尿，可有广泛皮下、黏膜及内脏出血，并出现多器官衰竭征象。

必须指出，上述休克的临床分期和严重程度的划分是人为的，其相互之间并非一刀切，可有过度类型，只能作为临床工作中判断病情的参考。

（五）诊断及鉴别诊断

心源性休克的诊断实际上包括对休克和对其心源性病因两部分的综合诊断。应与儿科常见的感染性休克，吐泻引起的水、电解质紊乱所致休克，过敏性休克，急性中枢神经系统疾病，重症衰竭等相鉴别。诊断为心源性休克后应进一步确定原发病，为采取有效措施提供重要依据。

（六）治疗

1. 监测　对心源性休克的监测项目与其他类型休克相同，如心率、血压、体温、呼吸、尿量、经皮测血氧饱和度、血气、X线胸片、心电图、超声心动图、血生化（电解质、肝肾功能），必要时进行血流动力学监测，包括中心静脉压、肺毛细血管楔压、心排血量等。

2. 对症治疗　治疗原则是积极抢救休克的同时，重视原发病的相应治疗。治疗关键是提高心排血量，改善组织细胞氧供应及减少氧消耗。

（1）保持安静，以减少耗氧量：平卧位或头稍低位，鼻管或面罩给氧，必要时加压给氧。

（2）改善机体氧供，纠正酸碱失衡：维持动脉 $PO_2 \geqslant 70mmHg$，经皮血氧测定的氧饱和度 $\geqslant 90\%$。纠正代谢性酸中毒，当出现高碳酸血症、呼吸性酸中毒时，需行气管插管机械通气。

（3）补液及纠正电解质紊乱：心源性休克主要因心功能不全引起，扩容往往不能使心排血量多，输液过多或过快反而会导致肺水肿，使病情恶化。首次输液可给予 100g/L 葡萄糖氯化钠溶液或低分右旋糖酐，5～10ml/kg，于 30 分钟内静脉滴注，休克状态无改善可重复 1 次，静脉输液总量为 1000～1200ml/(m^2 · 24h)（不宜超过 50ml/kg），严格掌握液体量及输液速度，多用 100g/L 葡萄糖液缓慢均匀静脉滴注。

（4）正性肌力药物

1）儿茶酚胺类药物：多巴胺和多巴酚丁胺常用剂量 3～8μg/(kg·min)，多巴胺在提高血压方面优于多巴酚丁胺，但引起心动过速和心律失常方面重于多巴酚丁胺。异丙肾上腺素仅应用于对阿托品无效或起搏器不能立即使用时应用。需注意可能产生的室性心律失常。美国心脏病学会/美国心脏学会（ACC/AHA）指南推荐异丙肾上腺素可用于严重心源性休克低血压状态。

2）磷酸二酯酶抑制剂：米力农可提高细胞内 cAMP 水平而增加心肌收缩力，兼有冠状动脉及外周血管扩张作用。小儿静脉注射负荷量每次 25～75μg/kg，间隔 10 分钟后重复 1 次，可重复 3 次，以后静脉滴注 0.25～0.50μg/(kg·min)。

3）洋地黄制剂：洋地黄类药物对心源性休克初始不起作用。仅用于阵发性室上性心动过速和心房纤颤转复无效时为控制心率才使用。暴发性心肌炎尽量避免使用洋地黄制剂。

（5）血管扩张剂：在应用正性肌力药的同时，血管扩张药可减轻心脏前后负荷，提高心排血量，扩张静脉可减低前负荷。扩张动脉可减少动脉阻力，减轻左室后负荷，改善左室射血，心排血量增加。扩张微循环血管，增加营养性毛细血管血流。

（6）利尿剂：应用利尿剂可减轻肺淤血并增加携氧，但危重情况下应慎用，因为骤然利尿有加重低血压及减少冠状动脉血流灌注的危险。如利尿效果不理想时应考虑系低血容量、心排血量严重下降以及肾血流量不足（肾衰竭）的影响。

（7）体外机械辅助装置：休克时应用各种辅助装置是现代休克治疗的进展之一。主要有主动脉内气囊反搏（IABP）、心室（左心室或双心室）辅助装置（VAD）、人工膜肺（ECMO）等技术。国外有学者将人工膜肺作为救治的首选方法。

（8）改善心肌代偿：可使用大剂量维生素 C、1，6 -二磷酸果糖等。

（9）皮质类固醇：目前对合并感染的心源性休克患儿应用皮质类固醇，国内外仍有争议，但对伴有心源性休克的肾上腺皮质功能危象者，应用皮质激素是必要的。

3. 病因治疗

（1）暴发性或重症心肌炎、心肌病：可采用皮质类固醇冲击治疗。在病情稳定前不宜应用 β 受体阻滞剂、钙通道阻滞剂及血管紧张素转换酶抑制剂，因其可加重心源性休克患者的低血压。

（2）严重心律失常：快速性心律失常，如室上性心动过速可选用胺碘酮负荷量 5～7 mg/kg，1 小时内滴入；维持量 10～15μg/(kg·min)。室性心动过速目前不主张首选利多卡因，而建议应用胺碘酮，但要用负荷量。对血流动力学不稳定者可选用电击复律。直流电击复律方法，电能量为 0.5～1.0J/(s·kg)，电击于 QRS 波峰上，如无效可加大能量重复电击，但不宜超过 3 次。电击复律的特点是作用快，安全且效果好，但对洋地黄中毒者应禁用。缓慢心律失常或合并严重快速心律失常，应尽快安装起搏器。

（3）心包压塞：宜行心包穿刺引流减压。

（刘奉琴）

第三节　消化系统

一、急性消化道出血

（一）概述

急性消化道出血在小儿并不少见，各年龄段儿童均可见到，病因多且略有不同。常表现为呕血或便血，或两者并存。临床表现轻重不一，有的仅表现为大便潜血阳性，有的则出血量大、速度快，其中大出血指数小时内失血量超过循环血量的 20％ 以上，并可出现致命性失血性休克。

消化道是指从食管到肛门的管道，包括胃、十二指肠、空肠、回肠、盲肠、结肠及直肠。上消化道出血（upper gastrointestinal hemorrhage，UGH）指十二指肠屈氏韧带以上的食管、胃、十二指肠、上段空肠以及胰腺和胆道的出血，主要表现为呕血和（或）排柏油样大便；下消化道出血（lower gastrointestinal hemorrhage，LGH）是指屈氏韧带以下的肠道出血，包括小肠、结肠和直肠，主要表现为便血，色鲜红、暗红、果酱样，可混有黏液、脓液，急性大量出血时亦可有呕血。

（二）病因

急性消化道出血原因繁杂，除消化道本身的疾病外，也可能是全身疾病的局部表现，一般消化道局部原因占 50％，全身性疾病占 10％~20％，另 30％ 原因不明。

1. 炎症和溃疡病　食管炎、急性胃黏膜病变、慢性胃炎、十二指肠炎、食管溃疡、胃溃疡、十二指肠溃疡、急性胃肠炎、消化道息肉等。

2. 机械因素　胃食管反流、消化道憩室、食管裂孔疝、食管贲门黏膜撕裂症、胃扭转、胃黏膜脱垂、肠梗阻、肠套叠、肛门裂、直肠黏膜脱垂等。

3. 血管因素　食管或胃底静脉曲张、血管瘤、血管发育不良、血管扩张症等。

4. 肝胆系统疾病　肝内外胆道感染、胆道结石或肿瘤、肝损伤等。

5. 全身性疾病　①感染性疾病：流行性出血热、败血症、痢疾、肠结核、重症肝炎等；②血液系统疾病：白血病、血小板减少性紫癜、血友病、维生素 K 缺乏等；③尿毒症；④结缔组织病：系统性红斑狼疮、结缔性多动脉炎、白塞病等；⑤血管性疾病：过敏性紫癜、遗传性出血性毛细血管扩张症；⑥应激性溃疡：系发生在应激状态下的胃黏膜急性糜烂和浅表溃疡。

（三）临床表现

消化道出血的症状与病变的部位、性质、失血量、出血速度以及患者出血前的全身状况有关。常表现为呕血和便血。呕血是指呕吐出鲜血或咖啡残渣样变性物质，必须排除口腔、鼻、咽喉等部位的出血以及咯血（呕血和咯血的区别见表 2-19）。

当下消化道的出血量较多或肠内压力高于胃内压力时，血液亦可反流入胃和食管引起呕血；反之上消化道出血量超过 3ml 时，也可有黑便。黑便时可无呕血，而呕血时常有黑便。

大量失血者可表现出以下症状：

1. 失血性周围循环衰竭　临床上可出现头昏、心悸、恶心、口渴、皮肤灰白、湿冷，毛细血管充盈时间延长，进一步可出现烦躁不安，反应迟钝、意识模糊。

2. 氮质血症　分为肠源性、肾性和肾前性氮质血症。

（1）肠源性氮质血症：指在大量上消化道出血后，血液蛋白的分解产物在肠道被吸收，以致血中氮升高。一般 24~48 小时达高峰，3~4 天恢复正常。

（2）肾前性氮质血症：在纠正低血压、休克后，尿素氮可迅速降至正常。

（3）肾性氮质血症：由于休克造成肾小管坏死（急性肾衰竭），或失血加重原有肾病的肾损害，临床上可出现尿少或无尿。

3. 发热 多数患者在 24 小时内常出现低热。发热的原因可能由于血容量减少、贫血、周围循环衰竭、血液分解蛋白的吸收等因素导致体温调节中枢的功能障碍。要注意排除并发感染的问题。

表 2-19 呕血和咯血的区别

项 目	呕 血	咯 血
病史	多有胃炎、胃溃疡或肝胆系统病史	多有心肺疾病史、结核接触史等
出血方式	呕出	咳出
血液颜色	暗红，无泡沫	鲜红，有泡沫
内容物	食物及胃液	痰液
出血前症状	上腹部不适感	咽喉部痒感
血液反应	酸性反应	碱性反应
大便检查	柏油样或棕色大便	无吞咽血液时无改变

（四）辅助检查

1. 实验室检查 包括血常规、凝血功能等，以排除有无血液系统疾病，可同时完善血型、血交叉。急性出血的早期，RBC 和 Hb 可能无变化。大便化验可明确是否有红细胞或潜血，可多次复查，判断病情变化。

2. 急诊内镜检查 是消化道出血定性、定位的首选方法。一般主张在出血 24～48 小时进行，可以及时明确出血部位及病因，诊断阳性率可高达 90%。尤其是急性浅表性病变，诊断准确率高于其他检查方法。必要时采取内镜下止血措施，喷洒止血药、激光等，对有些病变可在内镜下治疗，如经内镜静脉套扎或硬化剂治疗等。

3. 纤维结肠镜 能确定结肠以下的病变部位、性质和出血情况。较钡灌肠准确率高，且有其特异性，可同时对结肠病变取活检，用电凝、激光、热凝出血点以止血。

4. 放射性同位素扫描 用于诊断胃黏膜异位先天性病变（如梅克尔憩室、肠重复畸形）。常用核素为 ^{99m}Tc。^{99m}Tc 对胃黏膜有较高的亲和力，静脉注射后用 γ-照相机或单光子发散计算机断层显像扫描，显示在胃和膀胱正常显影的同时，肠区特别是回盲部出现放射性浓集影像，位置、形状、浓度在 1 小时内无明显变化，可确定为异位胃黏膜，肠区浓影为梅克尔憩室，呈索条状考虑为肠重复畸形。

5. 选择性动脉造影 对于反复消化道出血而内镜检查和胃肠道钡剂造影未获确诊或各种原因不能接受急诊内镜检查者，可做选择性动脉血管造影。常用选择性腹腔动脉、肠系膜上动脉和肠系膜下动脉。当出血量在 0.5ml/min 以上时，可显示造影剂外渗，从而确定出血的部位，对于血管畸形、动脉瘤及一些血管性肿瘤，即使在出血间歇期也可发现血管形态异常而明确诊断。同时可采用介入性治疗达到立即控制出血的目的。

6. X 线检查钡餐造影和钡灌肠 一般主张出血停止后 10～14 天进行，准确率约 50%。钡餐透视有助于检查胃、十二指肠及小肠疾患，如消化道溃疡、肿瘤、肠狭窄等，缺点是不能发现急性微小或浅表病变，如浅表性溃疡、糜烂性出血性胃炎等，而且不能进行活检检查。钡灌肠可对直肠、乙状结肠息肉、溃疡性结肠炎、肿瘤、肠套叠等做出诊断，并能观察结肠位置，协助诊断肠旋转不良。可作为内镜检查后的补充检查手段。

（五）诊断

1.病史、体格检查及鉴别　首先应排除全身性疾病如严重感染、中毒、血液病、过敏性紫癜等，呕血与黑粪也应与鼻出血、拔牙等咽下的血液或进食禽畜血、服药（铁、铋、骨碳）鉴别。有长期规律性上腹痛病史，提示消化性溃疡出血的可能；曾服用阿司匹林或其他非甾体类抗炎药者，考虑胃黏膜病变出血的可能。上消化道出血患儿如过去有病毒性肝炎、血吸虫病史，面色灰暗、黄疸、蜘蛛痣、肝掌、腹壁和脐静脉曲张与腹水、脾大，应考虑食管胃底静脉曲张破裂出血的可能。

2.判断出血量　根据生命体征变化来评估。①出血量<10%血容量（儿童血容量约为70～80ml/kg），无明显症状与体征。②出血量达血容量的10%～20%，则脉搏加快，肢端偏凉，血压正常或降低，脉压降低。③出血量达血容量的20%～25%，口渴、脉搏明显加速，肢端凉、尿少、血压降低、脉压降低，预示将发生失血性休克。若患儿从仰卧坐起后脉搏增加大于20次/分，或舒张压减少大于11.25mmHg，表明血容量减少20%。④出血量达血容量的25%～40%，口渴、烦躁、面色灰、肢体发绀、皮肤花纹、脉细速、明显尿少、血压下降；一般通过按压软组织和甲床观察血管再充盈时间，压迫5秒放手后，恢复到正常>5秒，表示末梢血灌注不良。⑤出血量超过血容量的40%，机体失代偿进入休克晚期，患儿由嗜睡到神志不清、昏厥、血压测不到、无尿。1000ml胃液中混有1ml血即可呕吐咖啡样物。消化道出血达5ml/d可出现便潜血阳性。消化道出血40～60ml可出现柏油样便。出血量一次超过全血量的1/5可出现休克或明显贫血。

3.判断出血部位　对于大出血患儿来说，判断出血部位很关键，可根据大便颜色进行初步判断。①鲜红血便：提示直肠、远端结肠、肛门附近出血，常为便后滴鲜血，或便条附着血液。③暗红色血便：提示近端结肠或小肠病变。③柏油样便：若伴呕吐血，是十二指肠以上消化道较大量出血，十二指肠以下消化道出血（尤其小肠），可见柏油便但不伴或极少呕血。④果酱样便：提示阿米巴病，肠套叠。

大便颜色除与出血部位有关，还与血液在肠道内停留的时间和出血量的多少有关，如出血量多，肠道运送快，从直肠排出的鲜红血便也可来自上消化道。大便潜血则出血可能来自消化道任何部位。

4.判断出血病因　可根据出血程度、年龄、症状等进行初步判断，再结合特殊检查确诊。各年龄段常见病因：①新生儿：咽下综合征、应激性溃疡、新生儿自然出血症、血小板减少、牛奶不耐受。②婴儿：反流性食管炎、应激性溃疡、胃炎、出血性溃疡、食管贲门黏膜撕裂症。③1岁以上儿童：溃疡病、炎症、胃黏膜病变、反流性食管炎、食管贲门黏膜撕裂症。④青少年：溃疡病、炎症、食管胃底静脉曲张等。

5.判断是否持续出血　①反复呕血或便血，排便次数增多或大便转为暗红色。②进行性贫血，有头晕、心悸、气急、Hb及RBC进行性减少。③经足量补充血容量后，休克不见好转或继续恶化。④一般消化性溃疡出血后腹痛自行缓解，若疼痛不减轻，甚至加重，有再出血可能。

6.注意便血的并发症状与体征　①便血有剧烈腹痛：肠套叠、肠旋转不良、出血性坏死性小肠炎、肠系膜栓塞、消化道溃疡、过敏性紫癜。②无痛性血便：肠道息肉、回肠远端憩室病等。③便血伴腹部包块：肠套叠、肠重复畸形、消化道肿瘤。④便血伴皮肤其他处出血点或紫癜：常见于过敏性紫癜腹型。⑤便血伴发热，中毒症状：败血症、DIC等。⑥便血、呕血伴肝脾大，腹壁静脉曲张：肝硬化。

（六）治疗措施

治疗原则：迅速稳定生命体征，明确出血原因及部位，正确对因治疗。

1.一般治疗　①卧床，安静平卧，下肢抬高。避免躁动不安，使出血加剧，必要时给镇静剂。②保持呼吸道通畅，避免误吸，必要时吸氧。③观察生命体征及全身情况：脉搏、血压、呼吸、体温，记录呕血、便血量及尿量，随时观察患儿的精神状态，皮肤、甲床色泽。④控制饮食：消化性溃疡除剧烈呕吐或严重出血外一般不必禁食，以免因饥饿增加胃肠蠕动而加重出血或引起疼痛，可给小量流食，呕血停止后进温凉流食，逐渐改为半流食、软食，同时给抗酸剂、解痉剂。如食管静脉曲张出血，应在停止出血至少 24 小时后试进流食少量，食管胃底静脉曲张破裂应禁食 2～3 天。

2. 积极补充血容量　活动性大出血时，应迅速建立补液通道，根据出血量的评估进行输液输血。急救时可予生理盐水或 5％葡萄糖生理盐水 20ml/kg 于 0.5 小时快速输入。宜选用适量胶体液，如成分血、血浆或中分子右旋糖酐，每次 15～20ml/kg。输血指征：失血量超过全身血容量的 20％，即将发生失血性休克者，或血红蛋白＜70g/L、血压下降、脉快。最好根据中心静脉压（CVP）调整输血输液速度和量。CVP 能反映血容量和右心功能，＜5cmH$_2$O 可加速补液；＞10cmH$_2$O 表示输液量过多，可引起急性肺水肿。

3. 明确病因，快速止血　① 纠正凝血功能障碍，进行成分输血，输注红细胞、血小板、血浆或凝血因子等；不同的原因选用不同的止血药，如酚磺乙胺（止血敏）、巴曲酶（立止血）、维生素 K 等。② 局部止血：去甲肾上腺素 4～8mg 加入 100ml 生理盐水内，分次口服或胃管滴入。或云南白药直接胃管内注入。③ 抑酸药物的应用：抑酸药能提高胃内 pH，既可促进血小板聚集和纤维蛋白凝块的形成，避免血凝块过早溶解，有利于止血和预防再出血，又可治疗消化性溃疡。临床常用的抑酸剂包括质子泵抑制剂（PPI）和 H$_2$ 受体拮抗剂（H$_2$RA），常用的 PPI 针剂有奥美拉唑等，常用的 H$_2$RA 针剂包括雷尼替丁、法莫替丁等。临床资料表明 PPI 的止血效果显著优 H$_2$RA。④ 门静脉高压时可用垂体加压素 10～20U/次，加 5％葡萄糖溶液 150～250ml 于 20 分钟内缓慢静脉滴注，但每日不超过 3 次。⑤ 内镜下止血：常用的内镜止血方法包括药物局部注射、热凝止血和机械止血三种。药物注射可选用 1：10 000 肾上腺素盐水、高渗钠-肾上腺素溶液等，其优点为方法简便易行；热凝止血包括高频电凝、氩离子凝固术、热探头、微波等方法，止血效果可靠，但需要一定的设备与技术经验；机械止血主要采用各种止血夹，尤其适用于活动性出血，但对某些部位的病灶难以操作。⑥ 选择性动脉内滴注加压素：通过插管滴注垂体加压素，一般用量：0.1～0.2U/(kg·min) 对静脉曲张破裂出血有效。对胃黏膜损害、溃疡、食管贲门黏膜撕裂等引起的出血亦有止血作用。⑦ 三腔气囊管压迫止血：食管胃底静脉曲张破裂出血时，防止血液反流入气道而致窒息。止血 24 小时后放出囊内空气，继续观察 24 小时，如不再出血，可拔管。本法的不良反应多，可发生食管炎、吸入性肺炎、食管或胃黏膜坏死等。

4. 手术治疗　① 经以上保守治疗仍出血不止或短时间内反复大量出血、威胁患儿生命。② 出血后迅速出现休克或反复呕血者。③ 经 6～8 小时输血观察，血压仍不稳定或止血后再次出血。④ 既往有反复大出血，特别是近期又反复出血者。⑤ 胃、十二指肠有较大动脉出血不易止血者。

（七）预后

消化道出血的预后取决于原发疾病的性质及就诊时的时机。恶性疾病，如白血病、消化道恶性肿瘤等预后较良性病变为差。良性病变中急性大出血，如病因明确，出血定位准确，可采取的非手术治疗及手术治疗，成功率也因不同疾病而异。

二、急性出血坏死性肠炎

（一）概述

急性出血坏死性肠炎（acute hemorrhagic necrotizing enteritis，AHNE），又称急性出血坏死性小肠炎、急性坏死性肠炎、节段性出血坏死性肠炎等，是一种好发于小肠的急性出血坏死性炎症，病变主要累及空肠和回肠，偶尔也可累及十二指肠和结肠，甚至累及全消化道。起病急骤，病情变化快，临床上以腹痛、腹泻、便血、呕吐、腹胀、发热为主要表现，严重者可有休克、肠麻痹等中毒症状和肠穿孔等并发症，病死率可达 20％～27％。

全年均可发病，夏秋季高发，以儿童和青少年居多，男性多于女性，农村多于城市。在 20 世纪，国外有两次本病的暴发流行，除此之外多为散发。

（二）病因及发病机制

病因及发病机制尚未完全清楚，可能与以下因素有关：

1. 感染

（1）C形产气荚膜杆菌感染：国外报道病例病原体多为C形产气荚膜杆菌，该菌产生的β毒素能引起肠黏膜组织坏死，导致坏死性肠炎。β毒素是一种蛋白质，可被肠内胰蛋白酶分解而失去致病作用，因此，胰蛋白酶在防止本病发病中有重要作用。

（2）非特异性感染：国内目前大便培养病原菌多样，尚未发现特殊病原。

2. 缺氧　本病在窒息患儿发病率高，窒息时肠道缺氧严重，其他如休克、呼吸窘迫综合征亦可同时发生肠壁微循环障碍，从而导致出血坏死性肠炎。

3. 饮食因素　患儿可能存在双糖酶缺乏，乳糖、蔗糖等不能被消化，吸收入肠壁后发酵，导致肠壁囊样气肿。此外，亦有人认为饮食中摄入较多胰蛋白酶抑制物，使胰蛋白酶活性降低，增加疾病易感性。

4. 变态反应学说　此学说认为本病为一种变态反应结果，先有机体免疫学改变，后继发细菌感染。其理论基础为：① 本病早期即有肠壁末梢小动脉纤维素性坏死并有较多嗜酸粒细胞浸润，很可能是由于患者对某些物质过敏而引起的变态反应所致。② 近年来研究发现在肠道内胰蛋白酶处于低水平基础上继发产β毒素的C形产气荚膜杆菌感染，大量β毒素不能被及时清除而发病。

（三）病理变化

急性坏死性小肠炎的典型病理变化为坏死性炎症改变。自黏膜下层开始，随病变的扩大，可向肌层及黏膜层发展，使多处肠壁全层充血水肿甚至溃疡穿孔引起腹膜炎。病变多见于空肠下段和回肠上段，严重者全部小肠均可受累。一般呈散在性、节段性排列，有的为1～2段或2段以上，每段长短不一，最短10cm左右，长者可达100cm，分界清楚。受损肠壁增厚，质脆而失去弹性，扩张。重者浆膜面粗糙有纤维素附着，肠腔内充满果酱样血便。显微镜下可见病变肠壁各层均有炎症细胞浸润，以淋巴细胞、嗜酸性粒细胞、单核细胞、浆细胞为主。黏膜可发生坏死或脱落，黏膜下层有大片出血坏死和水肿，毛细血管扩张充血。腹腔内可有混浊、脓性或血性渗液。病变恢复后不遗留慢性肉芽肿性改变，引起腹腔内粘连者少见。

（四）临床表现

1. 病史　起病急，发病前多有不洁饮食史。受冷、劳累，肠道蛔虫感染及营养不良为诱发因素。

2. 腹痛　起病急骤，突然出现腹痛，也常可为最先症状，多在脐周。病初常表现为逐渐加剧的脐周或中上腹阵发性绞痛，其后逐渐转为全腹持续性痛并有阵发性加剧。

3. 腹泻、便血　腹痛发生后即可有腹泻。粪便初为糊状而带粪质，其后渐为黄水样，继之即呈白水状或呈赤豆汤和果酱样，甚至可呈鲜血状或暗红色血块，粪便少而且恶臭。无里急后重。出血量多少不定，轻者可仅有腹泻，或仅为粪便隐血阳性而无便血；严重者一天出血量可达数百毫升。腹泻和便血时间短者仅1～2天，长者可达一个月余，且可呈间歇发作，或反复多次发作。腹泻严重者可出现脱水和代谢性酸中毒等。

4. 恶心、呕吐　常与腹痛、腹泻同时发生。呕吐物可为黄水样，咖啡样或血水样，亦可呕吐胆汁。

5. 全身症状　起病后即可出现全身不适，无力和发热等全身症状。发热一般在38～39℃，少数可达41～42℃，但发热多于4～7天渐退，而持续2周以上者少见。

6. 腹部体征　无明显特异体征。可有腹部膨隆及肠型，脐周和上腹部可有明显压痛。早期肠鸣音可亢进，而后可减弱或消失。腹膜炎时可有腹肌紧张、压痛及反跳痛。

7. 临床分型　根据临床表现可分5型：① 胃肠炎型：主要见于疾病早期，可有腹痛、水样便、低热，部分伴恶心、呕吐。②肠梗阻型：因肠管肌层受严重侵害而肿胀，肠管僵直、丧失蠕动所致，表现为腹胀、腹痛，呕吐频繁，排便、排气停止，肠鸣音消失。③肠出血型：以肠黏膜渗出性病变为主，表现为腹痛、便血、大量血水样或暗红色血便，伴明显的贫血和脱水。④腹膜炎型：因浆膜层有大量炎症细胞浸润与渗出，腹腔内有大量炎性渗液。一般表现为明显腹痛，恶心、呕吐，腹胀，腹部压痛、反跳痛，若受累肠壁坏死或穿孔，则腹腔内可有血性渗出液。⑤中毒休克型：因大量肠毒素吸收入血所致。常在起病后 1~5 日内发生，全身中毒症状较严重，早期即出现面色苍白、精神萎靡、神志淡漠、无力、四肢厥冷、脉搏微弱、血压低、嗜睡、谵妄、休克等表现。而休克又加重了肠道的缺血、缺氧，微循环障碍，使肠组织进一步坏死，形成恶性循环。

上述分型在病程中可以某一型为主要临床表现，也可交替或重叠出现。

（五）辅助检查

1. 实验室检查

（1）血常规：白细胞增多，以中性粒细胞增多为主，常见核左移及中毒颗粒，可有红细胞、血红蛋白及血小板降低。

（2）大便常规：外观呈暗红色或鲜红色，或隐血试验强阳性，镜下见大量红细胞，可有少量或中等量脓细胞，偶见脱落的肠系膜。

（3）大便培养：部分患者可有大肠埃希菌、副大肠埃希菌、葡萄球菌等致病菌。厌氧菌培养偶见产气荚膜杆菌。粪便培养需时较长，一般要 7~10 日，不能及时为临床提供细菌学诊断根据。

（4）血培养：阳性率低，多为革兰阴性杆菌。腹水中可培养出大肠埃希菌。

（5）血生化：可有不同程度的电解质紊乱，红细胞沉降率多增快。

（6）凝血功能：重者常有凝血功能异常，甚至合并 DIC 表现。

（7）其他：尿检查可见红、白细胞增多，尿淀粉酶增高。腹水淀粉酶也可明显升高。

2. X 线检查　腹部平片可见局限性小肠积气及液平面，中、晚期则可见肠麻痹或轻、中度肠扩张，成节段性，肠间隙增宽大于 5mm，充气肠管端逐渐变尖成棱角征，部分有肠壁间气体或有肠痉挛、狭窄和肠壁囊样积气，肠穿孔者可见气腹征象。一般急性期时禁行钡剂造影及钡剂灌肠检查，以免诱发肠穿孔。有文献总结此病 X 线特征：肠腔扩大，但大小不一，肠壁增厚，但厚薄不一，皱襞变粗，但粗细不一。

3. 腹部超声　早期病例，超声检查无特异表现，可见小肠壁增厚、水肿、肠系膜淋巴结肿大；随病情进展，可见腹腔内及肠曲内有游离液体，肠腔内有多量积液积气。可作为 X 线的辅助支持，可多次追踪复查，以利诊断和选择手术时机。

4. 其他　腹腔穿刺可发现血性或脓性液体。常规肛诊了解血便情况。

（六）诊断与鉴别诊断

诊断依据：儿童或青少年有不洁饮食、暴食或饮食突然改变的病史，突发腹痛、腹泻、便血及呕吐，伴有中度发热，或突然腹痛后出现休克症状或出现麻痹性肠梗阻，应考虑本病的可能。排出果酱样或鲜红、暗红色血便、混有灰白色坏死黏膜，有明显血腥味是本病特点。腹部 X 线平片有肠扩张、液平面等有助于诊断。

注意与以下疾病相鉴别：

1. 中毒性细菌性痢疾　流行于夏季。突然发热、腹痛、腹泻及脓血黏液便，常有里急后重。腹痛位于左下腹，中毒时可有高热、惊厥、神志模糊。大便涂片和细菌培养痢疾杆菌有助于确诊。

2. 腹型过敏性紫癜　临床特点除紫癜外，常有皮疹、血管神经性水肿、关节炎、腹痛及肾炎等症状，一般无腹泻。

3. 急性克罗恩病　青壮年多发。亚急性起病，高热、寒战，右下腹痛，腹泻，常黏液脓血便，约 1/4

病例可出现右下腹或脐周腹块，很少出现休克，可有肠外表现（如关节炎、虹膜炎等）。诊断依靠胃肠钡餐、钡剂灌肠和内镜检查。

4. 绞窄性肠梗阻　临床上突然出现腹胀、腹痛，有时伴恶心、呕吐及发热。肛门停止排气、排便，病情进行性加剧，便血少见。肠鸣音亢进，有气过水声。X线平片见有高张力肠积气的液平面及结肠无气，与出血坏死性肠炎不同。

5. 肠套叠　婴幼儿多见。以 4～10 个月婴儿多见，2 岁以后随年龄增长发病逐年减少。主要表现为腹痛、血便及腹部肿物。腹部超声可确诊。

6. 其他疾病　如阿米巴肠病、肠息肉病、梅克尔憩室炎等疾病鉴别。

（七）治疗措施

治疗原则：治疗以非手术治疗为主，配合病因治疗及全身支持治疗，早期联合使用抗生素，纠正水电解质平衡紊乱，积极防治中毒性休克及其他并发症。

1. 饮食管理

（1）禁食：治疗本病的重点。疑诊时即应禁食，腹胀者应尽早行胃肠减压。通常轻症者禁食 1 周左右，重症者可禁食 2～3 周。至腹部体征基本消失，无便血或大便潜血转阴才可试进饮食。恢复饮食宜慎重，从少量逐渐增加，从流质、半流质逐渐过渡到少渣食物、正常饮食。在恢复饮食过程中，如又出现腹胀和呕吐，即应重新禁食，直至症状消失。

（2）营养支持：禁食期间给予全胃肠外营养，除可提供充足的营养外，尚可使肠道得到完全的休息。治疗期间可多次少量输血，有利于改善全身症状，缩短病程。

（3）去双糖饮食：有报道表明婴儿坏死性肠炎与双糖酶缺乏，对乳糖及蔗糖不能消化利用有关，采用去乳糖牛奶粉或去乳糖豆奶粉，边远贫困地区可采用豆浆喂养（如 100ml 豆浆加 5～10g 葡萄糖），可显著提高疗效。

2. 纠正水电解质紊乱

（1）补液：禁食期间静脉补充生理需要量、累计损失量及继续丢失量。

（2）纠正酸中毒：急性出血性坏死性肠炎患儿都有不同程度的代谢性酸中毒，应及时纠正。轻度的酸中毒经过补液、纠正脱水后，一般都可以得到纠正，不必再给予碱性液体，若补液后酸中毒仍未纠正，可根据 BE 及二氧化碳结合力数值计算，以 1.4% 碳酸氢钠补充。

（3）补钾：禁食期间每天补充氯化钾 200～300mg/kg，并根据血钾水平调整。

3. 抗感染治疗　抗菌药物主要选择针对革兰阴性杆菌和厌氧菌，并选用针对肠道细菌敏感的广谱抗生素。如氨苄西林、第三代头孢菌素、甲硝唑等。

4. 抗休克治疗　早期发现及时抢救。严重坏死性肠炎常合并中毒性休克，并常是致死的主要原因。具体措施同感染性休克的处理，开始应迅速补充血容量，改善组织缺氧、纠正酸中毒，应用血管活性药物，采用低分子右旋糖酐、山莨菪碱（654-2）注射液等，防治重要脏器功能衰竭。

5. 肾上腺皮质激素　有作者认为对重症及休克患儿应早期应用，以减轻中毒症状。可用氢化可的松 4～8mg/(kg·d) 或地塞米松 0.25～0.5mg/(kg·d)，静脉滴入，一般应用 3～5 天即停。但因其可能加重肠出血和促发肠穿孔，需谨慎。

6. 静脉用免疫球蛋白（intravenous immunoglobulin，IVIG）　重症及休克患儿应尽早应用 IVIG。IVIG 含有多种抗原的特异性 IgG 抗体，可直接中和毒素，抑制细胞因子与炎性介质的分泌与产生，并能够调节 T、B 淋巴细胞免疫功能，提高机体抗感染能力，最终改善临床症状，缩短病程。剂量与用法：0.3～0.4g/(kg·d)，连用 5 天；或者 1g/(kg·d)，连用 2 天。

7. 对症治疗　高热时可给予解热药或物理降温，甚至亚冬眠疗法；烦躁者给予镇静药；出血者可给予维生素 K、巴曲酶等。可间歇适量给氧，纠正低氧血症。呕吐、腹胀严重时可予胃肠减压。

肠麻痹者如经禁食、胃肠减压、肛管排气等治疗仍无好转，可静脉滴注酚妥拉明，本品为 α 受体阻滞剂，可改善全身及肠道微循环，减轻肠壁淤血、水肿等中毒症状，使肠蠕动恢复或增强。每次 0.5～1.0mg/kg，静脉滴注，每 2～4 小时一次。

轻度腹痛时可用山莨菪碱（654-2）每次 0.1～0.3mg/kg，肌内注射或阿托品 0.01mg/kg 皮下注射，必要时每 4～6 小时重复 1 次。腹痛严重者可采用山莨菪碱 2～3mg/kg 于 6～8 小时内静滴。

有 DIC 倾向者须行抗凝血治疗，可参见弥散性血管内凝血章节。

8. 手术治疗　约 75% 的患者经过正确的内科治疗可获痊愈。小部分患者需手术治疗。手术治疗可抢救部分危重患者。一般认为，出现下列情况可考虑手术治疗：① 肠穿孔；② 严重肠坏死，腹腔内有脓性或血性渗液；③ 反复大量肠出血，并发出血性休克；④ 肠梗阻、肠麻痹。⑤ 不能排除其他急需手术治疗的急腹症。

（八）预后

如能及时诊断，及时采取治疗措施，可防止病情进展，降低病死率。本病痊愈后一般不会转为慢性疾病。

三、急性胰腺炎

（一）概述

急性胰腺炎（acute pancreatitis，AP）指多种病因引起的胰酶激活，继以胰腺局部炎症反应为主要特征，伴或不伴有其他器官功能改变的疾病。儿童临床较少见，多发生在 4 岁以上小儿，主要表现为急性上腹疼痛、恶心、呕吐及腹部压痛。本病大多呈自限性，病程较短，很快缓解；部分来势凶险，迅速发展为重症胰腺炎，病死率可达 9.7%；近几年发病率逐渐增高，应引起足够重视，减少漏诊及误诊。

（二）病因

与成人常见于酗酒、胆结石等病因不同，小儿急性胰腺炎诱发因素较多。

1. 先天性发育畸形和解剖因素　包括一些可以直接或间接引起急性胰腺炎的解剖结构变异和机制异常，如环状胰腺、先天性胰腺囊肿、胰腺分离畸形等，上述原因导致胰液排出障碍而导致急性胰腺炎。Oddi 括约肌功能障碍（sphincter of Oddi dysfunction，SOD）、先天性胰胆管合流异常、先天性胆总管囊肿、获得性胆管狭窄、肿瘤及寄生虫，特别是蛔虫堵塞，由于梗阻导致胆汁反流入胰管引发胰腺炎。

2. 感染　最常见的为流行性腮腺炎病毒引起的胰腺炎，占 14%~50%，这可能与腮腺炎病毒或其刺激机体所产生的免疫复合物对胰腺有特殊的亲和力有关；其他如麻疹、肺炎、菌痢、扁桃体炎等亦可导致。

3. 创伤　胰腺是位于后腹膜的重要实质脏器，横跨骨性椎体前方，如遇外伤易受挤压。胸腹部手术可致胰腺直接受累或手术后应激反应诱发。

4. 药物　常见的主要是糖皮质激素和化疗用的免疫抑制剂。前者可能与糖皮质激素能增加胆汁及胰液的黏稠度和影响胰腺的血液循环有关；后者可能与化疗药物造成 Oddi 括约肌病变有关，或是化疗药物直接损害胰腺腺泡，使胰酶逸出、激活，致胰腺自身消化有关。

5. 代谢　高钙血症、高脂血症、营养不良、肾衰竭等代谢功能障碍性疾病可诱发胰腺炎。

6. 全身性疾病　并发于系统性红斑狼疮（SLE）、过敏性紫癜、高脂血症、营养不良、甲状旁腺功能亢进症等。

7. 特发性　经全面临床与生化、影像等检查仍病因不明，可达 30%。

（三）发病机制与病理生理

引起胰腺炎的发病机制中，多种因素参与，如胰酶引起胰腺组织自身消化、胰腺血液循环障碍、毛细血管通透性改变、炎症介质、氧自由基作用等。

目前认为发病的中心环节是胰腺消化酶经一系列激活过程，引起胰腺的自身消化，导致胰腺细胞和间质水肿，脂肪坏死及出血。正常胰腺能分泌 10 余种酶，其中以胰淀粉酶、蛋白酶、脂肪酶、弹性硬蛋白酶等为主。这些酶平时多以无活性的胰酶原颗粒的形式存在于腺泡细胞内，外裹一层磷脂膜与胞质隔绝。同时，胰腺还以产生胰蛋白酶抑制物质，如仅 α_1 -抗胰蛋白酶、抗糜蛋白酶等，均可抑制胰蛋白酶活性。这些均可避免胰腺被自身消化。当胰腺在各种致病因素作用下，其自身消化的防卫作用被削弱，加之胰腺细胞受损，释放出溶酶体水解酶，此酶在细胞内与酶原颗粒接触后激活胰酶，首先胰蛋白酶原被激活，形成胰蛋白酶，进一步激活磷脂酶 A、弹性硬蛋白酶和胰血管舒缓素。磷脂酶 A 使卵磷脂变为具有细胞毒性的溶血卵磷脂，引起胰腺坏死；弹性硬蛋白酶可使血管壁弹力纤维溶解，致胰血管受损、破裂、出血与坏死；胰血管舒缓素可使血中激肽原转变为激肽和缓激肽，使血管扩张，并增加血管通透性及液化作用。消化酶与坏死组织液又可通过血液循环及淋巴管途径输送至全身，引起全身脏器损害，产生多种并发症，以致死亡。

（四）病理

1. 急性水肿型　亦称间质型。此型较多见，占 90% 以上。病变可累及部分或整个胰腺，腺体肿大变硬，被膜紧张充血。镜下可见间质水肿，炎性细胞浸润，小灶性脂肪坏死，无胰实质坏死和出血。

2. 急性出血坏死型　此型少见。胰腺肿大变硬，腺泡及脂肪组织坏死以及血管坏死出血是本型的主要特点。肉眼可见胰腺内有灰白色或黄色斑块的脂肪组织坏死病变，出血严重者，则胰腺呈棕黑色并伴有新鲜出血。脂肪坏死可累及肠系膜、大网膜后组织等。镜下可见胰腺坏死病变呈间隔性小叶周围分布，坏死灶外周有炎性细胞包绕。常见静脉炎、淋巴管炎和血栓形成。此外尚可有胰腺脓肿、假性囊肿等。

（五）临床表现

小儿症状体征常不典型，年长儿与成人相似。

1. 症状

（1）腹痛：腹痛常突然发生，呈持续性或阵发性疼痛，多为剧痛难忍。腹痛多发生在腹上区，也可波及全腹。进食后疼痛加剧。少数腹痛较轻或无明显腹痛。

（2）恶心、呕吐：常见于病程早期，呕吐较频繁，呕吐物多为胃内容物、胃液或胆汁。

（3）发热：病程中多有发热、恶寒，体温一般不超过 39℃，重症可出现寒战、高热。

（4）休克表现：重症患儿早期即可出现面色苍白，出汗，四肢厥冷，脉微，血压下降等休克症状。

（5）水电解质及酸碱平衡紊乱。

（6）其他：胰头肿大压迫胆道或并发胆道疾患时，可出现黄疸。有时也可出现低钙血症，引起手足抽搐。低血钙的发生是由于脂肪坏死时分解的脂肪酸与钙形成脂肪酸钙所致，此外与胰腺炎可使胰高血糖素释放，刺激甲状腺分泌降钙素也有关。

2. 体征　腹部体征常与严重的症状不相称。轻症患儿通常仅有腹上区压痛，无腹肌紧张及反跳痛，压痛往往与腹痛程度不相称。重症患儿腹上区压痛显著，出现腹膜炎时，压痛可遍及全腹，并有肌紧张及反跳痛，并肠麻痹时则明显腹胀，肠鸣音减少且弱。重症急性胰腺炎患儿，由于胰液外渗穿透腹部、腰部肌内，分解皮下脂肪，引起毛细血管出血，在脐周围皮肤出现的瘀斑，称为 Cullen 征；若为一侧腰胁部出现皮肤颜色改变，则称为 Grey - Turner 征；二者出现于发病后的 3 天到 1 周内，无助于早期诊断。

3. 并发症　①休克：最常见，是由于胰蛋白酶破坏、组织坏死、感染中毒等促使大量血管活性物质释放，及体液丢失等所致。② 化脓性感染：如化脓性腹膜炎、胰腺脓肿、败血症等，致病菌多为革兰阴性杆菌。③ 多器官功能障碍：急性呼吸衰竭、急性肾衰竭、心力衰竭、消化道出血、胰性脑病等。④ 胰腺假性囊肿：有完整非上皮性包膜包裹的液体积聚，内含胰腺分泌物、肉芽组织、纤维组织等，病后 3～4 周形成。⑤慢性胰腺炎。

（六）辅助检查

1. 实验室检查

（1）淀粉酶的检测：仍然是急性胰腺炎和判断程度的重要指标。正常婴儿血中淀粉酶含量较低，1 岁左右达成人水平，正常值为 8～64U（Somogyi 单位）。

急性轻型胰腺炎发作后 3 小时血淀粉酶即可升高，24～48 小时达高峰后逐渐恢复正常，持续 3～5 天，超过正常上限 3 倍可确诊。但要注意的是数值高低与病情严重性不成正比，且其他急腹症也会出现血淀粉酶增高，但多不超过正常上限 2 倍。

尿淀粉酶约在发病后 12～24 小时升高，持续 3～4 天，但尿淀粉酶仅供参考。

临床上对淀粉酶值的变化要做全面的分析，再结合临床其他症状才能做出正确的判断，病情重时或在治疗中，淀粉酶不升高，则可说明病情进行性加重、进一步恶化，因胰腺腺泡大量的坏死不能分泌淀粉酶而致"枯竭"。

（2）血清脂肪酶：发病 4～8 小时后开始升高，24 小时达高峰，持续时间较长，可作为晚期患儿的诊断方法，敏感性及特异性均较高。正常值为 0.5～1U（Comfort 单位），＞1.5U 有诊断意义。

（3）外周血象：轻型胰腺炎时，白细胞可不增高或轻度增高，但在严重病例和伴有感染时，常明显增高，中性粒细胞也增高。

（4）血液生化检查：重型胰腺炎时，二氧化碳结合力下降，血尿素氮升高，表明肾已有损害。胰岛受到破坏时，可有血糖升高，但多为一过性。出血性胰腺炎时，血钙常降低，发生抽搐者，常示预后不良。

（5）腹腔穿刺：对于重型胰腺炎伴有腹水者，做腹腔穿刺测定淀粉酶，穿刺抽出的腹水多为血性混浊的液体，淀粉酶含量可以明显增高，并可明确腹水性质（如血性、含脂滴、脓性改变等）。

2. 影像学检查

（1）B 型超声：超声在急性胰腺炎的诊断占有愈加重要的位置，成为不可缺少的常规检查方法之一，但易受胃肠积气的影响。超声对胰腺炎的诊断可有以下发现：体积增大、回声增强、腹腔渗液、经治疗之后也可发现胰腺脓肿及假性囊肿。

对了解非外伤性 AP 原发病因有优势。B 超显示积液敏感。对肝内外胆道有无梗阻及梗阻部位的显示较佳。胆总管囊肿时可分辨胆管与囊肿的关系，并可清楚显示胆囊炎及结石。

（2）X 线检查：可能见到以下征象：① 胰腺部位的密度增强（由于炎症渗出所致）；② 反射性肠扩张（主要在胃、十二指肠、空肠和横结肠）；③ 膈肌升高，胸腔积液；④ 少数病例可见胰腺结石或胆道结石；⑤ 十二指肠环淤滞，其内缘有平直压迹；⑥ 仰卧位腹平片，表现"横结肠截断征"，即结肠肝曲、脾曲充气，即使改变体位横结肠仍不充气，这是由于急性胰腺炎引起结肠痉挛所致。

腹部立卧位平片虽然提供的信息有限但必不可少，可了解腹腔基本信息，如肠管的分布情况及有无空腔脏器的穿孔等，对于外伤性 AP 更加重要。胆囊结石甚至蛔虫均有可能在腹部平片中显示，同时可排除泌尿系结石导致急性腹痛的可能。

（3）CT 检查：CT 扫描也可显示胰腺及其周围组织从轻度水肿、出血到坏死和化脓的各种病理变化。CT 也能发现胰腺周围的积液和小网膜、肾周围间隙的水肿，有助于早期发现及追踪观察胰腺假性囊肿。因不受胃肠积气与肥胖的影响，CT 扫描较超声检查更具有优越性与准确性。根据炎症的严重程度分为 A～E 级。A 级：正常胰腺。B 级：胰腺实质改变，包括局部或弥漫的腺体增大。C 级：胰腺实质及周围炎性改变，胰周轻度渗出。D 级：除 C 级外，胰周明显渗出，胰腺实质内或胰周单个液体积聚。E 级：广泛的胰腺内外积液，包括胰腺和脂肪坏死，胰腺脓肿。A~C级，临床上为轻型AP，D级、E级临床上为重型AP。

（七）诊断与鉴别诊断

临床上表现为急性、持续性腹痛（偶无腹痛），血清淀粉酶活性增高大于等于正常值上限3倍，影像学提示胰腺有或无形态改变，排除其他疾病者即可确诊。可有或无其他器官功能障碍。少数病例血清淀粉酶活性正常或轻度增高。

1. 临床分型

（1）轻症AP（Mild AP，MAP）：具备AP的临床表现和生化改变，而无器官功能障碍或局部并发症，对液体补充治疗反应良好。Ranson评分<3，或APACHE2Ⅱ评分<8，或CT分级为A、B、C级。

（2）重症AP（Severe AP，SAP）：具备AP的临床表现和生化改变，且具下列之一者：局部并发症（胰腺坏死，假性囊肿，胰腺脓肿）；器官衰竭；Ranson评分≥3；APACHE2Ⅱ评分≥8；CT分级为D、E级。

（3）暴发型胰腺炎（Fulminate pancreatitis，FP）：SAP患者发病后72h内出现下列之一者：肾衰竭（血清肌酐>176.8μmol/L）、呼吸衰竭（PaO$_2$≤60mmHg）、休克（收缩压≤80mmHg，持续15分钟）、凝血功能障碍［凝血酶原时间<70％和（或）部分凝血活酶时间>45s］、败血症（T>38.5℃、WBC>16.0×10^9/L，剩余碱≤4mmol/L，持续48h，血/抽取物细菌培养）、全身炎症反应综合征（T>38.5℃、WBC>12.0×10^9/L，剩余碱≤2.5mmol/L，持续48h，血/抽取物细菌培养阴性）。

2. 鉴别诊断

（1）小儿阑尾炎：临床可出现高热、腹痛、恶心、呕吐及腹膜炎体征，有时不易鉴别，尤其是小婴儿。需仔细查体，注意右侧压痛点，同时血淀粉酶可升高，但不如胰腺炎明显，超声检查可以鉴别，必要时需剖腹探查。

（2）急性肠梗阻：肠梗阻的绞痛多位于下腹部，常伴有肠鸣音亢进、"金属音"或气过水声，腹痛无放射性，腹肌亦不紧张。X线检查可见腹部有液平面。若为完全性肠梗阻，则停止排便排气。

（3）急性胃肠炎：有不洁饮食史，呕吐，伴腹痛、腹泻，腹软喜按，听诊肠鸣音亢进，大便化验可见白细胞。

（4）急性胆道感染：有右上腹持续性疼痛、压痛、肌紧张，伴有发热、黄疸，查体时触及肿大的胆囊，超声检查可资鉴别。

（5）消化性溃疡急性穿孔：有长期溃疡病史，突然发病，腹痛剧烈可迅速波及全腹，腹肌板样强直，肝浊音界消失，X线透视膈下可见游离气体，血清淀粉酶轻度升高。小儿少见。

（八）治疗措施

AP的治疗原则强调以非手术为主的综合治疗措施，包括补充液体、胰腺休息、镇痛解痉、防治感染、营养支持等。

1. 液体补充　AP时有效血容量减少的主要原因是体液从血管渗出至腹腔，尤其是较重的胰腺炎，发作后数小时，由于胰周围、腹腔以及腹膜后的渗出，又因腹膜炎所致的麻痹性肠梗阻、呕吐、肠腔内积存的内容物等，则每日丢失大量体液和电解质，导致酸碱失衡。可通过生命体征监测、尿量和中心静脉压来判断有效循环血容量是否充足，并根据血气结果调整钾、钠、钙离子以及纠正酸碱失衡，同时应注意输注胶体物质和补充微量元素、维生素。

2. 胰腺休息　包括禁食、胃肠减压，缓解腹痛和抗胰腺分泌药应用等。① 禁食、胃肠减压：AP时进行胃肠减压除能缓解因麻痹性肠梗阻所致的腹胀、呕吐外，更重要的是可以减少胃液、胃酸对胰酶分泌的刺激作用而阻止了胰腺炎的发展。在患儿腹痛减轻或消失、腹胀减轻或消失、肠道动力恢复或部分恢复时可以考虑开放饮食，开始以糖类为主，逐步过渡至低脂饮食，不以血清淀粉酶活性高低作为开放饮食的必要条件。② 镇痛：疼痛剧烈时考虑镇痛治疗。麻醉药是首选的止痛治疗措施。包括每 2～4 小时予哌替啶 1mg/kg 和吗啡 0.1mg/kg。③ 抗胰腺分泌药：多选用 H_2 受体拮抗剂（法莫替丁）和质子泵抑制剂（奥美拉唑），这类制剂是通过抑制胃酸分泌而间接抑制胰腺分泌，在重症 AP 还可预防应激性溃疡的发生；生长抑素及其类似物（奥曲肽）可以通过直接抑制胰腺外分泌而发挥作用，并可调整微循环。乌司他丁兼有胰酶抑制剂和膜稳定剂及调控炎症因子的作用，已广泛应用于临床，常用剂量为 10 万～20 万 U/d。

3. 抗生素的应用　有资料表明，对于轻、中型 AP 患儿，预防使用抗生素是无效的，除非有使用的指征：胆源性胰腺炎和重症胰腺炎。对于重症胰腺炎患儿，预防使用第三代头孢菌素或亚胺培南可以减低胰腺感染性坏死和胰腺脓肿的发生率和病死率。抗生素的应用应遵循：抗菌谱为革兰阴性菌和厌氧菌为主、脂溶性强、有效通过血胰屏障等三大原则，亦可根据细菌培养结果调整抗生素用法。

4. 营养支持　AP 时的高分解代谢以及禁食、胃肠减压导致脂肪、蛋白质的迅速消耗，身体质量下降。营养支持是 AP 整体治疗的一部分，在病程的早期即应开始。对于轻-中型的 AP 一般不需要空肠营养或静脉营养，一般在病程的 4 天内即能进食。对于重型胰腺炎营养支持可划分为 3 个阶段：第一阶段应以全胃肠外营养为主，一般需 2～3 周；第二阶段经内镜或在 X 线引导下给患者置入鼻空肠管，予以肠道要素饮食 2～3 周；病情稳定则进入第三阶段，即过渡到口服饮食。

5. 中医药　如大黄等可通过清洁肠道、促进肠道动力恢复、维护肠道黏膜屏障和保护胰腺、抑制胰酶活性、减少炎性细胞因子的释放、抗氧化和清除自由基及改善微循环障碍来延缓病情恶化，并促进疾病的恢复。重症急性胰腺炎的诊断一旦成立，尽早考虑应用中药配合治疗。除对不需胃肠减压的患儿实行"禁食不禁中药"的原则外，对必须进行胃肠减压者，可以定时从胃管鼻饲中药，将胃肠减压与鼻饲中药结合起来。可予生大黄鼻饲，推荐剂量为 200mg，每日 1～2 次。

6. 连续性血液净化（continuous blood purification，CBP）　CBP 治疗可以清除细胞因子和炎症介质，恢复免疫调节功能，改善心脏、肺、肾、肝等系统的功能。并可排出体内过多的水分，减轻组织间质水肿，改善组织的氧利用，清除代谢产物，维持内环境稳定，为营养和代谢支持创造条件。因此，CBP 可以阻止 SAP 患儿病情由全身炎症反应综合征向多器官功能障碍方向发展，尤其对出现急性肾功能不全的患者疗效尤为显著，因此可最终改善 SAP 患儿预后，成为目前治疗 SAP 的重要手段，但关于其应用时机，超滤剂量和停滤指征等问题还有待进一步研究。

7. 手术治疗　手术指征：① 保守治疗 24 小时以上病情加重；② 合并其他脏器损伤，如：梗阻性胆管炎、胆道完全梗阻以致肝功能严重损害者等；③ 弥漫性腹膜炎症，大量血性腹水，进行性加重；④ 出现胰腺及周围感染者；⑤ CT 显示胰腺坏死加重。早期手术可以解除胆道梗阻，消除病因，清除外溢胰酶，减少其对自身组织的消化，防止加重全身炎症反应综合征及多脏器衰竭。

小儿急性胰腺炎在治疗上需注意以下几点：① 反复的进行病情评估是该病持续系统治疗的关键。成功的生命体征检测是患儿平稳渡过休克期的保证。除基础生命体征的检测，肝肾功能、生化常规、血胰淀粉酶、脂肪酶、血电解质、血糖及血脂等化验，B 超、CT、磁共振胰胆管造影（magnetic resonance cholangiopancreatography，MRCP）等影像学检查都是十分必要的。其中，尿量及 B 超等影像学检查，对手术时机的选择尤为重要。② 肠外静脉营养是治疗急性胰腺炎的重要方法，但应注意不宜使用高渗葡萄糖，否则会刺激胰岛细胞，加重糖代谢障碍及低钾血症。

（九）预后

轻症急性胰腺炎经保守治疗，一般可痊愈，重症胰腺炎病死率较高，原因系病情严重，易产生并发症，如休克、多器官功能衰竭等。

四、急性胆囊炎

（一）概述

小儿急性胆囊炎（acute cholecystitis）与成人不同，胆结石较少见，临床发病率较低，常表现为腹痛、发热、黄疸、恶心呕吐等，临床表现不典型，初诊易误诊。近年随着人们生活水平提高，影像学诊断技术的发展，发病数日益上升，逐渐引起人们重视。

（二）病因及发病机制

1. 胆管梗阻　婴幼儿胆囊管、胆总管畸形或胆道血管畸形是梗阻的主要原因，如胆囊管迂曲、过长或过细。此外，肿大的淋巴结可压迫胆总管下端，形成机械性梗阻；胆道括约肌的功能性梗阻，如 Oddi 括约肌和胆囊管壁平滑肌的持续性痉挛、水肿，神经功能紊乱；周围组织炎症粘连造成胆囊管狭窄；胆结石、蛔虫阻塞胆道；上述原因均可导致胆汁排出障碍，长期的胆汁淤积和浓缩刺激胆囊黏膜，引起炎性病变，加上细菌感染，即可形成急性胆囊炎。

2. 细菌感染　常见致病菌为大肠埃希菌，其次为克雷白杆菌、梭状芽胞杆菌、葡萄球菌、链球菌、产气杆菌、铜绿假单胞菌等。感染途径包括上行性、血源性或淋巴性感染，大多为肠道逆行而来。

3. 胰液反流　如胰胆管合流异常，正常情况下，胰腺管内压力高于胆管，当胰胆管合流异常时，胰液反流到胆囊内，反流液中胰蛋白酶被激活，与胆汁酸结合，也可激活磷酸酯酶，使卵磷脂转为溶血卵磷脂，两者均可引起胆囊黏膜的炎性反应，继发细菌性胆囊炎。

4. 其他　重症感染、严重创伤、烧伤、休克、胃肠外营养等。由于疼痛、发热、脱水、情绪紧张等可使胆汁黏稠度增加，排空减慢。

（三）病理

根据病变程度分为以下四种类型：①急性单纯性胆囊炎：见于急性炎症初期，黏膜充血水肿，上皮细胞变性、坏死脱落，管壁内不同程度的中性粒细胞浸润，小儿"胆囊积水"即为此型。细菌培养常为阴性。② 急性化脓性胆囊炎：病变波及胆囊壁全层，并发细菌感染，胆囊内胆汁浑浊，胆囊增大，浆膜可被脓性渗出物覆盖。黏膜面上可形成溃疡，整个胆囊内充满脓液。胆囊壁的炎性渗出可致与毗邻腹膜粘连和淋巴结肿大。此时，胆汁的细菌培养多为阳性。③ 急性坏疽性胆囊炎：急性感染基础上，胆囊内压持续升高，囊壁血液循环障碍，致部分或大部分囊壁缺血坏死；胆囊内的结石可嵌顿在胆囊颈部，引起囊壁的压迫坏死。④ 胆囊炎穿孔：在坏疽的基础上，发生穿孔，引起胆汁性腹膜炎，甚至胆囊与十二指肠之间形成内瘘。穿孔的部位常位于胆囊颈部或底部。

（四）临床表现

小儿症状体征常不典型，年长儿与成人相似。

1. 症状

（1）腹痛：为最主要症状。诱发因素多为进食油腻食物。常突然发作，病初时疼痛多局限于上腹部剑突下，较轻，呈持续性，以后疼痛逐渐加剧，转至右上腹部，呈持续性伴阵发性加重，如绞痛状，解痉剂效果差。如伴有胆石症，则疼痛程度更为严重，阵发亦更明显；若疼痛较剧，呼吸可受抑制，表现为浅而快。较大儿童有时诉右肩、背部放射性疼痛。

（2）消化系统症状：多数患儿出现恶心、呕吐、食欲不振、腹泻等。

（3）发热：一般为低热，病情继续发展可出现高热、寒战、甚至抽搐。

（4）黄疸：20%～50%患儿出现黄疸，但多为轻度或隐性黄疸，即血清总胆红素在 $34 \sim 85.5 \mu mol/L$。黄疸系因伴胆总管结石、炎症、Oddi 括约肌痉挛，以致肝细胞损害所致。

2. 体征

患者常呈急性病容，疼痛加剧时更有烦躁不安现象。腹式呼吸减弱。脉搏随体温升高而略加快，阵发性疼痛加剧时，可有阵发性加快。

（1）压痛、肌卫：右上腹胆囊区有明显的压痛、肌紧张及右季肋部叩击痛。如检查者站在患者右侧，用左手大拇指置于胆囊区，其余各指放在肋骨上，让患者做深呼吸使肝下移，则因拇指触及胆囊而使疼痛加剧，患者如感觉疼痛加剧而突然屏气，称为墨菲征（Murphy sign）阳性。有时可见压痛区皮肤水肿，若局部肌肉强直，须考虑有胆囊坏死及穿孔的可能。

（2）肿块：部分患儿右上腹可扪及肿块，系由发炎和肿大的胆囊与邻近网膜粘连所引起。扪及肿块多在起病48小时后，其位置、大小和触痛程度则随病情程度的变化而不同。

（3）Boas 征：可阳性，即右肩胛骨下角第9～11肋区有皮肤过敏现象，为膈肌受到炎症刺激的结果。

3. 并发症

（1）胆囊坏疽、穿孔：可有多种临床表现，以胆囊周围脓肿最为多见，其次为胆汁性腹膜炎。

（2）急性胰腺炎：少见。

（3）胆管炎、门静脉炎及肝脓肿。

（4）急性气肿性胆囊炎：系一种罕见的急性胆囊炎。其特点是胆囊壁或胆囊腔内有积气。发病后，因胆囊壁缺血，有利于厌氧菌（梭状芽胞杆菌）的生长，大肠埃希菌和克雷白杆菌也可产生气体。B超和X线检查可见胆囊壁增厚，胆囊腔积气。这种胆囊炎患者胆囊坏疽、穿孔的比例大，病死率高，应及早行胆囊切除术，并选择有效的抗生素。

（五）辅助检查

1. 实验室检查

（1）血常规：多数患儿白细胞计数增高，平均在 $(10～15)×10^9/L$。其升高的程度和病变严重程度及有无并发症有关。若白细胞数不升反降，提示机体反应能力低下。

（2）血清总胆红素：单纯急性胆囊炎患儿血清总胆红素一般不超过 $34\mu mol/L$，若超过 $85.5\mu mol/L$ 时应考虑有胆总管结石并存；当合并急性胰腺炎时，血、尿淀粉酶含量亦增高。

（3）血清转氨酶：肝功能多正常。

2. 影像学检查

（1）B型超声：B超是急性胆囊炎快速简便的非创伤检查手段，其主要声像图特征为：胆囊的长径和宽径可正常或稍大，由于张力增高常呈椭圆形；胆囊壁增厚，轮廓模糊，有时多数呈双环状，其厚度大于3mm；胆囊内容物透声性降低，出现雾状散在的回声光点；胆囊下缘的增强效应减弱或消失。

（2）X线检查：近20%的急性胆囊结石可以在X线平片中显影，化脓性胆囊炎或胆囊积液，也可显示出肿大的胆囊或炎性组织包块阴影。

（3）CT检查：B超检查有时能替代CT，但有并发症而不能确诊的患者必须行CT检查。CT可显示增厚超过3mm胆囊壁。若胆囊结石嵌顿于胆囊管导致胆囊显著增大，胆囊浆膜下层周围组织和脂肪因继发性水肿而呈低密度环。胆囊穿孔可见胆囊窝部呈液平脓肿，如胆囊壁或胆囊内显有气泡，提示"气肿性胆囊炎"，这种患者胆囊往往已坏疽，增强扫描时，炎性胆囊壁密度明显增强。

（4）静脉胆道造影：对难诊断的急性胆囊炎，血清胆红素如果在 $51\mu mol/L$ 以内，肝功能无严重损害，可在入院后24h内做静脉胆管造影。如果胆管及胆囊均显影，可以排除急性胆囊炎；仅胆囊延迟显影者，也可排除急性胆囊炎；胆管显影而胆囊经过4小时后仍不显影，可诊断为急性胆囊炎；胆囊胆管均不显影者，其中大多是急性胆囊炎。目前由于超声显像已成为胆系疾病的首选检查方法，口服及静脉胆道造影已很少用。

（5）放射性核素显像：静脉注射^{99m}Tc-二甲基亚氨二醋酸（^{99m}Tc-HIDA）后进行肝及胆囊扫描，一般在注射后90分钟内胆囊如无放射性，提示胆囊管不通，大都是急性胆囊炎所致。本法安全可靠，阳性率可达92%，故有报告^{99m}Tc-HIDA闪烁可作为急性胆囊炎的首选检查法。

（六）诊断与鉴别诊断

小儿有右上腹持续性疼痛、压痛、肌紧张，伴有发热、黄疸，查体时触及肿大的胆囊，化验示白细胞增高，结合超声发现胆囊壁水肿时，即可确诊。误诊主要有两方面原因：一是症状及体征不典型。小儿对腹痛部位及性质表达不清，胆囊炎症改变程度与临床表现不成正比，多是炎症轻，临床症状与体征重；二是首诊医师重视不够，易误诊为消化不良、胃肠炎、肠蛔虫症等其他疾病。

鉴别诊断：

1. 高位急性阑尾炎 其转移性腹痛、腹壁压痛、腹肌强直均可局限于右上腹，易误诊为急性胆囊炎。但B超无急性胆囊炎征象有助于鉴别。此外，胆囊炎的反复发作史、疼痛的特点，对鉴别诊断也有参考价值。

2. 急性肠梗阻 肠梗阻的绞痛多位于下腹部，常伴有肠鸣音亢进、"金属音"或气过水声，腹痛无放射性，腹肌亦不紧张。X线检查可见腹部有液平面。

3. 急性胰腺炎 小儿急性胰腺炎少见。部分患儿有外伤史或服用特殊药物史。常表现为上腹部或上腹部偏左持续性疼痛，亦可有高热、恶心、呕吐，胰腺区域有明显压痛。B超显示胰腺肿大，边界不清等而无急性胆囊炎征象；CT检查对诊断急性胰腺炎较B超更为可靠，因为B超常因腹部胀气而胰腺显示不清。血、尿淀粉酶含量增高可资鉴别。

4. 急性病毒性肝炎 急性重症黄疸型肝炎可有类似胆囊炎的右上腹痛和肌卫、发热、白细胞计数增高及黄疸。但肝炎患儿常有肝炎接触史，伴食欲不振、疲乏无力、低热等前驱症状；体检常可发现肝区轻度触痛，白细胞一般不增加，肝功能明显异常，一般不难鉴别。

5. 肝脓肿 有高热、肝区疼痛、包块、肝大及明显触痛等征象。大多数患者白细胞明显升高，总数可达（20~30）×10^9/L，肝酶、胆红素、碱性磷酸酶可升高。X线检查可见肝阴影增大，右膈肌抬高，局限性隆起和活动受限，或伴有右下肺不张，胸膜反应或胸腔积液甚至脓胸。

6. 右侧大叶性肺炎和胸膜炎 患儿也可有右上腹痛，压痛和肌卫而与急性胆囊炎相混。但该病早期多有高热、咳嗽、胸痛等症状，胸部检查肺呼吸音减低，可闻及啰音或胸膜摩擦音。X线胸片有助于诊断。

7. 胆道蛔虫症 常有肠道蛔虫病史，临床症状与体征不相符，虽有阵发性剧痛，但腹部体征轻微，且在疼痛缓解期无任何不适。

8. 右肾结石 发热少见，患儿多伴有腰背痛，放射至会阴部，肾区有叩击痛，有肉眼血尿或显微镜下血尿。X线腹部平片可显示阳性结石。B超可见肾结石或伴肾盂扩张。

（七）治疗措施

治疗原则：症状不典型或抗感染治疗好转者，应尽可能采取非手术治疗，动态观察。

1. 保守治疗

（1）卧床休息、禁食。

（2）胃肠减压、减少胆汁和胰液分泌。

（3）解痉止痛：常用的药物有阿托品、山莨菪碱（654-2），肌内注射或静脉滴注。

（4）静脉补液，提供足够热量，纠正脱水和电解质紊乱，必要时给予全胃肠外营养。

（5）抗生素：应选择适当的抗生素，种类和剂量根据病情、年龄等因素而定。一般多首选针对革兰阴性杆菌及厌氧菌的抗生素。常用者有氨苄西林、头孢菌素类、庆大霉素等；对厌氧菌，一般用甲硝唑，也可用克林霉素。

2. 手术治疗　目的是消除感染灶，解除梗阻或取石。适应证如下：①保守治疗症状无缓解，持续加重；②临床症状反复出现，不能除外胆道畸形者；③化脓性、坏疽性胆囊炎；④胆囊穿孔；⑤胆囊内结石不能排出者。

（八）预后

急性胆囊炎经保守治疗，80％～90％可以消退治愈，另外 10％～20％患者因病情加剧而行手术治疗。所谓"痊愈"的患者以后有可能反复发作，或引致胆石症或胆总管炎等并发症，而终需外科治疗。手术治疗预后较佳，70％～80％的患者可获痊愈。

五、肝衰竭

（一）概述

肝衰竭（hepatic failure）是多种因素引起的严重肝损害，导致其合成、解毒、排泄和生物转化等功能发生严重障碍或失代偿，出现以凝血机制障碍和黄疸、肝性脑病、腹水等为主要表现的一组临床症候群。肝衰竭常可伴发生多器官衰竭、脑水肿、继发感染、出血、肾衰竭、血流动力学以及各种代谢紊乱等并发症，虽少见却极为危重。

肝衰竭可被分为四类：急性肝衰竭（acute liver failure，ALF）、亚急性肝衰竭（subacute liver failure，SALF）、慢加急性肝衰竭（acute - on - chronic liver failure，ACLF）和慢性肝衰竭（chronic liver failure，CLF）。ALF 的特征是起病急，发病 2 周内出现以 Ⅱ 度以上肝性脑病为特征的肝衰竭症候群；SALF 起病较急，发病 15 天至 26 周内出现肝衰竭症候群；ACLF 是在慢性肝病基础上，出现的急性肝功能失代偿；CLF 是在肝硬化基础上，肝功能进行性减退导致的以腹水或门静脉高压、凝血功能障碍和肝性脑病等为主要表现的慢性肝功能失代偿。

（二）病因

儿童肝衰竭病因与年龄有较大的关系，约 1/3 病因不明。西方国家如英美等多由非甾体类抗炎药物引起，以对乙酰氨基酚多见，印度则以戊型肝炎病毒（hepatitis E virus，HEV）最多；位居第二的为乙型肝炎病毒（hepatitis B virus，HBV）。

1. 感染　①病毒：有文献报道婴幼儿以 CMV 感染为主，年长儿以 HBV、HAV 感染为主，其他如EB 病毒、人类疱疹病毒等亦可引起。②细菌：以金黄色葡萄球菌、肺炎链球菌、大肠埃希菌等所致的败血症、肺炎、腹腔感染、肝脓肿较常见，可以肝衰竭为首发表现。

2. 中毒　①药物：包括异烟肼、利福平、对乙酰氨基酚、磺胺药、四环素和丙戊酸钠等；②食物：毒蕈、棉籽油等；③化学物：磷、砷、苯胺、四氯化碳等。

3. 遗传性代谢缺陷　肝豆状核变性（Wilson病）、半乳糖血症、果糖不耐受症、酪氨酸血症和糖原累积症Ⅳ型等也可以发生肝衰竭。

4. 其他　①严重创伤、大手术、大面积烧伤、败血症、缺血缺氧性损害、各种原因的休克等；②胆汁淤积性肝病合并肝硬化，如先天性肝外胆道闭锁等；③其他侵犯肝的疾病：如郎格汉斯细胞组织细胞增生症等；④自身免疫性肝炎。

（三）发病机制

肝衰竭的发生是多种因素协同作用的结果。肝坏死是导致肝衰竭的根本原因。近年来随着人们对细胞凋亡的研究和认识的逐步深化，对肝坏死的研究和认识不断深化。

1. 病毒因素　肝炎病毒所致肝坏死比例较大，可达 30％。其中 HBV、HCV 较多，HAV、HEV较少。

2. 炎症介质 主要包括单核巨噬细胞（macrophage），单核因子（monokine），内毒素（endotoxin，ET）和白细胞三烯（白三烯，leukotriene，LT）等，在肝坏死的发生中具有重要的作用。

3. 免疫反应 在肝衰竭的发病机制中，研究最多且最令人关注的是导致肝坏死的免疫学改变。在HBV、HAV、HDV 导致肝坏死的免疫学研究比较深入。以 HBV 为例，主要有：

（1）细胞溶解性 T 细胞（cytolytic T lymphocyte，CTL）介导的细胞毒效应。

（2）细胞因子：细胞因子即是免疫反应的产物，又能促进免疫损害，是对靶细胞分泌的淋巴毒素。它们形成细胞因子的连锁反应，导致免疫损害的持续扩增，与肝坏死相关的主要细胞因子有：肿瘤坏死因子（TNF），白细胞介素 1（IL-1），IL-6，IL-8，血小板激活因子（PAF），转化生长因子-β1（TGF-β1）等。

4. 其他因素

（1）药物、毒物：药物和毒物所致肝坏死的共同特征是：有使用药物、接触毒物史，且这些物质已明确其肝毒作用。

（2）代谢异常：主要为 Wilson 病和 Reye 综合征。

（3）缺血：典型者为休克肝。

（四）病理

组织病理学检查在肝衰竭的诊断、分类及预后判定上具有重要价值，但由于肝衰竭患者的凝血功能严重降低，实施肝穿刺具有一定的风险，在临床工作中应特别注意。肝衰竭时（CLF 除外），肝组织学可观察到广泛的肝细胞坏死，坏死的部位和范围因病因和病程不同而异。按照坏死的范围，可分为大块坏死（坏死范围超过肝实质的 2/3），亚大块坏死（占肝实质的 1/2～2/3），融合性坏死（相邻成片的肝细胞坏死）及桥接坏死（较广泛的融合性坏死并破坏肝实质结构）。在不同病程肝衰竭肝组织中，可观察到一次性或多次性的新旧不一肝细胞坏死病变。目前，肝衰竭的病因、分类和分期与肝组织学改变的关联性尚未取得共识。

（1）ALF：肝细胞呈一次性坏死，坏死面积≥肝实质的 2/3，或亚大块坏死，或桥接坏死，伴存活肝细胞严重变性，肝窦网状支架不塌陷或非完全性塌陷。

（2）SALF：肝组织呈新旧不等的亚大块坏死或桥接坏死；较陈旧的坏死区网状纤维塌陷，或有胶原纤维沉积；残留肝细胞有程度不等的再生，并可见细胆管、小胆管增生和胆汁淤积。

（3）ACLF：在慢性肝病病理损害的基础上，发生新的程度不等的肝细胞坏死性病变。

（4）CLF：主要为弥漫性肝纤维化以及异常结节形成，可伴有分布不均的肝细胞坏死。

（五）临床表现

1. 进行性肝损害 病毒性肝炎患儿，消化道症状明显加重，食欲减退、恶心、呕吐、腹胀、偶有腹泻；黄疸迅速加深，一般均为中度以上；肝进行性缩小，尤以肝右叶明显，病情加重后肝萎缩进展极快，少数伴有脾增大；儿童较易出现水肿及腹水，严重者呼气有肝臭味，是晚期预后不良的征兆。

2. 肝性脑病（hepatic encephalopathy） 患儿表现为意识改变为主的精神、智力、行为等的异常。如表情淡漠、脾气性格改变、注意力不集中、定向力障碍、无意识行为增多等。若不积极处理，可进展为浅昏迷、昏迷。

成人分为四期，但各期分界不能截然分开，前后期临床表现可重叠，病情发展或好转时，表现可加重或减轻。①前驱期：轻度性格改变和行为异常，如过分烦躁、语言重复，或说一些与当时环境无关的话，或出现与平时习惯不同的便溺现象等，可有扑翼样震颤。②昏迷前期：精神神经方面异常，前驱期症状加重，以意识错乱、睡眠障碍、行为失常为主。有明显神经体征，如腱反射亢进，肌张力增高，踝阵挛明显，扑翼样震颤和脑电图异常，有肝臭。③昏睡期：以昏睡和严重精神错乱为主，各种神经体征持续或加重。④昏迷期：神志不清，不能唤醒。浅昏迷时，对不适体位和疼痛刺激有反应，腱反射和肌张力仍亢进。深昏迷时，各种反射消失，肌张力降低，瞳孔散大，可换气过度及阵发性惊厥。出现脑水肿时两侧瞳孔不等大。

3. 颅内压增高　约80%患者伴有脑水肿，表现为颅内压增高。婴儿眼神呆滞、尖叫、烦躁、呕吐、前囟隆起。年长儿可有剧烈头痛、频繁喷射性呕吐、血压增高、惊厥及意识障碍。严重者可发生脑疝。

4. 出血现象　肝衰竭者均有不同程度出血。轻者为皮肤黏膜出血或渗血，鼻出血及齿龈出血较常见。严重时内脏出血，以消化道出血发生最多，可呕血或便鲜血，也可吐咖啡样物及排柏油样便。

5. 低血糖　患儿肝严重受损时，糖原分解作用减弱，加之呕吐不能进食，肝糖原贮存显著减少，故很易发生低血糖而加重昏迷。低血糖现象又可因同时存在昏迷而被忽略。患儿多在清晨时手足发凉、出冷汗、血压低，或偶尔出现痉挛。

6. 肝肾综合征（hepatorenal - syndrome，HRS）　HRS是肝衰竭晚期的严重并发症，发生率为30%～50%，病死率极高。临床分型如下：①Ⅰ型HRS（急进型）：表现急性进展型肾衰竭，2周内血清肌酐增高达22/μmol/L（25mg/L），24小时肌酐清除率降至<20ml/min。多在Ⅱ型HRS基础上发生严重感染、胃肠道出血、大量穿刺放液及严重淤胆等情况时引发。该型80%于2周内死亡。②Ⅱ型HRS（缓进型）：表现肾功能损害，血清肌酐>133μmol/（15mg/L），或24小时肌酐清除率<40ml/min。该型临床较为多见，通常表现为利尿剂抵抗性顽固腹水，肾衰竭病程缓慢，可数月都保持稳定状态，常在上述诱因作用下转为Ⅰ型HRS。该型平均存活期为1年。

7. 继发感染　肝衰竭患儿并发感染的发生率较高，以菌血症最常见，也可并发肺炎、胆道感染或泌尿系感染，病原以葡萄球菌、大肠埃希菌较多。患儿临床表现主要为发热，及时做血、尿、腹水等培养，选择合适抗生素。

8. 水电解质失衡　易出现低钾血症。这是由于呕吐、不能进食，大量应用排钾利尿药及糖皮质激素、醛固酮增多，大量输入葡萄糖等原因引起。钾过低亦可并发代谢性碱中毒，后者有利于氨的产生。因摄入不足、吸收不良，低蛋白血症及应用利尿药等，可出现低镁血症。镁降低可致患儿肌内兴奋性增强，手足搐搦、谵妄，与低钙症状相似。晚期持续低钠血症，提示细胞溶解坏死，预后不良。水电解质平衡紊乱，也可因补液不当所致。

（六）辅助检查

1. 实验室检查

（1）肝功能检查：①胆红素：血清总胆红素一般均超过171.0μmol/L（100mg/L），平均每天增长17.1μmol/L（10mg/L）或更多，以直接胆红素升高为主。②转氨酶：转氨酶增高是肝细胞受损的敏感指标。重症肝病丙氨酸氨基转移酶（ALT）及天门冬氨酸氨基转移酶（AST）显著下降，与胆红素上升呈分离现象，即"胆酶分离"。故监测ALT/AST对判断肝细胞损伤有重要意义，比值减小表示肝细胞严重坏死，预后不良。③前白蛋白测定：可早期反应肝衰竭。肝衰竭会影响蛋白质合成，白蛋白在体内半衰期约为20天，前白蛋白仅为1.9天，因而其在患者血中浓度下降出现较早。④甲胎蛋白（AFP）：若阳性表示肝细胞再生能力旺盛，见于正常新生儿或肝癌患者。肝损伤后有肝细胞再生时AFP亦呈阳性。若肝细胞进行性坏死时AFP由阴性转为阳性，浓度逐渐升高，表明有肝细胞再生，预后良好。

（2）凝血功能检查：凝血酶原时间早期即可延长；注意是否并发DIC。

（3）病原学检测：应用酶联免疫法或放射免疫法检测血清病毒性肝炎相关抗原或抗体，或DNA探针杂交检测病毒核酸确定病原，必要时通过肝免疫组化和原位杂交方法检测病毒抗原和病毒核酸。对并发细菌感染或真菌感染应多次进行血培养等检查。

2. 影像学及其他检查

（1）B超检查可监测肝、脾、胆囊、胆管等器官大小、超声影像，及有无腹水、肿物等。

（2）脑电图检查肝性脑病早期，患者即表现异常。

（3）肝活体组织检查：采用1秒针刺负压吸引技术进行肝活体组织检查，操作简便、安全、成功率高。对肝炎、遗传代谢性肝病能协助确诊，或有助于判断预后。病毒性肝炎肝细胞有广泛严重坏死者预后不佳；细胞肿胀型者预后较好。

（七）诊断

如患儿有肝受损害或接触毒物、药物等病史，临床出现消化道症状加重、黄疸迅速加深、肝进行性缩小及脑病征象和出血等，应考虑存在肝衰竭。早期诊断应结合血清学、超声、脑电图等辅助检查。急性肝衰竭的诊断必须符合下列条件：①在8周以前没有任何肝病表现；②患者有符合肝性脑病的临床表现；③有肝臭；④常规血生化和血液学检查结果提示肝功能紊乱和低下，如至少在早期见到血清转氨酶值明显增高和凝血酶原时期显著延长，后者难以被维生素K所纠正。

（八）治疗

治疗本症需加强基础支持疗法，采用综合性治疗措施。抓紧在患儿昏迷前期及时处理，有可能提高存活率。主要措施应针对：① 减少和清除有毒物质；② 阻止肝坏死和促进肝细胞修复；③ 支持疗法和对症治疗；④ 并发症的防治；⑤ 人工肝支持系统和肝移植。

1. 基础支持疗法

（1）重症监护：患儿应住重症监护室，进行脑电图、颅内压、B超等监护。

（2）调整饮食：限制脂肪摄入，减少蛋白（尤其动物蛋白质）的供给，提供足够热量。有昏迷前征象者则应严格禁食，其时间应根据病情而异，一般为3～5天，昏迷情况好转后逐渐进食。先从少量糖类开始，病情稳定后逐渐增加蛋白质食物。禁食期间每天热量应不少于125.5～167.4kJ/kg（30～40kcal/kg）。必要时予胃肠外营养。

（3）调节水、电解质平衡：有低钾、低钙、低镁者应及时纠正。根据血钠测定，若无明显低钠，则不宜过多补充钠盐，维持生理需要即可，以防脑水肿。禁食期间每天液量应严格限制，不超过1200ml/m²，输入葡萄糖液以维持营养及供给热量。低钙时，每天以10%葡萄糖酸钙5～10ml静脉滴注，每输入200ml枸橼酸血液，需另补钙1g（钙剂不宜加入所输血液中）。低钾血症易致代谢性碱中毒，诱发或加重肝性脑病，在尿量正常情况下，要及时补钾。

2. 促进肝细胞再生

（1）胰高血糖素-胰岛素疗法（G-I疗法）：有防止肝细胞坏死，促进肝细胞再生，改善高氨血症和调整氨基酸代谢平衡的作用。二者按适当比例配合应用，可起协同作用，剂量因年龄而异。常用胰高血糖素0.2～0.8mg，胰岛素2～8U（比例为1∶8～1∶10），加入10%葡萄糖溶液100～200ml中静脉滴注，每天1～2次。葡萄糖的量应为每单位胰岛素4g，疗程一般为10～14天。

（2）人血白蛋白或血浆：肝衰竭肝合成白蛋白的功能发生障碍，输入人血白蛋白有助于肝细胞再生，并能提高血浆胶体渗透压，减轻腹水和脑水肿；白蛋白还可结合胆红素，减轻高胆红素血症。输入新鲜血浆可补充调理素和补体，增强抗感染能力。人血白蛋白每次0.5～1.0g/kg，血浆每次5～10ml/kg，按需给予。

（3）促肝细胞生长素：用法为40～80mg加入10%葡萄糖100～200ml中，静脉滴注，每天1次，疗程1～2个月。

3. 免疫调节治疗　胸腺肽可增强抗病能力，减少合并严重感染。每天10～40mg，肌内注射或静脉滴注，或40～80mg，每周2～3次静脉滴注。

4. 并发症的防治

（1）肝性脑病的处理：除限制蛋白质摄入外，可采取以下辅助措施。

1）清除体内毒性物质。①清洁肠道：除限制患者饮食中的蛋白质，减少肠道氨等毒性代谢产物的产生外，对于便秘或有消化道出血肠道积血者，应给予清洁肠道。可给予硫酸镁口服或鼻饲，以保持大便通畅，以每天大便 2～3 次为宜，也可给予其他轻泻剂，如乳果糖、番泻叶、大黄等。对于有活动性出血不宜口服者可给予 10% 食醋或 0.25%～1% 乙酸等弱酸性液体灌肠，也可用生理盐水灌肠，但不宜用碱性的肥皂水灌肠，以免促进毒性物质的吸收。② 抑制肠道细菌：应用肠道不吸收或难以吸收的抗菌药物，以抑制肠道产生氨等毒性物质的细菌。可选用头孢类药物或庆大霉素口服。③ 酸化肠道：可用乳果糖口服，口服后在结肠内被分解为乳酸、醋酸和少量蚁酸，不仅可降低结肠 pH、酸化肠道、使结肠内 NH_3 变为不易被吸收的 NH_4^+，还有渗透性腹泻作用，促进氨等毒性物质的排泄；或乳酸杆菌或双歧杆菌制剂也有相似功效。

2）降低血氨：① 谷氨酸盐：谷氨酸可与氨结合生成谷氨酰胺经肾排出，以降低血氨。应根据电解质水平选用钠盐或钾盐，多两者混合或交替应用。由于本品系碱性溶液，且不易透过血-脑脊液屏障，临床疗效尚难以确定，现已很少应用。② 盐酸精氨酸：可间接清除血氨，肝性脑病合并碱中毒时可选用。

3）纠正氨基酸比例失调：可补充足够营养，改善蛋白代谢，恢复支/芳比值，促进肝细胞再生，重建正氮平衡。可选用支链氨基酸注射液或六合氨基酸注射液。

（2）控制脑水肿：① 纠正导致脑水肿的诱因，如低氧、电解质紊乱等；② 严格限制液体入量，维持水的负平衡，一般为每日生理需要量的 80%，输入液体张力为 1/3 为宜。降低颅内压：20% 甘露醇溶液每次 1～2g/kg，视病情严重性按需应用。低温疗法：可降低基础代谢，减少氧耗。高热伴惊厥患儿尤其适用。③ 氧疗：改善脑代谢，提高治愈率。

（3）消化道出血的防治：①补充凝血因子：注射维生素 K_1 10mg，每天 1～2 次。必要时输注凝血酶复合因子。② 输新鲜血或血浆：用以补充凝血因子及丢失的血容量。③ 防治弥散性血管内凝血：若证实为弥散性血管内凝血导致之出血，应以小剂量肝素治疗，直至出血被控制。须同时加强凝血功能监测。④ 抑制胃酸分泌：组胺 H_2 受体拮抗药如西咪替丁、法莫替丁或质子泵抑制剂奥美拉唑等均可选择应用。⑤ 止血药物：酚磺乙胺、奥曲肽、生长抑素、加压素、凝血酶等。

（4）改善微循环：山莨菪碱（654－2）具有解除平滑肌痉挛、扩张微血管作用，能明显改善微循环，减轻肝细胞损伤。中药川芎嗪注射液或复方丹参注射液，有活血化瘀、改善微循环的功效。

（5）防治继发感染：肝衰竭患儿很易发生继发感染，并发细菌、真菌感染常为医院内感染，除严密隔离、室内定时消毒外，发现感染征兆，应早期选用有效抗生素，但应避免应用损害肝、肾的抗生素及糖皮质激素，一般常选青霉素类或抑制革兰阴性菌的抗生素。发现真菌感染应及时停用广谱抗生素。

（6）防治肝肾综合征（HRS）：主要是去除低血钾、感染、出血等诱因，早期与肾前性肾衰竭不能区别时，可进行扩容治疗，扩容后若尿量达 20～30ml/h 以上，或超过补液前尿量，可继续补液。可用血管活性药，如山莨菪碱或多巴胺等。早期应用利尿药。一旦发生肾小管坏死，肾衰竭则为不可逆性，有少尿、无尿时，严格限制液体入量，目前尚缺乏有效治疗方法。

5. 人工肝支持系统（artificial liver support system，ALSS） 是治疗肝衰竭的有效方法之一，其治疗机制是基于肝细胞的强大再生能力，通过一个体外的机械、理化和生物装置清除各种有害物质，补充必需生物活性物质，改善机体内环境，暂时替代衰竭肝的部分功能，为肝细胞再生及肝功能恢复创造条件或等待机会进行肝移植。非生物型人工肝是指各种以清除毒素为主的治疗方法。非生物型人工肝包括血浆置换、血液灌流、血液滤过、血液透析、连续性血液透析滤过、白蛋白透析、血浆滤过透析、血浆胆红素吸附等；目前临床最常采用的治疗模式仍为血浆置换。生物型及混合生物型人工肝不仅具有解毒功能，而且还具备部分合成和代谢功能，是人工肝发展的方向，现正处于临床研究阶段。

6. 肝干细胞移植　肝移植对于终末期肝病患者具有重要意义，已经成为各种原因引起的急性或慢性肝衰竭患者的最有效的治疗方法。肝干细胞移植可以解决供体不足和排斥反应等问题，具有创伤小、价格低廉的特点，虽然目前尚不能替代肝移植和人工肝治疗，但随着细胞生物学与基因工程技术研究的不断深入，在不远的将来，干细胞移植治疗肝衰竭将具有良好的前景。

（九）预后

随着基础治疗的不断进步，肝衰竭患儿存活率有明显提高，但内科保守治疗，生存率也仅为 10%～40%，肝移植后可提高至 60%～90%，但手术费用昂贵，且多数起病急骤，救治困难，预后极差。

（王　伟）

第四节　泌尿系统

一、急性肾衰竭

（一）概述

急性肾衰竭（ARF），是由多种原因引起肾生理功能急剧下降甚至丧失所造成的一组临床综合征。临床主要表现为显著的氮质血症、水电解质紊乱和代谢性酸中毒。多数患儿伴少尿或无尿，部分病例如氨基糖苷类抗生素（庆大霉素等）所致急性肾衰竭，尿量可不减少。近年来国际肾病和急救医学界趋于将急性肾损伤（AKI）用来取代急性肾衰竭的概念。这样对于早期诊断、早期治疗和降低病死率具有更积极的意义。

（二）病因

急性肾衰竭常见的病因可分为肾前性、肾性和肾后性三大类。

1. 肾前性　系指任何原因引起有效血循环量急剧降低，导致肾血流量不足、肾小球滤过率显著降低所导致的急性肾衰竭。常见原因包括：呕吐、腹泻和胃肠减压等胃肠道液体的大量丢失、大面积烧伤、大手术或创伤、大出血等引起的绝对血容量不足；感染性休克、严重低蛋白血症、心源性休克、严重心律失常、心脏压塞和充血性心力衰竭等引起的相对血容量不足。

2. 肾性　系指各种肾实质病变所导致的肾衰竭，或由于肾前性肾衰竭未能及时去除病因、病情进一步发展所致。常见的病因包括：

（1）肾小球疾患：急性链球菌感染后肾炎、急进性肾炎是儿童时期最常见肾衰竭原因。由全身性疾病如过敏性紫癜、系统性红斑狼疮等所引起的肾损害导致肾衰竭也不少见。溶血尿毒综合征在婴幼儿肾衰竭中也常可见到。

（2）肾小管疾患：① 肾缺血：由于手术、大出血、休克持续时间较长，肾小动脉痉挛引起肾缺血；② 肾小管上皮坏死：中毒性病变，毒性物质直接作用于肾，如氨基糖苷类抗生素特别是庆大霉素所致肾衰竭已日益引起重视。卡那霉素、重金属（汞剂、砷剂）、磺胺及造影剂等。

（3）急性肾间质疾患：急性间质性肾炎、急性肾盂肾炎、药物过敏等。

3. 肾后性　系指各种原因所致的泌尿系梗阻引起的肾衰竭。常见的原因包括：先天尿路畸形、双侧输尿管连接部狭窄、肾结石（孤立肾结石嵌入输尿管）、肾结核、肿瘤压迫输尿管、磺胺结晶等。

（三）发病机制

急性肾衰竭的发病机制十分复杂，目前尚不清楚。不同病因引起的急性肾衰竭，其发病机制不尽相同，下面着重讨论急性肾小管坏死的主要发病机制。

1. 肾血流动力学异常 肾血流动力学异常的表现主要有：①肾血流量急剧减少，GFR 显著降低；②肾内血流重新分布，肾皮质缺血，肾髓质则充血，尤以外髓质充血最为显著。引起肾血流量急剧减少的机制包括肾灌注压降低、肾血管收缩和肾血管阻塞三个方面。肾缺血和肾毒素能使肾素-血管紧张素系统活化，肾素和血管紧张素 Ⅱ 分泌增多，儿茶酚胺大量释放，TXA_2/PGI_2 比例增加，以及内皮素水平升高，还使 NO 释放减少，均可导致肾血管持续收缩和肾小球入球动脉痉挛，引起肾缺血缺氧、肾小球毛细血管内皮细胞肿胀致使毛细血管腔变窄，肾血流量减少，GFR 降低而导致肾功能损害引起 AKI 或 ARF。

2. 肾小管损伤 肾缺血或中毒均可引起肾小管急性损伤，使肾小管上皮细胞变性、坏死和脱落、肾小管基膜断裂。一方面肾小管上皮细胞受损引起肾小管液回漏，造成肾间质水肿；另一方面脱落的上皮细胞引起肾小管堵塞，造成管内压升高和小管扩张，致使肾小球有效滤过压降低和少尿。

3. 肾缺血再灌注损伤 肾缺血后当肾血流再通时，反而可见细胞的损伤继续加重称为缺血再灌注肾损伤。目前认为细胞内钙超负荷和氧自由基在急性肾缺血再灌注性损伤中起重要作用。肾缺血再灌注时，由于缺血细胞内钙通道开放，钙离子内流使细胞内钙超负荷。同时再灌注后局部产生大量氧自由基，导致细胞损伤加重，可使肾小管细胞的可逆性损伤发展为不可逆性损伤。

4. 非少尿型肾小管坏死的发病机制 主要是由于肾单位受损轻重不一所致。另外，不同的肾单位肾血流灌注相差很大，部分肾单位血流灌注量几乎正常，无明显的血管收缩，血管阻力亦不高，而一些肾单位灌注量明显减少，血管收缩和阻力增大。

（四）临床表现

根据尿量减少与否，急性肾衰竭可分为少尿型和非少尿型。

1. 少尿性肾衰竭 急性肾衰竭伴少尿或无尿表现者称为少尿型。少尿型急性肾衰竭较为常见，临床过程分为三期：

（1）少尿期：一般持续 1～2 周，长者可达 4～6 周，持续时间越长，肾损害越重。少尿持续 2 周以上或病程中少尿与无尿间歇出现者，预后不良。少尿期的系统症状有：

1）水潴留：表现为全身水肿，胸腹水，严重者可发生心力衰竭、肺水肿、脑水肿。

2）电解质紊乱：表现为三高三低，即高钾、高磷、高镁和低钠、低钙、低氯血症。

3）代谢性酸中毒：表现为萎靡、乏力、嗜睡、呼吸深长、面色灰、口唇樱桃红，可伴心律不齐，多随病情好转而消失。

4）氮质血症：蛋白质代谢产物及细胞分解产物蓄积体内引起全身各系统中毒症状。其严重程度与病情轻重多一致。首先出现消化道症状，表现为食欲减退、恶心、呕吐、腹部不适等，严重者出现消化道出血或黄疸；心血管系统表现为高血压、心力衰竭，还可发生心律失常、心包炎等；神经系统可出现意识障碍、躁动、谵语、抽搐、昏迷等症状；血液系统表现为正细胞正色素性贫血、出血倾向，皮肤瘀斑。

5）感染：70% 左右合并感染，以呼吸道及泌尿道感染最常见，致病菌以金黄色葡萄球菌和革兰阴性杆菌最多见。

（2）多尿期：尿量逐渐增多，5～6 天可达利尿高峰。多尿持续时间不等，一般为 1～2 周，部分患者可长达 1～2 个月。此期由于大量排尿，可出现脱水、低钠血症、低钾血症。早期氮质血症持续甚至加重，后期肾功能逐渐恢复。

（3）恢复期：多尿期后肾功能逐渐恢复、血尿素氮及肌酐逐渐恢复正常。肾小球滤过功能恢复较快，而肾小管功能恢复较慢。少数可留有不同程度肾功能损害或转为慢性。此期患儿可表现为虚弱无力、消瘦、营养不良、贫血和免疫功能低下，体质恢复多需数月。

2. 非少尿性肾衰竭 非少尿型系指血尿素氮、血肌酐迅速升高，肌酐清除率迅速降低，而不伴少尿或无尿表现，每日平均尿量仍可达 600～800ml。临床表现较少尿型急性肾衰竭症状轻、并发症少、病死率低。

（五）辅助检查

1. 尿液检查　尿液检查有助于鉴别肾前性和肾性 ARF。

2. 血生化检查　ARF 患儿应注意监测电解质浓度变化及血肌酐和尿素氮。

3. 肾影像学检查　多采用腹部平片、超声、CT、磁共振等检查有助于了解肾的大小、形态，血管及输尿管、膀胱有无梗阻，也可了解肾血流量、肾小球和肾小管的功能，使用造影剂可能加重肾损害，须慎用。

4. 肾活检　对原因不明的 ARF 肾活检是可靠的诊断手段，可帮助诊断和评估预后。

（六）诊断与鉴别诊断

1. ARF 的诊断依据　①尿量显著减少：出现少尿（每日尿量 $<250\text{ml/m}^2$）或无尿（每日尿量 $<50\text{ml/m}^2$）；②氮质血症：血清肌酐 $\geqslant176\mu\text{mol/L}$，血尿素氮 $\geqslant15\text{mmol/L}$；或每日血清肌酐增加 $\geqslant44\mu\text{mol/L}$，或血尿素氮增加 $\geqslant3.57\text{mmol/L}$，有条件者测肾小球滤过率（如内生肌酐清除率）常每分钟 $\leqslant30\text{ml/1.73 m}^2$；③有酸中毒、水电解质紊乱等表现。无尿量减少者为非少尿型 ARF。

2. AKI 的诊断标准及临床分期标准

2005 年 9 月，急性肾损伤网络专家组在荷兰阿姆斯特丹联合举办了急性肾衰竭国际研讨会，拟将急性肾衰竭改名为急性肾损伤（Acute kidney injury，AKI），提出了 AKI 定义和分期的统一标准，同时围绕 AKI 定义、分期及早期诊断的生物学标志物等问题进行了探讨。AKI 的定义为病程在 3 个月以内，包括血、尿、组织学或影像学检查所见的肾结构或功能的异常。以 48 小时内血肌酐上升 $\geqslant265\mu\text{mol/L}$（30mg/L）或较原先水平升高 50%；和（或）尿量减少 $<0.5\text{ml/(kg·h)}$，持续 6 h 以上（排除梗阻性肾病或脱水状态），定为 AKI 的诊断标准。AKI 的分期以血肌酐和尿量为标准划分为 3 期，见表 2 - 20。

表 2 - 20　AKI 的分期标准

分　期	血清肌酐标准	尿量标准
1 期	升高 $>265\mu\text{mol/L}$（30mg/L）或增加 $>50\%$	$<0.5\text{ml/(kg·h)}$（时间 $>6\text{h}$）
2 期	增加 $>200\%\sim300\%$	$<0.5\text{ml/(kg·h)}$（时间 $>12\text{h}$）
3 期	增加 $>300\%$，或在 $\geqslant353.3\mu\text{mol/L}$ 基础上再急性升高 $\geqslant44.2\mu\text{mol/L}$（5mg/L）	少尿 $<0.3\text{ml/(kg·h)}$（24h）或无尿 $>12\text{h}$

3. 病因诊断　见表 2 - 21。

表 2 - 21　小儿急性肾衰竭的病因鉴别

项　目	肾前性	肾　性	肾后性
病史及体检	脱水 呕吐、腹泻 出血 尿崩症 充血性心脏病	缺氧/缺血 药物 毒物 感染 溶血尿毒综合征	腹部肿块 膀胱涨满 新生儿后尿道 瓣膜
尿量	降低	不定	不定
尿常规	正常或轻微异常	蛋白尿 红细胞、白细胞管型	基本正常
尿比重	>1.020	$1.010\sim1.012$	不定

续表

项　目	肾前性	肾　性	肾后性
尿渗透压	＞ 400 ～ 500mOsm（＞350mOsm）	＜350mOsm（＜300mOsm）	
尿钠	＜10mmol/L（＜20mmol/L）	＞30mmol/L	
尿/血尿素氮比值	＞8（＞20）	＜3（＜10）	
尿/血渗透压比值	＞1.5（＞2）	＜1	
钠排泄分数	＜1%（＜2%）	＞2%（＞3%）	不定
肾衰竭指数	＜1（＜1.5）	＞1（＞6）	
B超	正常	正常或 肾肿大 皮髓质交界不清 回声增强	梗阻水平以上的 肾盂、输尿管 或膀胱扩张

注：钠排泄分数：$\dfrac{尿钠（mmol/L）×血肌酐（\mu mol/L）}{血钠（mmol/L）×尿肌酐（\mu mol/L）}×100\%$

　　　肾衰竭指数：$\dfrac{尿钠（mmol/L）×血肌酐（\mu mol/L）}{尿肌酐（\mu mol/L）}$

（　）：新生儿数值

（七）治疗措施

1. 少尿期

（1）去除病因和治疗原发病：① 积极抗感染：避免接触肾毒性药物，严格掌握肾毒性抗生素的用药指征，并根据肾功能调节用药剂量，密切监测尿量和肾功能变化。② 肾后性肾衰竭：尽快解除梗阻。③ 肾前性肾衰竭：注意补充液量、纠正休克。

（2）饮食和营养：早期只给糖类，供给葡萄糖 3～5mg/(kg·d) 静脉滴注，可减少机体自身蛋白质分解和酮体产生。情况好转能口服时，应及早给予基础代谢热量［儿童 30kcal/(kg·d)，婴儿 50kcal/(kg·d)］。饮食可给低蛋白、低盐、低钾和低磷食物。蛋白质应限制在 0.5～1.0mg/(kg·d) 为宜，且应以优质蛋白为主，如鸡蛋、肉类、奶类蛋白为佳。对有高分解状态或不能口服者可考虑用静脉高营养。

（3）严格控制水分入量，"量出为入"：每日液量＝尿量＋显性失水（呕吐、大便和引流量）＋不显性失水－食物代谢和组织分解所产生的内生水。不显性失水按 300ml/(m²·d)，体温每升高 1℃，增加 75ml/(m²·d)。补充不显性失水用不含钠液体。内生水按 250～350ml/(m²·d)。

（4）纠正代谢性酸中毒：轻中度代谢性酸中毒一般无需处理。当血 HCO_3^- ＜12mmol/L 或动脉血 pH ＜7.2 时，应给予 5% 碳酸氢钠溶液 1ml/kg 可提高 HCO_3^- 1mmol/L。纠酸时宜注意发生低钙性抽搐。

（5）纠正电解质紊乱：包括高钾血症、低钠血症、低钙血症和高磷血症的处理。高钾血症威胁生命，应紧急处理。严重高钾血症时，应用透析疗法。血清钠＜120 mmol/L 则增加发生脑水肿及中枢神经系统出血的危险，须经静脉滴入高张氯化钠（3%），将血清钠提高至 125mmol/L。予高张盐水的危险性有体液扩张、高血压及充血性心力衰竭。如出现上述情况，须考虑透析疗法。

（6）透析治疗：凡上述保守治疗无效者，均应早期进行透析。透析的指征为严重水电解质紊乱、高钾血症、中枢神经系统功能紊乱、高血压、体液潴留及充血性心力衰竭，高分解代谢型［即每日尿素氮上升 ≥14.3mmol/L，Cr 上升 ≥177 μmol/L，钾上升 1～2 mmol/L，血清 HCO_3^- 下降 ≥2 mmol/L］，非分解代谢型［少尿或无尿 2 天以上，血 Cr ≥442μmmol/L、Cr 清除率 ≤7～10 ml/min，血尿素氮 ≥21.4

mmol/L，$CO_2 - CP \leqslant 13$ mmol/L］。透析的方法包括腹膜透析、血液透析和连续性动静脉血液滤过三种技术，儿童尤其是婴幼儿以腹膜透析为常用。

2．多尿期治疗

（1）低钾血症的矫治：尿量增多，钾从尿中排出易致低钾，可给 $2\sim3$mmol/（kg·d）口服，如低钾明显可静脉补充，其浓度一般不超过 0.3%，用 10%KCl 3ml 加在 100ml 液体中。随时检测血钾浓度或心电图改变，防止血钾过高。

（2）水和钠的补充：由于利尿水分大量丢失，应注意补充。但如尿量过多应适当限制水分入量，以尿量 1/2～2/3 为宜，补液过多会延长多尿期。

（3）控制感染：约 1/3 患者死于感染，应积极控制，可选择敏感抗生素，但应注意保护肾功能。

（4）透析治疗：早期透析可降低病死率，根据具体情况可选用血透或腹透。

（八）预后

因病因而异，肾前性肾衰竭如适当治疗多可恢复；肾性肾衰竭患儿中以急性肾小球肾炎预后最好；非少尿性急性肾衰竭预后较少尿或无尿好；年龄越小预后越差，尤其合并泌尿系畸形或先天心脏病者；学龄儿童中以急进性肾炎预后最差。

二、溶血尿毒综合征

（一）概述

溶血尿毒综合征（hemolytic uremic syndrome，HUS）是由多种病因引起血管内溶血的微血管病，临床以溶血性贫血、血小板减少和急性肾衰竭为特点的一组综合征。该病和血栓性血小板减少性紫癜（TTP）非常相似，现认为两者均属于血栓性微血管病（thrombotic microangiopathy）。

本病可分为典型和非典型两型，前者常有前驱胃肠道症状，后者多有家族史，且易复发。目前尚无特殊疗法，该病死亡率高，近年采取早期腹膜透析等综合治疗，病死率已明显下降。

（二）病因

临床上依据有无腹泻，将 HUS 分型如下：

1．腹泻后 HUS（post - diarrheal，D＋HUS）占全部 HUS 的 90% 左右，又称典型表现，有小流行，也可见散发。由感染产生 Shiga 毒素的大肠埃希菌所诱发，因此又称之为 Shiga 毒素相关性 HUS（Shiga toxin associated HUS，Stx HUS）。多见于大肠埃希菌 O157：H7 亚型（70%），其他大肠埃希菌血清型（E. O111：H8，E. O103：H2，E. O121，E. O145，E. O25，E. O113 等）也可引起。

2．无腹泻 HUS（non - diarrheal HUS，D－HUS）　约占 10% 病例，又称非典型发作，分为：

（1）原发性：原因不明，多有家族史，以常染色体隐性遗传多见，偶有显性遗传的报道，基因分析表明存在补体蛋白、H 因子等遗传缺陷。

（2）继发性：见于感染（少见，主要见于肺炎球菌性肺炎和免疫缺陷病），药物（通过过敏机制或药物剂量相关毒性诱发，如可卡因、奎宁、丝裂霉素、环孢素、FK - 506 等），自身免疫紊乱（如 SLE、抗磷脂抗体综合征、系统性硬化症及结节性多动脉炎等），移植（可能由于移植相关并发症严重如感染或急性移植物抗宿主病造成，可见于骨髓、肾、肝等移植后）及肿瘤、恶性高血压等。

（三）发病机制

HUS 的发病机制因致病因素不同而各有差异，多数学者认为本综合征的基本病理过程是 DIC，主要包括以下几个方面。

1．内皮细胞受损　毛细血管内皮细胞损伤是 HUS 发病的中心环节。其中尤以大肠埃希菌及志贺痢疾杆菌Ⅰ型所产生的志贺毒素（STx）引起的内皮细胞损害最为典型，其他如病毒及细菌产生的神经氨基酶、循环抗体以及药物等均可引起内皮损伤。目前关于 STx 致 HUS 机制研究较多。简单来说，毒素通过以下途径致内皮细胞损伤。

（1）内皮细胞上的特异性神经酰胺三己糖苷受体（Gb3Cer）能以高亲和力与毒素结合，启动系列的信号传导，激活核因子-κB（NF-κB），诱发对黏附分子及趋化因子编码基因的表达，增强内皮细胞的白细胞黏附作用，从而增加白细胞介导的损伤。

（2）NF-κB 可启动凋亡程序，致内皮细胞凋亡。

（3）毒素与内皮细胞上的受体结合，经吞噬进入胞质后分解为 A 链和 B 链。A 链可裂解核糖体转运 RNA 的腺嘌呤，使蛋白合成障碍致细胞受损或死亡。

内皮细胞损伤凋亡及死亡可暴露胶原从而激活血小板黏附及凝聚，红细胞通过沉积的纤维素时可使之机械变形进而发生溶解。同时被毒素激活的内皮细胞失去正常的抗凝血功能，从而启动微血管血栓的形成。由于肾小球毛细血管内皮细胞、足细胞、肾小管上皮细胞、系膜细胞上均有 Gb3Cer 表达，可使肾广泛的细胞受损，形成微血栓和管腔狭窄，导致肾缺氧缺血损害、功能障碍。内毒素即细菌脂多糖（LPS）通过上调纤溶酶原激活抑制剂（PAI）和下调血栓调节素（TMA）表达而损伤内皮细胞，促进血栓形成。LPS 尚可促进白细胞和血小板黏附在内皮细胞上。上述途径中有许多细胞因子参与其中。

2. 凝血与纤溶系统异常　内皮细胞损伤后，由内皮细胞所分泌的前列环素（PGI$_2$）减少，PGI$_2$ 具有扩张血管和抑制血小板聚集作用，正常情况下与促进血小板凝聚的血栓素花生四烯酸（TXA$_2$）保持动态平衡。本病可致二者平衡失调，从而促血小板凝聚，促进凝血。此外损伤的内皮细胞释放组织因子增多，可以激活凝血系统。促血小板凝聚物质如血小板激活因子（PAF）、异常大分子、血管性血友病因子（vWF）多聚体等增多；血小板释放产物如 β-血栓球蛋白（β-TG）等增加；微血栓广泛形成，纤溶破坏，D-二聚体和 PAI 降低。

3. 细胞因子　文献报道 D+HUS 与急性炎症反应密切相关，HUS 患者血清中促炎性因子如 TNF、IL-6、IL-8、IL-1β 增多，而抑炎性因子如 IL-10 减少，提示炎性反应可能参与 HUS 发病。破坏的肠上皮细胞利于毒素侵入血循环致大量炎性细胞分泌细胞因子，同时血管内皮细胞损伤可引起大量的细胞因子释放，其中 TNF-α 等细胞因子在肾损害过程中起重要作用。TNF-α 等细胞因子可激活人肾小球内皮细胞，IL-1β 和 TNF-α 水平增高。TNF-α 还可通过调节激活丝裂原活化蛋白激酶（p38MARK）级联反应，调节炎性因子的表达和产生。在 HUS 动物模型予以 p38MARK 激酶抑制剂，可抑制 TMA 基因的表达从而减少 TMA 的产生，促进凝血，最终引起肾小球血栓性微血管病及肾衰竭。

4. 遗传与补体调节失调　多数 D-HUS 患者的发病机制的核心是基因突变致大量补体调控因子的失调，过度激活补体替代途径，而补体替代途径主要参与非特异性免疫。最先发现的是补体调节蛋白、H 因子异常与 D-HUS 发病相关，后来陆续发现有关编码 I 因子、膜辅助因子蛋白、血栓调节蛋白、补体 C3 及 B 因子的基因变异也参与本病发生。其通过下调补体经典途径，过度激活补体替代途径，引起组织特别是非特异性免疫损伤。但上述基因改变多需要由外界环境触发。

（四）临床表现

1. 前驱期　D+HUS 近 80% 的患者有前驱症状，大多为胃肠炎表现，如腹痛、腹泻、呕吐及食欲不振，伴中度发热。腹泻可为严重血便，约 1/3 病例以呼吸道感染症状为前驱症状。前驱期为 3~12 天（平均 7 天）。D-HUS 常存在药物、感染（非产 Shiga 毒素的病原微生物）、移植、自身免疫性疾病等诱因，其中肺炎链球菌感染引起的 HUS 临床表现严重，可伴呼吸窘迫、神经系统症状及昏迷等。

2. 急性期　多在前驱期后数日或数周，典型的临床表现包括急性溶血性贫血、ARF 及出血症状等。表现为苍白、黄疸、皮下瘀斑、少尿，少数有抽搐。60% 患者少尿持续 1 周左右，无尿有半数患者持续 3 天左右，重症患者进入无尿性肾衰竭。半数以上患者伴高血压。1/3 患儿有中枢神经系统受累，包括运动、肌内张力改变，共济失调，抽搐，偏瘫等。3%～5%出现脑水肿及昏迷，也是急性期最常见的死亡原因之一。40%患者可伴肝、胰损害，其他如心脏、肺、肌内、皮肤及视网膜均可受累，但较为少见。依据临床表现可将其分为轻型和重型。轻型患者除上述三联症状以外，还可有高血压、抽搐、少尿（三者之一）。重型患者除上述三联症状以外，还同时有高血压、抽搐、少尿。

（五）辅助检查

1. 血液学改变　①贫血迅速发生，Hb 可降至 30～50g/L；②血管内溶血表现，网织红细胞、未结合胆红素水平明显升高，血涂片可见红细胞形态异常，表现为大小不等、嗜多染、三角形、芒刺状及红细胞碎片等；③血浆 LDH 水平显著升高；④90%的患者有血小板减少，可低至 $10 \times 10^9/L$，大多在 2 周内恢复正常；（5）白细胞数升高见于 85%的患者，可达（20～30）$\times 10^9/L$；（6）Coombs 试验阴性。

2. 凝血因子检查　疾病早期可有凝血酶原时间延长、纤维蛋白降解产物升高，Ⅱ、Ⅷ、Ⅸ、Ⅹ 等凝血因子减少，一般数天内恢复正常，后期纤维蛋白原略升高。

3. 尿液检查　可有不同程度的血尿，严重溶血者可有血红蛋白尿，还可有不同程度的蛋白尿、白细胞及管型。

4. 肾功能检查　存在小同程度的代谢性酸中毒、高钾血症及氮质血症。

5. 特殊的病原学检查　Stx HUS 患者大便中可检出大肠埃希菌 O157：H17 和 Stx 毒素，或培养出产 Stx 大肠埃希菌，血清学检查可发现 Stx 及 O157 内毒素抗体，常在腹泻 6 天内可诊断。

6. 肾影像学检查　B 超可见肾增大，晚期肾缩小。

7. 肾病理改变　是确诊的依据并可估计预后，有人主张在急性期过后病情缓解时进行。主要有三种表现：①肾小球病变：系膜增宽，毛细血管壁增厚、内皮细胞肿胀、管腔狭窄、内皮下间隙扩大可出现双轨，可伴广泛毛细血管微血栓形成。②肾小动脉病变：小叶间动脉血栓形成、动脉内膜水肿、肌内膜细胞增生，伴肾小球缺血性改变。③肾小球及肾动脉病变同时存在。免疫荧光检查可见 IgM、C3 及纤维素沉积在肾小球血管壁；电镜可见毛细血管内皮细胞增生、肿胀和脱落，管腔内有红细胞碎片、血小板和凝集的纤维素。无论以何种表现为主，均不伴明显的细胞增生及炎性细胞浸润。

（六）诊断与鉴别诊断

依据急性发作性溶血性贫血、ARF 及血小板减少等临床表现做出 HUS 临床诊断并不困难。根据国外已发表的 D＋HUS 及 D－HUS 诊治指南，新入院患者考虑诊断 HUS 时，应根据其临床表现及相关检查确定其为 D＋HUS 还是 D－HUS。主要通过三个步骤进行鉴别：①伴有腹泻或出血性腹泻的 6 岁以上患儿，需要完善相关检查，确定是否有肠出血性大肠埃希菌或痢疾杆菌Ⅰ型感染；②考虑为侵入性葡萄球菌感染的患儿，应寻找相关感染依据；③无腹泻或排除以上细菌感染的患儿均可视为 D－HUS，并应该全面检查，找出病因，应完善补体 C3 检查，C3 降低提示补体调节异常，而 C3 正常亦不能排除。不管 C3 是否正常，均应完善血清 H 因子、I 因子浓度及基因分析等检查。

需注意与以下多种疾病进行鉴别：

1. 血栓性血小板减少性紫癜（TTP）　两者的病理变化均为内皮细胞损害、微血管内血栓形成，因此不少学者将之视为同一疾病的两种不同表现。当肾病变突出，以 ARF 表现为主，几乎无神经系统病变时称为 HUS；当神经系统症状突出，血小板减少为主，肾改变轻时称为 TTP。HUS 和 TTP 合称为血栓性微血管病。TTP 主要见于成人，而 HUS 主要见于儿童，特别是婴幼儿。

2. 自身免疫性溶血性贫血　是指由于免疫功能紊乱，产生某种抗体能与自身正常红细胞表面的抗原结合或激活补体，引起红细胞溶解、破坏而导致的一组获得性溶血性贫血。临床患者有溶血的表现，球形红细胞亦明显增多。Coombs 试验阳性，可与 HUS 鉴别。

3. 阵发性睡眠性血红蛋白尿　临床上以睡眠后发生阵发性血红蛋白尿为主要表现；实验室检查有慢

性溶血表现，红细胞和 Hb 减少，网织红细胞增多，白细胞通常减少，血小板正常或减少，约 50% 患者有血细胞减少；骨髓检查有核细胞增生活跃，以红细胞系统为主，部分有增生低下；酸化血清试验阳性是确诊本病的重要条件。尿内含铁血黄素试验阳性有重要辅助诊断价值。

（七）治疗措施

HUS 的主要治疗包括血浆治疗、透析、降压、抗凝、抗感染、纠正水及电解质紊乱、免疫抑制剂等综合治疗。

1. 血浆治疗

（1）静脉输注血浆：输注新鲜冷冻血浆，补充 HUS 患者血浆中缺乏的抑制血小板凝集因子，开始剂量为每次 30～40ml/kg，以后改为每次 15～20ml/kg，直至血小板升至正常或＞$150×10^9$/L，溶血停止。

（2）血浆置换：可清除患者循环中潜在的毒性物质，较血浆输入疗效更佳，尤其当患者存在心、肾功能不全时，应首选血浆置换。血浆置换应在临床症状出现 24h 内开始，标准的血浆置换量为 40 ml/(kg·d)，强化治疗需要增加置换量，对于部分顽固患者予每日 2 次的标准血浆置换量。血浆置换首日推荐量为 40 ml/kg，此后 10～20 ml/(kg·d)。对于血浆置换的疗程目前尚未达成一致。有学者认为血浆置换需持续至血小板减少和神经系统症状缓解、Hb 稳定、血清 LDH 正常 1～2 周逐渐减少置换量，直至停止。

对于肺炎链球菌感染引起的 HUS，血浆治疗是禁忌的，因为血清中含有针对 Thomsen-Friedenreich 抗原的抗体可能会加重病情。

2. ARF 的治疗　按照 ARF 治疗原则，严格控制水、钠入量，纠正电解质紊乱、氮质血症和代谢性酸中毒，补充足够的热量。依据病情尽早开始透析治疗（腹膜透析或血液透析）。各种类型的 HUS 选择血液净化模式不同。根据 D＋HUS 治疗指南，常用的透析模式有腹膜透析（PD）、血液透析（HD），根据相应的指征选择相关模式。一般情况下可选择 PD，而在 D＋HUS 合并结肠炎、神经系统受累、高分解代谢等则优先选择 HD。透析时间为 5～7 天，根据患儿病情进展可酌情调整，有些患者需要长期透析治疗。如有证据表明合并 H 因子或 vWF 的裂解酶缺乏症或补体失调等，根据 D－HUS 指南提示主要予以血液灌流（PF）、血浆置换（PE）及连续性肾替代治疗（CRRT）等。对于 D＋HUS 患者 PF 及 PE 不作为首选。对于血流动力学不稳定的患儿优先选择 CRRT，而一旦考虑诊断 D－HUS 且血流动力学稳定的患儿应尽早行 PE 或 PF。D－HUS 患儿血液透析的疗效不佳。根据指南建议，PE 具体方法为：每天 1 次，连续 5 天，然后每周 5 次，连续 2 周，最后为每周 3 次，连续 2 周。其 PE 量 60～75 ml/kg。该剂量、频率和持续时间是根据一些发表的病例报告总结得出，仍需要大量的循证研究确定其最佳的治疗方案。

3. 抗凝治疗　目前存在争议，临床上可酌情选用下列药物。

（1）肝素：治疗剂量每次 100 U/kg，静脉滴注，溶于 50g/L 葡萄糖注射液中；或低分子肝素每次 80U/kg 皮下注射或静脉注射。

（2）尿激酶：剂量 3 万～6 万 U/d，溶于 50g/L 葡萄糖液中静脉滴注。

（3）抗血小板凝聚药：阿司匹林剂量为 1～3 mg/(kg·d)；双嘧达莫剂量为 3～5 mg/(kg·d)；服药期间需注意监测血小板。

4. 抗感染治疗　对由于感染引起的典型 HUS 患者是否应用抗生素尚存在争议，目前多数主张在早期应该使用有效、肾毒性小的抗生素。

5. 甲泼尼龙冲击疗法　用于溶血难以控制的 HUS 危重症儿童的治疗，可以控制溶血危象或改善病情，剂量为 10～30 mg/(kg·d)，3 天为 1 个疗程。同时给予抗凝治疗，并监测凝血酶原时间及外周血象变化。

6. 肾移植　对于存活的 HUS 患儿 5%～10% 进展为终末期肾病，对于 D＋HUS 患儿，肾移植效果可，复发率低。而对于 D－HUS 患儿肾移植后复发率高，效果不理想，常需要慎重考虑。

7. 补体浓缩因子和终端补体级联治疗　CFH 的缺失可表现为 CFH 数量上或者功能上，目前治疗以

PEX 为主，但代价昂贵，而且必须建立中心静脉通路或动静脉造瘘，意味着终生治疗。小剂量的浓缩纯化 CFH 可能提供 CFH 缺乏患者所需的 CFH，从而替代 PEX 治疗，减少中心静脉通路和容量超负荷的风险。目前浓缩纯化的 CFH 正在研制中。

Eculizumab 是一种重组人源型单克隆抗体，可特异性与补体蛋白 C5 结合且能有效抑制其裂解为 C5a 和 C5b，阻止补体末端复合物 C5a 的释放和 C5b-9 的形成，从而有效抑制补体末端级联反应。Eculizumab 最初用于阵发性睡眠性血红蛋白尿的治疗，目前有多篇报道该药用于治疗 aHUS 疗效显著，已经进入Ⅱ期临床试验。

（八）预后

近年来，由于积极开展透析及采用综合治疗，已使 D＋HUS 病死率下降到 5％以下，但也有 5％左右患儿发展为终末性肾衰竭（ESRD），进展较为缓慢，可长达 15～25 年。30％～50％的患者有轻重不等的蛋白尿、高血压、氮质血症及 GFR 下降。

三、血栓性血小板减少性紫癜

（一）概述

血栓性血小板减少性紫癜（thrombotic thrombocytopenic purpura，TTP）是一种罕见的微血管血栓-出血综合征，以体内血小板聚集、血小板显著减少及红细胞碎片为特征。首例病例是在 1924 年由 Moschcowitz 报道的，故该病又称为 Moschcowitz 综合征，典型临床表现为发热、血小板减少、微血管病性溶血性贫血、神经系统症状和肾损害五大临床症状。多数 TTP 患者起病急骤，病情凶险，如不治疗病死率高达 90％。年发病率为（2～8）/100 万；女性稍多，且好发于育龄期妇女。

（二）病因

根据病因，TTP 可分为遗传性和获得性。

1. 遗传性 TTP　由于血管性血友病因子裂解蛋白酶（vWF-CP）重度缺乏所致，即Ⅰ型凝血酶致敏蛋白模体的去整合素域和金属蛋白酶域蛋白（ADAMTS-13）基因杂合子或纯合子的复合突变，为常染色体隐性遗传，大多数患儿娩出后就有症状，并反复趋向。

2. 获得性 TTP　由于循环中自身抗体抑制 ADAMTS-13 活性所致，其中特发性占 33％～57％，继发性占 43％～66％。特发性无特殊病因可寻，病情易反复发作，多数病例属此型；继发性有特定的病因，近年发病率有增加趋势，其原发病常为感染、癌症、妊娠、药物、骨髓移植、结缔组织病等。

（1）感染：部分患者有前驱感染史，可见于细菌、立克次体、呼吸道及肠道病毒、流感、单纯疱疹或柯萨奇病毒、支原体等。

（2）药物：青霉素、磺胺药、四环素、苯妥英钠、布洛芬、噻氯匹定、奎宁、阿司匹林、普鲁卡因胺、口服避孕药及注射疫苗等；某些肿瘤化疗药如丝裂霉素、环孢素以及骨髓移植等均可诱发 TTP。

（3）妊娠：治疗性流产、分娩后期均易发生 TTP。

（4）免疫性疾病：如类风湿关节炎、脊柱炎、SLE、多动脉炎、干燥综合征与 Graves 病等可并发 TTP。

（三）发病机制

1. von-Willebrand 因子的作用　von-Willebrand 因子（vWF）由内皮细胞以超大多聚体的形式分泌，vWF 多聚体分泌到血浆后被 von-Willbrand 因子-金属蛋白裂解酶（ADAMTS-13）分解为小的片断。vWF 多聚体越大，止血活性越强。慢性复发性 TTP 患者血浆中易出现超大分子质量的 vWF 多聚体，在高剪切力情况下与血小板结合能力要比平时强很多，血小板在内皮下层大量黏附，从而形成内皮细胞下超大纤维复合物，血栓广泛形成。近年来的研究发现，TTP 患者血浆中超大 vWF 多聚体的出现是由于

ADAMTS-13 的活性下降所致。ADAMIS-13 的活性降低程度与病情严重程度相关，且其降低的原因是由于抑制性抗体的存在及基因异常。TTP 急性期患者血浆中 ADAMTS 活性严重缺乏，67％均存在 AD-AMTS-13 抗体（IgG）；缓解期患者 ADAMTS 活性正常。慢性复发性 TTP 患者中 vWF-裂解酶活性明显降低，且在复发患者中发现酶活性的降低及裂解酶自身抗体的存在。家族性 TTP 患者由于 ADAMTS-13 基因的变异引起了血浆 vWF-裂解酶的完全缺乏或严重下降，而获得性特发性 TTP 的大多数患者是由于产生了自身抗体而抑制了 ADAMTS-13 的功能。

2. 内皮细胞损伤　早期研究提示，TTP 患者存在内皮细胞损伤及功能缺陷。微血管内皮细胞的 Fas 受体上调，前列腺素合成、纤溶活性及蛋白 C 水平的下降均易导致血栓形成。当正常内皮细胞暴露于 TTP 患者的血浆后，可发生细胞凋亡。近期研究发现，内皮细胞受到刺激时，可以分泌超大 vWF 多聚体，并固定在内皮细胞表面，血小板及大鼠卵巢细胞表达出 GP Ib-IX-V 复合物，并在有高剪切力存在的情况下与超大 vWF 多聚体相连形成串珠样结构。在 ADAMTS 活性下降时，这种串珠样结构可以持续存在，引起血栓形成。

3. 因子 V Leiden 异常　在某些特发性 TTP 患者中，ADAMTS-13 活性正常，可能存在血栓形成的遗传决定因子，使其易于形成异常的微血管血栓。研究发现，在 vWF-裂解酶活性正常的白人患者中，因子 V Leiden 异常者患病率明显增多，vWF-裂解酶活性正常的患者均未检测到因子 V Leiden 等位基因的异常，说明因子 V Leiden 可能是 vWF-裂解酶活性正常患者的致病因子。

（四）临床表现

大多起病急骤，进展迅速，少数起病缓慢而反复发作。可发生在任何年龄，大多在 20～60 岁，高峰期为 20～30 岁；女性多于男性，男女比例为 1∶3。典型的临床表现主要有血小板减少性紫癜、微血管病性溶血性贫血、中枢神经系统异常和（或）发热和肾衰竭（五联征）。

1. 出血　主要为皮肤黏膜出血，表现为瘀点、瘀斑或紫癜、鼻口腔出血、眼底视网膜出血以及泌尿生殖道和胃肠道出血，重者颅内出血可危及生命。

2. 溶血性贫血　不同程度的贫血、黄疸、间接胆红素升高，少数伴有肝脾大。

3. 神经系统症状　表现为不同程度的意识障碍，可有头痛、失语、眩晕、惊厥、癫痫发作、感觉异常、视力及定向障碍、谵妄、嗜睡、昏迷等，部分患者可有一过性轻瘫或偏瘫。神经系统表现的多变性及反复发作倾向是 TTP 的特点之一，与脑循环障碍有关。

4. 肾损害　表现为蛋白尿、镜下血尿和管型尿，肉眼血尿少见。大部分病例伴有轻中度肾功能损害，重者发生急性肾衰竭，但后者在 TTP 相对少见。

5. 发热　约 50％患者有发热，呈中度以上发热，可发生在病程的不同阶段。

6. 其他　不同器官微循环血栓形成可引起：①心肌出血坏死，并发各种心律失常、心力衰竭及心肌梗死；②呼吸功能不全；③腹痛、肝脾大、急性胰腺炎；④淋巴结轻度肿大、皮疹、皮肤坏死、动脉周围炎、高血压等；⑤肌内关节疼痛、胸膜炎、雷诺现象等结缔组织病表现。

（五）辅助检查

1. 血象　几乎 100％患者均有贫血，1/3 患者血红蛋白＜ 60g/L，95％可见变形红细胞及其碎片，血小板减少最低可＜$10×10^9$/L。有核红细胞和网织红细胞在疾病开始正常，以后可逐渐升高。白细胞数正常或增高，但很少＞$20×10^9$/L，可有核左移，但类白血病反应少见。

2. 骨髓象　多数正常，或呈增生性贫血骨髓象；巨核细胞数正常或增多，多为幼稚巨核细胞，呈成熟障碍。

3. 溶血指标的检查　有血管内溶血的证据，如血清总胆红素和间接胆红素增高、游离血红蛋白增高、结合珠蛋白下降以及血红蛋白尿阳性。直接 Coombs 试验多为阴性，但继发者少数呈阳性。

4. 血清乳酸脱氢酶（LDH）　LDH 水平增高，常＞1000U/L，最高可达 6000U/L，LDH 增高水平常与临床病程和溶血程度平行，可作为临床判断预后及疗效的重要指标之一。

5. 出凝血检查　凝血时间、凝血酶原时间、部分凝血活酶时间一般正常，少数可延长。纤维蛋白原水平正常、增高或减少，但少于 1.5g/L 极少。部分患者 FDP 阳性、凝血酶时间延长，但程度轻，一般无典型 DIC 的实验室变化。因子 V、Ⅷ正常。

6. 反映内皮细胞和血小板功能的指标　PGI_2 降低，TM、转化生长因子 β、PAI、vWF 增高；血小板膜糖蛋白 GMP - 140、CD36 增高，但往往无特异性。

7. 肾功能检查　镜下血尿、蛋白尿、血肌酐、尿素氮增高，少数可达急性肾衰竭标准。

8. 免疫血清检查　LE 细胞、抗核抗体、类风湿因子可阳性，PAIgG 增高。

（六）诊断与鉴别诊断

临床主要根据微血管病性溶血性贫血、血小板减少、中枢神经系统异常和（或）发热和肾衰竭（五联征）诊断 TTP。Moschowitz 提出诊断 TTP 的五条经典标准是发热、血小板减少、微血管病性溶血性贫血、神经系统症状和肾损害，但同时具有全部表现者不足 50%。Cutterman 提出诊断 TTP 的标准为：①主要表现：溶血性贫血（末梢血可见红细胞碎片和异形红细胞）、血小板减少；②次要表现：发热（T＞38.3℃）、特征性的神经系统症状、肾损害［包括血肌酐＞177μmol/L 和（或）尿检发现血尿、蛋白尿、管型尿］；两个主要表现加上一个次要表现即可诊断。

应与以下疾病鉴别：

1. 溶血尿毒综合征　儿童发病率高，常有前驱感染史，主要累及肾，神经精神症状少见。

2. Evens 综合征　该病表现为自身免疫性溶血性贫血伴血小板减少性紫癜，可同时有肾功能损害的表现。但直接 Coombs 试验阳性，无红细胞机械性破坏证据和神经系统症状。

3. 弥散性血管内凝血（DIC）　该病表现为不明原因的急性发热、出血、多脏器衰竭伴血小板进行性下降，呈进行性加重，临床与 TTP 很难鉴别，后者不伴有明显凝血系统和纤溶系统的改变。

（七）治疗措施

1. 血浆置换和输注新鲜冷冻血浆　血浆置换为首选治疗，置换液应选用新鲜血浆或冷冻血浆（FFP）。由于 TTP 病情凶险，诊断明确或高度怀疑本病时，应即刻开始治疗。遗传性 TTP 患者可输注 FFP。置换量为 40～80ml/(kg·d)，最大量 140ml/(kg·d)，一般每次不超过 4L，必要时每天 2 次。每天进行直至血小板数和 LDH 恢复正常、Hb 稳定、中枢神经系统症状消失方可逐渐减少置换次数，持续 1～2 周渐停止。如无条件实施血浆置换，应进行新鲜血浆输注，但疗效不及血浆置换，且输注量大会引起心肾功能不全。

2. 激素　对轻型患者有效，多数情况下与其他治疗联用。一般泼尼松 60～80mg/d，最大量 200mg/d；不能口服者用相应剂量的地塞米松或氢化可的松静脉滴注。英国血液学标准委员会（The British Committee for Standards in Haematology）2003 年 TTP 诊疗指南建议：所有 TTP 患者都应采用辅助性糖皮质激素治疗（Grade B，level Ⅲ），为取得有效地免疫抑制作用并减少由于长期激素使用引起的不良反应，建议使用静脉注射甲泼尼松（1g/d）连续 3 天（Grade C，level Ⅳ）。但是，糖皮质激素的疗效可能仅仅局限于由自身抗体介导的 ADAMTS - 13 缺陷患者。

3. 抗血小板药物　单用抗血小板药物疗效差，可与血浆置换、激素联合应用。常用药物有阿司匹林、双嘧达莫与低分子葡聚糖。

4. 免疫抑制剂　对部分 TTP 有效，尤其是对血浆置换、激素和抗血小板治疗无效，或有效但不稳定的病例。常用药物有长春新碱、环孢素 A、环磷酰胺等。

5. 脾切除　对血浆置换治疗无效或多次复发不能控制的患者可进行脾切除。

6. 血小板输注　尽量避免输注血小板，仅在血小板严重减少而导致威胁生命的出血时方考虑输注血小板。

7. 其他　某些实验已证实对于血浆置换无反应的患者，输注免疫球蛋白可能有益。近期，抗 CD20 的单克隆抗体利妥昔单抗应用于难治性或复发性 TTP 亦有成功报道。

（八）预后

由于血浆置换技术的应用以及其他有效的治疗，TTP 的病死率已由 30 年前的 90％以上降至 20％以下。治疗有效的患者多可持续完全恢复，部分患者可在缓解后 1 个月、数月或数年复发，极少数患者可呈慢性持续过程。死亡原因多为中枢神经系统出血或血栓性病变，个别可遗留神经系统后遗症和慢性肾衰竭。

（李　倩）

第五节　血液系统

一、弥散性血管内凝血

（一）概述

弥散性血管内凝血（disseminated or diffuse intravascular coagulation，DIC）是指在原发病基础上，多种致病因素导致凝血因子和血小板被激活，机体微血管内广泛地生成微血栓，消耗了大量凝血因子和血小板，并伴以继发性纤溶为特征的获得性血栓-出血综合征。DIC 本身并不是一个独立的疾病，而是很多疾病发病的一个中间环节和病理过程。

DIC 患儿发病的严重程度不一，有的临床症状十分轻微，体征也不明显，只有用比较敏感的实验室检查方法才能发现；但也可以比较严重，可有明显的出血、休克、多脏器功能障碍等，预后差，病死率高达 31％～86％。早期诊断、及时综合有效治疗，可明显降低病死率。

（二）病因

1. 急性 DIC 的病因　小儿最常见的急性 DIC 病因有下述几种：

（1）血管内皮损伤：① 感染性疾病：革兰阴性菌感染（暴发性流行性脑脊髓膜炎、败血症），革兰阳性菌感染（严重肺炎、球菌性肺炎），病毒（甲型流感、单纯疱疹、流行性出血热、水痘、巨细胞病毒感染、病毒性肝炎、病毒性心肌炎等）和原虫感染（恶性疟疾）等；② 血管疾病：巨大主动脉瘤、海绵状血管瘤、系统性血管炎等。

（2）组织损伤：窒息，休克，呼吸窘迫综合征（RDS），早产儿及新生儿硬肿症，大面积灼伤、挤压伤及组织坏死，外科大手术，脑组织损伤，出血坏死性小肠结肠炎，出血坏死性胰腺炎等。

（3）血小板和红细胞损伤：体外循环，大量输库存血和溶血性输血反应，急性血管内溶血，暴发性紫癜，溶血尿毒综合征，系统性红斑狼疮等。

（4）网状内皮系统损伤：急性重型肝炎和急性肝功能不全，肝硬化，阻塞性黄疸，脾切除等。

（5）其他：毒蛇咬伤，急性白血病特别是急性早幼粒细胞性白血病，糖尿病酸中毒等。

2. 慢性 DIC 的病因　慢性 DIC 是一种代偿状态，不一定是真实情况的终末表现，易于并发慢性 DIC 的常见疾病有以下几种：

（1）弥漫性（或转移性）恶性肿瘤。

（2）胶原性血管疾病（通常是微血管成分病变）：可见于系统性红斑狼疮、重症类风湿关节炎、皮肌炎、过敏性血管炎（如过敏性紫癜和结节病）等。

（3）阵发性睡眠性血红蛋白尿和真性红细胞增多症等血液病。

（4）青紫型先天性心脏病、心肌炎、周围血管病如巨大海绵状血管瘤、遗传性出血性毛细血管扩张症及某些小血管瘤等。

（5）肾小球肾炎、肾微血管病等肾疾病。

（6）糖尿病等代谢异常、长期缺氧、酸中毒和低血压等。

（三）发病机制

DIC 发生、发展的机制十分复杂，许多方面至今仍未完全清楚。无论在何种原发病或触发因素作用下发生 DIC，必定有如下经过：①触发凝血活化，产生大量纤维蛋白（frbrin，Fbn），血小板被激活；②生成的 Fbn 须能在微血管内沉降下来，且纤溶酶活性不足以完全水解形成的 Fbn；③在 DIC 发生、发展过程中存在纤溶功能的变化，而且这种变化与微血栓形成和引起出血倾向等病理变化密切相关。

1. 凝血系统的激活　DIC 时引起凝血系统激活的主要机制可归纳以下四个方面：

（1）组织损伤：在严重创伤、烧伤、外科大手术、恶性肿瘤坏死或广泛血行转移时，损伤和坏死组织可释放组织因子（tissue factor，TF；thromboplastin，CD142）（或称Ⅲ因子）入血，TF 含有带负电荷的 γ-羧基谷氨酸能与 Ca^{2+} 结合。因子Ⅶ通过 Ca^{2+} 与 TF 结合形成复合物（Ⅶa-TF），Ⅶa-TF 使大量因子Ⅹ激活（传统通路），从而形成因子 $Ⅹa-Ⅴa-Ca^{2+}-PL$ 复合物；也可通过因子Ⅸ激活（选择通路）形成因子 $Ⅸa-Ⅷa-Ca^{2+}-PL$ 复合物。两者继而产生凝血酶原激活物，导致凝血酶生成。凝血酶又可以正反馈加速因子Ⅴ、因子Ⅷ、因子Ⅸ激活，从而也加速了凝血酶的生成，并加速凝血反应以及血小板活化、聚集过程，在微血管内形成大量微血栓。目前认为组织因子释放引起的外源性凝血系统激活是造成 DIC 的主要途径。

（2）血管内皮细胞损伤：细菌及内毒素、病毒、抗原-抗体复合物、缺氧、酸中毒等均可损伤血管内皮细胞。① 损伤的血管内皮细胞表达、释放大量 TF 并激活凝血系统，导致 DIC 的发生；② 损伤暴露的内皮下胶原等组织可以直接激活因子Ⅶ或因子Ⅺ启动内源性凝血系统；③ 触发血小板活化，产生黏附、聚集和释放反应，加剧微血栓形成。

（3）促凝物质释放：损伤的红细胞、白细胞和血小板可释放大量的促凝物质，如磷脂蛋白、血小板 3 因子（PF3），加速凝血过程。

（4）其他激活凝血系统的途径：① 急性出血性胰腺炎时胰蛋白酶大量入血，由于胰蛋白酶具有直接激活凝血酶原作用，导致大量微血栓形成；② 蜂毒、蛇毒是一种外源性促凝血物质，它们能直接激活因子Ⅹ、凝血酶原或直接使纤维蛋白原（fibrinogen，Fg）转变为纤维蛋白单体（frbrin monomer，FM）；③ 某些肿瘤细胞能分泌特有的促凝血蛋白，可直接激活因子Ⅹ，激活凝血系统。

2. 纤溶功能失调

（1）纤溶功能降低：血管内皮细胞受损是 DIC 发生、发展的关键。损伤的血管内皮细胞失去了正常的抗凝功能，有利于 Fbn 在局部沉积和微血栓形成。另外，微血管部位的纤溶活性可能无明显降低，但由于微血管内凝血亢进和大量 Fbn 形成，超过了纤溶酶及时清除的能力，使得 Fbn 沉淀并形成微血栓。因此，微血管局部的抗凝活性降低和纤溶活性绝对或相对降低，是透明微血栓形成和保留的又一个重要条件。

（2）继发性纤溶功能增强：DIC 发展过程中，可同时存在原发性和继发性纤维蛋白溶解功能增强。继发性纤维蛋白溶解（secondary fibrinolysis）是指凝血系统活化时产生某些因子，相继引起纤溶系统激活的过程。其生理意义在于发挥溶解凝血活化产物 Fbn 的作用以限制其生成量，维持凝血与纤溶的相对平衡。DIC 时继发性纤溶功能过度增强，在使微血栓溶解的同时，加剧了机体止、凝血功能的障碍而引起出血，具有病理性作用。继发性纤溶过度增强也是 DIC，尤其是急性 DIC 的特征之一。继发性纤溶功能增强可以在凝血功能亢进的同时发生；也可以在出现于凝血功能亢进之后呈相继发生。

3. 血管运动活性和血液流动性的改变 在原发病发生、发展以及不同触发因素作用的过程中，常存在交感肾上腺髓质兴奋和（或）引起血管舒缩调节活性的改变，如损伤血管内皮细胞产生内皮细胞衍生松弛因子（endothelialcells - derivedrelaxingfactor，EDRF）和前列环素（PGI$_2$）减少，内皮素（endothelin，ET）生成增加；血小板产生的血栓烷 A$_2$（thromboxane A$_2$，TXA$_2$）增加。这些介质直接影响微血管的舒缩状态，从而影响微血管内血流。无论血管收缩、血流减少，还是血管舒张、血流淤滞，都不利于促凝物质和活化凝血因子从局部清除，而有利于 Fbn 在局部沉降。反应过程中产生的 PAF、组胺、缓激肽（bradykinin，BK）又能增加血管通透性，使局部血液变浓，黏度增高，同样有利于微血栓的形成。

4. 影响弥散性血管内凝血发生发展的因素

（1）单核-吞噬细胞系统功能受损：单核-吞噬细胞系统具有清除循环血液中的凝血酶、纤维蛋白及内毒素的作用，可抑制血栓形成；当单核-吞噬细胞系统功能损伤时，会导致机体凝血功能紊乱而易发生 DIC。临床上长期大量应用糖皮质激素、反复感染或严重肝疾病时，单核-吞噬细胞系统功能可明显减低，可能成为某些患者发生 DIC 的一种诱因。

（2）严重肝疾病：引起肝病变的一些因素如肝炎病毒、免疫复合物和某些药物可引起凝血系统激活。急性重型肝炎时可大量释放 TF 和溶酶体酶，肝硬化晚期常有部分肠源性毒性物质（包括内毒素）直接进入循环，也都能激活凝血系统。凝血因子大多在肝合成，肝也是产生多种抗凝血因子如抗凝血酶Ⅲ（antithrombinⅢ，AT-Ⅲ）、蛋白 C（protein C，PC）和蛋白 S（protein S，PS）的主要场所，其中凝血酶原 FⅦ、FⅨ、FⅩ、PC 和 PS 需依赖维生素 K 才能被合成为具有潜在功能的酶原。严重肝功能障碍不仅使肝产生凝血因子和抗凝因子的能力降低，肝细胞灭活 FⅪa、FⅨa 和 FⅩa 等因子及单核巨噬细胞的非特异性清除功能也降低，使机体的凝血与抗凝血平衡处在很低的水平。因此，严重肝疾病时，一旦有促凝物质进入体内，就容易发生 DIC 的病理变化。

（3）血液高凝状态（hypercoagulablestate）：是指在某些生理或病理条件下，血液凝固性增高，有利于血栓形成的一种状态。原发性高凝状态见于遗传性 ATⅢ、PC、PS 缺乏症，或 FV 结构异常引起的 PC 抵抗症等；继发性高凝状态见于各种血液和非血液性疾病，如肾病综合征、恶性肿瘤（尤其转移时）、白血病等。缺氧和酸中毒可使血管内皮细胞受损，肝素抗凝活性减弱，凝血活性和血小板聚集性增高，是严重缺氧（如循环系统功能障碍）时引起血液高凝状态的重要原因之一。

（4）微循环障碍：休克时常导致微循环障碍，微循环内血流缓慢，血液黏度增高，血流淤滞。在原始动因（如菌血症与内毒素血症）或严重缺氧、酸中毒和白细胞介质作用下使 VEC 受损。因此，微循环障碍时易引起 DIC 的原因可归纳为：①凝血系统的激活；②活化凝血因子不易被清除，在局部积聚；③由于肝、肾功能降低，更无法清除活化凝血因子和纤溶产物；④血管舒缩调节功能的障碍和血管反应性的降低或消失，有利于 Fbn 的沉着和微血栓生成。

（5）机体纤溶系统功能状态：在 DIC 发生、发展的机制方面，机体纤溶系统功能降低是有利于 DIC 发生的基本机制之一。动物实验表明，单用凝血酶、内毒素、蛇毒或可溶性 Fbn 静脉注射，形成的 Fbn 微血栓在存活动物的微循环中保留的时间很短，约 1 小时；若同时使用纤溶抑制剂 6 - 氨基己酸（EACA），则微血栓能被保留下来。临床上不恰当地使用 EACA 或对羧基苄胺（PAMBA）等纤溶功能抑制药物，在过度抑制机体纤溶功能的情况下，若一旦发生感染、创伤等事件，也就容易引起 DIC。

（四）临床表现

DIC 的临床表现主要为出血、休克，多脏器功能障碍和贫血。其中最常见者为出血。急性 DIC 时以前三种症状为多见。

1. 出血（hemorrhage）为 DIC 最初及最常见的临床表现。患儿可有多部位出血倾向，其中以皮肤黏膜出血最常见，可表现为出血点、瘀斑、紫癜，甚至血肿；伤口及穿刺部位渗血，是 DIC 出血的特点。

严重者可有胃肠道出血、血尿，甚至脑出血。

出血的机制与下述四方面因素有关：

（1）凝血物质被消耗而减少：在DIC的发生、发展过程中，广泛微血栓形成使各种凝血因子包括Fg、FV、FⅧ、FⅨ、FⅩ和血小板大量消耗，凝血因子及血小板明显减少，导致凝血障碍而引发出血。

（2）继发性纤溶亢进：活化的凝血因子ⅩⅡa可激活纤溶系统，使纤溶酶原变成纤溶酶。纤溶酶既能溶解已形成的微血栓纤维蛋白凝块，引起血管损伤部位再出血，还能水解多种凝血因子和凝血酶原而造成低凝状态，加重出血。

（3）纤维蛋白降解产物的抗凝作用：纤溶酶水解纤维蛋白原（Fg）和纤维蛋白（Fbn）产生的多肽片段，称为纤维蛋白（原）降解产物（fibrin/fibrinogen degradation products，FDP），其中X、Y、D片段抑制纤维蛋白单体聚合；Y、E片段有抗凝血酶作用；FDP还可抑制血小板黏附和聚集，加重出血。是DIC时引起出血的重要机制。

（4）血管损伤：DIC发生发展过程中，各种原始病因和继发性引起的缺氧、酸中毒、细胞因子和自由基等多种因素的作用可导致微小血管管壁损伤，也是DIC出血的机制之一。

早期高凝状态可无出血，仅表现为抽出或流出血液迅速凝固，此期极短，临床上难以发现；但在抢救危重患者时常遇到输液不畅，可能部分与高凝状态有关。

2. 休克（shock）　患儿常表现为肢端湿冷、皮肤发花、少尿、血压下降等。急性DIC常伴有休克发生；慢性、亚急性DIC可伴或不伴有休克。DIC与休克之间是互为因果，可以形成恶性循环。DIC引起的休克常有以下几个特点：① 突然出现或与病情不符；② 伴有严重广泛的出血及四肢末梢的发绀；③ 有多器官功能不全综合征出现；④ 对休克的综合治疗缺乏反应，病死率高。

急性DIC引起休克的机制有：①广泛的微血栓形成，使回心血量明显减少；②广泛出血，造成血容量减少；③DIC时可引起肾上腺素能神经兴奋；④凝血系统、激肽系统和补体系统激活产生大量激肽、组胺等，其具有增强微血管通透性和强烈的扩血管作用，使外周阻力降低，引起血压下降；⑤心功能降低：除心内微血栓形成直接影响心泵功能外，肺内微血栓形成导致肺动脉高压，增加右心后负荷；⑥DIC时因组织器官缺血、缺氧可引起代谢性酸中毒，后者可使心肌舒缩功能发生障碍。由于上述的因素使有效循环血量减少、血管扩张、回心血量降低和心排血量降低等，最终导致动脉血压明显降低和严重的微循环功能障碍。

3. 多器官功能障碍（organic dystunction）　DIC时的多系统器官功能障碍主要原因是由于微血管内广泛的微血栓形成，阻塞微血管，引起不同脏器不同部位的组织细胞缺血缺氧，从而发生代谢、功能障碍或缺血坏死，严重者可导致脏器功能不全甚至衰竭。临床患儿脏器功能障碍的范围与程度是多样的，轻者仅表现出个别脏器部分功能异常，但重者常会同时或相继出现两种或两种以上脏器功能障碍，形成多器官功能衰竭（multiple organ dysfunction syndrome，MODS）。据统计，至少50%的DIC患者合并有MODS。MODS是DIC引起患儿死亡的重要原因。

（1）皮肤：表现为指（趾）端、鼻尖、耳廓皮肤发绀，皮肤可见出血性瘀斑，界限分明，但不规则，病变和小动脉皮肤分布区一致。如较大血管闭塞可呈出血性水疱，并可融合，经治疗可消失。

（2）肾：肾内广泛微血栓形成，可引起两侧肾皮质坏死和急性肾衰竭，临床表现为少尿或无尿、血尿、蛋白尿等。在内脏器官中，肾受累最常见，故观察尿量可作为监测内脏受损的依据。

（3）肺：肺内广泛微血栓形成，可引起肺泡-毛细血管膜损伤，出现急性呼吸窘迫综合征（ARDS），表现为呼吸困难、肺出血、发绀等。

（4）胃肠道：因胃和十二指肠黏膜下坏死，发生浅表溃疡，表现为恶心、呕吐、腹痛、腹泻、消化道出血。

（5）肝：肝内微血栓形成可引起门静脉高压和肝功能障碍，出现消化道淤血、水肿、黄疸等，严重者出现肝衰竭。

（6）心脏：心肌收缩力减弱，心排血量降低，心脏指数减低，磷酸肌酸激酶和乳酸脱氢酶明显增高。

（7）神经系统：脑血栓形成可出现烦躁、嗜睡、意识障碍、昏迷、惊厥、颅神经麻痹及肢体瘫痪症状。

（8）累及肾上腺时，可引起皮质出血及坏死，造成急性肾上腺皮质功能衰竭，具有明显休克症状和皮肤大片瘀斑等体征，称为华-佛综合征（Waterhouse - Friederichsen syndrome）；垂体微血栓引起的垂体出血、坏死，导致垂体功能衰竭，即引起席汉综合征（Sheehan syndrome）。

4. 微血管病性溶血性贫血（microangiopathic hemolytic anemia） DIC 患儿可伴有一种特殊类型的贫血，即微血管病性溶血性贫血。其特征是：外周血涂片中可见一些带刺的收缩红细胞，可见新月体、盔形、星形、多角形、小球形等形态各异的红细胞碎片，称为裂体细胞（schistocyte）。临床上可有黄疸、贫血、血红蛋白尿等。一般黄疸轻微，早期不易觉察。

DIC 时产生裂体细胞的机制是在凝血反应的早期，纤维蛋白丝在微血管内形成细网，当循环的红细胞流过细网孔时，可以粘着、滞留或挂在纤维蛋白丝上，在血流不断冲击下，使红细胞破裂，形成裂体细胞；缺氧、酸中毒使红细胞变形能力降低，此种红细胞强行通过纤维蛋白网更易受到损伤。裂体细胞因细胞面积/体积比变小及不易变形，脆性明显提高，很易破裂发生溶血。

DIC 早期溶血较轻，不易察觉。DIC 后期在外周血中易发现有特殊的裂体细胞。慢性 DIC 和有些亚急性 DIC 往往可以出现溶血性贫血症状。外周血破碎红细胞数大于 2%，对 DIC 有辅助诊断意义。这种红细胞碎片并非仅见于 DIC，也可见于恶性高血压、血栓性血小板减少性紫癜等。

（五）分期和分型

1. DIC 的分期 根据 DIC 的发病机制和临床特点，典型的 DIC 病程可分为三期，即高凝期、消耗性低凝期和继发性纤溶亢进期（表 2 - 22）。

表 2 - 22 DIC 的分期及各期特点

分 期	机 制	表 现	实验室检查
高凝期	凝血系统被激活，血中凝血酶量增多，导致微血栓形成	血液处于高凝状态。部分患者可无明显临床症状，尤其在急性 DIC 该期极短，不易发现。多见慢性型，也可见于亚急性型	CT、PT、APTT 及复钙时间缩短，血小板的黏附性增强
消耗性低凝期	凝血因子和血小板因消耗而减少，继发纤维蛋白原减少，纤溶过程逐渐加强	严重程度不等的出血症状，也可能有休克或某脏器功能障碍的临床表现	血小板减少，纤维蛋白原含量减少，CT、PT、APTT、TT 及复钙时间延长。部分患者有纤溶功能指标的异常。
继发性纤溶亢进期	纤溶系统异常活跃，纤维蛋白降解产物（FDP）形成且具有很强的抗凝作用	出血十分明显，严重患者有休克及 MSOF 的临床症状	除仍有前一期实验室指标变化的特征外，继发性纤溶功能亢进相关指标的变化十分明显，主要表现为：①凝血块或优球蛋白溶解时间缩短；②凝血酶时间延长；③3P 试验阳性；④D-二聚体增多等

2. DIC 的分型

（1）按 DIC 发生快慢，可以分为急性型、亚急性型和慢性型（表 2 - 23）。

表 2-23　按 DIC 发生快慢的 DIC 分型

分型	基本特点	常见病因	实验室特点
急性型	①突发起病，一般持续数小时或数天；②病情凶险，可呈暴发性，分期不明显；③出血症状明显而严重；④常伴有休克	常见于严重感染、败血症、严重创伤、血型不合的输血、急性移植排异反应等、暴发型流脑、流行性出血热、溶血尿毒综合征等	实验室检查结果明显异常：血小板计数减少，FDP 增高，PT、APTT、TT 延长，纤维蛋白原含量降低
亚急性型	①急性起病，在数天或数周内发病；②进展较缓慢	常见于恶性疾病：如急性白血病（特别是早幼粒细胞性白血病）、肿瘤转移、局部血栓形成、主动脉弓动脉瘤等	
慢性型	临床上少见。①起病缓慢；②病程可达数月或数年；③高凝期明显；④症状轻微，出血不重，可仅有瘀点或瘀斑，少见休克，以器官功能障碍为主；⑤在一定条件下，可转为急性型	常见于恶性肿瘤、结缔组织病、慢性溶血性贫血等	由于机体可以通过肝合成凝血因子增加进行代偿，所以，慢性 DIC 时，凝血因子消耗程度往往被掩盖，结果在筛选性实验检测中，只有少数指标出现异常，如血小板计数降低，但纤维蛋白原可以正常甚至暂时性增高。因此，如果患儿出现凝血酶明显升高，应在结合临床症状基础上，可以诊断为慢性 DIC；如果患儿单核-吞噬细胞系统功能较为健全，临床表现较轻或不明显时，需通过实验室检查，甚至尸检方能诊断

（2）在 DIC 的发生发展过程中，血浆凝血因子和血小板不断消耗，但肝和骨髓可通过增加凝血因子和血小板的生成而起到代偿作用。因此可根据凝血物质的消耗和代偿性增多之间的对比关系，将 DIC 分为代偿型、失代偿型和过度代偿型（表 2-24）。

表 2-24　按凝血物质消耗与代　偿性增多的对比关系的 DIC 分型

分型	实验室特点	临床特点	时期
代偿型（非显性）	凝血因子和血小板的消耗与生成之间基本上保持平衡状态，实验室检查无明显异常	此型患者常无明显临床症状或仅有轻度出血或血栓形成	主要见于轻型 DIC
失代偿型（显性）	凝血因子和血小板的消耗超过生成，实验室检查可见血小板、纤维蛋白原等凝血因子均明显减少	此型患者有明显的出血、休克等	常见于急性或重度 DIC
过度代偿型	凝血因子和血小板的生成增加，甚至超过消耗，实验室检查纤维蛋白原等凝血因子有暂时性升高，血小板计数减少但有时并不明显	此型患者出血或栓塞症状不明显	主要见于慢性或 DIC 的恢复期

（3）按临床表现，可分为临床型、亚临床型和非临床型（表 2-25）。

表 2-25　按临床表现分型

	临床特点	实验室特点	备注
临床型	具有 DIC 的典型或不典型临床表现如出血倾向、休克、栓塞	有明显 DIC 相关实验室检查异常	占 DIC 90%
亚临床型	无明显的 DIC 临床表现	有 DIC 相关实验室检查异常	占 DIC 5%～10%（类似于前 DIC）
非临床型	无明显的 DIC 临床表现	无 DIC 相关实验室检查异常，仅在某些特殊检查时，发现凝血过程加速，如纤维蛋白原、血小板转换加速、半衰期及生存期缩短。	临床难以诊断，仅在研究中偶然发现

（六）辅助检查

实验室检查是 DIC 诊断的一项重要依据。有确诊意义的化验应该能直接反映凝血酶或纤溶酶活性，但目前临床上采用的大多数是这两者作用的间接反映。这方面开展的项目虽然比较多，但缺乏特异性、敏感性高而又简便、快速的方法。有些试验比较精确，但花费时间太长，难以适合急症诊断的要求。此外，在 DIC 的不同阶段其检验的结果不尽相同，要求结合临床做动态观察，必要时还要反复检查。当检验结果与临床表现不一致时，要恰当评价检验结果的意义。有时临床表现可能比阳性的检验结果更为重要。

1. 反映凝血和抗凝血试验

（1）血小板计数（PLT）：血小板减少或持续下降是 DIC 诊断的灵敏指标。DIC 时，血小板由于参与微血栓的形成而被消耗，故血液中 PLT 减低，常波动于 $(20～100)×10^9/L$ 之间，其减低发生率通常为 90%～95%。PLT 动态减低对诊断 DIC 更有价值。此外，血小板寿命缩短，多为 2～4 天（正常 8～11 天）。但在肝疾病、败血症、急性白血病、出血热以及化疗、放疗患者并发 DIC 时，由于原发病本身 PLT 已减少，故无诊断意义。参考值为 $(100～300)×10^9/L$。

（2）血浆凝血酶原时间（PT）：PT 是外源凝血系统的筛选试验。PT 的延长或缩短分别反映凝血因子 Ⅶ、Ⅹ、Ⅴ、Ⅱ和Ⅰ血浆水平的减低或增高。DIC 时，由于纤维蛋白原的减少，纤维蛋白（原）降解产物（FDP）、纤维蛋白单体（FM）以及纤溶酶（PL）等的干扰，故 PT 延长（占 70%～90%）或缩短（占 10%～30%）。参考值为 $(12±1)$ 秒。超过正常对照 3 秒以上有意义（出生 4 天内的新生儿超过 20 秒才有意义）。

（3）活化部分凝血活酶时间（APTT）：APTT 是内源性凝血系统的筛选实验。APTT 的延长或缩短分别反映凝血因子 Ⅷ、Ⅸ、Ⅺ、Ⅹ、Ⅴ、Ⅱ和Ⅰ血浆水平的减低或增高。年长儿正常值为 42 秒，新生儿为 44～73 秒，早产儿范围更宽。APTT 比正常对照延长 10 秒以上才有临床意义。高凝期 APTT 可缩短，低凝期及继发性纤溶期 APTT 延长。

（4）纤维蛋白原含量测定（Fg）：Fg 测定一种 DIC 诊断的有用的方法。在 DIC 高凝血期可增高（> 4.0g/L），在消耗性低凝血期和继发性纤溶期常减低（<2.0g/L），低于 1.6g/L 有意义。Fg 作为一种急性相反应蛋白，尽管在 DIC 进程中被消耗，但在很长一段时间内，其血浆水平可仍保持在正常范围内。统计显示，Fg 水平降低在诊断 DIC 中的灵敏度仅为 28%，仅在重型 DIC 患者中才能见到低 Fg 血症，超过 57% 患者 Fg 水平正常。连续测定 Fg 对 DIC 的诊断更有用。

（5）抗凝血酶Ⅲ（AT-Ⅲ）测定：AT-Ⅲ是体内最重要的抗凝蛋白，它是凝血酶和凝血过程中许多丝氨酸蛋白酶（因子Ⅹa、Ⅸa、Ⅺa、Ⅻa 等）的主要抑制物。DIC 时由于凝血酶、因子Ⅹa、Ⅸa 等大量形成，并与 AT-Ⅲ结合，因此，AT-Ⅲ水平明显减低。DIC 时，测定 AT-Ⅲ活性（AT-Ⅲ：A）比测定 AT-Ⅲ抗原含量（AT-Ⅲ：Ag）更为重要。80%～90% 的 DIC 患者血浆 AT-Ⅲ：A 水平减低。参考值

AT-Ⅲ：A 为 （108.5±5.3）%；AT-Ⅲ：Ag 为 （290±30.2）mg/L。

（6）凝血酶原片段1＋2（F_{1+2}）测定：F_{1+2}是凝血酶原向凝血酶转化过程中所释放的片段，能敏感地反映因子 Xa 的活化和凝血酶的生成。在大多数 DIC 患者，血浆 F_{1+2}浓度显著升高，可高至正常值的3～5倍，其阳性率高达98％，准确性达93％。参考值为 （0.67±0.19）nmol/L。

（7）纤维蛋白肽 A（FPA）测定：FPA 是凝血酶水解纤维蛋白原 A 链释放的多肽（FPA1-16），血中 FPA 增高，表明凝血酶活性增强。DIC 时，患者血浆 FPA 含量增高，阳性率达89％～92％，准确率达88％。参考值为 （1.83±0.61）μg/L。

（8）组织因子（TF）测定：TF 大量释放并进入血流是大多数 DIC 发生的直接原因。因此，血浆中 TF 水平升高是 DIC 存在的证据之一。TF 不仅可反映 DIC 的发生，而且可反映感染、炎症、休克、白血病等诱发 DIC 的原因。参考值 TF 活性为 （1.02±0.91）U/L，TF 抗原为 （30～220）ng/L。DIC 时，60％以上患者 TF 活性升高。

（9）可溶性纤维蛋白单体复合物（SFMC）测定：失去 FPA 和 FPB 的纤维蛋白原可自行聚合成可溶解于 5mmol/L 尿素的可溶性纤维蛋白单体复合物（SFMC）。血浆 SFMC 的增高反映凝血酶的活性增强和纤维蛋白的生成。DIC 时，由于凝血酶生成增多，故患者血浆 SFMC 的含量增高。与副凝固试验相比，本试验更为直接、敏感和特异。参考值 ELISA 法为 （48.5±15.6）μg/L，放射免疫法为 （150.5±26.1）μg/L。

（10）凝血酶-抗凝血酶复合物（TAT）测定：体内凝血酶生成后可与抗凝血酶结合形成复合物（TAT），所以 TAT 是反映凝血系统激活和凝血酶生成的敏感标志物。血浆 TAT 水平在 DIC 前3天已显著升高。DIC 时，TAT 的敏感性为88％，特异性为63％，阳性诊断率为79％，阴性诊断率为88％。参考值为 （2.17±0.34）μg/L。

（11）因子Ⅷ测定：DIC 时因子Ⅷ中的凝血活性部分，即Ⅷ：C 常明显降低，而因子Ⅷ抗原部分，即 vWF：Ag 常正常，甚或升高，故Ⅷ：C/vWF：Ag 比值明显降低。

（12）出血时间延长和凝血时间延长，但在高凝状态时，出血时间可缩短。

2. 反映纤维蛋白单体形成和纤维蛋白溶解亢进的试验

（1）血浆鱼精蛋白副凝固试验（3P 试验）：血管内凝血时，血中纤维蛋白单体与 FDP 结合形成一种可溶性复合物，鱼精蛋白能与 FDP 结合，使纤维蛋白单体从复合物中分离出来，被分离出来的纤维蛋白单体又聚合成纤维蛋白而形成絮状沉淀，即为 3P 试验阳性。此试验在 DIC 早期时多阳性，但晚期以纤溶亢进为主时，因纤维蛋白单体形成很少，所形成的可溶性复合物也少，故 3P 试验常为阴性。此外，约20％脐带血 3P 阳性，第2天后转阴性，故新生儿 3P 试验应在出生2天以后才有诊断价值。有些疾病如恶性肿瘤、肝、肾疾病及手术创伤后也可出现 3P 阳性。

（2）凝血酶时间（TT）：是反映凝血第3阶段的试验，正常值为 （20±1.6）秒，比正常对照延长3秒以上有诊断意义，但测定的结果可受到肝素治疗的影响。采用连续凝血酶时间是诊断 FDP 的一项较敏感的指标。

（3）FDP 含量测定：FDP 是在纤溶酶作用下，Fg 发生降解产生 X、Y、D、E 碎片（FgDP）和 Fbn 发生降解产生 X′、Y′、D、E′碎片（FbDP）的总称。DIC 时，由于纤维蛋白（原）被降解，故 FDP 增高，其阳性率可高达85％～100％，准确性达75％。参考值为 （0～5）mg/L。但 FDP 超过 20mg/L（肝病＞60mg/L）才有诊断价值。肺栓塞或动、静脉栓塞患者也可升高。

（4）D-二聚体（D-dimer，D-D）测定：可溶性纤维蛋白单体与因子ⅩⅢa 作用后，生成交联的纤维蛋白，纤维蛋白经纤溶酶裂解生成特异的 D-D。DIC 时，患者血浆 D-D 含量明显增高，它是确诊 DIC 的特异指标，准确率达93％。D-D 是区别 DIC 和原发性纤溶症的重要试验。参考值为 0～0.256mg/L。

（5）优球蛋白溶解时间缩短：优球蛋白是血浆在酸性环境中析出的蛋白成分，其中含纤维蛋白原、纤溶酶原及其激活因子，但不含纤溶酶抑制物，可用以测定纤溶酶原激活物是否增加。正常人优球蛋白溶解时间$>$120min，$<$70min 表示明显的缩短，反映纤溶酶原及激活因子的活性增强，表示纤维蛋白溶解亢进。国内资料报告阳性率为 25%～42.9%。

（6）溶酶-抗纤溶酶复合物（PAP）测定：PAP 是纤溶酶与 α_2-抗纤溶酶（α_2-AP）形成的复合物，它反映纤溶酶的生成。DIC 时，血浆 PAP 水平升高。PAP 水平的增高与 DIC 的发展相平行，PAP 水平的降低与 DIC 的缓解相关。PAP 在 DIC 的诊断中有重要价值，它不仅反映纤溶系统的激活，而且反映纤溶抑制物被消耗。参考值为（0.2±0.1）mg/L。

（7）α_2-抗纤溶酶（α_2-AP）测定：α_2-AP 与纤溶酶形成复合物，从而灭活纤溶酶。DIC 病程中继发性纤溶亢进，大量纤溶酶生成，α_2-AP 因被消耗而减少。参考值为每毫升（1.5±0.3）抑制单位。

（8）纤溶酶原（PLG）测定：DIC 时，大量纤溶酶原被吸附在纤维蛋白血栓上，在纤溶酶原激活剂（PA）作用下转变为纤溶酶。因此，血中纤溶酶原含量明显降低，是反映纤溶活性增强的直接证据之一。参考值为(1～12) μg/L。

（9）纤维蛋白肽 Bβ1-42（Bβ1-42）和纤维蛋白肽 Bβ15-42（Bβ15-42）测定：纤溶酶作用于纤维蛋白原，可以从纤维蛋白原 B 链裂解出肽段 Bβ1-42；纤溶酶作用于纤维蛋白，可从 Bβ 链裂解出肽段 Bβ15-42。血中这两种片段增高，表明纤溶酶活性增强。DIC 时，Bβ1-42 和 Bβ15-42 血浆水平增高；原发性纤溶时，仅 Bβ1-42 增高。参考值 Bβ1-42 为（0～3.91）nmol/L，Bβ15-42 为（1.56±1.20）nmol/L。

3. 反映血小板活化的试验

（1）β-血小板球蛋白（β-TG）测定：β-TG 是血小板被激活后由 α 颗粒中释放的一种特异性蛋白质。DIC 时，血小板被激活，患者血浆 β-TG 含量升高。参考值为（16.4±9.8）μg/L。

（2）血小板 4 因子（PF4）测定：PF4 是血小板被激活由 α 颗粒中释放的另一种特异性蛋白质。DIC 时，血小板被激活，患者血浆 PF4 含量升高。参考值为（3.2±2.3）μg/L。

（3）血小板 P-选择素（P-Selectin，曾称 GMP-140）测定：静息的血小板中 P-Selectin 仅分布于 α 颗粒膜上。血小板活化后，α 颗粒膜迅速与质膜融合而使 P-Selectin 暴露于质膜表面。DIC 时，血小板膜表面和血浆中 P-Selectin 水平均增高。参考值：血小板表面 P-Selectin 含量为（780±490）分子数/血小板；血浆 P-Selectin 为每毫升 $1.61×10^{10}±0.72×10^{10}$ 分子数。

4. 反映红细胞破碎检查：DIC 发生微血管性溶血时，血涂片中可见损伤红细胞呈盔甲形、三角形、棘形及小球形红细胞，亦有红细胞碎片。血片检查见破碎及变形的红细胞比例超过 2% 时，对 DIC 的诊断有参考价值。

（七）诊断

没有任何一项实验室检查能明确诊断 DIC。患者的临床表现，结合实验室检查才是 DIC 诊断最重要的手段。DIC 患者的临床表现极具动态性，而实验室检查能反映这种动态性。需要注意的是，患者原发疾病的某些临床症状可影响实验室检查，对于疑似 DIC 的患者，定期行多项实验室检查，有利于 DIC 的明确诊断。

1. DIC 诊断一般标准

（1）存在易致 DIC 的基础疾病，如感染、恶性肿瘤、病理产科、大型手术及创伤。

（2）有下列两项以上临床表现：① 严重或多发性出血倾向；② 不能用原发病解释的微循环障碍或休克；③ 广泛性皮肤、黏膜栓塞、灶性缺血性坏死、脱落及溃疡形成，或不明原因的肺、肾、脑等脏器功能衰竭；④ 抗凝治疗有效。

（3）实验检查符合下列条件

1）同时有下列三项以上异常：

Ⅰ PLT<100×10^9/L（肝病、白血病<50×10^9/L），或是进行性下降，或有两项以上血小板活化分子标志物血浆水平升高：①β-TG；②PF4；③血栓烷 B_2（TXB_2）；④P-选择素。

Ⅱ 血浆 Fg 含量<1.5g/L（肝病<1.0g/L，白血病<1.8g/L）或 >4.0g/L，或呈进行性下降。

Ⅲ 3P 试验阳性，或血浆 FDP>20mg/L（肝病>60mg/L）或血浆 D-D 水平较正常增高 4 倍以上（阳性）。

Ⅳ PT 延长或缩短 3 秒以上（肝病>5 秒），APTT 延长或缩短 10 秒以上。

Ⅴ AT-Ⅲ：A<60%（不适用于肝病）或蛋白 C（PC）活性降低。

Ⅵ 血浆纤溶酶原抗原（PLG：Ag）<200mg/L。

Ⅶ 因子Ⅷ：C 活性<50%（肝病必备）。

Ⅷ 血浆内皮素-1（ET-1）水平>80pg/ml 或凝血酶调节蛋白（TM）较正常增高 2 倍以上。

2）疑难或特殊病例应有以下两项以上异常：

Ⅰ F_{1+2}、TAT 和 FPA 水平增高。

Ⅱ SFMC 水平增高。

Ⅲ PAP 水平升高。

Ⅳ TF 水平增高（阳性）或组织因子途径抑制物（TFPI）水平下降。

2. 白血病 DIC 实验诊断标准

（1）PLT<50×10^9/L 或进行性下降，或有下列两项以上血浆小板活化产物水平升高：β-TG、PF4、TXB_2、P-选择素。

（2）Fg<1.8g/L 或进行性下降。

（3）3P 试验阳性或血浆 FDP>20mg/L 或 D-D 水平升高（阳性）。

（4）PT 延长 3 秒以上或进行性延长，或 APTT 延长 10 秒以上。

（5）AT-Ⅲ：A<60% 或 PC 活性降低。

（6）血浆 PLG：Ag<200mg/L。

（7）血浆凝血因子激活分子标志物水平升高：F_{1+2}、TAT、FPA、SFMC。

3. 肝病 DIC 实验诊断标准

（1）PLT<50×10^9/L 或进行性下降，或有下列两项以上血浆血小板活化产物水平升高：β-TG、PF4、TXB_2、P-选择素。

（2）Fg<1.0g/L 或进行性下降。

（3）血浆因子Ⅷ：C 活性<50%（必备）。

（4）PT 延长 5 秒以上，或 APTT 延长 10 秒以上。

（5）3P 试验阳性或血浆 FDP>60mg/L 或 D-D 水平升高（阳性）。

（6）血浆凝血因子激活分子标志物水平升高：F_{1+2}、TAT、FPA、SFMC。

4. 慢性 DIC 诊断参考标准

（1）临床存在易致慢性 DIC 的基础疾病，如恶性肿瘤、免疫性疾病、慢性肾病及肺部疾病等。

（2）有下列一项以上异常：①反复出现的轻度微血管栓塞症状及体征，如皮肤、黏膜的灶性缺血性坏死及溃疡形成等；②反复出现的轻度出血倾向；③原因不明的一过性肺、肾、脑等脏器功能障碍；④病程超过 14 天。

（3）实验检查符合下列条件：①有两项以上血浆血小板活化产物水平升高：β-TG、PF4、TXB_2、P

-选择素；②血浆两项以上凝血因子激活分子标志物水平增高：F_{1+2}、TAT、FPA、SFMC；③3P试验阳性或血浆FDP＞60mg/L或D-二聚体水平较正常升高（阳性）4倍以上；④血小板、纤维蛋白原半衰期缩短或转换速度加快；⑤血管内皮细胞损伤分子标志物水平增高：ET-1和TM。

5. 基层医疗单位DIC实验诊断参考标准：具备下列三项以上检测指标异常，可诊断DIC。

（1）血小板计数＜$100×10^9$/L或进行性下降。

（2）血浆Fg＜1.5g/L或进行性下降。

（3）3P试验阳性。

（4）PT缩短或延长3秒以上，或呈动态性变化。

（5）外周血破碎红细胞超过10％。

（6）不明原因的血沉降低或红细胞沉降率应增快的疾病但其值正常。

6. DIC前期（Pre-DIC）诊断参考标准　Pre-DIC是指临床上已有DIC病因的存在，同时有凝血和纤溶功能的异常，但尚未达到DIC的确诊标准。对Pre-DIC的疗效明显好于DIC的疗效，所以，对Pre-DIC的诊断和治疗显得尤为重要。

（1）存在易致DIC的基础疾病。

（2）有下列一项以上临床表现：①皮肤、黏膜栓塞、灶性缺血性坏死、脱落及溃疡形成；②原发病不易解释的微循环障碍，如皮肤苍白、湿冷及发绀等；③不明原因的肺、肾、脑等轻度或不可逆脏器功能障碍；④抗凝治疗有效。

（3）有下列三项以上实验指标异常：①正常操作条件下，采集血标本易凝固，或PT缩短3秒，APTT缩短5秒以上；②血浆血小板活化产物水平升高：β-TG、PF4、TXB_2、P-选择素；③血浆凝血因子激活分子标志物水平升高：F_{1+2}、TAT、FPA、SFMC；④抗凝活性降低：AT-Ⅲ、PC活性降低；⑤血管内皮细胞受损分子标志物水平增高：ET-1、TM。

7. DIC紧急情况下的诊断

（1）存在引起DIC的基础疾病和诱因；

（2）有DIC的临床表现；

（3）同时有下列三项以上异常：①PLT＜$100×10^9$/L或进行性下降；②Fg＜1.5g/L，或进行性下降；③3P实验（＋）或FDP＞20mg/L或D-dimer（＋）；④PT↓或↑＞3s或呈动态变化；⑤周围血红细胞碎片＞2％。

8. 新生儿期DIC诊断条件

（1）临床上有出血、微循环障碍及（或）休克表现。

（2）以下5项主要实验室检查中3项阳性，诊断成立，如仅两项阳性，须伴TT＞25s才能确诊：①PLT＜$100×10^9$/L；②出生4天内PT≥20s，5天以上≥15s；③APTT＞45s；④Fg＜1.15g/L；⑤D-D阳性（＞$200μg$/L）。

9. 国际血栓与止血委员会（ISTH）DIC评分系统（表2-26）　具有明确的引起DIC的原发病是使用ISTH评分系统的先决条件。在感染和非感染病因学所致DIC的诊断中，该评分系统均具有较高的敏感性。通过DIC诊断的双盲测试结果，ISTH评分系统在DIC诊断中的灵敏度为91％，特异度为97％。

表 2 - 26 ISTH 的 DIC 诊断评分系统

1. 危险性评估:	患者是否存在与 DIC 有关的原发疾病	
若有	继续	
若无	不使用本打分系统	

2. 行全面的凝血试验（PT、PLT、Fg、纤维蛋白的相关标志物）

3. 检测结果的评分

· PLT（$\times 10^9$/L）	＞100	0 分
	＜100	1 分
	＜50	2 分
· 纤维蛋白的标志物升高（如	未升高	0 分
D-D、FDPs）	中度升高	2 分
	极度升高	3 分
· PT 延长	未延长或延长＜3s	0 分
	延长 3～6s	1 分
	延长＞6s	2 分
Fg 含量	＞1.0g/L	0 分
	＜1.0g/L	1 分
4. 积分计算	≥5 分	符合 DIC 诊断：每天重复打分
	＜5 分	提示非 DIC：1～2 天后再行打分

DIC 积分与患者的致死性呈极强的正相关。研究表明，ISTH 评分系统在 DIC 致死性中的预示价值明显高于单独使用"急性病理学和慢性健康评价Ⅱ"（APACHEⅡ）标准。ISTH 评分系统提供了一个 DIC 诊断的客观标准，通过反复的实验室检测和临床发现来动态地改变治疗方案。

（八）鉴别诊断

本症应与以下疾病鉴别诊断：

1. 重症肝病 因有多发性出血、黄疸、意识障碍、肾衰竭、血小板和纤维蛋白原下降，凝血酶原时间延长，易与 DIC 混淆。但肝病无血栓表现，3P 试验阴性，FDP 和优球蛋白溶解时间正常。

2. 原发性纤维蛋白溶解症 本病极少见，是指由于某些原因，纤溶酶原被激活为纤溶酶，或纤溶酶抑制物减少，引起高纤溶酶血症，继后降解纤维蛋白原，水解其他血浆凝血因子，造成以低纤维蛋白原血症为主的低凝状态。临床表现为各种部位的严重出血。本病和 DIC 极难鉴别，因为：① 两者可由同一病因同时诱发；② 两者均有纤溶特点，即出血，FDP 升高。两者的区别主要是纤溶部位。DIC 继发纤溶是对血栓形成生理性反应，典型部位局限于微循环；原发纤溶是在大血管，内皮细胞释放致活因子，后者的血小板计数、PT、APTT、TT 等一般可正常。

3. 血栓性血小板减少性紫癜 本病是在毛细血管广泛形成微血栓，具有微血管病性溶血性贫血、血小板减少性出血、肾及神经系统损害，极似 DIC。但本病具有特征性透明血栓，血栓中无红、白细胞，不涉及消耗性凝血，故凝血酶原时间及纤维蛋白原一般正常，有时亦可异常，AT-Ⅲ正常，3P 试验阴性。病理活检可以确诊。

4. 原发性抗磷脂综合征（APS） 临床表现可有血栓形成、习惯性流产、神经症状、肺高压症状。皮肤可发生坏死和溃疡形成。实验室检查可见抗磷脂抗体（APA）阳性，抗心磷脂抗体（ACA）阳性，狼疮抗凝物质（LA）阳性，Coombs 阳性，血小板数减少，凝血时间延长。

（九）治疗措施

1. 治疗原则　DIC 是一个动态变化过程，当临床出现血栓所致的多脏器障碍，出血症状明显，实验室指标出现血小板减少、PT 时间延长、纤维蛋白原减少、FDP 升高、3P 试验阳性时，DIC 已经发展到了中晚期，这时往往失去了治疗的最佳时机，使治疗变得困难而复杂，治愈率也明显地降低。因此，当有可能导致 DIC 的基础疾病存在时，早期考虑到、早期诊断、早期预防是 DIC 治疗的至关重要的环节。

要通晓各项治疗措施的利弊，肝素抗凝治疗利于终止凝血，但促进出血；替代疗法利于止血，但加重血栓，加重器官损伤。有人认为如不有效控制病因，单纯给替代治疗，如同火上浇油；纤溶是一种生理反应，改善器官缺血，用纤溶抑制剂可以止血，但抑制正常生理反应，可能促使血栓形成。

治疗主要包括以下几个方面：

（1）治疗原发病：这是根治 DIC 和防止发生 DIC 的根本措施。

（2）改善微循环障碍：采用扩充血容量、解除血管痉挛等措施及早疏通阻塞的微循环；同时有效地进行全身支持治疗（补充血容量，纠正休克、酸中毒、低氧血症、水电解质及酸碱失衡）。

（3）建立新的凝血与纤溶间的动态平衡：在高凝期可应用抗凝药物如肝素、低分子右旋糖酐、阿司匹林等阻止凝血过程的发动与进行，预防新血栓的形成。出血倾向十分严重的患者，可输血或补充血小板等凝血物质以及使用纤溶抑制剂。

2. 治疗方法

（1）积极治疗原发病

1）及时有效地治疗原发病，去除引发 DIC 的病因，是治疗 DIC 的根本措施。细菌感染或败血症引起的 DIC 应及时给予有效的抗生素或感染灶的清除与引流。免疫或过敏性疾病应给予激素和抗过敏治疗。对白血病和恶性肿瘤应尽可能争取缓解。能否去除 DIC 的原发病因是治疗的关键。

2）应注意以下两点：①关于抗感染治疗：G^- 杆菌的内毒素是导致 DIC 的主要原因，某些抗生素能促进内毒素的释放如头孢拉定、氨曲南、头孢呋辛，低诱导释放的抗生素有氨基糖苷类、亚胺培南。较好的 β-内酰胺类抗生素 MIC 极低，增加剂量并不能增加疗效，而可能介导更多的内毒素释放（特别是初始剂量）；②关于肿瘤化疗：肿瘤细胞内含有丰富的组织因子及组织因子样物质，为防止抗肿瘤化疗诱发 DIC，可选择适应性治疗或温和治疗方案，亦可预防性抗凝治疗（小剂量肝素或其他抗凝药物）。

（2）改善微循环（早期）：DIC 在处于高凝血期时，应积极改善微循环，解除血管痉挛，可在早期预防 DIC 的发生。

1）低分子右旋糖酐：不但能扩充血容量、疏通微循环，还有降低血液黏稠度、减低血小板黏附和抑制红细胞凝集等作用，因而可以改善微循环，防止或减少血栓形成。右旋糖酐还有抗凝血酶作用。首次剂量为 10ml/kg 静脉滴注，以后每次 5ml/kg，每 6 小时 1 次，全日量不超过 30ml/kg。

2）山莨菪碱（654-2）：每次 1mg/kg，每天 3～4 次静脉滴注。

3）酚妥拉明：0.5～1mg/kg，最大量不超过 10mg，每 4～6 小时一次。

（3）适当的支持治疗：补充血容量，纠正水电解质及酸碱平衡紊乱，维持血压，监测并维持心脏、肺、肾等重要器官的功能，纠正缺氧（必要时行呼吸支持）等。

（4）抗凝治疗：

1）肝素的应用：

Ⅰ. 肝素抗凝作用的机制：肝素是一种由硫酸 D-葡萄糖胺和 D-葡萄糖醛酸组成的黏多糖，含多种硫酸根，其中的阴离子与抗凝有关。肝素的抗凝作用主要是通过以下诸作用实现的：

①抗凝血酶作用：肝素的阴离子活性基团与抗凝血酶Ⅲ（AT-Ⅲ）的阳离子基团结合，加速抗凝血

酶-凝血酶复合体形成，因此产生抗凝效应；故在肝素治疗时，必须考虑到血中 AT-Ⅲ 水平。如 AT-Ⅲ水平过低时，即使给予大量肝素也不易见效。

②抗因子 Xa、IXa、XIa 及 XIIa 等的作用：由于 AT-Ⅲ 能与各种丝氨酸蛋白酶结合，而因子 Xa、IXa、XIa、XIIa 等都具有丝氨酸蛋白酶活性中心，故肝素也能与它们结合，使之丧失活性。

③对内皮细胞的作用：肝素可使受损内皮细胞的负电荷恢复，防止血小板黏附。动物实验证明肝素可防止组胺、5-HT、缓激肽、内毒素所引起的内皮细胞损伤。

④对血小板的作用：凝血酶所引起的血小板聚集及随之而发生的释放反应可被肝素所抑制，肝素还有抑制血小板向胶原黏附的作用。

⑤促进纤溶作用：动物实验发现若在静脉中滴注肝素达 50U/L 时，便可促进组织型纤溶酶原激活物（t-PA）的释放，而增强纤溶活性，这是应用肝素时血清 FDP 含量增高的原因之一。

Ⅱ. 肝素应用的指征问题：目前对肝素应用的指征，看法尚无统一。大多数人认为，凡诊断明确并有用药指征的，应争取早用。但也有人认为肝素并不能降低 DIC 的病死率，反而有加重出血的可能。是否用肝素，如何用肝素主要根据 DIC 的基础疾病、临床表现及实验室检查来决定。一般人认为，DIC 的治疗应首先针对病因，如病因可以迅速去除，可不一定用肝素，或仅选择性应用。对仅为 DIC 疑似的病例，或仅有化验阳性时，应严格掌握指征，可暂不用肝素，待检查结果及临床表现明确支持 DIC 时，即用肝素治疗。对有栓塞症状为主、确认 DIC 的病例，则应争取早用，防止病情发展加重。

在下列情况下可用肝素：不合血型输血、肿瘤扩散转移、急性白血病、败血症、早期高凝状态、暴发性紫癜及经大量替代治疗无效者。对于晚期 DIC，由于 FDP 增多与血小板减少是出血的主要原因，肝素不仅不能纠正出血，反而会加重出血倾向。

关于肝素的应用指征包括：①DIC 早期，血液处于高凝血状态，采血极易凝固，PT、APTT 缩短；②消耗性凝血期表现为凝血因子、血小板、纤维蛋白原进行性下降，出血逐渐加重，血压下降或休克者；③明显的多发性栓塞现象，可能造成不可逆的组织损害。如皮肤黏膜栓塞性坏死、急性肾功能及呼吸功能衰竭等；④DIC 诊断明确，但原发病或病因不能控制或去除时，如在继发于恶性肿瘤的 DIC，不可能迅速控制基本病程，因此，用肝素来防止 DIC 是有指征的，特别是在那些通过治疗能诱导缓解的癌肿患者更应如此；若能迅速控制 DIC 的基础疾病，通常肝素并无使用指征；⑤如已证实发生 DIC 而准备去除病因时，为防止术中或术后促凝物质进入血循环而加重 DIC，也可短期适当使用；⑥准备补充凝血因子（如输血、血浆等、纤维蛋白原等）或应用纤溶抑制药物而未能确定促凝物质是否仍在发生作用时，可先应用肝素；⑦慢性及亚急性 DIC。

以下情况禁用或慎用肝素：①原有严重出血如颅内或脊髓内出血、肺结核空洞出血、溃疡出血；②伴有血管损伤或新鲜创面的患儿，5 天内手术者（手术创口尚未愈合）；③DIC 晚期以继发性纤溶为主者；④原有重度出血症如血友病和血小板减少者等；⑤对并有严重肝肾功能不良，尚有争议，较多作者认为弊多利少；⑥继发于头部损伤的 DIC 或疑有任何其他原因引起的中枢神经系统出血时；⑦蛇毒所致 DIC。

Ⅲ. 肝素使用的剂量问题：过去曾提出所谓"早期、大量、维持足够的时间"的治疗，但事实证明，这种方法不能提高 DIC 患者的生存率，反而加剧了出血的危险，已被摒弃。应根据原发病、DIC 严重程度、高凝或低凝状态而定，即所谓肝素治疗的个体化。

肝素在肝代谢，被肝素酶破坏而灭活，50% 经肾排出，半衰期 2 小时，一般在体内存留 4～6 小时，故采用间歇或持续静脉给药法为宜。在有肝或肾功能不全时要减少肝素的用量和延长给药间期。

若 DIC 诊断肯定，则可使用肝素，首剂 1mg/kg（1mg=125U）静脉推注或加入等渗氯化钠或葡萄糖液 50～100ml 中静脉滴注，以后 0.5mg/kg，每 6 小时静脉滴注 1 次，30～60 分钟滴完。也可 5～15U/（kg·h）在葡萄糖溶液中静脉持续滴注。以后可根据临床出血情况和实验室检查结果（特别是凝血时间）

调整剂量。

若 DIC 诊断尚未肯定或诊断分期不明确或为了预防 DIC 发生，肝素剂量宜小，0.25～0.5mg/kg，每 12 小时皮下注射一次。应当注意，在小剂量肝素治疗时，鱼精蛋白试验可保持阳性，然而只要血小板计数和纤维蛋白原水平能维持正常，就不需要增加肝素剂量。

近年来肝素剂量趋向小剂量化。这一改变的理论依据是：①肝素-AT Ⅲ 复合物的最初靶点 FXa。在抑制凝血程序的 FXa 阶段比抑制凝血酶 F Ⅱ a 阶段所需的能量小得多。所需肝素量前者仅为后者的 1/70。②可发挥抗补体作用。③可增加单核-巨噬细胞系统功能。对仍不能控制者，可能由于 AT Ⅲ 减少，要给输血及血浆以提高 AT-Ⅲ 的水平，才能奏效。用小剂量肝素后，血中浓度在 15～60 分钟后开始上升，1～5 小时达高峰，7 小时后逐渐消失，个体间可有差异。小剂量肝素治疗的优点是无出血并发症，不需要实验室的监测。

急性早幼粒细胞白血病（APL）患儿易并发 DIC，在化疗中更易出现 DIC，发生率在 27%～60%。因而主张在化疗时应合并使用小剂量肝素治疗以预防 DIC 的发生。已经明确全反式维 A 酸（ATRA）对早幼粒细胞只起诱导分化作用而不是杀伤作用，故无促凝血物质的释放，因此，对 APL 应首先积极给予 ATRA 治疗。在 APL 治疗过程中出现 DIC 时，可使用小剂量肝素治疗，0.25～0.5mg/kg，每 12 小时一次，皮下注射，在肝素抗凝基础上同时积极补充血小板和凝血因子。

有学者发现肝素静脉注射可使血浆 AT-Ⅲ 水平下降，而皮下注射不但不降低 AT-Ⅲ，反而使其升高，故认为治疗 DIC 以应用肝素皮下注射为佳。

总之，肝素使用剂量应结合下述情况予以调节：①根据 DIC 的临床类型与病期，急性型、重症 DIC 早期，肝素用量可增加至 3～4mg/(kg·d)，持续 3～5 天；DIC 晚期或慢性型，1～2mg/(kg·d)，在慢性型，持续 1～2 周或更长；②酸中毒时，肝素灭活快，用量宜偏大；③肝肾功能障碍时，肝素灭活排出缓慢，用量宜小；④血小板重度减少，凝血因子明显低下时，应减少肝素用量；⑤血浆 AT-Ⅲ 减少时，肝素用量适当增加，但应设法提高 AT-Ⅲ 水平。

Ⅳ. 肝素用药监护：在应用肝素期间必须密切观察病情并监测凝血功能，在每次用药前测凝血时间（试管法，正常为 5～8 分钟），用药 4 小时后再测定 1 次凝血时间，要求凝血时间控制在 20～30 分钟内，如<20 分钟可加大肝素剂量，如>30 分钟且出血加重可能是用量过大，应停用，必要时给予鱼精蛋白（1mg 鱼精蛋白可中和 1mg 肝素），加入葡萄糖液中静脉缓慢注射（约 3～10 分钟）中和之，其用量与最后 1 次肝素用量相等，每次不超过 50mg，每 8～12 小时 1 次，1～2 次后即可纠正。

也可测定 APTT 作为监测指标，正常值（40±5）秒，肝素治疗以使其延长 1～1.5 倍为宜。

每日尿镜检、大便潜血，观察皮肤黏膜及气管分泌物有无出血。

肝素治疗有效者，血浆纤维蛋白原含量于治疗 1～3 天恢复正常，FDP 减低，但血小板减少要持续 1 周以上。肝素治疗的副作用主要是出血。用药过量需立即停药，可用等量鱼精蛋白静脉输入来中和或输新鲜血。

Ⅴ. 肝素停药指征：停药指征为：①诱发 DIC 的原发病已控制或缓解；②用药后病情好转，出血停止，血压稳定；③凝血酶原时间和纤维蛋白原恢复正常或接近正常（前者一般于 24 小时内恢复，后者于 1～3 天恢复）时，即可逐渐减量至停药，不可骤停以免复发。血小板的回升和 D-二聚体恢复缓慢（数天至数周），不宜作为停药的指征。一般而言，肝素用药可持续 3～7 天。急性病如流脑 24 小时即可停药。

停药后要随访凝血时间连续 3～5 天（停药 6～8 小时复查，以后 1 每天 1 次），以观察凝血紊乱是否消失或 DIC 是否复发。

Ⅵ. 肝素治疗无效的因素：肝素抗凝无效者，应尽量寻找或排除以下原因：①基础疾病未控制；②诱因未消除；③肝素使用不当，如用药太晚病情已成为不可逆性、剂量太小或过量及疗程不足等；④病程已进入纤溶亢进期，而抗纤溶治疗弱；⑤血小板大量破坏，PF4 大量释放于血循环，PF4 有拮抗肝素的作用。⑥休克期过长，有代谢性酸中毒（使肝素丧失活性）或严重的并发症等；⑦DIC 过程中消耗过多的 AT-Ⅲ，导致肝素作用减弱。

Ⅶ. 关于低分子肝素（low molecular weight heparin，LMWH）的应用：应用肝素酶、亚硝酸或高碘酸等对普通肝素分子进行裂解，成为分子质量 10 000 以下的低分子质量片段，即为 LWMH，它仍含 AT-Ⅲ 的结合位点。由于裂解的方式不同，所产生的 LMWH 常呈不均一性。

抗凝机制：①LMWH 的抗因子 Xa 活性与抗凝血酶活性之比约为 4∶1。在血液循环中，当 LMWH 的 2A 亚型分子与 AT-Ⅲ 结合形成肝素-AT-Ⅲ 复合物中，变成活性极强的丝氨酸蛋白酶的抑制物，主要抑制因子 Xa，对其他丝氨酸蛋白酶有较弱的抑制作用。②LMWH 可通过内皮细胞的介导作用，导致组织纤溶酶原激活物（t-PA）和前列腺素（PGI）的释放。③LMWH 也可作用于血小板、白细胞和血液流变学，以此达到抗血栓的目的，且此作用常持续 24 小时以上，呈延迟性抗血栓作用。

近年来低分子质量肝素已普遍用于血栓性疾病的治疗。低分子质量肝素保留了抗因子 Xa 的活性而抗凝血酶的作用减弱，具有抗凝作用强、出血危险小的优点。有关低分子质量肝素治疗 DIC 患儿的资料较少，对某些 DIC 可能有较好的效果。但是低分子质量肝素可促进纤溶酶原活化剂的释放，增强纤维蛋白溶解作用。这对已有明显纤溶亢进的 DIC 患儿的影响尚不了解。另一方面，肝素的抗凝血酶作用是 DIC 治疗的重要部分。低分子质量肝素的抗凝血酶减弱从理论上讲不一定对 DIC 的治疗有利，其效果和优越性有待进一步证实。

据报道 50～100 抗因子 Xa 单位/（kg·d）的 LMWH（Fragmin）做静脉滴注治疗 DIC 为有效而安全的剂量。对其监测必须用抗因子 Xa 活性测定（因子 Xa 抑制试验）。常规剂量下无需血液学监护。

2）AT-Ⅲ 的应用：AT-Ⅲ 是血浆生理性抑制物中最重要的抗凝物质，凝血酶的灭活 70%～80% 由它实现；除凝血酶外，AT 还能抑制因子 Xa、Ⅸa、Ⅺa、Ⅻa 以及纤溶酶、胰蛋白酶、激肽释放酶等。AT-Ⅲ 抗原正常血浆水平为 80～300mg/L，活性为 70%～130%，低于 60%，即有利于血栓形成。肝素必须与体内的 AT-Ⅲ 结合形成复合物才有抗凝血作用。当 AT-Ⅲ＜50% 时，肝素效果减低；当 AT-Ⅲ＜30% 时，肝素失去抗凝效果。DIC 中 AT-Ⅲ 易被消耗，应予补充才能更好地发挥肝素的疗效。

既往研究表明，AT-Ⅲ 制剂和（或）合并肝素治疗 DIC，其病程较单用肝素明显缩短。因此，AT-Ⅲ 制剂不但能迅速提高血浆 AT-Ⅲ 浓度，以充分发挥肝素的抗凝作用，而且可以单独作为 DIC 治疗的有效药物。通常首次剂量应将 AT 的血浆水平提高至 120%，即 AT 用量=（120%-患儿 AT-Ⅲ 活性）×体重（kg）÷1.0% U/kg，然后维持 AT-Ⅲ 活性于 80%，每天或隔天检测 AT-Ⅲ 活性 1 次，以调节 AT-Ⅲ 制剂的用量。

由于 AT-Ⅲ 制剂价昂货短，可用新鲜血浆（1ml 相当于 1U AT-Ⅲ）、新鲜冰冻血浆（Fresh frozen plasm a，FFP）或冷沉淀来代替。FFP 是用 ACD 和 CPD 抗凝采血，于 6 小时内将血浆分出并迅速在 -30℃ 以下冰冻和保存的血浆，这种血浆内凝血因子的含量基本上保持正常，并可保存 12 个月。冰冻血浆使用前，应置于 37℃ 水浴内，不断轻轻摇动，以加速解冻过程而防止纤维蛋白析出，融化后的血浆应立即经滤网输注，输注速度为 5～10ml/min。

3）重组水蛭素：近年来开发出此药，实验研究证实对静脉血栓形成和 DIC 时血栓形成有拮抗作用。现已进入一期临床实验。

4）重组线虫抗凝血蛋白 C2：该物质最早提取自线虫属动物，可以特异而有效地抑制组织因子/活化 Ⅷ因子复合体。

（5）补充血小板及凝血因子：在 DIC 的病情进展中，由于微血栓的广泛形成而消耗了大量的血小板和凝血因子；同时，由于继发性纤溶活性亢进降解了多种凝血因子和抑制了血小板功能，因此，在应用抗凝治疗的同时需要酌情输注新鲜冷冻血浆和血小板，以补充凝血因子和抑制物。过去有人认为，补充凝血因子可能加重凝血障碍，但动物实验和临床观察均未能证实。还有人认为没有充分证据表明 DIC 一定有使用肝素，DIC 治疗中补充血小板、凝血因子似乎更重要。

补充血小板及凝血因子时应注意以下几点：①在临床有活动性出血、需行侵入性操作或合并有其他易致出血的合并症时，要补充血浆和血小板；当纤维蛋白原＜1g/L，血小板计数＜5×10⁹/L，必须补充；② 补充血小板及凝血因子最好与小剂量肝素同时进行；③ 对于有明显出血表现者，即使不宜抗凝，也可补充血浆和血小板，否则不可能止血；④ DIC 时应使用新鲜全血或新鲜血浆，不应使用储存血，因已无血小板与因子Ⅴ、Ⅷ，并有大量的促凝成分，大量使用可能促进 DIC 的发展；⑤ 应在血制品输注后立即检测相关指标，以估计替代治疗的近期效果；每 8 小时应根据复查的血小板计数、纤维蛋白原水平以及 PT、APTT 值，重新评价 DIC 的严重程度，同时决定下一步治疗的策略。

可通过下列方法来补充：

1）输新鲜全血：心功能许可的条件下，一次输全血 20～30ml/kg，可使血小板升至 50×10⁹/L，凝血因子水平升至正常含量的 50％以上，纤维蛋白原提高至 1g/L。每毫升血加入 5～10U 肝素（即肝素化血）。对于合并失血者更适合。

2）输新鲜冰冻血浆：含有几乎所有的天然凝血因子和抗凝因子，后者包括 AT-Ⅲ、蛋白 C、抗纤溶酶（如 α_2-抗纤溶酶和 α_2-巨球蛋白）等。可用于补充体内多种凝血因子缺乏，在应用血浆时也同时补充了抑制剂。血浆的输注主要不是依实验室检查结果，而是按出血的严重性和是否需手术来决定。1ml/kg 体重的新鲜冷冻血浆大约可使血液中凝血因子浓度升高 1％～2％。推荐用量 10～15ml/(kg·d)，几乎可使所有凝血因子提升 30％。但由于其凝血因子未浓缩，输注过多有造成循环超负荷的危险。

3）浓缩的凝血因子制剂：

优点：作为新鲜冰冻血浆的补充，可以避免过分增加血容量的危险。比如当单用新鲜冰冻血浆不能使患者血浆纤维蛋白原浓度维持在 1g/L 以上时，可考虑加用冷沉淀或浓缩的纤维蛋白原。

缺点：在制备过程中可能产生少量已活化的凝血因子，对于 DIC 患者则可能加重凝血功能紊乱。另外，在 DIC 患者中几乎所有凝血因子都缺乏，单用浓缩的凝血因子制剂则可能"顾此失彼"。

常用制剂：①纤维蛋白原：适用于明显低纤维蛋白原血症的 DIC 患者。纤维蛋白原的正常血浆浓度为 2～4g/L，最低止血浓度为 0.5～1.0g/L。每 1 克纤维蛋白原制剂可升高血浆纤维蛋白浓度 0.25g/L，一般用每次 2～4g，因半衰期 4 天；故每隔 4 天，重复使用，但有时用 1 次则可。②冷沉淀：为 FFP 在 1～5℃条件下形成的白色沉淀物，主要含因子Ⅷ、vWF 和纤维蛋白原等。1 袋冷沉淀不到 15ml，纤维蛋白原 200mg，Ⅷ因子 80～100U。每 5kg 体重应输 1 袋冷沉淀，可使血中的纤维蛋白原水平维持在 0.5～1.0g/L。③其他：凝血酶原复合物浓缩剂（含有因子Ⅱ、Ⅶ、Ⅸ、Ⅹ）每次 20～40U/kg，因子Ⅷ浓缩剂等。

4）输血小板：血小板低于 20×10⁹/L，疑有颅内出血或临床有广泛而严重脏器出血的 DIC 患者，需紧急输入血小板悬液，要求有两个先决条件：抗凝治疗的基础上，足量血小板。但血小板悬液中的血小板已有部分被活化，大量输注有加重 DIC 的可能。

每袋单采血小板 200～500ml，约含血小板 2.5×10¹¹ 个。理论上每平方米体表面积输血小板 1×10¹¹，约可使血中血小板数提高 12×10⁹/L，有效作用时间约 12～48 小时。

5）注射维生素 K_1 10mg/d，以供维生素 K 依赖凝血因子合成。

（6）抗血小板功能的药物：血小板的黏附和聚集是 DIC 发病机制中的重要环节之一，DIC 时都伴有血小板聚集活化，形成白色血栓，为凝血的先导和核心。在使用肝素同时联用抗血小板药物有利于从不同的药理途径阻止凝血因子和血小板的活化以阻断 DIC。用则宜早勿晚，因为晚期血小板大量消耗数量显著减少，功能差，并已受到 FDP 抑制而导致出血。适用于轻型 DIC 或高度怀疑 DIC 而未能肯定诊断者。

常用药物有双嘧达莫，磷酸二酯酶抑制剂，10mg/(kg·d) 加入葡萄糖中静脉滴注或分 3 次口服；阿司匹林，环氧化酶抑制剂，每次 10～20mg/kg，每天 3 次；两种药物可联合应用，不需要化验指标监测；低分子右旋糖酐，剂量同前；前列腺素 I_2（PGI_2）：人体内最强的生理性血小板聚集抑制剂，2～6ng/(kg·min) 静滴维持。

（7）抗纤溶治疗：此类药物的主要作用是阻碍纤溶酶原转变为纤溶酶、抑制纤维蛋白的分解，从而防止纤维蛋白溶解亢进性出血。DIC 时继发性纤溶亢进是机体防止血管内凝血的一种生理性保护功能，有助于防止或消除血管内纤维蛋白栓塞，因此，在 DIC 时，特别是在早期高凝状态，应禁用抗纤溶药物；若病情发展并出现以纤溶为主时，最好在肝素化的基础上慎用纤溶抑制剂，可能有助于 DIC 后期的治疗。

但近年来的研究证明，DIC 患者一般表现为纤溶活性的下降，而不是以往认为的纤溶亢进。抑制纤溶过程将加重脏器功能的衰竭，因此，不主张对 DIC 患者应用抗纤溶药。只有在确定发生纤溶亢进时（如急性早幼粒细胞白血病、前列腺癌）才给予抗纤溶药。剂量应根据病情调整，好转后减量。

常用药物有 6-氨基己酸（EACA），每次 0.1g/kg；对羧基苄氨（PAMBA），每次 8～12mg/kg；止血环酸（AMCHA），每次 10mg/kg；抑肽酶，8 万～10 万 U/d，分 2～3 次静脉滴注。以上药物任选一种加入小壶静脉滴注。前三者只能抑制纤溶酶的生成，对纤溶酶的活性无影响，而抑肽酶具有抗纤溶和抗因子 Xa 作用，对纤溶酶的活性也有抑制作用，有人主张血中有大量纤溶酶时可采用抑肽酶。

（8）溶栓治疗

1）适应证：① 以血栓形成为主的 DIC，经上述治疗未能有效纠正者；② DIC 后期，凝血及纤溶过程已基本终止，而脏器功能恢复缓慢或欠佳者；③ 有明显血栓栓塞临床及辅助检查证据者。

2）常用药物有：① 链激酶：先用 50 万～100 万 U（成人）进入人体内中和抗体（个体差异很大）。加入液体 50～100ml，30 分钟静脉滴注。以后再静脉滴注 2.5 万～15 万 U，视患者情况调整剂量，最好在肝素应用后 6～12 小时，血栓能阻碍供血、供氧的情况下。小儿剂量酌减，用药后出血明显可静脉注射 6-氨基己酸。少数患者可发生过敏反应，如：寒战、发热、血清样反应，可在用药前先用异丙嗪预防。② 尿激酶（UK）：4000U/kg 静脉注射，随后 4000U/h 维持静脉滴注 3～5 天；③ 组织型纤溶酶原活化剂（t-PA），90 万～150 万 U（或 100mg），30～60min 内静脉注射或 5000U/kg 持续静脉滴注 2 小时，第 2～3 天可重复。

（9）肾上腺皮质激素：一般不主张使用，但在激素不能停用或因治疗原发病需要时，可在肝素化的基础上慎用，然而剂量不宜过大。

（10）中医中药：常用的为活血化瘀的中药药物如复方丹参注射液、川芎嗪、参附注射液及刺参酸性黏多糖等，对治疗 DIC 有一定疗效。

（十）预后

本病预后主要取决于原发病能否根除，但对 DIC 的有效治疗可稳定病情，停止恶化，为原发病治疗赢得时间。DIC 死亡率为 31%～86%，病因不同，病死率不尽相同。

（十一）预防

DIC 是由多种疾病引起的出血性凝血障碍。防治原发病是预防 DIC 的关键。由于传染病的减少以及感染及时和有效的控制，一些曾是 DIC 主要病因的感染性疾病（如暴发性脑膜炎球菌败血症）已很少见。急性早幼粒细胞白血病极易并发 DIC，但全反式维 A 酸的应用大大减少了这种可能性。事实上，DIC 的发病率已较前降低。此外，对于一些容易诱发 DIC 的病变，如血液淤滞、酸中毒、休克、肝衰竭、大手术和创伤的患者要密切观察，及时纠正并做凝血实验检查。一旦发现血液有高凝倾向，须适当给予肝素或其他抗凝药物，防止 DIC 的发生和发展。

（十二）小结

弥散性血管内凝血（DIC）不是一种独立的疾病，而是由多种病因引起的动态病理过程。不能仅用哪一种或几种实验室检查来确立或排除这一诊断。DIC 的治疗没有统一的方案，但治疗要个体化，依具体情况不断调整。DIC 的治疗基础在于对原发疾病做迅速有效的治疗；血浆及血小板制品替代治疗很有必要；抗凝、抗纤溶治疗尚存争议。

二、嗜血细胞综合征

（一）概述

嗜血细胞综合征（hemophagocytic syndromes，HPS），又称嗜血细胞性淋巴组织细胞增多症（hemophagocytic lymphohistocytosis，HLH），于 1979 年首先由 Risdall 等报告，是由多种致病因素引起的淋巴细胞和组织细胞过度增生、活化，产生大量炎性因子，从而引起的一种可危及生命的过度炎性反应。主要表现为发热、肝脾大、血细胞减少和组织细胞嗜血现象（主要见于骨髓、肝脾和淋巴结）。本病起病急、病情进展迅速、常为多脏器受累、病死率高，死亡率可达 50% 以上。

（二）病因

根据发病原因，目前将 HPS 分为原发性和继发性两种类型。

1. 原发性　为常染色体隐性遗传或性染色体隐性遗传。90% 患儿发病年龄小于 2 岁，大多有家族史，并伴有基因异常，病死率较高。

2. 继发性（secondary hemophagocytic lymphohistiocytosis，sHLH）　可发生于各个年龄阶段，常见病因包括：①感染：病毒（EB 病毒、疱疹病毒、巨细胞病毒等），细菌（不动杆菌、大肠埃希菌、结核杆菌、金黄色葡萄球菌等），支原体，真菌（念珠菌、隐球菌、荚膜组织胞浆菌等），立克次体（恙虫病、Q 热等），原虫（利什曼原虫、疟原虫等）等感染；②恶性肿瘤：骨髓增生异常综合征（MDS），急性非淋巴细胞白血病（ANLL），T/B 细胞淋巴瘤、多发性骨髓瘤，胸腺瘤，胃癌等；③自身免疫性疾病：系统性红斑狼疮，类风湿关节炎，炎性肠病，结节病等；④免疫缺陷状态：艾滋病（AIDS），脾切除，长期应用免疫抑制剂和（或）细胞毒药物治疗等；⑤其他：成人 Still 病，坏死性淋巴结炎，慢性肾衰竭，肾移植后等。

继发性 HLH 以感染相关 HLH 多见，其中又以 EBV 感染相关 HLH 最常见。2007 年，Ishii 等报道日本全国筛查结果显示，HLH 发病率约为 1/80 万，其中前 3 位为 EBV - HLH（28.74%）、其他感染相关 HLH（24.30%）、淋巴瘤相关 HLH（19.00%）；FHLH 仅为 3.53%。

（三）发病机制

各型 HLH 均表现为组织细胞/巨噬细胞的过度增生和活化导致的组织浸润，大量激活的淋巴细胞、组织细胞和吞噬细胞聚集于骨髓、肝、脾或淋巴结内，由此造成毁损性组织器官浸润。同时由活化的巨噬细胞产生大量细胞炎性因子如 TNF - A、IL - 6，IL - 8、IL - 10、IL - 18、INF - C 等，形成高细胞因子血症，是造成各种病理性损害、产生各种临床症状的主要原因。不同类型 HLH 发病机制的根本区别在于引起细胞增生的机制不同。

1. 原发性　可分为家族性嗜血细胞综合征（familial hemophagocytic lymphohistiocytosis，FHL）和免疫缺陷综合征相关 HPS（immunodeficiency syndrome related hemophagocytic lymphohistiocytosis，iHLH）。其发病和病情加剧常与感染有关。其中：

（1）FHL：根据基因突变的不同将 FHL 分为 FHL1、FHL2、FHL3、FHL4、FHL5 五个亚型。

1）FHL1 基因缺陷定位于 9q21.3 - 22 的相关基因，但该基因功能尚不清楚。

2）FHL2 基因缺陷定位于 10q21 - 22 的穿孔素基因，约占 FHL 发病的 15%～50%。NK 细胞及 CTL

细胞主要是通过穿孔素/颗粒酶作用途径杀伤靶细胞。当穿孔蛋白基因突变后，其编码产物穿孔蛋白生成数量减少，不能形成诱导靶细胞凋亡的小孔，从而减弱了杀伤性 T 细胞和 NK 细胞对靶细胞的作用。持续的抗原刺激 T 细胞和 NK 细胞导致大量细胞因子产生，引起巨噬细胞活化。

3）FHL3 基因缺陷定位于 17q25 的 Unc13D，约占 FHL 发病的 15%～25%。Unc13D 的改变并不影响分泌性颗粒的极化以及囊泡与靶细胞膜的锚定，但是其编码的 Munc 13-4 作用是在囊泡膜融合之前启动细胞毒颗粒的分泌，当 Munc 13-4 有缺陷时就可影响细胞毒性颗粒的胞吐，随后导致 FHL3 的发生。

4）FHL4 基因缺陷定位于 6q24 的 Syntaxin 11（STX11），约占 FHL 发病的 20%。STX11 在 NK 细胞及活化的 CTL 细胞上表达，在颗粒胞吐及细胞介导的杀伤中发挥作用。

5）FHL5 基因缺陷定位于 19p13.2-13.3 的 Munc18-2（STXBP2），其可影响 NK 细胞细胞毒颗粒的胞吐。

（2）iHLH：包括 Griscelli 综合征（GS-2）、Chediak-Hi-gashi 综合征 1（CHS-1）及 X 性联淋巴组织增生综合征（XLP）。其中：①GS-2 是一种常染色体隐性遗传疾病，表现为色素减退并可发生致命的 HPS。GS-2 与定位于 15q21 的 RAB27A 基因改变有关，RAB27A 编码一小段 GTP 酶，影响细胞毒颗粒及黑素颗粒的胞吐。RAB27A 与 Munc13-4 直接作用，影响细胞毒颗粒与微小管形成中心（MTOC）结合的过程。Pachlopnik 等证明用 LCMV 感染存在 RAB27A 缺陷的 C57BL/6 小鼠可产生与 HPS 一致的特征。②CHS-1 是常染色体隐性遗传疾病，色素沉着不足伴 HPS，其基因缺陷为位于 1q42.1-q42.2 的 CHS1/LYST。CHS1/LYST 蛋白并不参与囊泡融合或分裂，而与囊泡转运的调节有关。③XLP 为 X 性联遗传性免疫缺陷病。XLP1 由 SH2D1A 的半合子突变引起，SH2D1A 编码 SAP（信号淋巴细胞激活分子（SLAM）相关蛋白），后者可引起 NK 细胞反应失常及 NKT 细胞缺陷。XLP2 则与 X 性联凋亡抑制蛋白（XIAP 或 BIRC4）半合子突变相关。

2. 继发性　与自身免疫功能异常有关。通常可以发现患者的细胞毒性 T 淋巴细胞及 NK 细胞的细胞毒功能存在缺陷，并且 NK 细胞数量明显降低、细胞毒性 T 淋巴细胞数明显升高，均提示预后不良。发病主要是由于巨噬细胞被活化的细胞毒性 T 淋巴细胞刺激后分泌超量的细胞因子，如白细胞介素（IL）-1、IL-6、肿瘤坏死因子（TNF）-α 和干扰素（IFN）-γ，形成细胞因子风暴，使 T 淋巴细胞及巨噬细胞本身都处于失去控制的活化状态，Th1 和 Th2 细胞比例失衡，细胞毒性 T 淋巴细胞大量增殖活化，巨噬细胞吞噬功能增强，大量淋巴细胞和巨噬细胞浸润重要脏器，最终导致 HLH 发病。其次，恶性病相关 HPS（MAHS）也较常见，尤其是淋巴瘤相关 HPS（LAHS）。其发病可能是恶性疾病本身产生的代谢产物、分泌的细胞因子等对机体免疫调控产生了负面影响。

（四）临床表现

原发性和继发性 HLH 临床表现常缺乏特异性，典型症状为：

1. 发热　最常见，发生率几乎 100%。热型波动而持续，持续性发热，体温峰值>38.5℃，持续 7 天以上，可自行下降。

2. 肝、脾大　肝、脾明显肿大，且呈进行性加重，可出现黄疸、腹水等。

3. 淋巴结肿大　约一半患者出现淋巴结肿大，甚至为巨大淋巴结。

4. 一过性皮疹　约 20% 的患者可出现一过性皮疹，多伴高热，无特异性。

5. 出血　因血小板减少，纤维蛋白原降低及肝功能损害，DIC 发生，本病常有出血，可表现为皮肤出血、紫癜、瘀斑、鼻出血及其他出血。

6. 中枢神经系统症状　发生率超过 50%。晚期多见，但也可发生在疾病早期。表现为兴奋、抽搐、小儿前囟隆起、颈强直、肌张力增高或降低、第Ⅵ对或第Ⅶ对颅神经麻痹、共济失调、偏瘫或全瘫、失明和意识障碍、颅内压增高等。受累者脑脊液可有蛋白升高，细胞数增加，以淋巴细胞、单核细胞为主。

Janka 等认为中枢神经系统受累是不可逆的，预后极差，疾病早期行腰穿、头颅 CT 及 MRI 等检查有助诊断。

7. 肺部症状　与肺部淋巴细胞和巨噬细胞浸润有关。

8. 其他　可有乏力、厌食、体重下降、胃肠道症状、关节痛等表现，以及原发疾病的相关表现。

（五）辅助检查

1. 血常规　最常见的外周血异常为血细胞减少，几乎发生于所有 HLH 患者。常表现为两系或全血细胞减少。以血小板计数减少最为明显，白细胞计数减少程度较轻。观察血小板计数的变化可作为本病活动性的一个指征。病情缓解时首先可见到血小板计数上升；病情恶化时，则首先见到血小板计数下降。此外，外周血涂片有时可见吞噬血细胞的组织细胞，组织细胞形态基本正常。

2. 骨髓象　早期表现为增生性骨髓象，噬血现象不明显，常表现为反应性组织细胞增生，无恶性细胞浸润，应连续多次检查骨髓，以便发现吞噬现象；极期除组织细胞显著增生外，红系、粒系及巨噬细胞系均减少，可有明显的吞噬血细胞现象；晚期骨髓增生度降低，这很难与细胞毒性药物所致的骨髓抑制鉴别，有的病例其骨髓可见大的颗粒状淋巴细胞，胞体延长如马尾或松粒状，这可能是 HPS 的一种特殊类型的淋巴细胞。

3. 血液生化检查　血清转氨酶、胆红素、三酰甘油、乳酸脱氢酶（LDH）、中性粒细胞碱性磷酸酶（NAP）可增高；血清铁蛋白显著升高，可作为疾病活动的标志；全身感染时，可有低钠血症、低白蛋白血症及血清铁蛋白升高。

4. 凝血功能　疾病活动期，常有凝血功能异常。可有血浆纤维蛋白原减低、纤维蛋白降解产物增多、部分凝血活酶时间延长。当存在肝损害时，凝血酶原时间也可延长。

5. 免疫学检查　T 细胞功能缺陷、NK 细胞活性降低或消失；继发性 HLH 还可能有 NK 细胞数量的减少，但一般经过治疗后能恢复正常；高细胞因子血症，如 IFN-γ、IL-6、IL-10、TNF 以及血清和脑脊液可溶性 IL-2 受体等水平的显著增高。

6. 脑脊液　压力升高；细胞数增多，$(5\sim50)\times10^6/L$，以淋巴细胞为主，可有单核细胞，但很少有噬血细胞；蛋白升高。但也有神经系统症状明显而脑脊液正常者。

7. 影像学检查　胸部 X 线检查可见间质性肺浸润；晚期头颅 CT 或 MRI 检查可发现陈旧性或活动性感染、脱髓鞘、出血、萎缩、脑水肿、脑钙化等表现；有时亦可通过 CT 检查发现脑部钙化；B 超可见肝、脾、腹腔淋巴结肿大。

8. 病理学检查　病理特征主要是良性组织细胞增生伴噬血现象，增生的组织细胞主要浸润淋巴结的淋巴窦和髓索、肝的肝窦和门脉区、脾的红髓以及骨髓。因此，骨髓、肝、脾、淋巴结活检有特异性。

9. 基因异常检查　包括以下蛋白质的基因突变，如穿孔素基因、UNC13D、STX11 等。

（六）诊断与鉴别诊断

1. 诊断　由于缺乏特异性的临床表现和实验室检查，为 HLH 诊断带来了很大的困难，且临床上有时很难对原发性和继发性 HLH 进行区分。目前临床上所用的 2004 年修订版诊断标准如下：

（1）符合 HLH 的分子学诊断。主要为引起 FHL 的几种基因突变，包括编码穿孔素基因突变、基因 UNC13D 突变、STX11、RAB27A 基因突变等。

（2）满足以下 8 项诊断标准中的 5 项：①发热；②脾大；③至少两系或三系外周血细胞减少，其中血红蛋白<90 g/L（新生儿：血红蛋白<100 g/L），血小板<100×10⁹/L，中性粒细胞< 1.0×10⁹/L；④高三酰甘油血症和（或）低纤维蛋白原血症：禁食后三酰甘油≥30 mmol/L（≥2650mg/L），纤维蛋白原≤1.5 g/L；⑤骨髓、脾或淋巴结中发现噬血细胞现象而恶变证据；⑥NK 细胞活性减低或缺乏；⑦血清铁蛋白含量≥500μg/L；⑧可溶性 CD25（即可溶性 IL-2 受体）≥2400 U/ml。

满足以上所述的（1）或（2）任何一项，即可诊断为 HLH。

除了上述的 8 项表现外，以下的临床表现和检查结果也可有力佐证 HLH 的诊断：①脑脊液淋巴细胞增多和（或）脑脊液蛋白含量升高；②肝组织活检呈慢性持续性肝炎表现。

其他与该病诊断相符的临床表现和实验室检查还包括：脑膜刺激征、淋巴结肿大、黄疸、皮疹、水肿、转氨酶升高、低蛋白血症、低钠血症、血脂代谢异常。

此外，如在临床表现期间未能判定噬血细胞活动，进一步寻找噬血细胞活动则十分必要。如果从骨髓标本中不能得到阳性结果，还可检查其他器官。连续的骨髓穿刺有助于诊断。很多 HLH 患者早期骨髓检查不能发现嗜血的典型表现，此时不能以此排除 HLH 的诊断。

2. 鉴别诊断

（1）家族性 HLH 与继发性 HLH 鉴别诊断最容易混淆。两者临床表现无差别，不同的是家族性 HLH 为常染色体隐性遗传病，可有家族史。但临床工作中经常问不到家族史，增加了诊断的难度。特别是与病毒相关性 HLH 的鉴别，因为病毒感染不但与病毒相关性 HLH 有关，在家族性 HLH 患者，也常有病毒感染，而且家族性 HLH 也常由病毒感染而诱发。因此，一般认为，2 岁前发病者多提示为家族性 HLH，而 8 岁后发病者，则多考虑为继发性 HLH。在 2～8 岁之间发病者，则要根据临床表现来判断，如果还难肯定，则应按家族性 HPS 处理。

（2）与恶性组织细胞病（恶组）相鉴别。二者在骨髓片上很难鉴别，但 HLH 要比恶组常见得多。但如临床上呈暴发经过、严重肝功能损害、骨髓中组织细胞恶性程度高，特别是肝、脾或其他器官发现异常组织细胞浸润，则先考虑为恶组为宜；否则应诊断为 HPS。

（七）治疗措施

HLH 病情凶险，进展迅速，病死率高，确诊后应立即开始治疗。对于有些不完全符合诊断标准的病例，也可以在严密观察病情的同时给予治疗。治疗上包括抗感染治疗、积极对症支持治疗和化疗。同时要积极寻找可能引起 HLH 的基础疾病，并给予相应的治疗。

1. 国际组织细胞学会 HLH - 2004 方案　HLH - 2004 方案针对所有 HLH 患者，无论是家族性还是继发性 HLH，其治疗仍分为初始（1～8 周）和造血干细胞移植/维持治疗。在初始治疗 8 周后，非家族遗传疾病经初始治疗获得缓解的患者可停治疗；凡确诊为家族遗传性疾病的患者或是非家族遗传疾病经初始治疗后本病仍持续或缓解后又复发的患者，须接受后续维持治疗，如有合适供者需尽早行造血干细胞移植。

（1）初始治疗（8 周）：①地塞米松（Dex）：10mg/(m^2·d)，每 2 周剂量减半，第 7 周减至 1.25mg/(m^2·d)，第 8 周减停；②依托泊苷（VP16）：150mg/m^2，每周 2 次，共 2 周，之后每周 1 次，共 6 周；③环孢素 A（CsA）：从第一周开始用 4～6mg/kg，保持血药浓度 200ng/ml。④鞘内注射：对于经初始治疗 2 周后神经系统仍进行性加重或异常脑脊液无明显改善的患者，建议予鞘内注射甲氨蝶呤（MTX）和泼尼松龙，每周 1 次，连续治疗 4 周。

（2）维持治疗（9～40 周）：①Dex：第 10 周开始，隔周应用，10mg/(m^2·d)，每次连用 3 天；②VP16：150mg/m^2，第 9 周开始，隔周应用 1 次；③CsA 剂量及用法同前。

2. 造血干细胞移植　是目前唯一能使 FHL 及部分 sHLH 获得长期缓解甚至治愈的治疗方法，HSCT 后长期无病生存率 60%～70%。其疗效与基础疾病缓解状态、HSCT 类型和预处理方案等有关，基础疾病缓解者明显较不缓解者好，全相合者较部分相合者好，减低强度预处理较清髓性预处理好。HSCT 失败的主要原因是治疗相关并发症（约 30%），特别是感染、肝静脉阻塞性疾病及非感染性肺炎而导致的死亡。

3. 免疫治疗　如大剂量丙种球蛋白、抗胸腺细胞球蛋白（ATG）、抗细胞因子治疗等。

4. 病因治疗　基础疾病治疗与 HLH 治疗并重。病毒或细菌等感染可诱发并加重病情，因此，抗感染治疗是必要的，部分患者在诱发因素控制后可在短时间内恢复；对于肿瘤相关性 HLH，如果 HLH 发生于治疗前的免疫缺陷，则治疗主要是抗感染及抗肿瘤；如果 HLH 发生于化疗后，肿瘤已缓解，则停止抗肿瘤治疗，而采用上述治疗方案。

5. 并发症的治疗　如 DIC、多器官功能衰竭等，参照相关章节。

（八）预后

HLH 预后多不良。主要死亡原因有出血、感染、多器官功能衰竭、弥散性血管内凝血。其中，家族性 HLH 病程短，预后差，未经治疗者中位生存期约 2 个月，仅不到 10% 的患者生存期超过 1 年，有的患者经过化疗后可存活 9 年以上，异基因造血干细胞移植使治愈家族性 HLH 成为可能；感染相关 HLH 中，由细菌感染引起者预后较好，EBV 所致者预后最差，其他病毒所致者其病死率一般在 50% 左右；肿瘤相关性 HLH 死亡率几乎为 100%。

三、溶血危象

（一）概述

溶血危象是儿科的一种急危重症，起病急，病情变化迅速，应当及时恰当处理，否则可危及生命。广义的溶血危象包括溶血危象（hemolytic crisis）和再生障碍危象（aplastic crisis）。溶血性贫血是指溶血过程中出现红细胞破坏增多而骨髓造血功能不能代偿的临床病理过程，按起病分为急性、慢性溶血。溶血危象指在慢性溶血过程中，可因急性或亚急性感染、过劳、受凉等因素诱发红细胞破坏突然加速，发生急性溶血的症状，导致贫血急骤加重，骨髓造血功能严重失代偿，黄染加深，并伴有发热、腹痛、厌食及呕吐、休克、心力衰竭或急性肾衰竭等。再生障碍危象指在慢性溶血过程中，突然发生暂时性的骨髓造血能力低下而引起贫血加重。

（二）病因

1. 存在慢性溶血性贫血，病程中出现溶血危象。包括红细胞膜缺陷病（如遗传性球形红细胞增多症、椭圆形、口形、棘状红细胞增多症等）、红细胞酶缺陷病（如 G6PD 酶缺乏症，丙酮酸激酶缺乏症等）、血红蛋白病（如血红蛋白 H 病、不稳定血红蛋白病、镰状红细胞 HbS 病等）、自身免疫性溶血性贫血（AIHA）等。

2. 某些疾病伴随的溶血。如系统性红斑狼疮、重叠结缔组织病伴免疫性溶血性贫血、肝豆状核变性、急性白血病、急性红白血病、溶血尿毒综合征等。

3. 无慢性溶血在某些诱发因素下发生溶血危象　如①输血后溶血。②新生儿溶血病。③感染：以病毒感染为多，但有些细菌、寄生虫感染亦不能除外。如甲型肝炎、传染性单核细胞增多症、流行性腮腺炎、HIV 感染、伤寒伴休克、大肠埃希菌、疟疾、恙虫病、黑热病等。也可见于毒蛇或毒蜘蛛咬伤、蜂蜇。甚至可出现于疫苗接种以后，如 DTP 接种、乙脑疫苗接种后。④药物：如青霉素、氯霉素、诺氟沙星、呋喃唑酮（硝基呋喃类）、复方新诺明、利福平、安乃近、阿司匹林、阿尼利定、苯妥英钠、环磷酰胺、蝮蛇抗栓酶、哌嗪、苯乙双胍、芬氟拉明（苯丙胺类）、造影剂、西沙必利、硫化砷等。⑤毒物：如有机磷农药、杀虫威、敌敌畏、硫酸铜、过氧化氢、硫化氢、苯、苯胺、苯肼、二硝基苯、三硝基甲苯、铅、砷、钴、氯酸类、毒蕈及木薯过量食用等。⑥物理因素：如高温烧伤后。⑦心血管损伤性溶血：心脏、大血管异常、巨大血管瘤伴血小板减少综合征（Kasabaeh-Merritt 综合征）、心内修补术后、人工瓣膜替换术后等。

（三）发病机制

1. 红细胞在短时间内破坏过多超出骨髓代偿能力　正常成人骨髓代偿能力为正常造血能力的 6～8

倍，小儿还可出现髓腔扩大及骨髓外造血，代偿能力则可达到 10 倍左右。若骨髓增加红细胞生成的量不能代偿破坏的红细胞时则出现血红蛋白及红细胞的下降，表现为贫血及脾大。有人认为急性溶血时骨髓代偿能力降低，仅为正常时的 2～3 倍，因而很易引起贫血加重。

2. 血中胆红素生成过多　溶血危象时，红细胞大量破坏产生的胆红素超过肝的处理能力，使胆红素不能及时排出，患儿表现为黄疸。而且红细胞大量破坏后的代谢产物亦经肝处理，从而使肝负担加重。若既往有多次的慢性溶血发作，可发生胆红素性胆石症，出现胆系感染乃至梗阻性黄疸。

3. 红细胞中的血红蛋白及分解代谢物等大量释放入血　急性溶血时血循环中有大量血红蛋白、分解代谢产物等，可导致：①血红蛋白尿：大量血红蛋白超过结合珠蛋白的结合能力及肾小管的吸收能力，大量血红蛋白从肾小球滤出，表现酱油色尿或红葡萄酒色尿。②急性肾衰竭：其机制包括：血红蛋白尿可沉积在肾小管产生肾衰竭，特别是尿 pH 呈酸性时；分解代谢产物对机体的毒性作用，可引起肾小管细胞坏死和管腔堵塞；反射性肾血管痉挛，肾血流量减少，肾小管上皮细胞缺血、缺氧、坏死；抗原、抗体复合物的直接损害；弥散性血管内凝血。③高钾血症：溶血时由于 RBC 释放出细胞内的钾离子，而使血清钾浓度升高，严重者可产生心脏骤停及低钙血症。④低钙血症：碱化时，离子钙向细胞内流；高钾血症的影响等。

4. 再障危象的发生与细小病毒 B19 感染有关：细小病毒 B19 以红细胞表面的 P 血型抗原红细胞糖苷酯（Gb4）作为受体，B19 病毒的复制需在处于分裂过程中的宿主细胞中进行，因而骨髓中红系前体细胞成为 B19 病毒的靶细胞，导致骨髓红系造血的抑制。再障危象过程虽为自限性，但因可出现极重度贫血，导致患者的心血管系统不能适应代偿，而危及生命。

（四）临床表现

1. 急性溶血性贫血的临床表现　急性起病，全身不适，寒战、高热、头疼、腰背四肢酸痛及腹痛，有时伴恶心、呕吐、腹泻，有些患者腹痛严重，有腹肌痉挛，甚似急腹症；同时出现贫血、黄疸、尿色棕红（血红蛋白尿）。严重者可有下列表现：①呼吸急促，心率增快，烦躁不安；②急性心功能不全或休克；③急性肾衰竭；④弥散性血管内凝血；⑤中枢神经系统损害，如昏迷、胆红素脑病（新生儿早期）。

2. 溶血危象的临床表现　在慢性溶血性贫血过程中出现贫血、黄疸加重，伴有发热、腹痛、疲倦等症状，脾可有触痛。一般持续 7～14 天可自然缓解。

3. 再生障碍危象的临床表现　在慢性溶血性贫血的过程中，出现发热、腹痛、恶心、呕吐、软弱、贫血迅速加重，而黄疸不加重或较原来减轻。再障危象为一过性，一般经 6～12 天可自然缓解。

（五）辅助检查

1. 血象　原有贫血加重，红细胞及血红蛋白急剧降低，血红蛋白常低至 20～60g/L；红细胞形态变化依原发病而定；网织红细胞升高，高于 5% 以上，当伴有再生障碍危象时，网织红细胞明显减少，甚至完全消失；白细胞正常或增高；血小板多正常，Evan 综合征者血小板减少。

2. 骨髓象　有核细胞增生旺盛，粒/红比值倒置，红细胞系增生活跃，并以中晚幼红细胞为主；若发生再生障碍危象，骨髓改变与急性再生障碍性贫血相似。

3. 血红蛋白血症和血红蛋白尿　正常只有微量的游离血红蛋白（<40mg/L），当大量红细胞破坏溶血时，主要是急性血管内溶血时可高达 1g/L 以上；血清结合珠蛋白降低，甚至为 0；血浆游离血红蛋白 >1.3g/L 时，超过肾阈，临床出现血红蛋白尿。

4. 生化检查　①肝功能：25% 患者 ALT 增高；血清乳酸脱氢酶增高；血清间接胆红素增高。②电解质：出现高钾血症（≥6.0mmol/L）、代谢性酸中毒、低钙血症（≤1.75mmol/L）。③肾功能：溶血危象时易发生急性肾衰竭（急性肾衰竭标准：血清肌酐 >176μmol/L，尿素氮 >15mmol/L）。④新生儿可发生高胆红素血症，血清胆红素 >205μmol/L（120mg/L）。⑤其他：如尿胆原、粪胆原增多；血清铁增高。

5. 原发病的检测　针对性选择实验室检查，如红细胞形态、红细胞脆性实验、血红蛋白电泳、抗人球蛋白实验（Coombs test）等。

（六）诊断

在慢性溶血性贫血基础上出现贫血和黄疸突然加重，伴有寒战、发热、呕吐、腹痛、脾大等；或突然出现乏力、面色苍白加重，结合外周血象改变和网织红细胞计数，诊断溶血危象或再生障碍危象一般难度不大。但应尽快确定溶血危象的原因。

（七）治疗措施

发生溶血危象，急救处理原则包括：终止溶血发作、输血支持、保护脏器功能和维持水电解质平衡。

1. 一般治疗　注意休息、营养、预防感染；烦躁不安者给予小剂量镇静；吸氧；保证足够的液量，出现溶血危象应注意纠酸、碱化尿液；溶血危象时，由于 RBC 破坏，使血清铁蛋白增多、铁的重吸收增加，所以不必补充铁剂，但应补充叶酸，以改善贫血状态。

2. 终止溶血发作

（1）病因治疗：应迅速确定发生溶血危象的病因并去除病因，是最有效、最根本的治疗方法。在明确病因的一部分溶血性贫血病例，如果是由外来因素引起的，一般可以去除；如因食用蚕豆或接触药物、毒物而引起的溶血，应停止接触这类物品；如血型不合或污染引起的输血反应，应立即停止输血；对于可以预防的致病原因，预防比治疗更为重要；如果是由红细胞内在缺陷引起的，多属先天遗传性的，目前的医疗水平要纠正或去除病因则很困难，一般只能做对症治疗。

（2）肾上腺皮质激素：为温抗体型 AIHA 的首选药物，有效率为 80%。对冷抗体者多无效。G6PD 引起的急性溶血应用激素意见不一，有人建议足量、短程应用，起到稳定细胞膜作用。对其他非免疫性溶血性贫血，均不必应用。

激素作用机制可能有：①作用于淋巴细胞及浆细胞，抑制抗体产生；②改变抗体对 RBC 膜上抗原的亲和力；③减少巨噬细胞上的 IgG 及 C3 受体，或抑制这些受体与 RBC 相结合。

首选甲泼尼龙，5～10mg/(kg·d)，最大量可用到 30mg/(kg·d)，也可选用氢化可的松 5～10 mg/(kg·d)，或地塞米松 0.75～1.5mg/(kg·d)，病情平稳后改为泼尼松 1～2 mg/(kg·d)，分 3～4 次口服。

注意事项：①足量：开始剂量要用足，症状先好转，约 1 周后 RBC 迅即上升。如治疗 3 周无效，需及时更换剂型或其他疗法；②缓慢减量：待溶血停止，RBC 数恢复正常后再逐渐缓慢减少剂量，一般需要持续应用 1～3 个月或更长，最好 Coombs 试验转阴后停药，并结合具体的临床表现来确定；④监测激素的不良反应：高血压、Cushing 综合征、感染、诱发或加重溃疡等。

（3）丙种球蛋白（IVIG）：IVIG 已用于治疗 AIHA，部分患者有短期疗效。少数再生障碍危象患者需要丙种球蛋白治疗，可改善骨髓增生不良状态。

作用机制：①封闭作用：封闭巨噬细胞受体，抑制巨噬细胞对 RBC 的结合和吞噬；②保护作用：在 RBC 表面形成保护膜，减少结合抗体复合物的 RBC 被巨噬细胞吞噬；③抑制作用：抑制自身免疫反应，使抗 RBC 的抗体减少；④结合作用：多个献血员存在抗个体基因型抗体，多种抗体清除体内存在的慢性病毒感染。

用法：按每次 0.2～0.4g/kg，连续 3 天。起到减慢溶血作用，若不能终止溶血发作，可加大剂量到每次 1g/kg。对于系统性红斑狼疮等自身免疫性疾病发生的溶血危象，IVIG 效果明显。

（4）免疫抑制剂：多用于 AIHA 对激素无效或需较大剂量维持者，常用环磷酰胺、环孢素和长春新碱等；利妥昔单抗（Rituximab）是一种针对 B 淋巴细胞抗原的抗 CD20 单克隆抗体，有研究表明 375mg/(m²·d)，中位数为 3 周治疗儿童 AIHA，安全有效，多数患者取得持续的效果，虽然可复发，但第二次治疗仍然可控制疾病。

（5）抗过氧化剂：①维生素 C、E：能稳定红细胞膜，减轻溶血，是高效的还原剂；②还原型谷胱甘肽（GSH）：通过疏基与体内的自由基结合，可以转化成容易代谢的酸类物质，从而加速自由基的排泄。通过转甲基及转丙氨基反应，还能保护肝的合成、解毒、灭活激素等功能，并促进胆酸代谢，有利于消化道吸收脂肪和脂溶性维生素（A、D、E、K）。特别适用于 G6PD 缺陷症。剂量为每次 0.6～1.8g；③多种维生素类及 ATP、辅酶 A、肌苷等稳定红细胞的细胞膜，减轻溶血发作。

（6）血浆置换：可用于自身免疫性溶血，肝豆状核变性合并溶血性贫血，重症 Rh 血型不合溶血症孕期治疗，冷凝激素病，溶血尿毒综合征，输入异型血所致急性溶血，重金属中毒、毒蕈中毒所致的溶血性贫血，血栓性血小板减少性紫癜等的治疗。

（7）脾切除：常规治疗仍不能终止溶血加重者，可紧急切脾。适用于异常红细胞在脾脏破坏者，切脾对遗传性球形细胞增多症有显著疗效，目前认为诊断一旦肯定，年龄在 6 岁以上，若无手术禁忌证都可考虑切脾治疗。脾切除对海洋性贫血的改善，减少输血有一定疗效。海洋性贫血切脾指征：输血次数及量渐增多者；巨脾有压迫症状者；继发性脾亢。重型 β-海洋性贫血可提早到 2 岁左右。也可进行脾动脉栓塞术或放疗。

3. 输血支持治疗

（1）输血目的：①迅速恢复血容量，以防止休克、心力衰竭等并发症；②补充 RBC 以恢复或保持受血者机体血液循环的平衡和生理功能。

（2）输血注意事项：①贫血程度：Hb≥70g/L，血红蛋白尿已减轻，可暂不输血，观察 48 小时；Hb≥90g/L，血红蛋白尿依旧存在，暂不输血，观察到血红蛋白尿消失；Hb 70～90 g/L，血红蛋白尿存在，或 Hb<70 g/L，虽无血红蛋白尿，应立即输血，输血量＝（100 g/L-患者 Hb 量）×体重（kg）×0.3。一般情况下，每次输注浓缩红细胞 10ml/kg，可提高血红蛋白 20～30g/L。对于一般患者每次 10～15ml/kg，以 0.5～1.5ml/min 的速度输注；对于贫血重者，每次输注量不宜太多，速度宜慢，可予半量输血，5ml/kg，必要时 24 小时后可重复输注。②贫血的急缓：溶血危象时，由于属急重症，威胁生命，必须紧急输血，在输血过程和输血后患儿烦躁不安、谵妄症状迅速改善，心动过速、心音低钝和呼吸急促、面色苍白逐渐好转。而缓慢溶血者可暂观察。③贫血的性质：例如 G6PD 缺乏者不应输注 G6PD 缺乏的红细胞；AIHA 因输血后可使溶血加速，贫血加重，从而可能发生急性肾衰竭，甚至危及生命，故应尽量不输，但严重贫血伴有循环衰竭或严重缺氧的情况下，输红细胞仍是抢救措施之一，应选用洗涤红细胞并细致做配血试验；对冷抗体型 AIHA 应输保温 37℃的红细胞。AIHA 输血指征：如果患者在应用糖皮质激素后仍有下列情况应考虑输血：①Hb<40g/L 或红细胞比容<0.13；②虽然 Hb>40g/L，但起病急、进展快伴有心功能不全者；③出现嗜睡、迟钝、昏迷等中枢神经系统症状；④因溶血危象导致低血容量性休克危及生命者。再生障碍危象通常一次输血治疗后，骨髓抑制便过渡到缓解阶段。

4. 保护脏器功能

（1）保护肾功能：①改善肾血管痉挛：多巴胺 3～5μg/(kg·min) 扩张肾血管，增加肾血流；20% 甘露醇溶液每次 2～5ml/kg；低分子右旋糖酐每次 10ml/kg，每日 1～2 次静脉滴注，改善微循环；②充分地水化、碱化：适量补充碳酸氢钠纠正酸中毒，使尿液的 pH 维持在 7～8 之间为宜。过多过快输入碳酸氢钠，可使血 pH 上升，RBC 内血红蛋白与氧的亲和力增强，加重组织缺氧，发生肺水肿可能。而且使用碳酸氢钠往往不易纠正因缺氧所致的高阴离子间隙代谢性酸中毒，碳酸氢钠输入过多也可引起高钠血症，故碱性液体宜均匀适量输入；③密切观察尿量：若少于 100ml/d，应警惕急性肾衰竭的可能。此时要严格控制补液量及速度，每天 20～30ml/kg，以防发生肺水肿及心力衰竭。同时可用利尿剂。

（2）保护肝功能：①白蛋白：20% 白蛋白，每次 50ml，静脉滴注，促使胆红素排泄，减轻黄疸；

②中药退黄汤：清热利胆，降低总胆红素，保护肝；③甘草酸二胺（甘利欣）：每次 5mg/kg，可快速降酶。

（3）保护心脏功能：由于溶血性贫血属于急性贫血，故心脏耐受性较差，输血支持是防止心力衰竭的最佳方法，应使血红蛋白维持在 90～100g/L 以上为佳。在没有纠正贫血前，禁用强心剂，因为心率增快是一种有效的代偿反应。

5. 维持水电解质平衡　如高钾血症、低钙血症等，一旦出现电解质紊乱，应迅速及时予以纠正。

总之，溶血危象患儿的抢救必须采取综合措施，其中快速成分输血和防治肾衰竭最为重要。此外，应及时发现再生障碍危象，并予以适当处理。

（八）预后

本病虽表现凶险，但常为自限性，预后良好。故一旦发生应积极采取有力的对症措施，否则也可危及生命。

（赵　春）

第六节　神经系统

一、癫痫持续状态

（一）概述

癫痫持续状态（status epilepticus）是指一次癫痫发作持续 30 分钟以上；或者反复发作达 30 分钟以上，其间意识不能恢复者。几乎各种类型的癫痫发作均可呈持续状态，但惊厥性癫痫持续状态最常见，占小儿全部癫痫持续状态的 75% 以上，主要表现为持续性阵挛。非惊厥性癫痫持续状态多见于 Lennox - Gastaut 综合征，表现为不典型失神发作持续状态，长时间意识混乱，可伴肌阵挛或失张力发作。复杂局灶性癫痫也可呈持续状态，表现为精神错乱、自动症或行为异常等。癫痫患儿出现持续状态常可找到诱因，如突然停药、更换药物不当、感染、高热等。非癫痫患儿的癫痫持续状态多与急性脑损伤有关，如颅内感染、中毒、外伤、急性脑病、脑血管意外等。热性惊厥也可出现持续状态。癫痫持续状态是小儿急症，需及时处理。

（二）病因

癫痫持续状态的病因往往与癫痫本身的病因密切相关或相同，因此，两者同时描述。

1. 癫痫的病因

（1）原发性（特发性）：可能与遗传因素有较密切的关系（约 50% 病因未明）；

（2）继发性（症状性）：主要包括先天畸形、产前期和围生期疾病、热性惊厥附加症、颅脑损伤、感染、中毒、颅内肿瘤、脑血管病、营养、代谢性疾病及变性疾病。

2. 癫痫持续状态的病因

（1）已诊断癫痫的患者，停、减药，代谢障碍，基础疾病加重，其中症状性比原发性癫痫更多发生癫痫持续状态，约 5% 成人癫痫患者有持续状态发生，儿童 10%～25%。

（2）既往无癫痫者，常由急性脑病引起，最常见为脑外伤、脑血管病、脑瘤、急性中毒和代谢疾病、缺氧、发热等。

（三）发病机制

神经电生理的研究虽已对大脑皮质局灶性痫样放电及其扩散的机制进行了大量研究，但迄今对于癫痫持续状态的发生原因仍不明确。对于癫痫发病机制的神经生化方面研究也很广泛，诸如中枢兴奋与抑制性神经递质及调质系统的功能障碍、神经胶质细胞调节细胞内外离子的功能失调、神经元膜受体与通道的缺陷、兴奋性氨基酸神经毒等多个方面。近年也认为在癫痫发作后，脑内如内啡肽、胆囊收缩肽、腺苷及肌苷等物质迅速增加而可使下一次发作时间延长，严重程度减轻，称为内源性抗痫物质。这些物质在持续状态时却不能发挥作用的原因则不详，是否与脑内原发病变有关，尚无法肯定。

大脑皮质持续性异常放电可使神经元代谢供不应求而产生与脑缺氧相类似的病理改变，即选择性（尤其是海马、杏仁、小脑大脑皮质及丘脑等区）神经元损伤甚至坏死。未成熟动物脑损伤更为严重。实验证实持续痫样发作 20 分钟后已有脑缺氧及代谢率下降，称"过渡期"，以后则有脑细胞内钙离子浓度升高、二甘油花生四烯酸及前列腺素等累积而产生脑水肿；发作超过 60 分钟可导致永久性脑损伤；惊厥本身可导致全身呼吸循环及肾衰竭。脑病理除有缺血缺氧性改变外，对患儿进行颅部 CT 系列随访的主要所见是进行性脑萎缩。总病死率为 10％～15％，其病死率及后遗症发生率与发病年龄、频率、原发脑病变及治疗情况均有关。

（四）临床表现

1. 症状

（1）惊厥性癫痫持续状态

1）全身性：① 强直-阵挛型持续状态：是小儿抽搐性持续状态中最多见者，在癫痫患者中约有 1/3 可为首次发作形式，这种形式的持续状态患者中有 2/3 可找到病因。临床表现连续性或间歇性双眼凝视、牙关紧闭（可咬破舌）、全身强直、意识丧失，继而四肢阵挛性抽动，可有尿失禁。② 肌阵挛型：较少见，易察觉有无持续状态，此时智力较原水平更为下降。Lennox 综合征患儿原有不典型失神、肌阵挛及失张力等多种形式发作，此时可连续数小时或数日表现快速的连续性强直性抽搐。此时脑电图表现连续性高峰节律慢棘慢波发放。

2）部分性：① 简单部分运动型持续状态：表现为一侧或单个肢体快速连续性阵挛发作，眼及头部频频向一侧旋转，可以很快泛化为全身强直-阵挛性持续状态而意识丧失。本型持续状态多反映有抽动肢体对侧脑的急性损伤如炎症、出血、新生物；水电解质紊乱及高渗状态也可发生。脑电图发作间期多有抽动肢体对侧脑区的局灶性慢波。② 小儿特异性半身阵挛性癫痫持续状态：多发生在婴儿时期，可持续数分钟、数小时乃至数日，多伴有意识障碍，在发作间歇时可见惊厥的半侧肢体有短暂或长久性瘫痪，部分患儿以后可成为半身瘫半身抽癫痫综合征（HHE）。脑电图显示惊厥肢体对侧半球有较长期存在的 δ 波，对脑内原发病变需进行确实诊断。③ 限局性持续不全性癫痫持续状态：是 1895 年 Kojewnikow 首次报告，表现为身体某部位，如舌、一侧口角或面部、一手或一足、手指或足趾，也可扩展至一个肢体的持续性局部抽搐。开始时抽搐频率及强度常改变，以后渐趋规律，在睡眠中仍存在，可持续存在数小时、数日、数月乃至若干年，有持续抽搐的肢体往往成为瘫痪。目前认为脑内出血、肿瘤、炎症或梗死等可能是产生这种持续状态的原因。儿童时期的 Rasmussen 综合征，目前认为是由于一种局部脑内进行性慢性脑炎所导致的持续不全性癫痫持续状态。脑电图可能有持续性皮质某部位棘波放电并可扩散，对侧脑中央区可有镜映灶，也可能无特殊所见。

（2）非惊厥性癫痫持续状态

1）全身性：即典型失神持续状态，由 1960 年 Lennox 提出。发病年龄大于小儿典型失神者（5～10 岁），以少年或青年期为主。临床表现神志恍惚，木僵或频发短暂失神，对周围仍有一定反应，可持续数分钟至数日，轻重不等。脑电图呈双侧对称同步 1～3Hz，4～6Hz 的棘-慢、慢棘-慢、多棘波等，比典型 3Hz 棘-慢波多。

2）部分性：即复杂部分性非惊厥性癫痫持续状态（复杂部分性癫痫，即过去所称精神运动性癫痫）。临床表现主要有：① 频繁发生幻觉、凝视、中止正在进行中的活动及各种形式刻板重复的自动症等，每次发作时间短暂，但发作间期意识不全恢复；② 持续性情感异常状态，如恐怖、抑郁可连续存在数小时至数日。脑电图有一侧颞区节律性棘波发放，不同程度的向额区等邻近区扩散；③ 持续性混乱状态，定向力下降，可自言自语、唱歌等，认知功能显著下降。

（3）新生儿惊厥持续状态：新生儿惊厥发作形式多为强直性（阵发性呼吸暂停、角弓反张、转头转眼、握拳或一个肢体伸直等）或肌阵挛性，因此，持续状态也以这些形式为主。发生持续状态多代表有脑结构异常、代谢紊乱或感染等，预后也往往取决于原有脑损伤的程度。此时脑电图呈压抑波或波幅很低，有暴发现象，α 节律及 δ 波伴有棘波等均呈不规律性出现；发作间脑电图无一定规律。

2. 体征

（1）导致癫痫持续状态的原发疾病

1）中枢神经系统感染、出血、外伤、中毒等急性情况均可有颅压增高、颈抵抗、瞳孔改变、眼底变化，以及有关的脑神经或局部性神经系统异常体征。流行性脑脊髓膜炎可有出血性皮疹，全身血液病在皮肤及脏器也有相应表现。

2）全身性感染，如中毒型菌痢、重症肺炎、败血症等均有高热，肺炎有肺部体征。菌痢可有肛门松弛，败血症可见特殊皮疹等。

3）各种原因导致的小儿高血压脑病，如急性肾炎、嗜铬细胞瘤、肾动脉狭窄等均有高血压及相应体征。

4）各种神经遗传病，如神经皮肤综合征的皮肤色素脱失斑，或咖啡牛奶斑，其他遗传代谢病的眼底黄斑部樱桃红点、毛发颜色改变、特殊气味（如苯酮尿症）等。各种畸形综合征可见多发畸形。

5）出生前及围生期各种因素造成的脑损伤多有头围小，斜视，锥体及锥体外系受累的异常神经系统体征；或头围大，如脑积水。

（2）癫痫持续状态本身表现的体征

1）生命体征改变，如由于惊厥造成的呼吸窘迫、血压升高、心动过速或过缓、心律不齐等。

2）惊厥持续性发作产生的脑水肿使颅压升高的体征。

3）持续惊厥及原发病导致的体温升高、脱水、酸中毒甚至休克，尿少或无尿。

（五）辅助检查

1. 急诊化验　包括血常规、血糖、钙及其他电解质、血气分析、血培养、血尿素氮、尿及粪便常规（疑似急性菌痢应予温盐水灌肠后检查灌出液）等。原正在服用抗癫痫药物的患儿应作抗癫痫药物血浓度检查。疑似中毒者做血、胃液毒物分析。

2. 疑似中枢神经系统感染者待惊厥发作缓解后做脑脊液常规及细菌学检查。疑似颅内占位病变者应力争先做急诊CT颅部检查，如必须做腰椎穿刺，应先给予甘露醇脱水后小心进行。

3. 床边 X 线胸部摄片，心电图检查。

4. 脑电图检查，有条件者应做 24 小时脑电图监测，以了解发作间期的表现。

5. 病情稳定后可进行各种原发病检查，如血尿代谢病筛查、骨髓检查、脑部 CT 或磁共振检查，必要时为查出脑局部癫痫灶可做单光子发射计算机体层成像（SPECT）。

（六）诊断与鉴别诊断

1. 诊断

（1）根据患儿的临床发作情况，有惊厥性癫痫持续状态者当不难诊断；对于非惊厥性癫痫持续状态的诊断也应重视，这种病儿既往多有复杂部分发作型癫痫或失神发作的病史，脑电图（包括既往脑电图）可助诊断，因此，病史询问十分重要。

（2）癫痫持续状态只是一种征候，绝大多数有潜在的致病原因，因此，在仔细询问病史及体格检查、实验室检查的基础上应对原发病进行及时诊断。

（3）在诊断癫痫持续状态后，应根据病史及原有脑电图检查结果将病儿分为两类：① 原有癫痫者（包括发作类型及脑电图，治疗情况）应着重注意既往有无持续状态发生，以及每次发生的可能原因；② 原先没有癫痫的患者应着重除外各种如前所述的急慢性病因，如未发现其他诱发疾病，则也可能是小儿高热惊厥（若有高热）或癫痫的首发症状。

2. 鉴别诊断

（1）根据病史、体格检查及实验室检查鉴别症状性及癫痫本身产生的持续状态。

（2）非惊厥性癫痫持续状态应注意与小儿精神病（脑电图无痫样放电）、散发性脑炎（脑部 CT 可有额颜部病变，脑脊液可有改变）及智力低下等鉴别。

（七）治疗措施

1. 一般治疗原则

（1）选用强有力的、足量的抗惊厥药物，力求一次投药即达到控制发作。

（2）常规吸氧，根据呼吸道情况必要时用气管插管或气管切开。

（3）发作难以控制时，应插胃管排空胃内容物，防止呕吐物吸入气管。

（4）维持生命功能，预防和控制并发症，处理脑水肿，预防脑病，及时治疗酸中毒、呼吸循环衰竭、高热、感染和纠正水电解质失调等。

（5）积极寻找病因，进行针对性的检查及治疗。

（6）发作停止后，应给予抗癫痫药维持剂量，密切监护。

2. 药物治疗　癫痫持续状态的治疗一般采用快速起效和生物利用度高的药物。理想的止惊药物应具备下列性能：① 脂溶性高，迅速达到脑内峰值；② 作用强而不显著抑制呼吸、血压；③ 半衰期长，不必多次给药；④ 不仅能静脉给药，紧急时也可以肌注或灌肠而迅速止惊；⑤ 与其他止惊药物之间无不良和相互作用；⑥ 苏醒较快；⑦ 无矛盾反应，即某药效果不佳需加大剂量或换用同类药物时，惊厥反而加重。目前治疗癫痫持续状态的药物主要见于下列药物。

（1）地西泮（diazepam，安定）：是控制 SE 的首选药之一，属于长效类抗癫痫药，半衰期为 30～60 小时，血浆蛋白结合率可达 99%，脂溶性高，静脉注射时首先分布至脑和其他血流丰富的组织和器官，见效快，安全性大。常见不良反应有头昏、嗜睡、乏力，偶可引起呼吸抑制，宜缓慢静脉注射（1 mg/min）。常用方法如下：① 直肠灌注：0.25～0.5mg/kg 加入生理盐水 5～10 ml 中，用塑料肛管直接注入直肠，捏紧臀部 5～10 min 以防排出。必要时 15～20 min 后重复使用 1～2 次。② 静脉注射：首剂 0.25～0.5mg/kg，最大剂量不超过 10mg，缓慢静脉注射，速度 1mg/min（新生儿 0.1mg/min），惊厥控制后地西泮 0.5～1 mg/(kg·h) ［8～16μg/(kg·min)］加入 5 % 葡萄糖溶液中持续静脉泵入，惊厥控制后 3～4h，逐渐缓慢减量，持续 2～4 天。静脉注射期间监测血压、脉搏、呼吸、心率、意识、瞳孔及肌张力变化，以防不良反应发生。另外，在使用地西泮同时，应加用抗癫痫药物或调整抗癫痫药物的种类和剂量，以便地西泮减量至停止后长期抗癫痫治疗，防止惊厥复发。

（2）氯硝西泮（clonazepam，氯硝安定）：抗惊厥作用是地西泮的 5～10 倍，治疗 SE 有效率为 88%～92%，一般口服氯硝西泮多应用于难治性癫痫的治疗，而静脉氯硝西泮主要用于 SE 的治疗。静脉注射时氯硝西泮的剂量为 0.05～0.08 mg/kg，以 0.1mg/s 的速度直接静脉注射，无需稀释，第一次给药后 20 分钟仍不能控制者可重复使用 1～2 次。与地西泮相比，本药物代谢慢，血浆半衰期长，药效持续时间长，其副作用与地西泮相似。

（3）苯妥英钠（phenytoin）：是治疗儿童 SE 一种疗效较好的药物，但对非惊厥性 SE 无效。如果地西泮或劳拉西泮不能终止发作时，可选用苯妥英钠。苯妥英钠常规剂量为 20mg/kg，静脉输入速度不超过 50mg/ min。苯妥英钠静脉注射过程中，需要密切观察血压、心率、呼吸，以防低血压、心律失常发生，控制发作的血药浓度最好达 14～23 μg/ml，脑部达峰浓度需 15～30 分钟，因此，可先用地西泮静注，接着用苯妥英钠，停止发作后改为口服或鼻饲。本药不能肌内注射，药物进入软组织内可造成软组织损伤，甚至发生罕见的单个肢体丧失。苯妥英钠不影响意识有一定的优越性。

（4）苯巴比妥（phenobarbitol）：是较经典的 SE 治疗药物。一般剂量为 5～10mg/kg 肌内注射，由于作用起效时间长，大多在 20～60 分钟左右方可见效，故在地西泮后应用。近年来，有人推荐使用大剂量苯巴比妥持续静脉滴流治疗儿童难治性 SE，剂量 20mg/ kg，输入速度 50～100mg/ min，静脉注射 5 分钟左右起效。近年来研究发现，静脉注射抗癫痫药物后，联用苯巴比妥发生呼吸抑制、低血压等不良反应的概率大大增加，限制了苯巴比妥在 SE 治疗中的作用，现在苯巴比妥已逐渐被静脉注射劳拉西泮、咪达唑仑所替代。

（5）咪达唑仑（midazolam，咪唑安定）：是 20 世纪 80 年代研制成功的水溶性抗癫痫药物，本药作用迅速、副作用少、排泄快、无蓄积作用、无残留效应、安全限宽、临床用途广和治疗指数高等特点。咪达唑仑的抗惊厥效价是地西泮的 2～3 倍，有效率在 90%～95%。给药方法：咪达唑仑 0.1～0.2 mg/ kg［1μg/(kg·min)］静脉推注，然后按 1μg/(kg·min) 的速度持续静脉泵入，如发作未能控制，每 15 分钟增加 1μg/(kg·min)，最大剂量 8μg/(kg·min)。发作停止后，以原滴速维持 24～48 小时，以后以每 2 小时递减 1μg/(kg·min) 至最后停用。静脉注射咪达唑仑期间一般无血压、心率、呼吸、神志及肌张力变化，个别报告长时间使用咪达唑仑可出现激惹、心动过速、体温升高及胃肠道症状，尚需进一步临床观察。

（6）丙戊酸（valproate，VPA）：VPA 对各种类型的癫痫发作均有一定疗效，其作用机制主要与抑制电压敏感性 Na^+ 通道有关，其次，可抑制 γ-氨基丁酸（GABA）代谢，使脑内 GABA 积聚达到抗癫痫作用。与其他抗癫痫药物相比，VPA 属于非镇静类药物，不影响呼吸和循环，镇静与安眠作用不强，不影响意识状态，安全性高。VPA 静脉注射的剂量为首剂 12～15 mg/kg，速度 3～6mg/(kg·min)，然后以 0.5～1 mg/(kg·h) 静脉输液泵维持 3～7 天后逐渐停药。使用 VPA 的同时，原来癫痫患儿或新确诊的癫痫患儿应按照癫痫类型继续使用或加用抗癫痫药物，应注意重要生命指标监测，如血压、心率、呼吸、监测 VPA 的血药浓度、血常规及肝肾功能，防止药物副作用发生。在适当临床条件下静脉注射 VPA 是一种快速、有效治疗癫痫持续状态的方法。VPA 直肠给药治疗 SE 也有效，可用于无静脉输液通道的患儿。VPA 禁忌肌内注射，以防组织坏死。

（7）利多卡因（lidocaine）：是抗心律失常药，一般仅作为二线抗癫痫药物，属于非常规治疗措施。目前认为，利多卡因治疗 SE 有效率达 98%。使用方法是将利多卡因加入 5% 或 10% 葡萄糖溶液中，以 20～50μg/(kg·min) 速度从小剂量开始静脉泵入。用药过程中密切观察血压、心率、面色变化，监测心电图、脉搏、血氧饱和度和呼吸等。

（8）维库溴胺（norcuron，万可松）：SE 持续 60～80 分钟时，可考虑使用肌松剂，目前常用的肌松剂为维库溴胺，属于中效非去极化型肌松剂，近年来多使用于常规抗癫痫治疗无效的 SE。使用肌松剂后，SE 患儿出现全身骨骼肌松弛，呼吸肌麻痹，有效终止惊厥发作，但肌松剂仅能解决惊厥发作，大脑皮质异常癫痫样放电仍然存在，所以，为有效控制 EP 发作，应同时使用抗癫痫药治疗。

（八）预后

小儿癫痫持续状态的预后取决于以下因素：

1. 病因方面　特发性癫痫和由遗传决定的癫痫预后较好，总体上用药控制发作的有效率达 70%～80%，有的到一定年龄可自行缓解，如儿童失神癫痫、小儿良性癫痫伴中央颞区棘波等。症状性癫痫的预后与原发病有密切关系，能消除病因则预后良好，由于脑瘤、脑脓肿、血管病变而致的癫痫，在治疗原发病以后，仍应进行长期药物治疗以防止癫痫复发。因脑炎、脑膜炎引起的癫痫若已有智力、精神障碍者预后不良。

2. 发作类型方面　典型失神和单纯强直阵挛发作预后较好。内侧颞叶癫痫约有 1/3～1/2 的病例难以控制。婴儿痉挛症和 Lennox-Gastaut 综合征治疗困难，常遗留智力不全。多种类型发作的癫痫比单一类型发作者顶后差。

3. 发作的严重程度和持续时间方面　反复的癫痫持续状态预后差，是癫痫发作致死或致残的主要原因之一。

4. 起病年龄方面　新生儿期开始的癫痫约 1/2 预后较差，约 1/4 死于发育畸形、感染、产伤。婴儿期起病的癫痫预后也较差。

5. 治疗开始的早晚对预后有影响，频繁发作病程越长，发作越不易控制。

6. 脑电图对预后的判定有一定帮助，在治疗期间脑电图好转，最后变为正常者，预后较好。脑电图背景活动异常或进行性恶化者预后差，临床发作控制后如脑电图仍有多量癫痫样放电，停药后复发的危险增大。

二、吉兰-巴雷综合征

（一）概述

吉兰-巴雷综合征（Guillain-Barre syndrome，GBS）又称急性感染性多发性神经根神经炎（acute infectious polyradiculoneuritis）。由于目前认为该病是感染后的自身变态反应性疾病，所以国外有人称为急性感染后多发性神经病（acute post-infectious polyneuropathy）。因为该病的病理特征为炎性脱髓鞘改变，所以又命名为急性炎症性脱髓鞘性多神经根神经病（acute inflammatory demyelinating polyradiculoneuropathy，AIDP）。该病是进展迅速而又大多可恢复的以运动神经受累为主的周围神经病，多见于儿童，夏秋季好发，男略多于女。该病在我国的发病率为 1.6/10 万，农村高于城市。其主要临床特征是急性进行性对称性弛缓性麻痹，多为上行性进展，常有颅神经受累，重者可出现呼吸肌麻痹甚至危及生命。脑脊液呈现蛋白细胞分离现象。

（二）病因及发病机制

该病的病因及发病机制的研究已取得了较大进展，但其确切病因至今不明。国内外学者大多认为该病是与感染有关的自身免疫性疾病。大多数患儿于发病前 2～3 周有上呼吸道或胃肠道感染等前驱疾病，最常见的是上呼吸道病毒感染。除了常见的肠道病毒和呼吸道病毒以外，还有巨细胞病毒、EB 病毒、水痘病毒、麻疹病毒、肝炎病毒、流感病毒、HIV 等。也有人报道弓形体、肺炎支原体等感染或疫苗接种后也可发生该病。近年来，有关该病与空肠弯曲菌的关系报道较多，血清学检查发现不少患儿血清中空肠弯曲菌特异性抗体滴度增高。其中以 Penner 血清型 O∶19 和 O∶41 与该病的发病关系最为密切。已经证实空肠弯曲菌菌体脂多糖涎酸等终端结构与周围神经中的神经节苷脂 GM1、GD1a 等分子结构相似，因而可发生交叉免疫反应。感染空肠弯曲菌后，血清中同时被激发抗 GM1、GD1a 等抗神经节苷脂自身抗体，导致周围神经免疫性损伤而发病。

（三）病理

典型病理改变是周围神经根、神经干的急性、多灶性、节段性髓鞘脱失，崩解的髓鞘被巨噬细胞吞噬；神经节和神经内膜水肿及多灶性炎细胞浸润。这种典型的 GBS 病理改变称为 AIDP。另外还有一种急性运动轴索神经病（acute motor axonal neuropathy，AMAN），其主要病理特征是轴索的瓦勒样（Wallerian）变性，仅有轻微的髓鞘脱失和炎症反应，此型与空肠弯曲菌感染的关系更为密切。如果轴突 Wallerian 变性同时波及运动和感觉神经纤维，则称为急性运动感觉轴索神经病（acute motor sensory axonal neuropathy，AMSAN）。

（四）临床表现

多数患儿发病前2～3周有上呼吸道感染史，起病较急，也可呈亚急性起病。85%的患儿1～2周内达病情高峰，2～3周后开始恢复。少数患儿1～3天即可发展至疾病高峰，也有的患儿2周后仍有进展，但麻痹进展一般不超过4周。如不继发感染，患儿一般体温不高，其主要临床表现如下。

1. 运动障碍　进行性肌无力是该病的突出表现，一般先从下肢开始，逐渐向上发展，累及上肢及脑神经，少数患儿呈下行性进展。两侧基本对称，一般肢体麻痹远端重于近端。瘫痪呈弛缓性，腱反射消失或减弱，受累部位肌内萎缩。患儿肌力恢复的顺序是自上而下，与进展顺序相反，最后下肢恢复。

2. 脑神经麻痹　约半数患儿累及后组（Ⅸ、Ⅹ、Ⅻ）脑神经，表现为语音低微、吞咽困难、进食呛咳，易发生误吸。约20%的患儿合并周围性面瘫。少数患儿可出现视盘水肿而无明显视力障碍。眼外肌受累机会较少，但是少数患儿在病程早期即可出现动眼神经的严重受累，如Miller-Fisher综合征，其特征是眼外肌麻痹和共济失调为主要表现，这是GBS的一种变异型，预后良好。

3. 呼吸肌麻痹　约半数以上的患儿出现轻重不同的呼吸肌麻痹，可使呼吸表浅、咳嗽无力、声音微弱，其中7%～15%的患儿需辅助呼吸。

4. 感觉障碍　感觉障碍远不如运动障碍明显，且主观感觉障碍明显多于客观检查发现。在发病的初期，患儿可述痛、麻、痒或其他不适的感觉，持续时间比较短，常为一过性。少数患儿可查到手套、袜子型的感觉障碍。不少患儿因惧怕神经根牵涉性疼痛而致颈抵抗和Lasegue征阳性。

5. 自主神经功能障碍　患儿常有出汗过多、肢体发凉、皮肤潮红、心率增快、血压不稳等自主神经症状。少数患儿可有一过性尿潴留或尿失禁。自主神经症状多出现在疾病早期，存在时间较短。但也有报道可发生心律不齐，甚至心搏骤停的病例，因此，心血管功能的监护还是十分重要的。

6. 变异型　近年的研究发现吉兰-巴雷综合征有许多不同的类型。如① 急性运动轴索性神经病，除无客观感觉障碍外，其表现与经典的吉兰-巴雷综合征AIDP相似。② Miller-Fisher综合征，主要表现为眼肌麻痹、共济失调，腱反射消失，脑脊液中蛋白亦增高。③ 复发性吉兰-巴雷综合征，据统计约3%～5%患儿出现1次以上的复发，复发时的进展速度一般较第1次缓慢，恢复不如第1次完全。④ 急性感觉性多发性神经炎，十分罕见。仅表现四肢的感觉障碍和感觉性共济失调。没有四肢的运动障碍或有十分轻微的无力。

（五）实验室检查

1. 脑脊液检查　多数患儿的脑脊液呈现蛋白细胞分离现象，即脑脊液中蛋白含量增高而白细胞数正常。然而，病初脑脊液蛋白可以正常，通常病后第2周开始升高，第3周达高峰，之后又逐渐下降。糖含量正常，细菌培养阴性。

2. 电生理检查　电生理改变与GBS的型别有关。AIDP患儿主要表现为运动和感觉传导速度减慢，远端潜伏期延长和反应电位时程增宽，波幅减低不明显。以轴索变性为主要病变的AMAN患儿，主要表现运动神经反应电位波幅显著减低；AMASN患儿则同时有运动和感觉神经电位波幅减低，传导速度基本正常。

3. 其他检查　肌酸肌酶可轻度升高或正常。

（六）诊断与鉴别诊断

根据患儿急性或亚急性起病，不发热、进行性对称性弛缓性麻痹，脑脊液呈蛋白细胞分离现象，诊断一般不困难。但在病程早期或临床表现不典型时，需与以下疾病鉴别：

1. 脊髓灰质炎　先有发热，体温开始下降时出现瘫痪，体温正常后不再进展。瘫痪为不规则不对称分布，以单侧下肢瘫多见。无感觉障碍，疾病早期脑脊液细胞数增加，粪便病毒分离或血清学检查可证实诊断。我国已基本消灭野生型病毒引起的脊髓灰质炎，但仍有其他肠道病毒引起的类似综合征，应注意鉴别。

2. 急性脊髓炎　特别是高位脊髓炎，可出现四肢瘫痪，在脊髓休克期表现为肌张力低下，腱反射消失，需注意鉴别。但急性脊髓炎常有明显的感觉障碍平面和自主神经功能障碍引起的二便排泄异常。

3. 脊髓肿瘤　多进展缓慢，有根性痛，常呈不对称性上运动神经元性瘫痪，可有感觉障碍和排便功能障碍，MRI 检查可明确诊断。

4. 急性脑干脑炎　常累及脑神经并可引起交叉性瘫痪，应注意与 Miller - Fisher 综合征鉴别。

5. 其他　如周期性瘫痪、癔病性瘫痪、卟啉病引起弛缓性麻痹等亦应注意鉴别。

（七）治疗措施

该病对患儿生命威胁最大的症状是呼吸肌麻痹，其次是后组脑神经功能障碍。如能顺利度过急性期，大多恢复良好，因此，急性期细心护理和综合治疗非常重要。

1. 一般治疗及护理　因该病患儿可以进展很快，甚至 24 小时内即可出现呼吸肌麻痹，因此，应严密观察病情变化和呼吸情况。耐心细致的护理对该病尤为重要，要使瘫痪患儿体位舒适，勤翻身，维持肢体功能位；及时清除口咽部分泌物，保持呼吸道通畅。脑神经受累者进食要小心，吞咽困难时给予鼻饲，以防食物呛入气管。室内温度、湿度要适宜，保证营养、水分供应及大小便通畅等。

2. 呼吸肌麻痹的处理　凡因呼吸肌麻痹引起明显呼吸困难、咳嗽无力特别是吸氧后仍有低氧血症者，应及时行气管切开术。术后按时拍背吸痰，防止发生肺不张及肺炎。必要时用呼吸机辅助呼吸，并定期做血气分析。

3. 血浆交换疗法　疗效确切，能减轻病情，缩短瘫痪时间，减少并发症，改善预后。但因需专用设备且价格昂贵，使临床应用受到限制。

4. 静脉注射免疫球蛋白　疗效与血浆置换相当或更好，是当前首选的治疗方案。每日 0.3～0.5g/kg，连用 3～5 天，可迅速见效，且未见明显不良反应。

5. 激素疗法　对于肾上腺皮质激素的应用意见不一，但大多数学者持否定态度，认为对急性 GBS 无效，甚至可推迟疾病的恢复。也有人主张对危重病儿短期应用。还有人对慢性复发性病例采用甲泼尼龙冲击疗法取得一定效果。

6. 其他对症治疗　如并发肺炎应及时给予抗生素治疗，如有心功能受累应及时处理等。

（八）预后

过去，病死率增高达 30%，近年来由于正确掌握气管插管、气管切开的适应证和呼吸机的合理使用，加强了护理工作，病死率下降到 5% 以下。约 8% 患者有复发，约 65% 患者最终达到完全恢复。只有少数患者有足下垂后遗症。死亡原因大致如下：① 肺部严重感染；② 呼吸机故障未及时发现与处理；③ 对呼吸衰竭未及时做气管切开和使用呼吸机引起呼吸道痰液梗阻导致窒息；④ 血压不稳，突然下降，或因高血压发生蛛网膜下隙出血。

三、颅内压增高征

（一）概述

颅内压增高征是颅内或全身疾病引起的一种常见症候群，也是各种危重病例的常见并发症。当颅腔内容物（脑、颅内血流、脑脊液）体积增长过多、过快并超过生理调节代偿的限度时即产生颅内压增高征。蛛网膜下隙通畅时，平卧位腰椎穿刺测得的压力大致与侧脑室内压力相等。对儿童颅内压值的判断，要除外操作技术因素以及患儿哭闹、姿势、呼吸等干扰因素。

（二）病因

引起颅内压增高的因素可分为两大类：一类是与颅内正常内容物有关的因素，如脑体积增大（脑水肿），脑脊液增多（脑积水）和脑血流量增加（动脉血二氧化碳分压增高或动脉血氧分压降低等）；另一类是颅内发生了病变占据颅内空间或使颅腔容积缩小。

1. 颅内占位性病变　如各种颅内血肿、肿瘤、脓肿、寄生虫性肉芽肿、真菌性及其他慢性肉芽肿等病变。

2. 脑体积的增加　如脑损伤、炎症、缺血缺氧、中毒等所引起的脑水肿。

3. 脑脊液分泌及吸收的失调　如交通性与非交通性脑积水，良性颅内压增高等。

4. 颅腔狭小　如狭颅症，颅底陷入症。

5. 脑血流量或静脉压的持续增加　如颅内动静脉畸形、恶性高血压等。

（三）发病机制

正常情况下，密闭的颅腔内脑实质、脑血流量及脑脊液量保持相对恒定，使颅内压维持在正常范围内。当其中任何一种内容物的容积增加时，通过生理调节，其他两种内容物的容积代偿性缩小或减少，从而保证了颅内压的稳定。如果上述颅腔内容物增加过快或过多超过其代偿的限度时，即可发生颅内压增高。

婴幼儿因前囟与颅骨缝尚未闭合，可通过前囟隆起颅缝裂开以及头围增大等代偿作用，使颅内压增高症状得以减轻，常常造成误诊，必须引起注意。颅骨缝闭合后，颅腔成为密闭的内腔，当颅腔内容物任何结构的容积增大时，调节颅内压的能力有限，颅内压增高的症状易出现并较明显。

严重的颅内压增高会将部分脑组织嵌入孔隙，形成脑疝。最常见的有小脑幕切迹疝及枕骨大孔疝，后者可使脑干受压，延髓呼吸中枢缺血及缺氧，导致中枢性呼吸衰竭，甚至呼吸骤停。

（四）临床表现

症状轻重与颅内压增高的程度和速度有关。

1. 头痛　颅内压增高时，硬脑膜、颅内动脉以及静脉受到牵扯，脑神经（主要是三叉、舌咽、迷走神经）受刺激而产生头痛。头痛较剧烈，清晨尤甚。咳嗽、打喷嚏、头部位置改变均可加重头痛。婴幼儿因颅缝裂开、前囟隆起的代偿作用，头痛不如儿童及成人明显，又不能自述，常表现为躁动不安，因此，不能以头痛为其主要标志。

2. 呕吐　由于脑室、延髓呕吐中枢以及迷走神经受刺激所致，其特点为喷射性且多不伴有恶心。后颅窝肿瘤时，呕吐更为严重。

3. 眼底改变　由于颅内压增高，使视神经鞘内的液体及眼静脉回流受阻，发生静脉充血及视盘水肿，有时可见小动脉痉挛。视盘水肿、剧烈头痛及喷射性呕吐为颅内压增高的典型表现，称之为颅内压增高的"三主征"。

4. 复视　可为单侧或者双侧。展神经麻痹时，眼球呈内斜位，不能外展，复视显著。少数病例可因动眼神经麻痹出现复视。

5. 意识障碍　由于中脑受压，中脑网状结构受损可致意识障碍。其早期表现为淡漠、迟钝、昏睡或躁动等，若颅内高压进一步发展，可发生昏迷。

6. 四肢肌张力增高及惊厥　由于脑干网状结构受刺激，四肢肌张力明显增高。当颅高压刺激大脑皮质运动区时，可出现惊厥。

7. 血压、脉搏及呼吸的改变　刺激延髓血管运动中枢时，可产生代偿性血压增高。延髓迷走神经核受压时，脉搏可减缓。延髓呼吸中枢受到损害时，呼吸开始增快，严重时呼吸节律不整甚至暂停。

8. 脑疝　如颅内高压持续加重，出现瞳孔大小不等，呼吸节律不整以及颈项强直时，应立即考虑发生脑疝的可能。临床上，脑疝主要有小脑幕切迹疝（颞叶沟回疝）和枕骨大孔疝（小脑扁桃体疝）。

（1）小脑幕切迹疝：小脑幕将小脑和大脑的枕叶、颞叶分开，其前缘游离与蝶鞍斜坡构成裂孔，脑干与动眼神经由此通过。当颅内压增高到一定程度时，肿胀的脑组织向阻力小，压力低处移动，脑干及大脑下移，颞叶内侧海马沟回可疝入此裂孔，表现出中脑受压症状。由于动眼神经受累，病侧瞳孔先缩小后扩大，对光反应迟钝或消失，眼睑下垂，对侧肢体呈中枢性瘫痪。由于脑干受压，还可出现中枢性呼吸衰竭、意识障碍加重，继而心率、血压不稳定。

（2）枕骨大孔疝：颅内压过高使脑干下移时，小脑扁桃体首先被挤入枕骨大孔，继而压迫延髓。患儿昏迷迅速加深，双侧瞳孔散大，对光反应消失，眼球固定，常因中枢性呼吸衰竭而出现呼吸骤停。幕上占位性病变所致枕骨大孔疝多发生在小脑幕切迹疝之后，但有时因疾病发展迅速，未能观察到小脑幕切迹疝的表现，即突然发现患儿双侧瞳孔散大、呼吸停止。幕下占位性病变易造成枕骨大孔疝，而不并发小脑幕切迹疝。

小脑幕切迹疝与枕骨大孔疝的鉴别是：① 前者的意识障碍较后者出现早；② 后者以呼吸变化为主征；③ 前者以一侧瞳孔散大为诊断的重要依据，后者可见两侧瞳孔散大；④ 早期出现颈痛或颈强直多见于枕骨大孔疝，⑤ 前者大多伴有脑疝的对侧肢体瘫痪，后者较少见。

（五）辅助检查

为进一步明确病因诊断，在病情许可情况下，根据临床需要及条件，有选择地做以下检查。

1. 脑超声检查 幕上肿块（包括血肿、瘤肿、脓肿）可使中线移位。

2. 颅骨透照法 适用于婴儿，有助于脑积水、双侧或单侧硬脑膜积液以及脑囊肿的诊断。

3. X线断层扫描（CT） 对于原因不明的颅内压增高的患儿，可做CT检查，有助于寻找病因，如颅内肿瘤、脑脓肿、颅内出血、脑积水以及脑水肿等。

4. 磁共振显像（MRI） 对可见组织的对比度和血流的差异性可敏感显示，可用以查出脑肿瘤、血管肿瘤，区别脑水肿和血块。

5. 头颅X线照片检查 颅内压增高征的X线表现有：① 颅缝增宽：可见于婴幼儿及12岁以下儿童；② 颅骨指压痕增加；③ 蝶鞍改变：颅内压明显增高时，可见蝶鞍扩大，如蝶鞍扩大、变形并在蝶鞍上部有钙化现象则提示颅咽管瘤；④ 颅面比例失调见于脑积水。脑血管造影对颅内占位性病变有重要诊断意义。

6. 硬脑膜下穿刺术 怀疑有硬脑膜下血肿、积液及积脓等，应做硬脑膜下穿刺术。

7. 放射性核素脑扫描 有助于幕上病变的诊断，如脑瘤、血肿、脑血管畸形等。

8. 腰椎穿刺术 凡怀疑为颅内压增高者，腰穿应慎重，以免诱发脑疝。必须施行腰穿以明确诊断者，术前静脉推注甘露醇等脱水剂，术时控制脑脊液滴速及量，禁作奎氏（压颈）试验。正常颅内压：新生儿为 $10\sim20\text{mmH}_2\text{O}$（$0.09\sim0.2\text{kPa}$），婴儿 $20\sim80\text{mmH}_2\text{O}$（$0.2\sim0.8\text{kPa}$），儿童 $40\sim100\text{mmH}_2\text{O}$（$0.40\sim0.98\text{kPa}$）。

（六）诊断与鉴别诊断

早期诊断甚为重要。主要诊断依据为颅内压增高的临床表现，如头痛、呕吐、明显躁动、脉搏慢、血压增高，婴儿前囟饱满以及眼底改变。结合前述小儿颅内、外疾病等原因的存在，一般不难做出判断。在急性颅内压增高的基础上，特别是在腰穿后，若出现双侧瞳孔不等大、呼吸节律改变，则提示小脑幕切迹疝；若突然发生深昏迷、瞳孔固定并出现呼吸衰竭，甚至呼吸突然停止，则应考虑小脑扁桃体疝的存在。

（七）治疗措施

颅内压高低与预后关系密切，所以降低颅内压是一切治疗措施中最重要的一步。

1. 降低颅内压

（1）脱水剂：能提高血浆渗透压，利用其在血和脑组织中之差所形成的渗透压梯度，将脑组织和脑脊液中的水分重吸收到血液，使脑脱水并减少脑脊液的形成，并且降低血黏滞度，改善脑微循环，从而减低颅内压；同时，因其不参与体内代谢，由肾小球排出时，不被肾小管吸收，而从尿中排出，故而产生利尿和脱水作用。最常用的是 20％甘露醇溶液，每次 0.5～1g/kg，静脉推注或者快速静脉滴注（小于 20 分钟），用药后 5～20 分钟开始起作用，30 分钟达高峰，能维持 4～6 小时；脑疝时可加大剂量至每次 2g/kg，2～4 小时 1 次。

同类药物尚有 30％～50％山梨醇，因其进入人体后部分转化为果糖，作为能源被消耗，失去高渗脱水作用，因此，脱水效果差。此外，还可选用 10％甘油溶液每次 0.5～1g/kg 静脉点滴，每 6～8 小时一次。

（2）利尿剂：选用呋塞米，有强烈的利尿作用，能使脑组织脱水，降低脑脊液生成率 40％～70％，抑制 Na^+、Cl^- 进入细胞内，从而减轻神经胶质细胞的肿胀，阻止 cAMP 对主动转运的催化作用。剂量每次 1～2mg/kg，静脉注射或肌内注射，常与甘露醇合用。

（3）肾上腺皮质激素：能稳定细胞膜和溶酶体，抑制白细胞自由基的产生，使抗氧化作用加强，减少脑脊液的生成，促进脑水肿消散。常用地塞米松，每次 0.5～1mg/kg，每 6～8 小时一次。

（4）脑保护剂：巴比妥类药物可降低颅内压、抑制脑代谢、改善脑血流。以戊巴比妥钠为优，剂量首次为 3～5mg/kg，以后每次 1～3mg/kg，静脉滴注，每 2 小时 1 次，见效后立即停药，但此药有抑制呼吸的作用，应备好人工呼吸机。

（5）止惊：地西泮能抗惊厥，从而降低脑代谢，减少血流量，降低颅内压。剂量每次 0.3mg/kg，静脉推注。

（6）控制性过度通气疗法：是对严重迅速发展的颅内高压患儿的急救措施。用人工呼吸器（接气管切开套管、气管插管或面罩）增加患儿肺通气量，降低动脉血二氧化碳分压，减少脑血流量，降低颅内压。吸入的氧浓度为 40％～100％，使动脉血二氧化碳分压维持在 25～35mmHg，动脉血氧分压维持在 90mmHg。一次持续应用时间不超过 1 小时。在过度通气过程中，动脉血二氧化碳分压不能 <25mmHg，否则可引起脑缺血。治疗时每 4 小时应观察血气分析结果以调整过度通气的速度。

（7）穿刺放液：①脑室穿刺引流：目的是放出脑室液以降低颅内压。对前囟或颅缝未闭患儿可直接用腰穿针或硅胶管针刺入侧脑室，放出脑室液。②硬膜下穿刺放液。

2. 一般治疗

（1）采用头高脚低体位：将头部抬高 15°～30°以利静脉回流，减低颅内压。

（2）保持呼吸道通畅，及时吸出痰液。

（3）吸氧：脑缺血缺氧时会导致颅内压增高、脑水肿，后者又可加重缺氧，形成恶性循环。因此，对颅内高压患儿一般均应予吸氧治疗。

（4）液体疗法：对急性脑水肿颅内压增高征的患儿，主张采用"边补边脱"、"补脱兼顾"的液体疗法。根据患儿的心、肾功能有无障碍，是否存在休克、脱水、高热、酸中毒等各方面情况酌情补充液体，一般液体量控制在每日 60～80ml/kg，张力在 1/5 左右。总的要求是使患儿在脑水肿病程中始终保持轻度脱水状态。同时注意补钾、纠正酸中毒。适当给予全血、血浆或者白蛋白输注。如发生脑疝，应"慢补快脱"，快速多次大量输入脱水剂，维持慢速补液。

（5）控制体温：体温每降低 1℃，脑代谢可降低 6.7％，颅内压可下降 5.5％。可采用人工冬眠疗法，将体温降到 35～37℃。具体方法是：补液开始，先给氯丙嗪和异丙嗪每次各 1～2mg/kg，或间隔 1 小时连续两次，同时给予一剂水合氯醛，诱导入眠后在颈、腋下、腹股沟等大血管处放冰袋冰敷，使体温在 2～3 小时内下降至 35～37℃，以后 4～6 小时用冬眠药物一次，共 2～3 次。冬眠疗法一般持续 12～24 小时。当度过危急阶段后就撤掉，以免持续时间过长增加并发症的发生。

3. 病因治疗 根据不同病因,进行及时,有效的治疗。

四、手足口病

(一) 概 述

手足口病(hand-foot-mouth disease,HFMD)是由多种肠道病毒引起的常见传染病,以婴幼儿发病为主。大多数患者症状轻微,以发热和手、足、口腔等部位的皮疹或疱疹为主要特征。少数患者可并发无菌性脑膜炎、脑炎、急性弛缓性麻痹、呼吸道感染和心肌炎等,个别重症患儿病情进展快,易发生死亡。少年儿童和成人感染后多不发病,但能够传播病毒。引起手足口病的肠道病毒包括肠道病毒71型(EV71)和A组柯萨奇病毒(CoxA)、埃可病毒(Echo)的某些血清型。EV71感染引起重症病例的比例较大。肠道病毒传染性强,易引起暴发或流行。

(二) 病原学

引起手足口病的主要为小RNA病毒科、肠道病毒属的柯萨奇病毒(Coxasckie virus)A组16、4、5、7、9、10型,B组2、5、13型;埃可病毒(Echo viruses)和肠道病毒71型(EV71),其中以EV71及Cox Al6型最为常见。

肠道病毒适合在湿、热的环境下生存与传播,对乙醚、去氯胆酸盐等不敏感,75%乙醇和5%来苏亦不能将其灭活,但对紫外线及干燥敏感。各种氧化剂(高锰酸钾、漂白粉等)、甲醛、碘酒都能灭活病毒。病毒在50℃可被迅速灭活,但1mol浓度二价阳离子环境可提高病毒对热灭活的抵抗力,病毒在4℃可存活1年,在-20℃可长期保存,在外环境中病毒可长期存活。

(三) 流行病学

1. 流行概况 手足口病是全球性传染病,世界大部分地区均有此病流行的报道。1957年新西兰首次报道该病。1958年分离出柯萨奇病毒,1959年提出手足口病命名。早期发现的手足口病的病原体主要为Cox A16型,1969年EV71在美国被首次确认。此后EV71感染与Cox A16感染交替出现,成为手足口病的主要病原体。

20世纪70年代中期,保加利亚、匈牙利相继暴发以中枢神经系统为主要临床特征的EV71流行,1975年保加利亚报告病例750例,其中149人致瘫,44人死亡。1994年,英国发生一起由Cox A16引起的手足口病暴发,患者大多为1~4岁婴幼儿,大部分患者症状较轻。英国1963年以来的流行病学数据显示,手足口病流行的间隔期为2~3年。20世纪90年代后期,EV71开始东亚地区流行。1997年马来西亚发生了主要由EV71引起的手足口病流行,4~8月共有2628人发病,4~6月有29例患者死亡。

我国于1981年上海首次报道本病,此后,北京、河北、天津、福建、吉林、山东、湖北、青海和广东等十几个省份均有本病报道。1983年天津发生Cox A16引起的手足口病暴发,5~10月间发生了7000余病例。经过2年低水平散发后,1986年再次暴发。1995年武汉病毒研究所从手足口患者中分离出EV71,1998年深圳市卫生防疫站也从手足口病患者标本中分离出EV71。

1998年,我国台湾地区发生EV71感染引起的手足口病和疱疹性咽峡炎流行,监测哨点共报告129106例病例。当年共发生重症患者405例,死亡78例,大多为5岁以下的幼儿。重症病例的并发症包括脑炎、无菌性脑膜炎、肺水肿或肺出血、急性软瘫和心肌炎。

手足口病流行无明显的地区性。一年四季均可发病,以夏秋季多见,冬季的发病较为少见。该病流行期间,可发生幼儿园和托儿所集体感染和家庭聚集发病现象。肠道病毒传染性强、隐性感染比例大、传播途径复杂、传播速度快,在短时间内可造成较大范围的流行,疫情控制难度大。

2. 传染源和传播途径 人是肠道病毒唯一宿主,患者和隐性感染者均为本病的传染源。肠道病毒主要经粪-口和(或)呼吸道飞沫传播,亦可经接触患者皮肤、黏膜疱疹液而感染。是否可经水或食物传播尚不明确。发病前数天，感染者咽部与粪便就可检出病毒，通常以发病后一周内传染性最强。

患者粪便、疱疹液和呼吸道分泌物及其污染的手、毛巾、手绢、牙杯、玩具、食具、奶具、床上用品、内衣以及医疗器具等均可造成本病传播。

3. 易感性　人对肠道病毒普遍易感，显性感染和隐性感染后均可获得特异性免疫力，持续时间尚不明确。病毒的各型间无交叉免疫。各年龄组均可感染发病，但以≤3岁年龄组发病率最高。

（四）临床表现

1. 手足口病的临床表现　从最常见的无症状或仅有轻度不适，至严重的并发症甚至死亡均可发生。潜伏期一般3～7天，没有明显的前驱症状，多数患者突然起病。约半数患者于发病前1～2天或发病的同时有发热，多在38℃左右。部分患者初期可伴乏力。出现喷嚏、咳嗽、流涕等感冒样症状，也可出现食欲减退、恶心、呕吐、腹痛等胃肠道症状。皮疹主要侵犯手、足、口、臀四个部位；在临床上有不痛、不痒、不结痂、不结疤的特征。口腔黏膜疹出现比较早，起初为粟米样斑丘疹或水疱，周围有红晕，继而破溃形成小溃疡，状如口疮，有明显灼痛。约5～10天愈合。由于口腔溃疡疼痛，患儿流涎拒食。主要位于舌及两颊部、齿龈、腭部也常发生。1～2天后，手、足等远端部位出现或平或凸的斑丘疹或疱疹，直径2～4mm，如米粒大小。呈圆形、椭圆形，周围有红晕。以手掌、足底两侧和足跗为多，斑丘疹在5天左右由红变暗，然后消退；疱疹呈圆形或椭圆形扁平凸起，内有混浊液体，长径与皮纹走向一致，如黄豆大小不等，一般无疼痛及痒感，愈后不留痕迹。皮疹的好发部位为四肢关节的伸侧。这是与其他出疹性疾病所不同的显著之处。手、足、口病损在同一患者不一定全部出现。水疱和皮疹通常在1周内消退。

2. 合并症　手足口病表现在皮肤和口腔上，但病毒会侵犯心脏、脑、肾等重要器官。本病流行时要加强对患者的临床监测，如出现高热、白细胞不明原因增高而查不出其他感染灶时，就要警惕暴发性心肌炎的发生。近年发现EV71较CoxAl6所致手足口病有更多机会发生无菌性脑膜炎，其症状呈现为发热、头痛、颈部僵硬、呕吐、易烦燥、睡眠不安稳等；身体偶尔可发现非特异性红丘疹，甚至点状出血点。

（五）辅助检查

1. 实验室检查　表现为手足口病，疱疹性咽峡炎时，白细胞正常。重症患者白细胞升高〔（15～20）×10^9/L〕，血生化检查ALT、AST、CK-MB升高，重症患者血糖升高。脑脊液外观清亮，压力升高，细胞增多，重症患者以多形核白细胞为主，蛋白正常或升高，糖和氯化物正常。病原学检查中，可以从血液、疱疹液、咽拭子、脑脊液、肛门拭子、粪便、肺组织、肾组织、脾中可以分离出病毒或病毒RNA。

2. 特殊检查　X线胸片可表现双肺纹理增多，网格状、点片状、大片状阴影；部分病例以单侧为著，快速进展为双侧大片阴影。心电图无特异性改变，可见窦性心动过速或过缓，ST-T改变。脑电图可见部分患者有弥漫性慢波，少数有棘尖波。局灶持续的delta波。头颅MRI检测以脑干、脊髓灰质损害为主，局灶性皮质实质高密度。

（六）诊断要点

1. 临床诊断病例　急性起病，发热，手掌或脚掌部出现斑丘疹和疱疹，臀部或膝盖也可出现皮疹。皮疹周围有炎性红晕，疱内液体较少；口腔黏膜出现散在的疱疹，疼痛明显。部分患儿可伴有咳嗽、流涕、食欲不振、恶心、呕吐和头疼等症状。

重症病例：① 有手足口病临床表现的患者，同时伴有肌阵挛，或脑炎、急性迟缓性麻痹、心肺衰竭、肺水肿等。② 手足口病流行地区的婴幼儿虽无手足口病典型表现，但有发热伴肌阵挛，或脑炎、急性迟缓性麻痹、心肺衰竭、肺水肿等。

2. 实验室诊断病例　临床诊断病例符合下列条件之一，即为实验室诊断病例

（1）病毒分离：自咽拭子或咽喉洗液、粪便或肛拭子、脑脊液或疱疹液以及脑、肺、脾、淋巴结等组织标本中分离到肠道病毒。

（2）血清学检验：患者血清中特异性 IgM 抗体阳性，或急性期与恢复期血清 IgG 抗体有 4 倍以上的升高。

（3）核酸检验：自患者血清、脑脊液、咽拭子或咽喉洗液、粪便或肛拭子、脑脊液或疱疹液以及脑、肺、脾、淋巴结等组织标本中检测到病原核酸。

3. 分期诊断　手足口病重症病例主要为 EV71 感染，因此，根据发病机制和临床表现，将 EV71 感染病例分为 5 期。

第 1 期（手足口出疹期）：主要表现为发热，手、足、口、臀等部位出疹（斑丘疹、丘疹、小疱疹），可伴有咳嗽、流涕、食欲不振等症状。部分病例仅表现为皮疹或疱疹性咽峡炎，个别病例可无皮疹。此期病例属于手足口病普通病例，绝大多数病例在此期痊愈。

第 2 期（神经系统受累期）：少数 EV71 感染病例可出现中枢神经系统损害，多发生在病程 1～5 天内，表现为精神差、嗜睡、易惊、头痛、呕吐、烦躁、肢体抖动、急性肢体无力、颈项强直等脑膜炎、脑炎、脊髓灰质炎样综合征、脑脊髓炎症状体征。脑脊液检查为无菌性脑膜炎改变。脑脊髓 CT 扫描可无阳性发现，MRI 检查可见异常。此期病例属于手足口病重症病例重型，大多数病例可痊愈。

第 3 期（心肺功能衰竭前期）：多发生在病程 5 天内。目前认为可能与脑干炎症后自主神经功能失调或交感神经功能亢进有关，亦有认为 EV71 感染后免疫性损伤是发病机制之一。本期病例表现为心率、呼吸增快，出冷汗、皮肤花纹、四肢发凉，血压升高，血糖升高，外周血白细胞（WBC）升高，心脏射血分数可异常。此期病例属于手足口病重症病例危重型。及时发现上述表现并正确治疗，是降低病死率的关键。

第 4 期（心肺功能衰竭期）：病情继续发展，会出现心肺功能衰竭，可能与脑干脑炎所致神经源性肺水肿、循环功能衰竭有关。多发生在病程 5 天内，年龄以 0～3 岁为主。临床表现为心动过速（个别患儿心动过缓），呼吸急促，口唇发绀，咳粉红色泡沫痰或血性液体，持续血压降低或休克。亦有病例以严重脑功能衰竭为主要表现，肺水肿不明显，出现频繁抽搐、严重意识障碍及中枢性呼吸循环衰竭等。此期病例属于手足口病重症病例危重型，病死率较高。

第 5 期（恢复期）：体温逐渐恢复正常，对血管活性药物的依赖逐渐减少，神经系统受累症状和心肺功能逐渐恢复，少数可遗留神经系统后遗症状。

（七）重症病例早期识别

EV71 感染重症病例诊疗关键在于及时准确地甄别确认第 2 期、第 3 期。下列指标提示可能发展为重症病例危重型：

1. 持续高热　体温（腋温）大于 39℃，常规退热效果不佳。

2. 神经系统表现　出现精神萎靡、呕吐、易惊、肢体抖动、无力、站立或坐立不稳等，极个别病例出现食欲亢进。

3. 呼吸异常　呼吸增快、减慢或节律不整。若安静状态下呼吸频率超过 30～40 次/分（按年龄），需警惕神经源性肺水肿。

4. 循环功能障碍　出冷汗、四肢发凉、皮肤花纹，心率增快（＞140～150 次/分，按年龄）、血压升高、毛细血管再充盈时间延长（＞2 秒）。

5. 外周血 WBC 计数升高　外周血 WBC 超过 15×10^9/L，除外其他感染因素。

6. 血糖升高　出现应激性高血糖，血糖大于 8.3mmol/L。

可疑神经系统受累的病例应及早进行脑脊液检查。EV71 感染重症病例甄别的关键是密切观测患儿的精神状态、有无肢体抖动、易惊、皮肤温度以及呼吸、心率、血压等，并及时记录。

（八）鉴别诊断

1. 疱疹性口腔炎　由单纯疱疹病毒引起。以散发为主；一般无皮疹，偶尔在下腹部可出现疱疹。

2. 疱疹性咽峡炎　由柯萨奇 A 组病毒引起；病变在口腔后部，如扁桃体、软腭、悬雍垂，很少累及颊黏膜、舌、牙龈。

3. 风疹　该病全身症状轻，有皮肤斑丘疹及枕后、耳后、颈后淋巴结肿大伴触痛，发热半日至 1 日出疹。

4. 水痘　躯干部多见，呈向心性分布。水痘皮疹常是分批陆续出现。发疹的第 2～3 日后，同一部位常见有斑丘疹、水疱、结痂各阶段的皮疹，伴有瘙痒。

5. 中枢神经系统感染　重症 EV71 感染常有脑干脑炎的表现，且皮疹不典型，根据脑脊液检测和病原学检查与其他中枢神经系统感染区别。

6. 重症肺炎　重症 EV71 感染常有神经源性肺水肿，呼吸困难，血氧饱和度低，X 线片肺部有浸润阴影易与重症肺炎混淆，需结合流行病学、病史、全面体检综合判断。

7. 暴发性心肌炎、心源性肺水肿　重症 EV71 感染引起神经源性肺水肿、肺出血的表现如呼吸急促、心率增快、发绀、血压下降、外周循环不良等表现，可能掩盖脑炎的表现，易诊为暴发性心肌炎、心源性肺水肿，须结合流行病学、病原学检查进行区别。

（九）治疗措施

1. 一般治疗　注意隔离，避免交叉感染；清淡饮食，做好口腔和皮肤护理；药物及物理降温退热；保持患儿安静；惊厥病例使用地西泮、咪达唑仑、苯巴比妥等抗惊厥；吸氧，保持气道通畅；注意营养支持，维持水、电解质平衡。

2. 液体疗法　手足口病重症病例可出现脑水肿、肺水肿及心功能衰竭，应适当控制液体入量。在脱水降颅压的同时限制液体摄入。给予生理需要量 60～80 ml/(kg·d)（脱水剂不计算在内），建议匀速给予，即 2.5～3.3 ml/(kg·h)。注意维持血压稳定。

休克病例在应用血管活性药物同时，予生理盐水 10～20ml/kg 进行液体复苏，30 分钟内输入，此后可酌情补液，避免短期内大量扩容。仍不能纠正者给予胶体液输注。有条件的医疗机构可采用中心静脉压（CVP）、有创动脉血压（ABP）、脉搏指数连续心排血量监测（PICCO）指导补液。

3. 脱水药物应用　应在严密监测下使用脱水药物。无低血压和循环障碍的脑炎及肺水肿患者，液体管理以脱水剂和限制液体为主；如患者出现休克和循环衰竭，应在纠正休克、补充循环血量的前提下使用脱水药物。常用脱水药物包括：

（1）高渗脱水剂：① 20％甘露醇溶液每次 0.5～1.0 g/kg，q4～8h，20～30 分钟快速静脉注射，静脉注射 10 分钟后即可发挥脱水作用，作用可维持 3～6 小时。严重颅内高压或脑疝时，可加大剂量至每次 1.5～2 g/kg，2～4 小时一次。② 10％甘油果糖每次 0.5～1.0 g/kg，q4～8h，快速静脉滴注，注射 10～30 小时后开始利尿，30 分钟时作用最强，作用可维持 24 小时。危重病例可采用以上两药交替使用，3～4 小时使用一次。

（2）利尿剂：有心功能障碍者，可先注射呋塞米 1～2mg/kg，进行评估后再确定使用脱水药物和其他救治措施（如气管插管使用呼吸机）。

（3）人血白蛋白：人血白蛋白通过提高血液胶体渗透压，减轻脑水肿，且半衰期长，作用时间较长。用法：每次 0.4 g/kg，常与利尿剂合用。

4. 血管活性药物使用

（1）第 3 期：此期血流动力学常是高动力高阻力，表现为皮肤花纹、四肢发凉，但并非真正休克状态，以使用扩血管药物为主。常用米力农注射液：负荷量 50～75μg/kg，维持量 0.25～0.75μg/(kg·

min），一般使用不超过 72 小时。血压高者将血压控制在该年龄段严重高血压值以下、正常血压以上（表 2-27），可用酚妥拉明 1～20μg/（kg·min），或硝普钠 0.5～5μg/（kg·min），一般由小剂量开始逐渐增加剂量，逐渐调整至合适剂量。

表 2-27 儿童严重高血压定义

血压	年龄			
	<7 天	8～30 天	<2 岁	3～5 岁
收缩压（mmHg）	>106	>110	>118	>118
舒张压（mmHg）			>82	>84

（2）第 4 期：治疗同第 3 期。如血压下降，低于同年龄正常下限，停用血管扩张剂，可使用正性肌力及升压药物。可给予多巴胺 [5～15μg/（kg·min）]、多巴酚丁胺 [2～20μg/（kg·min）]、肾上腺素 [0.05～2μg/（kg·min）]、去甲肾上腺素 [0.05～2μg/（kg·min）] 等。儿茶酚胺类药物应从低剂量开始，以能维持接近正常血压的最小剂量为佳。

以上药物无效者，可试用左西孟旦 [起始以 12～24μg/kg 负荷剂量静注，而后以 0.1μg/（kg·min）维持]、血管加压素（每 4 小时静脉缓慢注射 20μg/kg，用药时间视血流动力学改善情况而定）等。

5. 静脉丙种球蛋白（IVIG）应用 在病毒感染治疗中应用 IVIG，主要是针对严重脓毒症。从 EV71 感染重症病例发病机制看，有证据支持下丘脑和（或）延髓的损伤导致交感神经系统兴奋，发生神经源性肺水肿和心脏损害，但 EV71 感染能否导致严重脓毒症尚不清楚，而且 IVIG 治疗 EV71 感染重症病例的确切疗效尚缺乏足够的循证医学证据。基于文献报道和多数临床专家经验，第 2 期不建议常规使用 IVIG，有脑脊髓炎和高热等中毒症状严重的病例可考虑使用。第 3 期应用 IVIG 可能起到一定的阻断病情作用，建议应用指征为：精神萎靡、肢体抖动频繁；急性肢体麻痹；安静状态下呼吸频率超过 30～40 次/分（按年龄）；出冷汗、四肢发凉、皮肤花纹，心率增快 >140～150 次/分（按年龄）。可按照 1.0 g/（kg·d）（连续应用 2 天）应用。第 4 期使用 IVIG 的疗效有限。

目前，已有国内企业生产出特异性 EV71 免疫球蛋白和含有 EV71 中和抗体的 IVIG，但尚未应用于临床。

6. 糖皮质激素应用 糖皮质激素有助于抑制炎症反应，降低微血管通透性，稳定细胞膜并恢复钠泵功能，防止或减弱自由基引起的脂质过氧化反应。多数专家认为，糖皮质激素有助于减轻 EV71 感染所致的脑水肿和肺水肿，但尚缺乏充分循证医学证据支持。

第 2 期一般不主张使用糖皮质激素。第 3 期和第 4 期可酌情给予糖皮质激素治疗。可选用甲泼尼龙 1～2mg/（kg·d），氢化可的松 3～5 mg/（kg·d），地塞米松 0.2～0.5 mg/（kg·d）。病情稳定后，尽早停用。是否应用大剂量糖皮质激素冲击治疗还存在争议。

7. 抗病毒药物应用 目前尚无确切有效的抗 EV71 病毒药物。利巴韦林体外试验证实有抑制 EV71 复制和部分灭活病毒作用，可考虑使用，用法为 10～15 mg/（kg·d），分 2 次静脉滴注，疗程 3～5 天。

8. 机械通气应用

（1）机械通气时机：早期气管插管应用机械通气，尤其是 PEEP 对减少肺部渗出、阻止肺水肿及肺出血发展、改善通气和提高血氧饱和度非常关键。机械通气指征为：① 呼吸急促、减慢或节律改变；② 气道分泌物呈淡红色或血性；③ 短期内肺部出现湿性啰音；④ 胸部 X 线检查提示肺部渗出性病变；⑤ 脉搏容积血氧饱和度（SpO2）或动脉血氧分压（PaO2）明显下降；⑥ 频繁抽搐伴深度昏迷；⑦ 面色苍白、发绀；血压下降。

（2）机械通气模式：常用压力控制通气，也可选用其他模式。有气漏或顽固性低氧血症者可使用高频振荡通气。

（3）机械通气参数调节

1）目标：维持 PaO_2 在 $60\sim80mmHg$（$8\sim10.7kPa$）以上，二氧化碳分压（$PaCO_2$）在 $35\sim45\ mmHg$（$4.7\sim6.0kPa$），控制肺水肿和肺出血。

2）有肺水肿或肺出血者，建议呼吸机初调参数：吸入氧浓度 $60\%\sim100\%$，PIP $20\sim30\ cmH_2O$（含 PEEP），PEEP $6\sim12\ cmH_2O$，f $20\sim40$ 次/分，潮气量 $6\sim8\ ml/kg$。呼吸机参数可根据病情变化及时调高与降低，若肺出血未控制或血氧未改善，可每次增加 PEEP $2cmH_2O$，一般不超过 $20cmH_2O$，注意同时调节 PIP，确保潮气量稳定。

3）仅有中枢性呼吸衰竭者，吸入氧浓度 $21\%\sim40\%$，PIP $15\sim25cmH_2O$（含 PEEP），PEEP $4\sim5cmH_2O$，f $20\sim40$ 次/分，潮气量 $6\sim8ml/kg$。

4）呼吸道管理：避免频繁、长时间吸痰造成气道压力降低，且要保持气道通畅，防止血凝块堵塞气管导管。

此外，适当给予镇静、镇痛药，常用药物包括：咪达唑仑 $0.1\sim0.3mg/(kg\cdot h)$，芬太尼 $1\sim4\mu g/(kg\cdot h)$；预防呼吸机相关性肺炎及呼吸机相关性肺损伤。

（4）撤机指征：① 自主呼吸恢复正常，咳嗽反射良好；② 氧合指数（$OI=PaO_2/FiO_2\times100$）$\geqslant$ $300mmHg$，胸片好转；③ 意识状态好转；④ 循环稳定；⑤ 无其他威胁生命的并发症。

9. 体外膜氧合（extracorporeal membrane oxygenation，ECMO）应用　当手足口重症病例经机械通气、血管活性药物和液体疗法等治疗无好转，可考虑应用 ECMO。而脑功能衰竭患者不宜应用 ECMO。

（十）预防控制措施

手足口病传播途径多，婴幼儿和儿童普遍易感。做好儿童个人、家庭和托幼机构的卫生是预防本病感染的关键。预防措施：

1. 饭前便后、外出后要用肥皂或洗手液等给儿童洗手，不要让儿童喝生水、吃生冷食物，避免接触患病儿童。

2. 看护人接触儿童前、替幼童更换尿布、处理粪便后均要洗手，并妥善处理污物。

3. 婴幼儿使用的奶瓶、奶嘴使用前后应充分清洗。

4. 本病流行期间不宜带儿童到人群聚集、空气流通差的公共场所，注意保持家庭环境卫生，居室要经常通风，勤晒衣被。

5. 儿童出现相关症状要及时到医疗机构就诊。居家治疗的儿童，不要接触其他儿童，父母要及时对患儿的衣物进行晾晒或消毒，对患儿粪便及时进行消毒处理；轻症患儿不必住院，宜居家治疗、休息，以减少交叉感染。

五、重症肌无力

（一）概述

重症肌无力（myasthenia gravis，MG）是一组发病年龄、临床表现各异的神经-肌肉病，重点累及神经肌肉接头处突触后膜乙酰胆碱受体（AChR），主要是由抗乙酰胆碱受体抗体（AChR-Ab）介导、细胞免疫依赖性、补体参与的获得性自身免疫性疾病。临床特点为颅神经及外周神经所支配的骨骼肌容易疲劳无力，表现为活动后加重，休息后减轻，晨轻暮重，给予抗胆碱酯酶药物治疗有效。

（二）病因与发病机制

重症肌无力的本质是自身免疫应答反应，其攻击的靶子是神经肌肉接头处突触后膜上的乙酸胆碱受体抗体和被乙酰胆碱受体致敏的 T 细胞以及分泌乙酰胆碱受体抗体的 B 细胞。目前已从重症肌无力患者骨骼肌肌膜上提纯出乙酰胆碱受体，并可用该受体主动免疫动物，可致实验性自身免疫性重症肌无力，并有其临床表现，电生理所见和相应的乙酰胆碱受体抗体及免疫活性细胞。总之，乙酰胆碱受体抗体通过不同机制最终使有功能的乙酰胆碱受体数目减少；神经肌肉传递发生障碍，从而导致相应肌群的肌肉易疲劳性及临床上的肌无力。重症肌无力免疫学异常的病因迄今尚无定论。自身免疫性疾病多发生在遗传的基础上，遗传可能为其内因，在外因中，多数认为与胸腺的慢性病毒感染有关。本病与人类白细胞抗原（HLA）型别有关。一般如为女性，早发，且伴胸腺增生的患者以 HLA - A_1B_8 及 Dw_3 多见；而男性，晚发，伴胸腺肿瘤患者以 HLA - A_2A_3 居多。北京儿童医院曾对 38 名儿童型重症肌无力患儿进行 HLA 第一、二、三类抗原检测，发现与 HLA - A_2，Bw_{46}，DR_9 有显著性关联，该结果与白种人重症肌无力患者不同，而与中国香港人重症肌无力患者所得结果一致。此外，患者家族中肌无力发病率为 2%，这些均说明本病与遗传因素有关。

（三）临床表现

根据发病年龄和临床特征，本病主要分为以下三型 ① 新生儿暂时性重症肌无力；② 新生儿先天性重症肌无力；③ 儿童型重症肌无力，本型是属于后天获得性，临床最常见。

1. 新生儿暂时性重病肌无力 如母亲患重症肌无力，娩出的新生儿中约 1/7 患本病。患儿出生后数小时至 3 天内，可表现哭声无力，吸吮、吞咽、呼吸均显困难。肌肉弛缓，腱反射减弱或消失。患儿很少有眼外肌麻痹及上睑下垂。如未注意家族史，易与分娩性脑损伤、肌无力综合征等混淆。肌内注射新斯的明（详见下文）或依酚氯铵，症状立即减轻。患儿血中乙酰胆碱受体抗体可增高。本症患儿可于生后 5 周内恢复。轻症可自然缓解，但重症者要用抗胆碱酯酶药物。有人报道若正确应用血浆交换等处理后，平均 18 天内症状消失。重症肌无力母亲娩出的活婴中，虽多数（约 6/7）血中乙酰胆碱受体增高，但无重症肌无力的临床表现。这可能是由于新生儿乙酰胆碱受体的抗原性与其母亲不同，即指来自母体的乙酰胆碱受体抗体虽可通过血-胎盘屏障进入胎儿血循环，但母亲的乙酰胆碱受体抗体不能抗新生儿的神经肌肉接头处突触后膜上的乙酰胆碱受体，故患儿可不出现临床症状。

2. 新生儿先天性重症肌无力 又名新生儿持续性肌无力。患儿母亲无重症肌无力。本病多有家族史，可呈常染色体隐性遗传。患儿出生后主要表现为上睑下垂，眼外肌麻痹，全身肌无力，哭声低弱和呼吸困难者并不常见。肌无力症状较轻，但持续存在。血中乙酰胆碱受体抗体水平不高，血浆交换治疗及抗胆碱酯酶药物均无效。国内作者曾对本病做了皮纹研究，发现有如下改变：① 双手均为猩猩纹；② 指纹有 8 个以上斗形；③ 轴三角在 t' 的位置；④ 掌心有混乱纹线交织或网状。而其他儿童型重症肌无力的皮纹表现正常。

3. 儿童型重症肌无力 又称少年型重症肌无力，最多见。发病最小年龄为 6 个月，发病年龄高峰在出生后第 2 年及第 3 年。北京儿童医院报道本病 88 例，6 个月至 5 岁者 74 例（84.0%）。女性患儿较多。根据临床特征可分为眼肌型、脑干型及全身型。① 眼肌型：最多见，是指单纯眼外肌受累，但无其他肌群受累之临床和电生理所见。首先症状多数先见一侧或双侧眼睑下垂，晨轻暮重，也可表现眼球活动障碍、复视、斜视等。重症患儿表现双侧眼球几乎不动。② 全身型：有一组以上肌群受累，主要累及四肢。轻者四肢肌群轻受累，致使走路及举手动作不能持久，上楼梯易疲劳。常伴眼外肌受累，一般无咀嚼，吞咽，构音困难。重者常需卧床，除伴有眼外肌受累外，常伴有咀嚼、吞咽、构音困难以及程度不等的呼吸肌无力，多数患儿腱反射减弱或消失，无纤性颤动，感觉正常。③ 脑干型：突出症状是吞咽困难，声音嘶哑等，可伴有上睑下垂及全身肌无力。国内资料与日本学者的报道有如下共同点：发病年龄高峰在生后第 2 年及第 3 年。眼肌型占多数；全身型及脑干型仅占 10.0%～25.0%。但 Sread 等报道儿童重症肌无力发病年龄虽有提前，但平均发病年龄仍为 7 岁，并指出小儿重症肌无力以全身型占多数（63.0%）。

（四）辅助检查

1. 肌电图　重症肌无力是少数几种神经肌肉疾病之一。肌电图比肌肉活检更具有诊断价值。表现为对反复神经电刺激的反应减弱。肌肉电位的振幅在肌肉对进一步刺激无反应前会迅速减弱，而运动神经传导速率正常，使用胆碱酯酶阻断剂后，情况被翻转。

2. 肌肉活检　重症肌无力患者是否做肌肉活检存在争议。大多数病例中不必要。但大约 17% 的患者显示炎症改变，有的称肌无力-多肌炎免疫疾病，有的称淋巴细胞在肌肉中聚积。在重症肌无力中肌活检，表现无特异的 II 型肌纤维萎缩，与失用性萎缩、类固醇对肌肉的作用，风湿性多肌痛和其他疾患时见到的类似。

3. 血中抗乙酰胆碱受体抗体浓度测定　全身型自身免疫性重症肌无力 90% 患儿血中抗体浓度升高，多大于 10nmol/L；眼肌型者浓度为 0～10nmol/L。新生儿一过性肌无力血中抗体浓度也升高。遗传型重症肌无力患儿通常无该抗体升高。当有胸腺瘤时则抗体明显升高。

4. 药物试验

（1）新斯的明试验：新斯的明 0.04mg/kg 肌内注射，30 分钟后观察肌力改善情况，若症状改善支持本病诊断。若为阴性，可在 4 小时后再用 0.08mg/kg，于 20～40 分钟内达到最大作用。由于毒蕈碱的不良反应如腹胀、腹泻、气管分泌物增多，因此使用新斯的明前，可先用阿托品 0.01mg/kg 预防。

（2）依酚氯铵试验：依酚氯铵 0.15mg/kg，静脉滴注后，若睑下垂或眼能动性好转，则重症肌无力诊断可成立。依酚氯铵是短效抗胆碱酯酶药，为避免一些患儿对本药高度敏感致肌束颤动甚至呼吸停止，首剂量宜先用全量的 1/10。即使如此，仍有发生副作用者。故用药前应备好呼吸机及阿托品。以 1/10 量给予后，每隔 1 分钟再给 1/3 的量，观察反应。依酚氯铵一般不用于小婴儿，因为可以致心律失常。

（五）诊断

临床表现支持本病时，行依酚氯铵或新斯的明药物试验可有助于诊断。依酚氯铵（tensilon，edrophonium chloride）是类似澳化新斯的明的抗箭毒类药物。正常人肌内注射依酚氯铵后，肌力并不改变。重症肌无力患者用后，症状常有明显改善。通常用药 1 分钟后即出现良好效果，5 分钟内药物作用消失。因依酚氯铵作用时间短、排泄快，目前多作首选药物。依酚氯铵剂量为新生儿每次 0.5～1mg；儿童体重 34kg 以下者每次 2mg 肌内注射。皮下或肌内注射甲基硫酸新斯的明的试验剂为每次 0.04mg/kg，一般婴幼儿用 0.25～0.35mg。儿童最大剂量不超过 1.0mg，用药后可使肌力一时增强，敏感者在数分钟后即见眼裂张大，发音响亮，动作有力。注射试验剂后应认真观察 15～45 分钟，注意是否有明显的肌力进步。如反应不明显可适当增大剂量，再作观察。如遇腹痛等不良反应，可于下次试验前 15 分钟，先肌内注射阿托品每次 0.01 mg/kg。

（六）鉴别诊断

1. Lambert-Eaton 综合征（Lambert-Eaton myasthenic syndrome，LEMD）　为一种自身免疫性疾病。抗体直接作用于突触前膜的 Ca^{2+}（钙离子）通道结构破坏或减少，继而造成神经肌肉接头处乙酰胆碱的量子释放量减少，使终板电位远远低于神经肌肉传递的阈值之下，故出现症状。LEMS 中男性多见于女性（约为 4.7∶1），可分为癌性 LEMS 和非癌性 LEMS。癌性 LEMS 均为中年后发病的患者，不到 40 岁的患者少见。非癌性 LEMS，可发生于任何年龄，也可发生于儿童。

本病与 MG 相鉴别的特点为：① 临床表现也以肌无力为主，但受累肌群的分布以四肢骨骼肌为主，下肢症状往往重于上肢。脑神经支配的肌群很少受累。② 患肌无力时短暂用力收缩后肌力反而增强，而持续收缩后又呈病态疲劳。③ 约半数患者伴有自主神经传递失常，表现为唾液、泪液和汗液减少。④ 新斯的明试验可以阳性，但不如 MG 敏感。⑤ 在肌电图检查中大部分患者可发现下列表现：静息肌肉用单个电刺激时诱发电位（CMAP）振幅减小，低频重复电刺激时波幅变化不大，肌肉最大活动后几秒钟内或强直性刺激或低频电刺激时，其电位振幅增加，用高频重复刺激波幅增高达200％以上。⑥血清AChR抗体水平不增高，但抗电压敏感性钙离子通道抗体阳性。

2.肉毒杆菌中毒　肉毒素作用在突触前膜，影响了神经-肌肉接头的传递功能，表现为骨骼肌瘫痪。但患儿多有肉毒杆菌中毒的流行病学病史，应及时静脉输注葡萄糖和生理盐水，同时应用盐酸胍治疗。

3.其他　眼肌型MG应注意与肌营养不良眼肌型、慢性进行性眼外肌麻痹、眼咽肌型肌病、强直性肌营养不良、Fisher（吉兰-巴雷综合征的特殊类型）、脑干肿瘤、Wernicke - Korakoff综合征、眶后肿瘤、基底动脉血管病等相鉴别。有脑神经症状的重症肌无力与儿童脊髓性肌萎缩症相鉴别。严重的婴儿腹泻伴低钾血症时也可发生肌无力现象，但常以颈、腹部肌群和心肌首先受累，必要时宜用心电图及血清钾测定做出鉴别。有时还须与癔病鉴别。

肌无力危象和胆碱能危象：重症肌无力患儿可突然发生两种不同类型的危象。第一种类型称重症肌无力危象，是指因患儿本身病情加重或治疗不当引起呼吸肌无力所致的严重呼吸功能不全状态。有人强调指出，因患者声带外展力弱所出现的发作性青紫及喘鸣也能导致呼吸衰竭。此种危象患儿常有反复感染，低钠血症，脱水酸中毒或不规则用药史。北京儿童医院PICU自1992～1997年收治MG危象6例，仅1例入院时明确诊断，5例入院时诊断不明，均按急性呼吸衰竭进行抢救；当时曾与多种神经及呼吸道本身疾病鉴别。后经详细询问病史及临床分析，新斯的明药物试验阳性明确诊断，予以及时抢救及治疗，患儿均存活。该资料提示，如患儿以急性呼吸衰竭作为首发症状者，MG危象应是主要鉴别疾病之一。第二种类型称胆碱能危象，除有明显肌无力外，还有抗胆碱酯酶药物过量的临床表现，如面色苍白、腹泻、呕吐、高血压、心动过缓、瞳孔缩小及黏膜分泌物增多等。如遇上述症状不典型的病例，可借肌注依酚氯铵1mg做鉴别诊断或指导治疗。如患儿用药后症状有改善，则考虑为肌无力危象，仍可继续应用抗胆碱酯酶药物。如用药后症状加重，则考虑为胆碱能危象，应停用抗胆碱酯酶药物。

（七）治疗措施

1.抗胆碱酯酶药物（又称胆碱酯酶抑制剂）　适用于除胆碱能危象以外的所有重症肌无力患者。作用机制是使乙酰胆碱降解速度减慢，使神经肌肉接头处乙酰胆碱量增加，从而增加乙酰胆碱击中乙酰胆碱受体的机会。首选药物为溴吡斯的明。口服量：新生儿每次5mg，婴幼儿每次10～15mg，年长儿每次20～30mg，最大量每次不超过60mg。每日3次或6小时1次。应注意药物过量可产生胆碱能危象。

2.肾上腺皮质激素　对重症肌无力全身型以及眼肌型患儿，均可应用激素治疗，首选药物为泼尼松。国内报道泼尼松与溴吡斯的明同时应用，近期疗效可达临床完全缓解；长期随访观察结果表明，泼尼松正规长期治疗组复发率明显低于非正规短期治疗组。剂量一般为1mg/（kg·d），症状完全缓解后，按原剂量持续治疗3～4个月。以后递减至隔日口服0.5mg/kg维持1～1.5年，总疗程1.5～2年。用药期间应定期随访，注意泼尼松的不良反应，如低钾血症、高血压等。治疗初期，部分患儿可能有一过性加重，故短期住院治疗更为安全。应用激素的禁忌证为糖尿病、结核病、高血压及免疫缺陷病等。对难治病例，可慎用环磷酰胺或硫唑嘌呤等药物。

3.大剂量丙种球蛋白（IVIG）滴入　用于难治性MG或MG危象。剂量400mg/（kg·d），5日为一疗程。多数患者用药后第10～50天病情有明显好转，且AChR - ab水平降低。IVIG不良反应，且重复使用不会降低疗效，但价格昂贵。

4.胸腺切除术　近年趋向于下列患者可进行手术治疗，常用于成人患者。①全身型重症肌无力，病程在1年以内。手术后缓解率高。②胸腺肿瘤或胸腺增生者。③眼肌型难治病例。

5.血浆置换　对新生儿一过性肌无力有呼吸困难者、急性病例发生肌无力危象或全身重度肌无力无法行胸腺手术时可以进行血浆置换，特别是对类固醇治疗无反应的患儿有效，但仅提供暂时缓解，对抗乙酰胆碱受体抗体高浓度的患者最为有效。

（八）预后

病程缓慢，常有长时间的缓解期，此时病象减退，甚至消失。缓解与急性发病可交替出现。患儿常因呼吸道感染诱发本病，且可反复多次。据报道眼肌型第一次起病者中，1/4 患者可望自发缓解，若起病两年后仍无其他肌群受累，则一般认为系单纯眼型而非全身型之早期，预后较好。患儿可因吞咽困难致营养不良；如食物误吸入呼吸道可致窒息。或因累及呼吸肌而发生呼吸衰竭。

（刘海燕　闫一兵）

第七节　内分泌及代谢性疾病

一、糖尿病酮症酸中毒

（一）概述

糖尿病酮症酸中毒（DKA）是以胰岛素缺乏引起的高血糖、高酮血症和代谢性酸中毒为主要改变的临床综合征。主要见于 1 型糖尿病，儿童和青少年多发，年龄越小发病率越高。国内资料表明，50%~70% 的小儿糖尿病患者发生过一次或多次酮症酸中毒。本症是儿科急症，如得及时诊断、恰当治疗，可较快逆转恢复；但如果诊断和治疗不及时，可造成患儿死亡。

（二）病因

本病的发作常由下列因素诱发：

1. 感染　为最常见的诱因，占发病者的 30%~50%，常为上呼吸道感染、急性胃肠炎、肺炎、化脓性皮肤感染、泌尿系感染等。

2. 漏注射胰岛素或剂量不足（21%~49%）。

3. 初发糖尿病（20%~30%）。

4. 各种应激，如心肌梗死、脑卒中、急性胰腺炎、外伤、手术以及酗酒、使用激素、噻嗪类利尿剂、拟交感药物及 α 和 β 受体阻滞剂等。

5. 不明原因，占 2%~10%。

（三）病理生理

糖尿病酮症酸中毒时，机体呈现应激状态，血浆中肾上腺素等胰岛素拮抗激素的水平升高可达 2~5 倍，尤其肾上腺素可高于正常 10 倍以上。这些激素的升高使代谢失代偿的速率加快及幅度加大。内源性胰岛素分泌进一步减少甚或停止，以及出现肌肉、脂肪等对胰岛素利用障碍。因此，病情急骤恶化。原已存在的高血糖在病情恶化后血糖水平更为升高，血糖常在 16.7~22mmol/L（3000~4000mg/L）以上。当脱水严重，血糖堆积或有肾小球滤过率减低时，血糖可更高。严重的高血糖可使血浆渗透压升高，从而使细胞内液向细胞外转移导致细胞内脱水，发生相应组织器官功能障碍。并且，多余的糖从肾排出时，将同时排出水和电解质引起水电解质紊乱，产生渗透性利尿作用。

（四）临床表现

本症在小儿可为糖尿病的首发症状，常有数日或数周多尿、多饮史。也可发生在已确诊的糖尿病患儿。多数患者因感染、饮食不当等诱发。

一般起病较急，年龄越小起病越急，常缺乏典型三多一少症状，表现为突然口渴、多尿、恶心、呕吐、厌食。腹痛为突出症状，全腹疼痛，无局限性压痛，常被误诊为急腹症。患儿乏力、精神萎靡、嗜睡、反应迟钝，重时意识蒙眬，甚至昏迷。

患儿脱水体征明显，口干舌燥，眼窝深陷，甚至眼压下降。由于酸中毒，出现面颊潮红、口唇樱红，呼吸幅度加深、增快，常表现典型的深大呼吸（Kussmaul 呼吸）。呼出气体带有烂苹果味。晚期有休克表现，面色灰白或发绀，肢冷，脉细，血压下降。

（五）辅助检查

1. 血糖　血糖显著升高，一般在 16.7～28mmol/L。

2. 血酮　血酮显著增高，可达正常的 10 倍以上。

3. 尿糖及尿酮体　尿糖（＋＋＋）～（＋＋＋＋），尿酮体阳性。

4. 血气分析　示代谢性酸中毒，pH < 7.30，碳酸氢根（HCO_3^-）< 15 mmol/L。

5. 血生化　血钠、氯多偏低或正常，钾早期正常甚或增高。二氧化碳结合力（CO_2-CP）、血尿素氮（BUN）、血浆渗透压、阴离子间隙增高。

6. 血白细胞总数增多，中性分叶核增多。

7. 血脂　血浆总脂、三酰甘油、β脂蛋白、游离脂肪酸及胆固醇均明显增高。

8. 血氨基酸增高。

9. 重度脱水时可有一过性氮质血症，BUN 增高。

（六）诊断与鉴别诊断

当有不明原因的昏迷，顽固性脱水酸中毒，难以纠正的呕吐，腹痛伴明显呼吸深大时，应考虑 DKA 的可能。

糖尿病患儿出现神志障碍，甚至昏迷时，需与下列疾病鉴别。

1. 低血糖昏迷　表现为面色苍白、多汗、冷汗，无脱水征，有饥饿感，心悸，进展至昏迷前常出现惊叫或惊厥。化验尿糖阴性，血糖<2.8mmol/L。

2. 非酮症性高渗昏迷　为糖尿病的一种少见合并症。患者昏迷前多有烦躁不安，起病常伴有高热。血糖异常升高，多超过 33.3mmol/L，尿酮体弱阳性。

3. 神经系统疾病　如脑炎、脑血管疾病及中毒等疾病均可引起昏迷。可通过病史、体格检查确诊，必要时行脑脊液、颅脑影像学检查。

（七）治疗措施

治疗原则：纠正水和电解质紊乱，迅速用胰岛素纠正糖和脂肪代谢的紊乱，逆转酮血症和酸中毒，去除引起 DKA 的诱因。

1. 纠正脱水酸中毒和电解质紊乱　患者被诊断为糖尿病酮症酸中毒并采血送化验检查后，不需等结果即应开始输液，一般患者开始给输生理盐水按 20ml/kg 于 1 小时内输入。如果患者由于严重脱水无尿，若输入 40ml/kg 盐水后仍不排尿时，患儿可能处于肾无尿或高渗状态，以后的液体输入应该小心，防止液量负荷过大，致使机体器官水肿。一般儿童糖尿病酮症酸中毒时的脱水按中度脱水计算输液量，全日量按 80～100ml/kg 计算总量，再加继续丢失量。于前 8 小时输入半量，余量于后 16 小时输入（约每小时 5～7ml/kg）。第一步生理盐水输入后下一步应根据血 Na^+ 的浓度继续给生理盐水或半张盐水，后者是用注射蒸馏水等量稀释生理盐水，再以后可改为 1/3 张或不含糖的维持液。输液后有排尿即可于输液中加入氯化钾 3～6mmol/kg（浓度 40mmol/L）。

输液和给胰岛素后血中酮体经代谢转变为 HCO_3^-，可以纠正轻度酸中毒。只有当酮症酸中毒血 pH<7.1 时才给碱性液。糖尿病酮症酸中毒时碱性液的使用是限制的原则。碱性液用等张 1.4％HCO_3^- 纠正酸中毒。用以下公式计算碳酸氢钠的需要量。

HCO_3^- 的补充量＝（15－所测 HCO_3^-）×体重/kg×0.6

开始只给计算量的 1/2，在 1～2 小时内输入后再测血 pH，如果仍<7.1 才给另外的一半碱性液。酸中毒越严重，血 pH 越低，酸中毒的纠正应较慢，避免过多引起脑水肿。如有脑水肿症状出现应立即用

20％的甘露醇 2.5～5ml/kg 在 30 分钟内快速输入，4 小时后可重复一次，以防止颅内高压反跳。

2. 胰岛素的应用　1 型糖尿病酮症酸中毒时用小剂量胰岛素持续静脉输入，用另一输液瓶准备 180～240ml 生理盐水，再按每小时 0.1U/kg 的胰岛素计算 3～4 小时的用量，加入生理盐水中，以每分钟 1ml 的速度输入，亦可用输液泵控制速度。婴幼儿对胰岛素敏感，<3 岁患儿可适当减慢输入速度 [0.05U/(kg·h)]。应在胰岛素输入后每 1～2 小时测血糖一次，血糖以一定速度（3.9～6.1mmol/L）下降。血糖降至 10～13.9mmol/L 后，患儿神志已完全清醒能进食时，可以先皮下注射 0.2～0.25U/kg 的胰岛素，于半小时后停止静脉胰岛素的输入，并开始进餐。如果患儿仍不能进食时，静脉胰岛素可继续输入，于输液瓶中加入 2.5％～5％的葡萄糖液，可按每输入 5g 葡萄糖给 2U 胰岛素的量输入，以维持血糖稳定在 5.6～8.3mmol/L（1000～1500mg/L）。

酮症酸中毒急性期过后患者开始进餐，于进餐前 30 分钟皮下注射胰岛素，可按 0.5U/kg 计算第一天的胰岛素用量分 3～4 次注射，然后再根据血糖进行胰岛素用量的调节。

3. 消除诱因　常见的诱因为感染，选择强有力的抗生素，积极控制感染。

在 DKA 的整个治疗过程中，必须严密观察病情，掌握治疗方案的具体实施情况，随时依病情变化调整治疗方案，避免因处理不当而加重病情。

（八）预防

儿童糖尿病大部分为胰岛素依赖型，需终生治疗，遇有应激情况时增加用量，不能停用或中断治疗。平时应防止感冒或细菌感染，发现有感染灶应及时控制。患儿及其家长掌握胰岛素用量的调整方法，并制定合理食谱，控制热量的摄入，避免酮症酸中毒的发生。

二、先天性肾上腺皮质增生症

（一）概述

先天性肾上腺皮质增生（congenital adrenal hyperplasia，CAH）是由于肾上腺皮质激素合成过程中某些酶的先天缺陷而导致皮质激素合成障碍的一组常染色体隐性遗传性疾病。其中 21-羟化酶缺陷最为常见。主要表现为肾上腺皮质功能减退、高雄激素血症、女性男性化、生长障碍等症状。典型的 CAH 发病率约为 1/10 000 活产新生儿。非典型的发病率约为典型的 10 倍，不同种族 CAH 发病率也有很大差别，女性患儿多于男性，女：男为 2：1。

（二）病因及发病机制

CAH 发病常有家族性，在同一家族中常表现为同一类型的缺陷。目前已能识别的有六型，分别由于不同的酶缺陷所致。

1. 21-羟化酶缺陷　21-羟化酶（21-hydroxylase deficiency，21-OHD）缺乏为最常见的一种类型，约占先天性肾上腺皮质增生患者的 90％～95％。人类 21-羟化酶基因定位于第 6 号染色体短臂（6p21.3），与 HLA 基因簇紧密连锁，由 A、B 两个基因座构成。A 基因（CYP21A）是假基因，B 基因（CYP21B）是编码 21-OH 的功能基因，两者高度同源。CYP21 基因突变，包括点突变、缺失和基因转换等，致使 21-羟化酶部分或完全缺乏。激素合成被阻断前的产物如 17α-羟孕酮及去氢异雄酮等增多，阻断后的产物皮质醇和醛固酮减少。血浆中 17α-羟孕酮增高，及尿中孕三醇、孕二醇和雄酮增多。

2. 11β-羟化酶缺陷　11β-羟化酶（11β-hydrox-ylase deficiency，11β-OHD）缺乏为 CHD 第二种常见的类型，仅占 5％～8％，人群发病率 1/10 000。由于此酶的缺乏，肾上腺不能进一步合成皮质醇，11-去氧皮质醇增多和 11-去氧皮质酮（deoxycorticos terome，DOC）、去氢异雄酮（DHA）和 Δ4 雄烯二酮分泌增多，引起女性男性化和男性假性性早熟。虽然醛固酮的生成受阻，由于 11-去氧皮质醇和 11-去氧皮质酮合成增多，此两者皆有潴钠排钾作用，造成部分患者高血压和钠潴留。

3.17-羟化酶缺陷 17-羟化酶（17-hydroxylase deficiency，17-OHD）缺乏是比较少见的类型。此酶缺陷使肾上腺、睾丸、卵巢的性激素的合成完全被阻断。由于胎儿期肾上腺雄酮缺乏，而影响男性胎儿性器官的分化，使男婴表现为女性外生殖器形态，对女性性分化无影响；但两性至青春期均不能合成性激素，垂体促性腺素（FSH及LH）分泌增多。亦无第二性征的发育，女性表现为原发无月经。17-羟化酶缺乏，皮质醇合成亦受阻，引起皮质增生，由于合成盐皮质激素途径畅通，使合成盐皮质激素如11-去氧皮质酮、皮质酮增多。但醛固酮无明显增多，因醛固酮主要受肾素-血管紧张素促进其分泌。患儿表现为明显高血压，低血钾和碱中毒。

4.3β-羟类固醇脱氢酶缺陷 3β-羟类固醇脱氢酶（3β-hydroxysteroid dehydrogenase，3β-HSD）缺乏是一种危险的类型，合成 Δ5 类固醇增多。皮质醇和盐皮质激素的合成均严重受阻，患儿往往出生后即严重失盐、脱水、休克。雄激素的产生亦减少，只能合成去氢异雄酮，其雄激素作用较弱。由于3β-羟类固醇脱氢酶可能部分不足，使 Δ4 雄烯二酮部分增加，导致男性外生殖器两性畸形和女性外生殖器表现正常或轻度男性化。

5. 皮质酮甲基氧化酶缺陷 极为少见，由于此酶缺乏，醛固酮的合成障碍，而皮质酮合成增多，如能够代偿醛固酮的不足，则临床不出现失盐症状，如皮质酮分泌量不足以代偿时，可出现失盐症状。由于皮质醇及雄激素合成正常，尿中18-羟醛固酮增多。临床无性分化和发育的异常。

6. 先天性类脂质性肾上腺增生 先天性类脂质性肾上腺增生（congenital lipoid adrenal hyperplasia）是由于20，22裂链酶的缺陷，使胆固醇不能形成 Δ5 孕烯醇酮，肾上腺皮质不能合成皮质醇、醛固酮及雄激素等任何一种皮质激素，胆固醇不能被利用，而在细胞内存积。垂体ACTH促进皮质增生，表现为类脂质细胞的增生，这种胎儿外阴表现为女性或男性两性畸形，皮肤有色素沉着，如果早期诊断治疗适当亦可存活。

（三）临床表现

21-羟化酶缺乏和3β-羟脱氢酶缺乏有男性化和失盐表现，出现低血钠、高血钾、循环衰竭，失盐危象可发生于生后数周内，危及生命。

各类酶缺陷的临床表现如表2-28所示。

表2-28 各种类型CAH临床特征

酶缺陷		盐代谢	临床类型
21-羟化酶	失盐型	失盐	男性假性性早熟，女性假两性畸形
	单纯男性化型	正常	同上
11β-羟化酶		高血压	同上
17-羟化酶		高血压	男性假两性畸形，女性性幼稚
3β-羟类固醇脱氢酶		失盐	男性、女性假两性畸形
类脂性肾上腺皮质增生		失盐	男性假两性畸形，女性性幼稚
18-羟化酶		失盐	男、女性发育正常

（四）辅助检查

1. 生化检测（表2-29）

（1）尿液17-羟类固醇（17-OHCS）、17-酮类固醇（17-KS）和孕三醇测定，其中17-KS是反映肾上腺皮质分泌雄激素的重要指标，对本病的诊断价值优于17-OHCS。肾上腺皮质增生症患者17-KS明显升高。

（2）血液 17-羟孕酮（17-OHP）、肾素血管紧张素原（PRA）、醛固酮（Aldo）、脱氢异雄酮（DHEA）、去氧皮质酮（DOC）及睾酮（T）等的测定，17-OHP 基础值升高是 21-羟化酶缺乏的特异性指标，它还可用于监测药物剂量和疗效。

（3）血电解质测定：失盐型可有低钠血症、高钾血症。

（4）血 ACTH 刺激实验：对少数非典型患者当 17-OHP 正常或轻度异常时，需做该实验协助诊断，刺激后大部分患儿 17-OHP 值比正常增高。

表 2-29　各种类型 CAH 生化检测

酶缺陷	血液								尿液		
	Na+	K+	PRA	Aldo	17-OHP	DHEA	DOC	T	17-OHCS	17-KS	孕三醇
21-羟化酶 失盐型	↓	↑	↑↑	↓↓	↑↑	N↑	N↓	↑↑	↓	↑↑	↑↑
单纯男性化型	N	N	↑	N↑	↑↑	N↑	N↓	↑↑	↓	↑↑	↑↑
11β-羟化酶	↑	↓	↓	↓		N↑	↑↑	↑↑	↑	↑↑	↑↑
17-羟化酶	↑	↓	↓	N↓	↓	↓	↑↑	↓↓		↓	↑↑
3β-羟类固醇脱氢酶	↓	↑	↑	↓	N↑	↑	N↓	↓	↓	↑	N↑
类脂性肾上腺皮质增生	↓	↑	↑	↓	↓	↓	↓	↓	↓	↑	↓
18-羟化酶	↓	↑	↑	↑	N	N	N	N	N	N	N

2. 其他检查

（1）染色体检查：外生殖器严重畸形，可做染色体核型分析，有助于与真两性畸形相鉴别。

（2）X 线检查：拍摄左腕部正位片，判断骨龄。患者骨龄超过年龄。

（3）B 超或 CT：检查可发现双侧肾上腺增大。

（4）基因诊断：采用直接聚合酶链反应、寡核苷酸杂交、限制性内切酶片段长度多态性和基因序列分析可发现相关基因突变或缺失。

（五）诊断与鉴别诊断

根据肤色及外生殖器特点，参照家族史，结合新生儿期发病，不同程度的消化道症状及实验室检查（低钠、低氯、高钾血症，血皮质醇降低，血 17-羟孕酮（17-OHP）及 ACTH 增高，临床诊断明确。

需与以下疾病鉴别：

1. 先天性肥厚性幽门狭窄　肾上腺增生失盐时有低钠高钾性酸中毒；幽门狭窄为低钠低钾低氯性碱中毒；消化道钡餐二者可资鉴别。

2. 肾上腺皮质分泌雄酮的肿瘤　皮质肿瘤 17 酮和去氢异雄酮和硫酸去氢异雄酮显著增多，后两者为肾上腺肿瘤的标志，腹部 CT 对诊断有帮助。

3. 真性性早熟的鉴别　睾丸间质细胞瘤或垂体或脑内病变引起真性性早熟时，尿 17 酮排量最高亦不超过正常成人量。垂体病变引起性早熟者，还有促性腺激素的分泌增多，睾丸亦发育增大。睾丸间质细胞瘤时做病理活检可以证明。

4. 其他原因所引起的两性畸形的鉴别　女性假两性畸形只有先天性肾上腺皮质增生时，女性两性畸形才有尿 17 酮排量增高。此外，男性 3β-羟脱氢酶缺陷时外阴亦是两性表现，需要与 21-羟化酶缺乏的女性表现相区别，男性的染色体为 46，XY，X 染色质阴性，同时尿孕三醇亦不升高；女性的 X 染色质为阳性，两者鉴别亦不难。

5. Addison 病　有肾上腺皮质功能不全的表现和皮肤色素沉着，但无男性假两性畸形或女性男性化，

17 - OHP 正常。

（六）治疗措施

1. 糖皮质激素替代治疗（GC） 氢化可的松（hydrocor tisone）首选，它属于生理性糖皮质激素，本身具有一定的潴钠作用，以便调节剂量更加适合于儿童患者应用。氢化可的松 $50mg/(m^2 \cdot d)$［婴儿期 $25 mg/(m^2 \cdot d)$］。维持治疗阶段 $10\sim20 mg/(m^2 \cdot d)$，均分 3 次服用。在出现肾上腺危象或其他危及生命的情况时氢化可的松剂量可达 $100mg/(m^2 \cdot d)$。对已停止或几乎停止生长发育的患儿可选用长效糖皮质激素，泼尼松龙 $2\sim4mg/(m^2 \cdot d)$，分 2 次服用，地塞米松 $0.250\sim0.375mg/(m^2 \cdot d)$，1 次/天。糖皮质激素的剂量应维持在能充分抑制雄性激素、控制男性化症状、保持正常生长的最小剂量。儿童期治疗时剂量应依据激素水平及时调整，通常 17 -羟孕酮控制在部分抑制的水平即可，浓度为 $100\sim1000ng/dl$。

无症状的非典型 21 -羟化酶缺乏症婴儿或儿童常不需治疗。新生儿筛查中发现的非典型婴儿应严密检测雄激素过量的体征，及时给予治疗。

2. 盐皮质激素替代治疗 盐皮质激素可协同 GC 作用并减少 GC 的用量。9a -氟氢化可的松（9a - TF）剂量：$0.1\sim0.2mg/d$，重病患者不能口服时可静脉注射超生理剂量的氢化可的松［$100 mg/(m^2 \cdot d)$］＋生理盐水进行盐皮质激素替代治疗。同时补充钠盐纠正水电解质紊乱，剂量为氯化钠 $1\sim2g/d$ 或钠 $17\sim34mmol$。绝大多数失盐型 CAH 患者在成年后可以停止盐皮质激素替代治疗和补盐。

3. 生长激素（GH）及促性腺激素释放激素（GnRHa） 糖皮质激素替代治疗一直作为 CAH 的基础治疗，但其生长抑制效应与长期的高雄激素共同作用限制了 CAH 患儿的身高增长，大多数患儿由于性早熟、骨骺愈合加快而导致最终身材矮小。有研究发现，联合应用 GH 与 GnRHa 可改善 CAH 患儿的最终身高。建议剂量：GH 每周 $0.3mg/kg$，分 7 次注射；促黄体生成素释放激素类似物（LHRHa）$300\mu g/kg$ 肌内注射，每 4 周 1 次。

4. 其他药物 小剂量 GC 常难以抑制高雄激素水平，大剂量又会产生 GC 的不良反应。在用小剂量 GC 的基础上加用抗雄激素药物如氟他胺阻滞雄激素，加用芳香化酶抑制剂如睾内酯抑制雄激素向雌激素转化，是一种正在探索的治疗方法。用小剂量氢化可的松加氟他胺加睾内酯治疗可使生长速率和骨成熟保持正常，无明显不良反应。但此类药物只见于少量、短期应用于患者的报道，长期应用的不良影响尚不清楚。

5. 手术矫正畸形 外科治疗主要是针对因 CAH 引起的女性假两性畸形的手术治疗。早期治疗及手术矫正畸形对患儿的生理及心理健康很重要，目前认为最佳手术时间为 $2\sim6$ 个月，此时手术患儿组织可塑性强，并且对患儿的心理损伤最小。

（七）预后

肾上腺危象是对生命的唯一威胁，只发生于未经治疗的失盐型婴儿，一旦确诊并开始适当治疗和在应激时得到医生的正确处理，则不会影响生命。治疗越早，越规范合理，效果就越好，患儿可获得正常的生长、发育和生育能力。

三、肾上腺危象

（一）概述

肾上腺危象即急性肾上腺皮质功能减退症，是指在各种应激状态下，肾上腺皮质发生急性功能衰竭时所产生的危急症候群。临床以恶心、呕吐、严重低血压、脱水、休克及超高热、惊厥、昏迷等为特征。肾上腺危象病情凶险，进展急剧，如不及时救治可致患儿死亡，是儿科常见急症之一。

（二）病因

1. 慢性肾上腺皮质功能减退症加重 因感染、创伤、手术、胃肠紊乱、停用激素等导致原有的慢性肾上腺皮质功能减退症加重，诱发肾上腺危象。

2. 药物　较长时间使用皮质激素治疗的患者，在突然中断用药、撤药过快或遇到严重应激情况而未及时增加皮质激素时，可使处于抑制状态的肾上腺皮质不能分泌足够的肾上腺皮质醇而诱发危象。此外，垂体前叶功能减退患者在未补充激素情况下应用甲状腺素或胰岛素时亦可诱发危象。

3. 急性肾上腺出血　新生儿难产、复苏或儿童腹部手术致肾上腺创伤，严重败血症（主要为脑膜炎双球菌性）致弥散性血管内凝血（DIC），双侧肾上腺静脉血栓形成，出血性疾病及抗凝药物使用过多均可导致肾上腺出血而诱发危象。

4. 肾上腺切除术后　双侧切除或一侧因肾上腺肿瘤切除而对侧肾上腺萎缩。

5. 先天性肾上腺羟化酶缺陷致皮质激素合成受阻。

（三）发病机制

肾上腺危象主要发病机制是急性的肾上腺皮质激素分泌绝对或相对不足。人在应激状态下皮质醇分泌量是基础分泌量的 $2\sim7$ 倍。当肾上腺急性损害或在原有损害的基础上出现应激状态时，就会出现急性肾上腺皮质激素分泌不足。盐皮质激素不足时，肾小管回吸收 Na^+ 不足，失水失钠，钾、H^+ 潴留；这种状态下会使肾小管、唾液腺、汗腺及胃肠道钠离子重吸收减少，同时丢失水分，并伴有 K^+、H^+ 潴留。当糖皮质激素分泌不足时由于糖原异生减少而出现低血糖，由于糖皮质激素也有较弱的盐皮质激素的作用，亦能造成潴钠排钾。当分泌不足时会协同增加失水及失 Na^+，K^+ 潴留。

（四）临床表现

早期肾上腺危象的表现缺乏特异性，仅仅有体位变化时眩晕，近期出现嗜盐，突然出现腹部、腿部、背部下面刺痛等。典型病例主要有以下几个方面临床表现：

1. 全身症状　表现为精神萎靡，乏力，高热，体温达 $40\,^{\circ}\mathrm{C}$ 以上，脱水，少数体温正常或低于正常。原有肾上腺皮质功能减退的患者危象发生时皮肤黏膜色素沉着加深。

2. 循环系统　由于水、钠大量丢失，血容量减少，表现为脉搏细弱、四肢厥冷，心率增快、心律不齐，血压下降、虚脱，严重时出现休克。

3. 消化系统　表现为厌食、腹胀、恶心、呕吐、腹泻、腹痛等。腹痛临床症状可以表现较重，与急腹症相似，一般为痉挛性腹痛，查体有压痛、肌紧张．但无反跳痛。

4. 神经系统　精神萎靡、烦躁不安或嗜睡、谵妄或神志模糊，重症者可昏迷。

5. 泌尿系统　由于血压下降，肾血流量减少，肾功能减退可出现尿少、氮质血症，严重者可表现为肾衰竭。

6. 原发疾病的表现。

（五）辅助检查

1. 血常规　表现为血液浓缩，合并感染时白细胞及中性分叶增高，多数患者有嗜酸粒细胞计数增高。

2. 血生化指标　低血钠、低血氯、高血钾、血尿素氮升高，肌酐清除率增高，低血糖，轻度酸中毒。

3. 血皮质醇　肾上腺危象的患者晨起（一般指早 8 点）测血皮质醇水平降低，高于正常水平是可以排除肾上腺危象的诊断。

4. 血清 ACTH　其意义在于鉴别原发、继发以及潜在的肾上腺危象。

5. 快速 ACTH 刺激实验　该实验是诊断肾上腺皮质功能不全的金标准，原发肾上腺危象皮质醇激素水平无变化或轻微改变，垂体功能低下诱发的肾上腺危象经注射 ACTH 后皮质激素水平增高；低剂量 ACTH 刺激实验用于处于应激或生病状态下的衰弱或有相关肾上腺皮质功能不全症状的患者。

6. 血肾素及醛固酮　皮质醇激素缺乏与醛固酮减少相关联。

7. 心电图检查　呈现心率增快、心律失常、低电压、QT 间期延长。

8. 影像学检查　在伴有感染时摄胸片可显示相应的肺部感染或心脏改变。结核病患者腹部平片可显示肾上腺钙化影。肾上腺超声可以看到肾上腺结构改变。出血、转移性病变患者腹部 CT 显示肾上腺增大或占位表现。

（六）诊断与鉴别诊断

主要根据病史、症状和体征以及相应辅助检查做出临床诊断。临床典型病例一般易于诊断。对于有下列表现的急症患者应考虑肾上腺危象的可能：出现难以解释的低血压、休克以及相应胃肠和神经系统症状，伴有或不伴有发热；有慢性肾上腺皮质功能减退病史，遇有感染、劳累、创伤、手术、分娩以及容量缺乏等应激状态或应用 ACTH、利福平、苯妥英钠等药物时，出现低血压、胃肠症状、神志改变和发热等症状。

本症应与感染性休克等内科急症进行鉴别。感染性休克常以严重感染为诱因，在毒血症或败血症的基础上伴有 DIC。有时二者在临床上难以区分，但治疗原则相似，鉴别困难时可不予严格区分，诊断和治疗同时进行，以期稳定病情，挽救生命。

（七）治疗措施

当临床高度怀疑肾上腺危象时应立即开始临床治疗，无需等待化验结果确认诊断。治疗原则为补充肾上腺皮质激素，纠正水电解质紊乱和酸碱平衡，治疗原发疾病，并给予抗休克、抗感染等对症支持治疗。

1. 急诊处理　保持气道通畅，维持呼吸、循环功能。建立通畅的输液通路，必要时给予中心静脉插管输液。立即给予静脉应用皮质激素并补充盐水。患者采取卧位，防止直立性低血压发生，避免血压波动所造成的脏器功能损害增加。

2. 补充肾上腺皮质激素　立即静脉注射氢化可的松或琥珀酰氢化可的松 2mg/kg，溶于 5% 葡萄糖或 0.9% 盐水缓慢静脉滴注，根据病情可 6~8 小时重复 1 次。第 1 天氢化可的松总量约 10mg/kg，第 2 天可减至 5mg/kg，分次静脉滴注，连续 2~3 天，直至症状缓解改为口服，每次 5~20mg，每 8 小时一次，再逐步减至该年龄的维持量，一般以 20mg/(m^2·d)。在补充糖皮质激素的同时患儿仍有低钠血症或为肾上腺皮质增生症失盐型患儿，可补充盐皮质激素，选用醋酸去氧皮质酮每次 1~2mg，肌内注射，每日一次，或氟氢可的松 0.05~0.2mg/d，口服，使用过程中需仔细观察水、钠潴留情况，及时调整剂量。

3. 纠正水、电解质紊乱　补液量及性质视患者脱水、缺钠程度而定，如有恶心、呕吐、腹泻、大汗而脱水、缺钠较明显者，补液量及补钠量宜充分；相反，由于感染、外伤等原因，且急骤发病者，缺钠、脱水不至过多，宜少补盐水为妥。对于脱水征、低钠血症明显者，应立即静脉输入 5% 葡萄糖盐水 20ml/kg，于 30~60 分钟内快速滴入，第一个 24 小时输液总量为 80~120mg/kg，第二个 24 小时输液量应根据血压、尿量、心率等调整用量，一般按 60ml/kg。同时需注意血钾和酸碱平衡。

4. 对症治疗　降温、给氧、监测血糖，有低血糖时可静注高渗葡萄糖。补充皮质激素、补液后仍休克者应予以血管活性药物。有血容量不足者，可酌情输全血、血浆或白蛋白。合并感染者须用有效抗生素控制。

5. 治疗原发病　在救治肾上腺危象的同时要及时治疗原发疾病。对长期应用皮质激素的患者需考虑原发疾病的治疗，如有肾功能不全者应选用适当的抗生素并调整剂量。因脑膜炎双球菌败血症引起者，除抗感染外，还应针对 DIC 给予相应治疗。

（李　倩）

第八节 其他

一、葡萄球菌性烫伤样皮肤综合征

（一）概述

葡萄球菌烫伤样皮肤综合征（staphylococcal scalded skin syndrome，SSSS）曾称新生儿剥脱样皮炎（dermatitis exfoliative neonatum）、金黄色葡萄球菌型中毒性表皮坏死松解症（staphylococcal toxic epidermal necrolysis）、Ritter 病、新生儿角质分离症（neonatal keratolysis），即金黄色葡萄球菌（简称金黄色葡萄球菌）感染所引起的全身泛发性红斑、松弛性大疱及大片表皮剥脱为特征的急性皮肤病。好发于新生儿和婴幼儿，偶见于成人。

本症是一种严重的急性泛发性剥脱型脓疱病，以在全身泛发红斑基底上、发生松弛性烫伤样大疱及大片表皮剥脱为特征。von Rittershain 于 1878 年首次描述了布拉格一所孤儿院中发生的 297 例"新生儿剥脱性皮炎"，其与葡萄球菌感染的关系直至 20 世纪 40 年代晚期及 50 年代早期才被确定。1966 年，发现中毒性表皮坏死松解症（toxic epidermal necrolysis，TEN）也是由金黄色葡萄球菌引起，而 Ritter 病与 TEN 的临床及病理完全相同。随着对该类疾病认识的深入，1967 年 Lyell 根据不同的病因把 TEN 分为金黄色葡萄球菌型、药物型、其他型和特发型，认为 Ritter 病是金黄色葡萄球菌型。1977 年确定 SSSS 为一独立疾病，与 TEN 分开。

（二）病因及发病机制

凝固酶阳性的第 II 噬菌体组金黄色葡萄球菌（3A、3B、3C 及 71 型），产生的表皮剥脱毒素（exfoliative toxin，ET）所引起。除 ET 外，中毒性休克综合征毒素-1（toxic shock syndrome toxin，TSST-1）和肠毒素亦可能引起与 SSSS 相同的临床病理改变，但较少。

20 世纪 70 年代早期从噬菌体 I 组金黄色葡萄球菌分离出一种引起 SSSS 皮肤剥脱的蛋白质，将其注入新生小鼠体内可引起类似于人类新生儿的表皮剥脱，后来称为 ET。目前已知 ET 是 27kD 外毒素，主要由噬菌体 II 组（3A，3B，3C，55 及 71 型）金黄色葡萄球菌产生，I 组、III 组少见。ET 有两种血清型：ETA 由染色体编码，是 89％儿童 SSSS 的病因；ETB 则由质粒编码，仅是 4％儿童病例的病因。在西方国家，80％～85％产毒菌株属于噬菌体 II 组，其中约 90％产生 ETA；日本则以产 ETB 菌株为主，属于噬菌体 I 组的可能性较小。葡萄球菌在体外产生 ET 需要特殊培养条件，但体内环境因素对毒素产生的影响所知甚少。

ET 并非金黄色葡萄球菌产生的唯一皮肤病变毒素，中毒性休克综合征毒素 1（TSST-1）和肠毒素亦有可能引起与 SSSS 相同的临床病理改变。在大约 30 例 SSSS 患者中，感染的金黄色葡萄球菌产生 TSST-1 或肠毒素，但用 PCR 技术未检出 ET。在泛发性 SSSS 中，ET 常由远隔部位的金黄色葡萄球菌产生并通过血液循环到达表皮颗粒层的作用部位，故血液和淋巴液金黄色葡萄球菌培养一般阴性。

ET 作用机制：ET 或其他毒素引起表皮松解的机制尚未完全阐明，主要有直接作用与超抗原假说。

1. 直接作用假说　表皮松解是 ET 直接作用于桥粒的结果。ET 结构类似于丝氨酸蛋白酶，具有酯酶活性，ET 可与透明角质颗粒、细丝聚集素及表皮亚细胞成分结合，引起表皮裂隙。

2. 超抗原假说　ET 作为超抗原直接与 II 类（主要组织相容性抗原）MI-IC 发生相互作用，从而刺激大量 T 细胞，导致细胞因子释放，补体/凝血因子活化，细胞因子释放引起皮肤红斑、水肿，后者的物理性压迫使皮肤在桥粒处分离。总之，表皮松解与酯酶活性之间的关系表明：表皮部位特异性蛋白酶活性可能是 ETA 引起表皮剥脱的机制；超抗原性亦可能在 SSSS 的发病起补充作用。

病理变化：①表皮细胞变性、坏死；②表皮颗粒层与棘层分离；③真皮炎症反应轻微。

（三）流行病学

1. 传染源　金黄色葡萄球菌是一种定殖于鼻、会阴、腋窝、眼、伤口和趾蹼的革兰阳性球菌。健康动物和医院内无生命物体（如通风管）亦可携带产 ET 菌株，两者均可作为传染源，但其对人类 SSSS 的作用尚未明确。大多数金黄色葡萄球菌感染来自护理儿童的带菌者（如家属、探视者和医护人员）传染，产 ET 金黄色葡萄球菌感染定居的护理人员是新生儿病房中 SSSS 暴发的原因，母亲下生殖道感染可使新生儿在生后早期发生 SSSS。

2. 发病情况　SSSS 发病率不如预期的常见，这可能与资料收集不多、病例报告较少及人群中保护性抗毒素抗体水平较高有关。

成人很少发生 SSSS，可能与循环中高浓度 ET 抗体及肾代谢与排泄毒素能力较强有关。成人 SSSS 的危险因素包括免疫功能抑制（免疫抑制剂、艾滋病、移植物抗宿主病）、肾衰竭、恶性肿瘤、长期滥用酒精和静脉药物成瘾。然而，目前尚不清楚其是由于产毒金黄色葡萄球菌带菌率较高、毒素易感性增加或缺乏保护性抗毒素抗体所致，抑或是感染危险性普遍增多的一种表现。

3. 影响发病的其他因素　除了 ET 抗体之外，影响 SSSS 发生及其严重程度的因素还有：

（1）生物因素：毒素产生的促发因素，毒素作用的辅助因子及血液中毒素含量。

（2）宿主因素：可能包括对细菌或其毒素的免疫反应异常，伴发感染的存在（可能降低宿主免疫反应）或 ET 作用部位的遗传变异（可能使一些个体易发生本病）。

（四）临床表现

发病突然，开始损害可发生在任何部位，但往往先由面部，特别是口周或颈部开始，局部皮肤潮红，迅速向周围扩展，在两三天内全身皮肤都可发红，在红斑基底上出现大小不等的松弛性水疱，并能互相融合成更大水疱。皮损处触痛明显，疱壁薄、松弛易破，表皮极易剥脱、尼氏征阳性，露出鲜红色湿润面，颇似烫伤样。疱液为浆液性，也可混浊似脓疱病，疱液细菌培养常见金黄色葡萄球菌，链球菌或溶血性链球菌。面部受累可见浅黄色痂、口周可见放射状皲裂，头部很少受侵犯。口腔、鼻腔黏膜、眼结膜均可受累，出现口腔炎、鼻炎和角膜溃疡等。患者常伴有发热、腹泻等全身症状。合并症有蜂窝织炎、脓肿或坏疽、肺炎和败血症等。病程 7～14 天。

（五）辅助检查

急性期外周血白细胞（WBC）和中性粒细胞（N）均明显升高，外周血涂片可见中性粒细胞胞浆内中毒颗粒；C 反应蛋白（CRP）和降钙素原（PCT）亦显著升高；血培养可呈阳性（金黄色葡萄球菌）。

（六）诊断与鉴别诊断

根据起病急骤，皮肤广泛性红斑、松弛性大疱、表皮剥脱、烫伤样外观、尼氏征阳性，以及多发生于新生儿、婴儿或婴幼儿等临床特点，细菌培养（鼻、结膜、咽、脐或其他拭子）可以做临床诊断。本病的诊断目前主要依赖于临床，鼻、结膜、咽、脐或其他拭子金黄色葡萄球菌培养阳性支持诊断，确诊需行金黄色葡萄球菌噬菌体分组和 ET 检测，而金黄色葡萄球菌产生的 ET 皮下注射诱导新生小鼠表皮剥脱是目前诊断 SSSS 的金标准。表浅水疱培养常为阴性；成人病例的血培养一般阳性，但儿童病例仅为 3%。ET 检测方法有血清学方法（明胶免疫沉淀法、放射免疫法和酶联免疫吸附法）和基因序列检测方法（DNA 杂交、PCR）。这些检测方法操作费时、价格昂贵，尚未用于临床。

鉴别诊断：

1. 新生儿脓疱疮　某些临床表现与本病类似，有人认为可能是同病异型。但新生儿脓疱病以脓疱为主，不形成全身红皮症，尼氏征阴性，无表皮松解，常于出生半个月内发病。

2. 脱屑性红皮病　损害为弥漫性潮红，表面附有大量糠状鳞屑，头皮、眉、肢体屈侧有脂溢性皮炎改变，无脓疱及糜烂；急性期无外周血 WBC、N、CRP 和 PCT 显著升高等特征性表现；病程慢性、使用足量抗生素治疗无效。

3. 渗出性多形性红斑　是一种皮肤黏膜变态反应性炎症反应，以同时累及皮肤、黏膜、甚至内脏为其特征。多发生于有过敏体质的患儿。反应原可为支原体、病毒（主要为单纯疱疹病毒）、细菌、真菌等病原体感染，药物（磺胺药、抗生素特别是青霉素、红霉素、头孢类、抗惊厥药物、镇静剂）及食物等。根据患者的临床表现轻重程度分为轻型和重型。

（1）轻型：皮肤、黏膜同时受累，皮疹呈多种形态，包括环形红斑、斑丘疹、风疹块、结节或水疱、紫癜等，均两侧分布于面部、四肢或躯干。大疱破裂后，大片皮肤剥脱和出血，继发细菌感染可红肿化脓。伴有两处或两处以上的黏膜损害，可见于口、鼻、眼、肛门及外生殖器，尤以口唇炎及结膜炎更常见且严重。唇内及结膜也可见疱疹、出血、溃疡及灰白色假膜，有脓性分泌物。眼睑红肿，畏光，角膜溃疡，重者可影响以后的视力。偶见全眼球炎而导致失明。

（2）重型，即斯琼综合征（Steven - Johnson syndrome，SJS）。除皮肤表现和黏膜病变广泛、严重外，尚见多脏器功能受累，可进展为 MODS/多器官功能衰竭（MOF）。肝、肾、胃肠道、凝血功能等常可累及，临床过程凶险，发生肝衰竭、弥散性血管内凝血（DIC）时病死率高。

4. TEN——非金葡萄型中毒性表皮坏死松解症　SSSS 与 TEN 在临床上不易鉴别，但两者的组织病理特征各异：SSSS 显示表皮内裂隙位于颗粒层，少数棘层松解细胞，炎症细胞几乎缺乏；TEN 的特征是表皮下裂隙，全层表皮坏死，炎症细胞较多。新发水疱的剥脱瘢痕或水疱的活检标本冰冻切片显示裂隙水平可迅速鉴别之，水疱基底的 Tzanck 涂片亦有助于快速诊断（SSSS 出现浅表的大鳞状细胞、缺乏炎症细胞，TEN 则为坏死的立方形基底细胞、炎症细胞较多）（表 2 - 30）。

表 2 - 30　SSSS 与 TEN 的鉴别

	SSSS	TEN
发病机制	金黄色葡萄球菌感染	大多数是药物过敏
家族史	家族中有脓疱或金黄色葡萄球菌感染者	无
年龄	<5 岁	成人为主
发病情况	皮损均一，由口周、眼周到躯干、四肢	皮损多形性，似多形红斑
尼氏征	皮损处阳性，非皮损处亦可阳性	仅皮损处（小）
皮损触痛	明显	轻度到中度
口腔黏膜损害	无	常有
组织病理	表皮浅层（颗粒层）坏死，表皮内水疱	表皮全层坏死，表皮下水疱

（七）治疗措施

1. 裸露处创面的处理是关键　注意婴儿的清洁卫生，尿布应清洁，有化脓性皮肤病的医护人员或家属均不能与新生儿接触。

2. 加强皮肤护理至关重要　注意局部清创处理。另外，皮肤是人体抗感染的第一道屏障，一旦因表皮松解、破损易继发各种细菌感染。同时注意口腔和眼部护理。

3. 积极抗感染治疗　应用抗生素前留取血培养、并做抗生素敏感试验，以便指导选用适宜抗生素。早期应经验性使用足量有效的抗生素，以清除存在体内的金黄色葡萄球菌感染灶，终止细菌毒素产生。可给甲氧苯青霉素，成人为 1～1.5g，肌内注射每 4～6 小时 1 次，儿童按每日每公斤体重 150～250mg，分4 次肌内注射。或给红霉素，剂量为 80mg/（kg·d）静脉滴注。对于耐青霉素酶菌株可选用先锋霉素 V，邻氯青霉素等，也可选用其他二代或三代头孢；病情危重、进展凶险者，可以选用万古霉素 $10\sim15mg/$（kg·d），q6h。

4. 注意水、电解质平衡、补充营养，加强支持疗法，如输注新鲜冰冻血浆、大剂量注射丙种球蛋白（IVIG）等。

5. 糖皮质激素 关于激素的应用意见不一，禁止单独使用激素。因激素可导致免疫抑制，单独使用非但无益，反而有害。但也有人主张在早期应用抗生素同时可合并用激素，以减轻细菌的毒素作用。对一时难以明确病因和诊断的患者，可抗生素与激素合并应用，一旦明确是金黄色葡萄球菌型 TEN，应立即中止激素的治疗。

6. 局部应使用无刺激性的杀菌剂，如 $0.5\%\sim1\%$ 新霉素乳剂外用。大疱疱膜最好移除，然后用 1∶5000 至 1∶10 000 高锰酸钾溶液或 1∶2000 小檗碱液湿敷，清洁换药用 1% 甲紫溶液涂擦等。

（八）预后

虽然 SSSS 相对少见、临床诊断一般不难、常规抗生素治疗疗效良好，但其死亡率仍偏高、暴发难以控制、并发症常为致命性（特别是新生儿），且目前已发现耐甲氧西林金黄色葡萄球菌引起的 SSSS。儿童病例的病死率仍为 $3\%\sim4\%$，成人则超过 50%，伴有潜在疾病者几乎达到 100%。

二、药物超敏反应综合征

（一）概述

药物超敏反应综合征（drug‐induced hypersensitivity syndrom，DIHS）又称 DRESS 综合征（drug rash with eosinophilia and systemic symptoms，DRESS），是由于感染和药物过敏引起的一种迟发型超敏反应，以急性广泛的皮损，伴发热、淋巴结肿大、多脏器损害（肝炎、肾炎、肺炎等）、嗜酸性粒细胞增多及单核细胞增多等血液学异常为临床特征。DIHS 与重型渗出性多形性红斑即斯琼综合征（SJS）、中毒性表皮坏死松解症（TEN）为三种临床最常见的重型药疹。

DIHS 并非最近才突然出现的一种新的疾病，是以往名称纷杂。Alday 等于 1951 年首次报告氨苯砜综合征，准确描述了皮疹、全身症状及其迁延性。其后，陆续又有多例类似的报道，只不过原因药物不同，诊断病名有异。诸如，药疹伴嗜酸性粒细胞增多和系统症状，磺胺吡啶所致血清病样综合征，抗惊厥药过敏综合征。直到 1994 年 Rou jeau 将具有发热、皮疹及内脏受累三联症状的急性、潜在致死性、特异不良药物反应称之为 DIHS，首次明确了其临床概念。临床易被漏诊、误诊。

（二）病因及发病机制

DIHS 的发病机制尚未完全明确，目前认为是由于 $CD8^+$ T 细胞介导、毒性代谢产物引起的一种迟发型超敏反应，也可能与丙种球蛋白血症、血清 IgE、干扰素‐1、白介素‐4 和可溶性白介素‐2 受体有关，也有人认为是由药物过敏和病毒感染再激活共同导致的疾病。DIHS 至少存在两个关键阶段：早期存在以 B 细胞及免疫球蛋白（尤其是 IgG）明显减少为特征的免疫抑制，这种免疫抑制一方面引发 HHV‐6 再激活，另一方面又抑制了药物特异性 T 细胞活化，因而发病较一般药疹更为滞后。延迟活化的药物特异性 T 细胞一旦激活便引发 T 细胞免疫效应，形成临床第一次高峰症状。随后，尽管停用原因药物，但由于 HHV‐6 的再激活二次引发免疫过敏反应，临床出现第二次高峰症状，常见致敏药物为卡马西平、苯妥英钠、氨苯砜、别嘌醇、米诺环素等。

1. 遗传因素 大多数药物的乙酰化是由 N‐乙酰转移酶 2（NAT‐2）完成，而乙酰化的表型（快、中等、慢）与 NAT‐2 基因型相关，只有快乙酰化表型能保护机体免遭药物活性代谢产物所引起的损害。Ohtami 等发现，DIHS 患者两种慢乙酰化基因的表达增强，提示该基因的表达是 DIHS 的一个危险因子。另有试验表明，细胞色素 P450 亚型等药物代谢酶异构体及 P 糖蛋白等药物转运体相关的基因一旦发生变异，机体对药物代谢产物的解毒功能下降，对药物代谢产物的易感性增强。

2. **药物活性代谢产物的作用** 儿童最常见的致敏药物为抗癫痫药。由于部分与药物代谢、解毒有关的酶缺陷及药物代谢慢乙酰化，造成生物活化与灭活之间的失衡，进而引起药物活性代谢产物直接与细胞膜蛋白结合，破坏细胞结构的完整性，造成细胞损伤、诱导细胞凋亡，并通过免疫机制引起 DIHS。仍未发现氨苄西林类和头孢类抗生素引起 DIHS 的报道，但有文献报道米诺环素可引起 DIHS 的发生。DIHS 还可能存在交叉过敏的问题。

3. **病毒感染与再激活** Tohyama 等在观察 1 例由水杨酸偶氮磺胺吡啶引起的 DIHS 时，从患者外周血单核细胞中分离出人类疱疹病毒 6（HHV-6），且 HHV-6 再激活与具有双峰性临床症状的 DIHS 密切相关。从而指出，DIHS 是由药物过敏和 HHV-6 感染再激活共同导致的疾病。近年也有 EB 病毒、巨细胞病毒、HHV-7 与 DIHS 相关性的报道。

（三）临床表现

通常在服用原因药物后 2～6 周（平均 3 周）发病。其症状于停用原因药物之后仍持续发展并转为迁延化，往往经过 1 个月以上缓解，典型 DIHS 临床表现显示双峰型。临床呈现发热、多样性皮疹和不同程度的内脏损害三联征。皮疹广泛持久，以颜面、颈胸、背腹部为主，严重者波及四肢乃至全身并融合成片，痒感明显，弥漫性对称分布，疹退后均有脱屑和色素沉着，部分呈片状脱皮。多数病例在出疹前即开始持续发热，少数病例在出疹同时发热，热程长达 1～2 周，热峰不定，危重症患者呈稽留高热或弛张高热。重症患者很快进展为多脏器功能受累，常累及的脏器有肝、心血管、呼吸器官（可发生急性呼吸窘迫综合征）和肾等，可伴有多浆膜腔积液。化验检查显示外周血嗜酸粒细胞增多，免疫球蛋白 E（IgE）明显升高。病死率约 10%，主要死于重症肝炎、MOF。

儿童 DIHS 的临床特点可概括为：①发热超出 7 天，以高热为主。②持续性全身皮疹，超过 5 天。③有明确用药史，潜伏期较长，常在用药后 2～8 周出现症状。④淋巴结肿大。⑤多脏器损害，常见肝损害和血液学异常，如嗜酸性粒细胞增多。⑥常见致敏药物为抗惊厥药。⑦皮质类固醇激素治疗有效，并排除其他疾病。

（四）诊断与鉴别诊断

日本厚生省于 2002 年提出了修正版《DIHS 诊断标准》，增加了典型与非典型病例分类：①应用某些特定药物后迟发性发病，呈急速扩大的红斑，多数患者进展为红皮病。②停用致病药物后，症状迁延 2 周以上。③体温高于 38℃。④伴有肝功能损害。⑤伴有下列一项以上血液学改变：a. $WBC > 11 \times 10^9/L$；b. 出现异型淋巴细胞 5% 以上；c. 嗜酸性粒细胞 $> 1.5 \times 10^9/L$。⑥淋巴结增大。⑦HHV 再激活。典型 DIHS 具备以上 7 项。非典型 DIHS 具备 1～5 项，其中第 4 项也可表现为其他脏器重度损害。

应与下列疾病相鉴别诊断：

1. **其他重症药疹** 如 SJS、TEN。DIHS、SIS 和 TEN 等重症药疹是药物反应的极端严重型，发病急、症状重，大多伴有内脏损害及全身中毒症状，病死率高达 20%～25%，是儿童皮肤科病死率最高的病种之一。三者间具体鉴别要点见上节所述。

2. **感染性病因所致的发热出疹性疾病** 该类疾病包括幼儿急疹、水痘、麻疹、传染性单核细胞增多症等病毒感染所致的发热出疹性疾病，以及猩红热、SSSS 等细菌感染所致的发热出疹性疾病。DIHS 与该类疾病的鉴别依据除它们具有分别不同的发热和皮疹特点外，感染指标 WBC、CRP、降钙素原（PCT）等具有鉴别价值，外周血嗜酸性粒细胞和 IgE 水平也可作为鉴别依据。

（五）治疗措施

治疗关键在于早期停用可能的致敏药物，针对其病理生理改变，最有效的治疗是采用糖皮质激素和大剂量丙种球蛋白联合疗法。

1. 停用致敏药物及一般治疗措施 首先停用或更换可能的致敏药物，迅速脱离可疑致敏药物、一直过度失控的免疫反应、防止免疫性损伤是治疗该类疾病的关键。同时，多饮水或静脉输液，一般给予维生素 C，10％葡萄糖酸钙、加入 5％～10％葡萄糖液，以促使体内致敏药物排泄，降低毛细血管通透性。

2. 糖皮质激素 糖皮质激素是治疗 DIHS 重症药疹的首选药物。常规用量可予静脉甲泼尼龙 4～6mg/(kg·d)，或地塞米松 0.5～0.75 mg/(kg·d)，7～10 天后改用泼尼松 1 mg/(kg·d)，口服并逐渐减量，疗程 15 天以上。对重要脏器受累、有生命危险的 DIHS 患儿可给予大剂量甲泼尼龙冲击治疗，甲泼尼龙 10～20mg/(kg·d)，静脉点滴，连用 3～5d，后改为上述常规剂量。应注意其不良反应，如血压波动、血糖波动和应激性溃疡；避免大剂量长时间使用；可使用消化道黏膜保护剂预防消化道出血。

3. 大剂量静注丙种球蛋白（IVIG） 大量研究已证实，IVIG 在调节机体免疫功能和防御感染中起着重要作用，并被成功用于治疗多种免疫性疾病。其主要作用机制包括中和致病性自身抗体、中和超抗原。调节抗原识别相关分子、阻止补体结合并防止膜溶解性攻击性复合体形成、调节和阻断 Fc 受体、封闭特异性 B 淋巴细胞受体，使抗体合成减少、IVIG 所含的阻抑抗体可以阻抑 Fas·FasL 反应，能阻止重症药疹的进展。总量 2g/kg，分 2～4 天输注。

临床研究已证实，糖皮质激素联合大剂量 IVIG 能迅速抑制重症药疹的全身症状和体征，且大剂量 IVIG 不仅可减少激素用量和感染机会，还可缩短病程，提高生存率，值得临床推广。

4. 环孢素 A（CsA）：CsA 能抑制单核细胞及巨噬细胞生成 TNF-α，阻碍 T 细胞 IL-2 受体表达及转录调节因子核因子-KB 而抑制 T 细胞激活，阻碍凋亡诱导分子 CD95（Fas）和 CD95 配体（FasL）mRNA 表达。对于急剧进展的重症 DIHS、SJS/TEN 以及伴有免疫功能低下或重症感染而不宜采用甲泼尼龙冲击疗法的病例可给予 CsA 治疗，治疗量为每天 3～5 mg/kg，用 8～12 天，然后递次减量直至停药。

5. 血浆置换与双重血浆过滤分离：血浆置换是用离心分离法去除血浆，并补充新鲜冻干血浆；而双重血浆过滤分离则是应用双重膜分离技术选择性除去抗体等高分子有害物质，再将含白蛋白的自身血浆回输给患者。前者具有高效的优点，但需要大量新鲜冻干血浆且容易导致肝炎等病毒感染、过敏反应和血小板减少。而后者能选择性除去抗体等高分子有害物质，回输自身血浆仅补充少量白蛋白即可，因而减小了感染未知病毒的风险，但其去除效果不充分。由于血浆置换和双重血浆过滤分离能除去血浆中的可溶性 FasL、药物毒性代谢产物、抗体及细胞因子，故可以应用于 DIHS、SJS、TEN 等重症药疹的治疗。尤其是对伴有免疫低下或重症感染而不宜采用甲泼尼龙冲击疗法的病例以及甲泼尼龙冲击疗法无效的重症患者，可以与 IVIG 联用。每日或隔日 1 次，连续进行 3 次。

（六）预后

DIHS 急性发病、病情严重，治疗颇为棘手，预后较差。国外报道病死率约 10％，主要死于严重的脏器受累，尤其是急性重型肝炎。

三、巨噬细胞活化综合征

（一）概述

巨噬细胞活化综合征（macrophage activation syndrome，MAS）是一种凶险的急症，可以并发于多种风湿性疾病。起病急、进展快、影响全身多个器官系统，如未及时诊断及积极治疗，往往预后差。随着对该病认识的深入，发现它是噬血细胞综合征（hemophagocytic syndrome，HPS）又称噬血细胞淋巴组织细胞增生症（hemophagocyte lymphohistiocytosis，HLH）的一种特殊类型，即自身免疫疾病相关性 HPS。它是由于 T 淋巴细胞和分化良好的巨噬细胞过度活化和增生，产生细胞因子风暴，导致机体异常免疫状态。临床表现为发热，肝、脾、淋巴结肿大，急剧发生和进展的全血细胞减少，严重的肝损害，凝血功能障碍以及神经系统受累等序贯性 MODS/MOF。

MAS 是儿童风湿免疫病一种严重而致命的并发症，尤其多见于幼年特发性关节炎全身型（systemic onset juvenile idiopathic arthritis，SOJIA），但也可以并发于其他全身炎症性自身免疫性疾病，如系统性红斑狼疮（systemic lupus erythematosus，SLE），皮肌炎（multiple myositis，MM），川崎病（Kawasaki disease，KD）等。并发于 SOJIA 的 MAS，起病常常急骤，有时毫无预兆，突然发生，迅速进展。常常并发在疾病的活动期，但也可以在疾病的静止期，个别病例甚至是作为 SOJIA 的首发症状，病死率极高。MAS 是 1985 年由 Hadchouel 等首先描述的一组 SOJIA 患儿并发的临床症候群，其后 1993 年 Stephan 等开始引入"巨噬细胞活化综合征"这一术语确立命名。

（二）发病机制

虽然近年来国际上对 MAS 的研究一直是热点，但因 SOJIA 及 MAS 的复杂性，目前 MAS 在发病机制、诊断和治疗方面尚未形成统一认识。大量基础和临床研究证实，MAS 是由于 T 细胞和分化良好的非肿瘤性巨噬细胞过度活化和增殖，导致炎性细胞因子，如肿瘤坏死因子-α（TNF-α）、白细胞介素（IL）-1 和 IL-6 过度释放，从而造成全身多系统免疫损伤。临床与 HLH 相似，是由多种基因缺陷导致 NK 细胞和 CD8 T 细胞的细胞溶解功能显著下降的一种疾病。MAS 的确切触发因素与原发病活动、感染、药物等因素存在相关性。目前认为，MAS 的发病机制可能与穿孔素基因异常表达和自然杀伤细胞（NK 细胞）功能紊乱导致机体内细胞因子瀑布反应有关。NK 细胞在感染早期具有清除感染原（抗原），去除引起抗原产生的刺激来源的作用。当 NK 细胞功能紊乱时，这种清除能力降低，进而导致抗原驱动 T 细胞持久激活和巨噬细胞活化因子大量产生，而致巨噬细胞过渡活化引起自身损伤。所以说，SOJIA 合并 MAS 与患儿体内多基因异常有关，其中部分原因是由于 SOJIA 本身异质性和复杂的多基因异常，也包括参与固有免疫应答基因异常。

（三）临床表现

该病的临床表现程度变化非常大，可以非常严重，由于脑功能、心脏功能、呼吸功能和肾衰竭而入 ICU，也可以仅表现为持续发热，不伴有明显的脏器功能障碍，血象相对降低，轻微的凝血功能障碍。

1. 发热　往往持续高热不退，不表现为 SOJIA 时的弛张热，多为稽留热，持张高热常常是 MAS 的首发症状。

2. 肝脾大，淋巴结增大，增大程度不一。

3. 肝功能急剧恶化，可以表现为恶心、呕吐、黄疸及转氨酶在短期内迅速增高，胆红素进行性升高提示预后不良。并可以出现肝其他代谢功能紊乱，如胆汁酸代谢障碍、凝血因子合成不足导致凝血功能障碍等。

4. 皮肤黏膜易出血表现。可以表现为紫癜、易损伤、黏膜出血，消化道出血，也可能出现弥散性血管内凝血（DIC）。

5. 中枢神经系统功能障碍，可以有嗜睡、烦躁、定向力障碍、精神障碍、头痛、抽搐、昏迷。

6. 偶有肾、肺及心脏受累。本病的临床特征、尤其他易引致 MODS/MOF，类似于脓毒症。

（四）辅助检查

1. 外周血细胞减低，可以是白细胞减低、贫血、血小板减低，一系或三系减低。

2. 肝功能障碍，转氨酶 ALT、AST、GGT 等增高，可有胆红素增高、白蛋白降低。

3. 凝血功能异常，可有 PT、APTT 延长，纤维蛋白原（Fib）降低，FDP 增加。D-二聚体增高。

4. 血液生化的改变，有三酰甘油、低密度脂蛋白（LDH）增高，LDH 可以迅速增高而且升高的程度很高；其他肌酶可以增高；钠离子、钾离子减低。

5. ESR 降低是由于血液纤维蛋白原降低所致。往往呈现迅速、显著降低。

6. 血清铁蛋白（serum ferritin，SF）增高，是本病特点之一，增高程度往往达数千甚至上万，可以作为检查 MAS 病情变化的指标。

目前认为特异性和敏感性较好、具有诊断价值的生物学标志物包括血清铁蛋白、可溶性 CD25（sCD25）、可溶性 CD163（sCD163）、尿和血清的 β_2-微球蛋白。

组织病理学特征可以在骨髓穿刺、淋巴结活检、或肝脾活检发现分化完好的极度活跃增生的吞噬了血细胞的吞噬细胞。但并不是所有患者均可以发现，尤其在疾病早期。但如果发现吞噬细胞，则对诊断有非常重要的意义。

（五）诊断与鉴别诊断

MAS 是 SOJIA 一种威胁生命的并发症，早期诊断及快速和有效的治疗是抢救生命的关键。但至今为止，国际上仍无确定的 MAS 诊断标准。目前，我们在临床工作中主要 Ravelli 基于流行病研究资料，于 2005 年提出的初步诊疗方案（见表 2-31）。主要已具有：①临床指标：中枢神经系统功能紊乱（包括激惹、定向障碍、乏力、头痛、惊厥及昏迷）、出血（包括紫癜、皮下出血和黏膜出血）和肝大（肋下 $\geqslant$ 3cm）；②实验室指标：PLT $\leqslant$ 262$\times$10^9/L 、 AST $>$ 59U/L、WBC $\leqslant$ 4$\times$10^9/L 和纤维蛋白原 $\leqslant$ 2.5g/L；③组织学指标：骨髓细胞学检查发现具有噬血活性的巨噬细胞或组织细胞；④参考指标：临床表现包括发热持续不退、脾脏显著大、全身淋巴结大及不相称的关节炎改善表现；实验室指标包括贫血、ESR 下降、ALT 和 LDH 增高、黄疸、FDP 阳性、高三酰甘油血症、血钠降低、清蛋白降低及高铁蛋白血症。如果患儿具备 2 项或以上实验室指标或者具备 2 项或多项临床实验室指标即可诊断 MAS，骨髓细胞学检查仅在可疑病例时进行。

表 2-31　SOJRA 合并 MAS 的参考诊断指标（2005 年）

临床指标

1 神经系统功能障碍（易激惹、定向力障碍、嗜睡、头痛、抽搐、昏迷）

2 出血表现（紫癜、出血倾向、黏膜出血）

3 肝大（肋缘下 $\geqslant$ 3 cm）

实验室指标

1 血小板 $\leqslant$ 262$\times$10^9/L

2 天门冬氨酸氨基转移酶 $>$ 59 U/L

3 白细胞 $\leqslant$ 4.0$\times$10^9/L

4 纤维蛋白原降低（$\leqslant$ 2.5 g/L）

组织学指标

骨穿有巨噬细胞吞噬血细胞的证据

诊断原则

诊断 MAS 需要任何两个或两个以上的实验室指标；骨髓中发现吞噬血细胞，仅仅是对于可疑病例才必须具备

建议：上述诊断指标仅用于活动性 SOJRA 合并 MAS，实验室检查值仅作为参考

（六）治疗措施

MAS 是急重症，有报道死亡率高达 20%～60%，早期诊断、积极治疗可极大地改善预后。MAS 的治疗目的是通过免疫抑制剂、免疫调节剂和（或）细胞毒药物遏制过度炎症反应，阻断炎症级联反应。目前，MAS 的治疗方案是参照"HLH 治疗指南 2004 年方案"。由于 MAS 的基础疾病、疾病阶段、疾病严重度、触发机制均不同，故治疗方案需个体化、阶段化，适时检测，不断调整。

1. 一般对症治疗　维持电解质酸碱平衡；纠正凝血紊乱（低纤维蛋白原血症、血小板减少）；纠正多器官功能衰竭状态、根据患者器官损害情况做相应呼吸循环支持等处理；积极抗感染（尽可能找到感染源，如 EB 病毒、水痘病毒等）。

2. 药物治疗

（1）糖皮质激素：静脉应用肾上腺皮质激素是治疗 MAS 的首选治疗方法，常需要大剂量甲泼尼龙冲击治疗。剂量 15～30 mg/(kg·d)，一般最大剂量为 1g/d，连用 3～5d，改为口服激素维持。如果病情需要，可重复应用。有报道 MAS 患者单独应用激素和其他对症治疗后得到缓解；而部分患儿对激素治疗不敏感。

（2）环孢素：激素耐药或危重 MAS 患者需要应用环孢素 A 治疗。已有报道证实，重症 MAS 应用环孢素 A 治疗时，部分患者 12～24 小时内可出现明显的临床及实验室改善。环孢素是新型 T 淋巴细胞调节剂，其确切的免疫学机制并不十分清楚，但与其对 T 淋巴细胞活化的早期抑制有关，也可能抑制编码细胞因子基因转录。环孢素 A 能抑制 IL-2 和 IFN-γ 的产生，抑制 T 细胞 IL-2 受体表达，还能够抑制巨噬细胞产生 TNF-α、IL-1、IL-6 等细胞因子。有报道认为，环孢素 A 能够抑制巨噬细胞表达一氧化氮合成酶及环氧化酶Ⅱ，使一氧化氮及前列腺素 E_2 表达减少。此外，还能抑制细胞表面的共刺激分子，使树突状细胞激活 T 细胞的抗原呈递功能降低。总之，环孢素 A 能通过抑制巨噬细胞和 T 细胞而达到治疗 MAS 的有效作用，所以目前也有学者将其定为治疗 MAS 的一线药物。

环孢素 A 常用剂量为 2～8 mg/(kg·d)，分次静脉滴注。大多数患者在用药后 24～48 小时症状缓解，后改为 4～6mg/(kg·d)，分次口服。应根据肾功能调整剂量。应用本药需要监测血药浓度。

（3）大剂量丙种球蛋白（IVIG）静脉滴注：在 MAS 出现高铁蛋白血症时具有显著效果，已知在血清铁蛋白处于高峰值的 2 天内使用效果尤佳，一般采用 1g/(kg·d)，连用 2 天。目前 IVIG 对 MAS 的疗效报道不一，一般认为对病毒感染诱发的 MAS 有效。

（4）生物制剂：由于 MAS 呈高促炎性细胞因子状态，抗炎性细胞因子有关的生物制剂越来越多用于 MAS 的治疗。TNF-α 在 MAS 的发病机制中起重要作用。有研究提示，在 MAS 急性期此细胞因子浓度明显升高，故 TNF-α 拮抗剂作为靶向治疗成为可能。新近报道在 JIA 患者并 MAS 时，应用 TNF-α 单克隆抗体英夫利昔单抗（infliximab，类克）和 IL-6 单克隆抗体托珠单抗（tocilizumab，ACTEMRA）及重组可溶性肿瘤坏死因子融合蛋白依那西普（etanercept）均具有较好的疗效。

（5）其他：已有使用环磷酰胺及其他免疫抑制剂、化疗药物（如 VP 和 VP16）、抗胸腺细胞球蛋白（ATG）及血浆置换治疗 MAS 的报道，但该类药物在 SOJIA 及其相关 MAS 中应用较少，仅在常规治疗难以控制时慎重应用。

（6）自体干细胞移植：新近开展的自体干细胞移植为 MAS 的治疗开辟了新的前景。

（七）预后

SOJIA 是一种高度异质性的疾病，而 MAS 常并发于 SOJIA 其病情发展迅速，如得不到及时的诊断治疗，病死率高。目前，无论是 SOJIA 还是 MAS，在发病机制、早期诊断及治疗方面仍有许多问题不甚明了，有待进一步的基础和临床研究。

四、急性肌溶解症

（一）概述

横纹肌溶解综合征（rhabdomyolysis，RM）指一系列因素影响横纹肌细胞膜、膜通道及其能量供应的多种遗传性或获得性疾病导致的横纹肌损伤。细胞膜完整性的改变，细胞内容物漏出，包括肌红蛋白（myoglobin，Mb）、肌酸磷酸激酶（creatine pphos-phokinases，CPK）等酶类以及离子和小分子毒性物质，常常伴有威胁生命的代谢紊乱和急性肾衰竭（acute renal failure，ARF）。1881 年，Fleche 首先报道了由于肌内压迫所致的横纹肌溶解症，20 世纪 70 年代以后相继报道了脑卒中、中毒及感染等非创伤病因所致的横纹肌溶解（NRM）。

（二）病因

由创伤所致的横纹肌溶解曾命名为间隙综合征及挤压综合征。间隙综合征指肢体因创伤或受挤压后骨筋膜间隙压力增高造成的神经肌内缺血的局部表现；而挤压综合征是指直接创伤或缺血再灌流所造成的肌损伤的全身系统表现。广义上讲，横纹肌溶解是由于骨骼肌破坏导致细胞内容物释放入血和从尿排出的综合征。除了创伤因素外，非创伤因素包括遗传性病因、过量运动、肌内挤压、缺血-代谢异常、极端体温、药物毒物、感染等因素均可导致横纹肌溶解。

1. 创伤性　任何原因造成的大面积肌内损伤或缺血，均可导致横纹肌溶解，包括直接和间接损伤。

2. 非创伤性　尽管横纹肌溶解最早是在创伤患者中发现，但是目前非创伤因素造成的横纹肌溶解至少是创伤性横纹肌溶解的 5 倍以上。

（1）过度劳累：由于能量代谢的底物利用障碍或缺乏造成的劳累型横纹肌溶解，多发生于剧烈运动，如军事训练、举重、马拉松长跑之后。

（2）肌肉缺血：由于休克、碳氧血红蛋白血症、哮喘、溺水等造成的全身广泛肌肉缺血；局部包扎过紧、长时间使用抗休克衣及空气夹板等造成局部肌肉缺血；外科手术时间过长及脊髓损伤造成的机体制动时间过长；另外，由于肝素诱导的血栓、跳水导致的气体栓塞、脉管炎造成的动脉和静脉的阻塞。

（3）过度的高温和低温：冻伤或者过热可造成横纹肌溶解。

（4）电解质和渗透压的改变及代谢性疾病：电解质紊乱（低钾、低磷）、严重水肿、糖尿病酮症酸中毒、糖尿病高渗性昏迷、甲状腺功能减退等代谢性疾病均可导致横纹肌溶解，报道不多，但可致命。

（5）遗传和自身免疫性疾病：遗传紊乱引起的糖原和脂类代谢紊乱可造成横纹肌溶解，主要表现在家族史、儿童发病率高、易复发、与运动无关的肌肉坏死，可以不伴发肌红蛋白尿，包括肌肉萎缩、多肌炎、皮肌炎、McArdle 病、棕榈酰肉毒碱转移酶缺乏及呼吸链酶缺乏造成的横纹肌溶解。

（6）药物和乙醇：据文献报道，引起横纹肌溶解的药物达 150 余种，部分他汀类降脂药物（洛伐他汀、辛伐他汀、普伐他汀）引起横纹肌溶解已经明确；如果他汀类药物与其他药物（红霉素、克拉霉素、阿奇霉素、伊曲康唑、华法林、双香豆素、地高辛、吉非贝齐、环孢素、氯唑沙宗等）合用时发生横纹肌溶解的机会增加，酗酒也是导致横纹肌溶解的原因之一。

（7）感染：感染是造成横纹肌溶解的原因之一，流感病毒是引起横纹肌溶解的最常见的病毒，单纯疱疹病毒、EB 病毒、柯萨奇病毒及艾滋病病毒感染引起的 RM 也有报道，但其确切的发生机制尚不十分明确；军团杆菌是引起横纹肌溶解的最常见细菌，也有链球菌属、沙门菌属等的报道。

（三）发病机制

1. 危险因素

（1）剧烈的运动如马拉松或者体操等。

（2）缺血或骨疽（可能并发有动脉栓塞，深度静脉栓塞或其他病症）。

（3）癫痫发作。

（4）过量服用药物，特别是可卡因、安非他明、海洛因或者 PCP（五氯酚）。

2. 运动　不科学的运动训练可导致机体能量耗损，自由基产生增加，组织渗透性加强，从而引起炎性因子释放，造成肌肉组织的损伤，部分患者甚至出现急性肾衰竭及多脏器功能障碍综合征等并发症。当前主要是针对病因治疗，减少肌肉损伤，恢复血流，防治急性肾衰竭。

运动性横纹肌溶解症是一组由于过度运动后所致的骨骼肌损伤。临床表现为肌痛、肿胀、无力、棕色尿。主要特征是血清肌酸激酶、肌球蛋白升高，以及肌球蛋白尿，常合并急性肾衰竭。早期病因的治疗，恢复血流，防治急性肾衰竭对改善预后有着重要的临床意义。

肌内里的肌红蛋白会在肾小管中形成结晶，阻塞肾小管，影响肾功能；肌红蛋白流入肾，对肾也会产生毒性，轻的会产生血红蛋白尿，严重的还会引起肾衰竭。横纹肌溶解症多出现在 20 多岁的年轻人身上。运动过量打破了人体自身的和谐，比不运动带来的危害甚至更大。为了避免运动过量，运动时要循序渐进、量力而行。健身者应拓展运动项目，以免单一运动带来的运动疲劳。

3. 致病药物　许多药物可引起横纹肌（骨骼肌）损害，轻者表现为肌肉疼痛和乏力，重者出现横纹肌溶解症、急性肾衰竭，甚至危及生命。

（1）降脂药：洛伐他汀、辛伐他汀和普伐他汀等羟甲戊二酰辅酶 A（HMG-CoA）还原酶抑制剂对横纹肌有直接毒性作用，可致横纹肌溶解症。国内外文献报道的 38 例均是治疗剂量时发生，但出现时间 36 小时～24 个月不等，大部分发生于 3 个月以后。出现肌肉疼痛和肌酸激酶（CK）升高的肌肉病变的发生率低于 0.5%。同时服用环孢素、烟酸衍生物、伊曲康唑、红霉素、克拉霉素、阿奇霉素和米贝地尔（mibefradil）等影响细胞色素 P450 酶系的药物患者更易发生。纤维酸衍生物也可引起肌肉损害。

（2）β_2 受体激动剂特布他林（terbutaline）等：$\beta2$ 受体激动剂可引起横纹肌溶解症和急性肾衰竭，可能与这类药物的高动力作用如震颤和激动等致横纹肌损害有关。

（3）苯丙胺（安非他明）：苯丙胺致神经末梢释放去甲肾上腺素有明显的 α-肾上腺能介导的血管痉挛作用，是引起横纹肌溶解症的发病机制之一。

药物滥用：许多药物的非药理学用途可致肌损害，其作用机制与药物诱导昏迷或活动过渡有关。苯环利定（phencyclidine）是一种止痛剂，常滥用。1000 例苯环利定中毒的患者发现横纹肌溶解症 25 例，伴急性肾衰竭者达 40%。这与肌肉过度活动、中毒昏迷和直接横纹肌损害有关。

（4）引起低钾血症的药物：低钾血症是肌溶解的诱发因素。因此，许多引起低钾血症的药物可引起肌内损害，特别是有其他易感因素同时存在时，更易发生，致急性钾丢失的药物如两性霉素 B、强利尿剂、轻泻剂类、甘珀酸（生胃酮）和长期用甘草酸可引起横纹肌溶解症。糖尿病酮症酸中毒、高渗性非酮症昏迷或锂中毒可引起横纹肌溶解症和急性肾衰竭。

（5）恶性高热和神经镇静剂恶性综合征（NMS）：急性横纹肌溶解症的许多临床和病理学特征与发热、自主控制失调，即 NMS 相关。氟哌啶醇、氯丙嗪、氟哌噻吨和利培酮可引起 NMS，与中枢神经系统多巴胺功能迅速降低有关。某些肌肉药物遗传缺陷的患者，使用异氟烷、恩氟烷和琥珀胆碱等药物可诱发恶性高热类似病症。

（6）急性横纹肌溶解症至少 20% 与乙醇有关：饮用大量乙醇的健康人可出现无症状性 CK 升高和组织学肌肉病变。亚临床表现或明显的横纹肌溶解症常见于酗酒者。

（四）临床表现

横纹肌溶解症通常发生急性肌疼痛、肌肉痉挛、肌肉水肿，触诊肌肉有"注水感"，全身表现可有恶心呕吐和酱油色尿。严重肌肉疼痛和横纹肌溶解的特征为血清 CK 活性升高，可达正常值的 10 倍以上。血肌红蛋白浓度升高。约 1/3 的病例发生急性肾衰竭，早期伴高钾血症、高尿酸血症和高磷酸血症。低钙血症的发生较其他类型肾衰竭更明显，后期可发生高钙血症，并且成为有些病例的特征。尿分析存在"血液"，但显微镜下不见红细胞，是一项重要的诊断线索。尿肌红蛋白浓度升高。急性横纹肌溶解症的其他相关表现，如：局部肌肉损伤的隔间综合征；肌肉成分释放至循环系统对全身作用的高钾血症性心律失常和弥散性血管内凝血。脱水、发热、酸中毒和饥饿所致肌肉能量贮存耗竭等，均是横纹肌溶解症的诱发因素。

（五）辅助检查

当肌肉遭受损伤时，肌肉中的酶素也会释放到血中来，其中最常运用的检查就是肌酸激酶（creatine kinase，CK）值的测定，在正常情况下 CK 值应低于 200 U/L，在产生横纹肌溶解症时，CK 值会高达数千或甚至上万。

（六）诊断与鉴别诊断

有使用引起横纹肌溶解的药物史及其诱发因素。肌肉疼痛、乏力、肌肉痉挛、肌肉肿胀、肌肉"注水感"及急性肾衰竭等临床表现应疑为横纹肌溶解症。血清 CK 高于正常值的 10 倍；血肌红蛋白浓度升高、无红细胞性酱油包尿和肌红蛋白尿可确诊。同时要考虑其他合并因素。

（七）治疗措施

1. 一般治疗原则

（1）阻止进一步肌肉损害

去除可逆性导致肌肉损害的因素，如间隙综合征，采取的措施包括迅速去除受压的肢体并转移到医院，使制动的肢体放松等。

纠正低血容量和肾缺血：一旦发生横纹肌溶解则应尽可能早期输入大量液体，保证血容量及稀释已经到达肾的肌红蛋白。

促进肌红蛋白从肾排出：应用碳酸氢钠碱化尿液。甘露醇通过促进肌红蛋白里 Fe^{2+} 的释放，减少肌红蛋白对肾小管的直接和间接毒性作用、潜在的血管扩张作用，可提高肾血流，减少肾缺血状态；同时作为自由基清除剂，减轻自由基对肾的损害。

（2）血液净化疗法：横纹肌溶解时肌酐、尿素氮及血钾的浓度迅速提高，早行持续性肾替代疗法（CRRT）可以有效降低肌酐、尿素氮及血钾浓度。肌红蛋白的分子质量为 17 000，不能通过透析膜，血浆置换可以清除肌红蛋白。以上治疗可以缩短肾功能恢复时间，对横纹肌溶解的治疗起到重要的作用。另外，横纹肌溶解时大量的炎症介质释放，CRRT 对清除炎症介质、避免其他脏器的继发性损害具有重要意义。

2. 创伤性横纹肌溶解的治疗　挤压伤现场急救及早期处理包括解除挤压外力、妥善固定伤肢、抗休克、抗感染、碱化尿液等处置。需要指出的是，挤压伤及挤压综合征的发生与肌肉缺血及筋膜腔内压力升高有关，伤情较轻者一般可先制动肢体，密切观察。如果肢体迅速肿胀，远端血液循环障碍，应及早切开筋膜腔，充分减压，以改善肢体循环、减少有害物质吸收。对于延误诊治的患者，一经确诊，应及时施行减压术，亦可望获得良好的预后，必要时可考虑截肢。

3. 运动性横纹肌溶解症的治疗　治疗的关键在于早发现、早诊断、早治疗，及时处理并发症，防止病情进一步恶化。当肌肉损伤 100g，球蛋白水平超过 5～15mg/L 时，尿色变成棕色或黑色尿，提示运动性横纹肌溶解可能导致肾损害，应引起高度的重视。横纹肌溶解是肌肉受到损伤后大量肌细胞释放到血液循环中的一组综合征，创伤和非创伤的多种原因都可以导致其发生，可引起电解质紊乱、酸中毒、凝血障碍、低血容量及急性肾衰竭，诱发脓毒症和 MODS，严重者可以致死。由于其损害具有"原发性"和"继发性"的特征，因此，有专家提议应该把横纹肌划为另一个重要脏器。干预措施包括早期监测、去除诱因、碱化尿液、利尿及血液净化等。发生横纹肌溶解的患者需要严密监护。早期诊断、及时干预对其预后至关重要。

（八）预后

治疗结果主要因肾受损伤的程度不同而不同。病情复杂化的情况：急性管状骨疽和急性肾衰竭。

（九）预防

在任何可能损伤到骨骼肌的情况下，应该补充足够的液体来冲淡肾组织中的肌血球素。

（于永慧）

第三章　脓毒症

一、概述

脓毒症（sepsis）是由感染引起的全身炎症反应综合征（systemic inflammatory response syndrome, SIRS）。而 SIRS 是指任何致病因素作用于机体所引起的全身性炎症反应。脓毒症按严重程度不同分为：脓毒症、严重脓毒症（severe sepsis）及脓毒症休克（septic shock）。其中，严重脓毒症是指在脓毒症的基础上，出现器官功能障碍、低灌注或低血压。低灌注或灌注不良包括乳酸酸中毒、少尿或急性意识状态改变。脓毒症休克定义为严重脓毒症患者在给予足量液体复苏仍无法纠正的持续性低血压，常伴有低灌注状态或器官功能障碍。脓毒症、严重脓毒症及脓毒性休克反映了机体内一系列病理生理改变及临床病情严重程度变化的动态过程，其实质是 SIRS 不断加剧、持续恶化的结果。

二、病因

脓毒症可以由任何部位的感染引起，原发病灶常在肺、泌尿生殖道、肝胆胃肠道、皮肤及软组织等。但也有约 20％～30％找不到原发灶。其病原微生物包括细菌、真菌、病毒及寄生虫等，但并非所有的脓毒症患者都有引起感染的病原微生物的阳性血培养结果，仅约 45％的脓毒性休克患者可获得阳性血培养结果。脓毒症的诊断必须有感染的存在，但发生发展不一定依赖细菌和毒素的持续存在，炎症介质的失控性释放和炎症反应紊乱是其本质。

脓毒症常常发生在有严重疾病的患者中，如严重烧伤、多发伤、外科手术后等患者。脓毒症也常见于有慢性疾病的患者如糖尿病、慢性阻塞性支气管炎、白血病、再生障碍性贫血和尿路结石。

三、发病机制

脓毒症的根本发病机制尚未明了，涉及复杂的全身炎症网络效应、基因多态性、免疫功能障碍、凝血功能异常、组织损伤以及宿主对感染不同病原微生物及其毒素的异常反应等多个方面，与机体多系统、多器官病理生理改变密切相关。

1. 宿主自身免疫性损伤　脓毒症主要是由宿主炎症反应失控引起的。全身炎症反应可以是自限性的，也可以进展成为严重脓毒症和脓毒性休克。当革兰阴性菌或阳性菌、真菌、病毒及细菌毒素等病原侵入机体时，会引起机体免疫应答反应，当免疫炎症反应失控时，就会引起细胞因子风暴和炎症介质瀑布，并同时激活了神经-内分泌反射及血浆蛋白级联系统如凝血、纤溶和补体系统。在这些机制共同作用下，最终引起机体损伤。当组织恢复灌流后，可能会引起缺血再灌注损伤，释放大量的氧自由基，导致组织损伤。

2. 肠道细菌或内毒素移位　20 世纪 80 年代以来，人们注意到应激发生时导致的机体最大的细菌及内毒素储存库——肠道发生功能失调，进而引起的肠道细菌或内毒素移位所致感染与随后发生的脓毒症及多器官功能不全密切相关。研究表明，严重损伤后的应激反应可造成肠黏膜屏障破坏，肠道菌群生态失调及机体免疫功能下降，从而发生肠道细菌或内毒素移位，触发机体过度炎症反应与器官功能损害。

3. 凝血功能紊乱　凝血系统在脓毒症的发病过程中起着重要作用，它与炎症反应相互促进、共同构成脓毒症发生、发展中的关键因素。内毒素和 TNF 通过诱发巨噬细胞和内皮细胞释放组织因子，可激活外源性凝血途径，被内毒素激活的凝血因子XII也可进一步激活内源性凝血途径，最终导致弥散性血管内凝血（DIC）。

4. 微循环和线粒体功能障碍综合征　脓毒症本质上是微循环功能障碍。各种病因可引起微循环功能障碍，迁延可引发线粒体功能障碍，这种发生在微循环和线粒体水平的功能障碍称为微循环和线粒体功能障碍综合征，最终引起机体损伤、器官衰竭。

5. 基因多态性　临床上常见受到同一致病菌感染的不同个体的临床表现和预后截然不同，提示基因多态性等遗传因素也是影响人体对应激打击易感性与耐受性、临床表现多样性及药物治疗反应差异性的重要因素。

四、临床表现

1. 原发病及诱因　原发感染灶的症状和体征，及各种可能的诱因如中毒、窒息、炎症、低氧血症、低灌注、再灌注损伤等。

2. SIRS 的表现　如发热或体温不升、心动过速、呼吸急促、外周血白细胞增加或减少等。

3. 脓毒症进展后出现的休克及进行性多器官功能不全的表现。

五、辅助检查

1. 病原学检查　血液、尿液、脑脊液、支气管分泌物等培养是脓毒症感染诊断最确定的方法。但脓毒症病原菌培养的阳性率仅为 50% 左右。并且至少需要 24~48 小时化验时间。即使这样，它仍然是诊断及观察抗菌药物疗效的有效方法。

2. 生物学标志物的检查

（1）急性期反应蛋白（CRP）：CRP 作为非特异性炎症标志物被广泛应用。CRP 作为 G^+ 对抗吞噬作用的调理素，在脓毒症患者的浓度在 12~159mg/L 和 SIRS 患者的 CRP 浓度 13~119 mg/L 重叠，ROC 曲线分析显示，CRP 诊断脓毒症感染的敏感度和特异性均不高。

（2）降钙素原（PCT）：PCT 在宿主免疫应答中的作用机制尚不清楚。PCT 与感染和炎症明显相关。脓毒症期间 PCT 浓度 8~24 小时达到高峰，半衰期为 22~29 小时。G^+ 和 G^- 菌引起的 PCT 浓度增加没有显著差异。但肝功能障碍、创伤、抗 T 细胞治疗、烧伤、心源性休克、真菌感染等也可导致其增加。脓毒症白细胞减少患者 PCT 浓度则显著降低。提示虽然 PCT 是脓毒症感染的重要标志物，但它不能提供确定性诊断。但 PCT 降低可作为经验性抗生素治疗过程中的停药依据。

（3）其他：如细胞因子、化学增活素、黏附调节子、可溶性受体、急性期蛋白等，这些蛋白标志物的测定对了解脓毒感染所致炎症与宿主应答有重要意义，但均非特异性标志物，不能作为脓毒症的标志物。

3. 凝血功能检查　DIC 与炎症级联反应在严重脓毒症的发病过程中是密不可分的，并发 DIC 时可有相应的凝血功能的改变。

4. 各脏器功能评估　严重脓毒症时合并有多脏器功能障碍、低灌注等，如肝、肾功能检查、血气分析、乳酸测定等有助于评价脏器功能状态及循环灌注情况。

六、诊断

见表 3-1，3-2，3-3。

表 3-1　SIRS、感染、脓毒症、严重脓毒症和脓毒症休克的定义

1. SIRS　符合以下 4 项标准中至少 2 项，其中 1 项必须是体温或血白细胞计数异常。
   （1）中心体温>38.5℃ 或<36℃。
   （2）心动过速，平均心率>同年龄组正常值 2 个标准差以上（无外界刺激、慢性药物或疼痛刺激的影响）；或不可解释的持续性增快超过 0.5~4 小时；或<1 岁出现心动过缓，平均心率<同年龄组正常值第 10 百分位以下（无外界迷走神经刺激及先天性心脏病亦未使用 β 受体阻滞剂）；或不可解释的持续性减慢超过 0.5 小时。
   （3）平均呼吸频率>同年龄组正常值 2 个标准差以上；或因急性病程需机械通气（无神经肌内疾病，也与全身麻醉无关）。
   （4）血白细胞计数升高或降低（非继发于化疗的白细胞减少症），或未成熟中性粒细胞>10%。
2. 感染　存在任何病原体引起的可疑或已证实（培养阳性、组织涂片或 PCR）的感染；或与感染高度相关的临床综合征。
   感染的证据包括临床体检、影像学或实验室的阳性结果（如正常无菌体液中出现白细胞、内脏穿孔、胸片诊断肺炎、瘀斑或紫癜样皮疹、暴发性紫癜）。
3. 脓毒症　SIRS 出现在可疑或已证实的感染中或为感染结果。
4. 严重脓毒症　脓毒症并以下之一：心血管功能障碍；急性呼吸窘迫综合征；两个或两个以上心脏、肺以外的其他器官功能障碍。
5. 脓毒症休克　脓毒症并心血管功能障碍。

表 3-2　器官功能障碍标准

1. 心血管　在 1 小时内输入等张液≥40ml/kg 仍存在以下情况：
   （1）血压下降<该年龄组第 5 百分位或收缩压<该年龄组正常值 2 个标准差以下。
   （2）需用血管活性药物始能维持血压在正常范围［多巴胺>5μg/（kg·min）或予任何剂量多巴酚丁胺、肾上腺素、去甲肾上腺素］。
   （3）具备以下 5 条中的 2 条：①无法解释的代谢性酸中毒：碱缺失>5.0mEq/L；②动脉血乳酸水平增高：为正常上限 2 倍以上；③少尿：尿量<0.5ml/（kg·h）；④毛细血管再充盈时间延长>5s；⑤中心体温和周围体温差>3℃。
2. 呼吸
   PaO_2/FiO_2<300mmHg，无青紫性先心病、病前亦无肺疾病；
   $PaCO_2$>65mmHg 或超过基线 20mmHg 以上；
   证明需要高氧或 FiO_2>0.5 始能维持氧饱和度≥92%；
   需紧急侵入或非侵入性机械通气
   注：急性呼吸窘迫综合征必须 PaO_2/FiO_2<200mmHg、双肺渗出、急性发作和无左心力衰竭；急性肺损伤除 PaO_2/FiO_2<300mmHg 外，余同上。
   证明需高氧的方法：流量减少不能维持血氧含量而后增加流量能维持，表明需高氧；术后患者，已有肺部急性炎症或感染，不宜插管而用非侵入性机械通气。
3. 神经
   Glasgow 昏迷评分≤11。
   精神状态急性改变伴 Glasgow 昏迷评分从基线下降≥3 分。
4. 血液
   血小板计数<80×10^9/L 或在过去 3 天内从最高值下降 50%（适用于慢性血液/肿瘤患儿）。
   国际标准化比值>2（标准化的 PT）。
5. 肾
   血肌酐为各年龄组正常值上限的 2 倍及以上或较基线增加 2 倍。
6. 肝
   总胆红素≥40mg/L（新生儿不适用）。
   ALT：2 倍于同年龄正常值上限。

表 3-3　各年龄组生理参数和实验室变量

(低值取第 5 百分位，高值取第 95 百分位)

年龄组	心率（次/分）		呼吸频率（次/分）	白细胞计数（×10⁹/L）	收缩压（mmHg）
	心动过速	心动过缓			
≤1 周	>180	<100	>50	>34	<65
~1 个月	>180	<100	>40	>19.5 或<5	<75
~1 岁	>180	<90	>34	>17.5 或<5	<100
~6 岁	>140	NA	>22	>15.5 或<6	<94
~12 岁	>130	NA	>18	>13.5 或<4.5	<105
~18 岁	>110	NA	>14	>11 或<4.5	<117

注：NA：不适用。

七、治疗措施

治疗原则以对症处理为主，治疗的关键是防止、处理休克和 DIC，早期干预脏器功能障碍。治疗的目标是维持正常心肺功能，恢复正常灌注和血压。

1. 生命体征监护　连续检测心率、呼吸、血压、体温、血气分析、毛细血管充盈时间（CRT）等，对于血压下降且对治疗反应不佳时应检测中心静脉压（CVP）；阶段性检测凝血功能、DIC 指标、血尿素氮和肌酐、记录尿量，必要时每日检查眼底早期发现脑水肿，如有呼吸困难连续拍胸片以确定急性肺损伤（ALI）/急性呼吸窘迫综合征（ARDS）。

2. 抗感染治疗　建议尽早开始静脉使用抗生素，对于严重脓毒症或脓毒症休克者确认诊断后 1 小时内开始静脉抗生素治疗，并留取病原学标本。在未获得病原学资料之前经验性选用抗生素，发现感染病灶时及时清除。对于未发现感染证据时，PCT 低水平可用于辅助停用经验性抗生素治疗。建议对于侵袭性真菌感染早期诊断采用 1，3-β-D-葡聚糖检测（G 实验）、半乳甘露聚糖检测（GM 实验）和甘露聚糖抗体检测。对于需采取紧急感染源控制的措施（如坏死性软组织感染、腹膜腔感染并腹膜炎、胆管炎、肠道梗死等）的感染，要做出特定的解剖诊断，尽快明确或排除，必要时应在诊断后 12 小时内行外科引流以便控制感染源。

3. 液体疗法　小儿脓毒症休克时多存在相对或绝对循环量不足，心排血量下降，因此，液体复苏最为重要。

（1）液体的选择：推荐用天然（人工）胶体或晶体液进行液体复苏，但没有循证医学的证据支持何种液体优于其他液体。初期液体复苏推荐首先使用晶体液，也可以考虑使用白蛋白，但不建议使用分子质量>200 和（或）取代基>0.4 的羟乙基淀粉（注：万汶为第三代羟乙基淀粉，其分子质量=130，取代基=0.4）。

（2）用法：需迅速建立两条静脉输液通道，条件允许应放置中心静脉导管。①第 1 小时快速输液：生理盐水与乳酸钠林格液可完全互换，常用生理盐水，首剂 20ml/kg 于 5~10 分钟推入，立即评估循环与组织灌注情况是否改善（如心率减慢、血压上升、毛细血管再充盈时间缩短、脉搏和意识改善）。若休克的临床体征仍存在，再予以等张盐水 20ml/kg，此后可再重复 1 次，在最初 1 小时内总输液量可达 40~60ml/kg 或以上。当组织灌注恢复，出血控制，乳酸酸中毒解除后 Hb<70g/L，需输红细胞，目标为 Hb 达 80~100g/L。②继续和维持输液：由于血液重新分配及毛细血管渗漏等，感染性休克的液体丢失和持续低血容量可能要持续数日。因此要继续维持输液。继续输液可用 1/2~2/3 张液体，可根据血电解质测

定结果进行调整，6～8小时内输液速度5～10ml/（kg·h）。维持输液用1/3张液体，24小时内输液速度2～4ml/（kg·h），24小时后根据情况进行调整。在保证通气前提下，根据血气分析结果给予碳酸氢钠，使pH达7.25即可。可适当补充胶体液，如血浆等。一般不输血。继续及维持输液阶段也要动态观察循环状态，评估液体量是否恰当，随时调整输液方案。

（3）儿科脓毒症液体复苏的目标：包括体检灌注改善，毛细血管再充盈时间≤2秒，皮肤色泽和体温改善，意识状态好转，心率由快减慢，平均动脉压（MAP）＞65mmHg，尿量＞1ml/（kg·h），中心静脉压（CVP）8～12mmHg，中心静脉（上腔静脉）血氧饱和度（SvcO₂）≥70%或混合动静脉血氧饱和度≥65%，乳酸＜4mmol/l。因为血乳酸增高是组织灌注不足的指标，因此，在没有能力取得中心静脉血氧饱和度的医院，建议将脓毒症患者的血乳酸尽快降至正常。

（4）液体复苏难治性休克：是已输入足够量液体、CVP达8～12mmHg（如有中心静脉导管）或有液体超负荷体征［肝大和（或）肺水肿］而患者仍有明显灌注不良等休克表现时应加用血管活性药物治疗。

4. 血管加压类药物　推荐将MAP维持在≥65mmHg。在低血容量未得到纠正时，就应使用血管加压类药物以保证低血压时的血流灌注。使用去甲肾上腺素时应逐渐加量直到MAP达到65mmHg，才能维持组织灌注。另外，通过评估局部和全身灌注如血乳酸浓度和尿量确定血压维持的终点。因为休克时动脉导管测压更准确，因此，条件允许的情况下，应尽快为需要血管升压药物的患者建立动脉通路，有助于根据血压情况制定下一步治疗方案。

（1）去甲肾上腺素：推荐作为纠正脓毒症休克低血压时的首选血管加压药物。动物实验和临床应用均已证明去甲肾上腺素在脓毒症休克时能提高血压，增加肾血流量和肾小球滤过率。起始剂量0.05μg/（kg·min），3～5分钟增加0.05～0.1μg/（kg·min），最大剂量1～2μg/（kg·min），使MAP＞65mmHg。

（2）多巴胺：不作为首选的血管活性药物，只有当患者心律失常发生风险比较低，而且低心排血量时，才考虑使用多巴胺。多巴胺5～10μg/（kg·min）持续静脉泵注，根据血压监测调整剂量，最大不宜超过20μg/（kg·min）。

（3）其他：如肾上腺素、抗利尿激素，不作为脓毒症休克的首选血管加压药物。当需要更多缩血管药物才能维持足够血压时可加用或换成肾上腺素，0.05～2.0μg/（kg·min）持续静脉泵注；也可增加血管加压素0.03U/min，与去甲肾上腺素同时应用或后续替代。

5. 正性肌力药物　对于心脏充盈压升高但仍低心排血量，或已达到充分血容量和足够MAP时仍有低灌注征象的患者，提示存在心肌功能障碍，建议输注多巴酚丁胺，或已使用缩血管药物时加用多巴酚丁胺。常用5～10μg/（kg·min）持续静脉泵注，根据血压调整剂量，最大不宜超过20μg/（kg·min）。若存在儿茶酚胺抵抗，可选用磷酸二酯酶抑制剂氨力农、米力农。

6. 糖皮质激素　若经充分的液体复苏和缩血管治疗可恢复血流动力学稳定，不用糖皮质激素；若不能恢复稳定可加用。建议单独给予氢化可的松3～5mg/（kg·d）（成人200mg/d）静脉滴注。

7. 严重脓毒症脏器支持治疗

（1）机械通气：对脓毒症患儿，首先应保持呼吸道通畅，高流量吸氧，如液体复苏达40ml/kg后休克仍不能纠正或意识状况恶化，应行气管插管和机械通气，儿童肺保护策略与成人相似。对用严重的ARDS，推荐使用较高的呼气末正压（PEEP）；对于顽固性低氧的ARDS，推荐使用肺复张和俯卧位通气策略。

（2）血糖控制：对严重脓毒症患者应注意检测血糖水平，严格控制血糖可减少器官功能障碍的发生。当连续检测血糖水平＞10mmol/L（1800mg）时，开始使用胰岛素。上限目标是血糖≤10mmol/L（1800mg）。

（3）肾替代治疗：对血流不稳定有急性肾损伤（表现为无尿或少尿）的脓毒症患者，建议采用连续肾替代，而非间断血液透析，以便优化液体平衡的管理。

（4）预防应激性溃疡：对于严重脓毒症或脓毒症休克具有出血风险的患者，应用 H_2 受体拮抗剂或质子泵抑制剂预防应激性溃疡的发生。

（5）选择性肠道净化：选择性肠道去污和口腔去污可以减少呼吸机相关性肺炎的发生。

8. 纠正凝血障碍　早期可给予小剂量肝素 5～10U/kg 皮下注射或静脉滴注（注意肝素不能皮下注射），每 6 小时 1 次。若已明确有 DIC，则应按 DIC 常规治疗。

9. 其他　包括保证能力营养供给；注意内环境稳定；静脉用丙种球蛋白；血浆置换；自由基清除剂等。

八、预后

脓毒症是目前重症监护病房首要的致死原因，病死率高达 30%～50%，一旦发生休克和多器官衰竭，病死率可达 80%～90%。

（赵　春）

第四章　深部真菌感染

第一节　深部真菌感染

一、概念

深部真菌感染指真菌侵入内脏、血液、黏膜或表皮角质层以下深部皮肤结构引起的感染，包括限局性的单一器官感染（如肺念珠菌病、上颌窦曲霉病等）和两个及以上器官（组织）受侵犯的系统性真菌感染（如播散性念珠菌病、真菌血行感染等）。与深部真菌感染相对应的概念是浅部真菌感染，指真菌仅侵犯表皮的角质层、毛发和甲板。

局限性真菌感染是相对于全身感染而言的，只感染特定的器官或组织，可以是浅部或深部真菌感染；若感染侵犯全身多脏器、组织则为全身性真菌感染或称系统性真菌感染，这种严重的感染可以在疾病开始时就形成或因局部病变进一步发展所致。

二、真菌分类

1. 根据侵犯人体的部位，可将真菌分为浅部和深部真菌两大类。浅部真菌主要侵犯皮肤表层角质层、毛发和指甲，深部真菌主要侵犯皮肤角质层以下、黏膜、深部组织和内脏器官，在一定条件下可播散引起全身感染。其中肺部是最常侵袭的部位。

2. 根据致病性分为致病性和条件致病性真菌。致病性真菌又称传染性真菌，属原发性病原菌，常导致原发性外源性真菌感染，可侵袭免疫功能正常宿主，免疫功能缺陷的患者易致全身播散；病原性真菌主要有组织胞浆菌、球孢子菌、副球孢子菌、皮炎芽生菌、足癣菌和孢子丝菌等。条件致病性真菌又称机会性真菌，如念珠菌属、曲霉属、隐球菌属、毛霉和青霉属、根霉属、犁头霉属、镰刀霉及肺孢子菌等。这些真菌多为腐生菌或植物致病菌，对人体的病原性弱，但在宿主存在真菌感染的易患因素时，会导致深部真菌感染，但临床上也可见到无明确宿主因素的病例。在深部真菌病中，条件致病性真菌占重要地位。

3. 按病原菌生长形态特性分类

（1）酵母菌：单细胞真菌，呈圆形或卵圆形，又可分为念珠菌（假丝酵母菌）和非念珠菌，常见的念珠菌包括白色念珠菌、光滑念珠菌、克柔念珠菌、热带念珠菌、近平滑念珠菌、葡萄牙念珠菌、季也蒙念珠菌等，非念珠菌包括隐球菌属、毛孢子菌属和酵母属。

（2）真菌：菌落形态可产生分枝的丝状菌丝，可分为曲霉菌和非曲霉菌，其中曲霉菌又包括烟曲霉、黄曲霉、土曲霉、构巢曲霉、白曲霉等，非曲霉菌包括接合菌（如毛霉、根霉）、暗色孢霉属（如外瓶霉、德氏霉）、青霉属（如橘青霉、产黄青霉等）、镰刀霉属（如串珠镰刀霉、增生镰刀霉）、赛多孢霉属（如尖端赛多孢霉、多有赛多孢霉）、链格孢霉属（如交链孢霉）、拟青霉菌属（拟青霉）。

（3）双相型真菌：37℃试管或组织上生长，呈酵母菌样，22℃培养呈菌丝体生长。组织胞浆菌、球孢子菌、副球孢子菌、皮炎芽生菌等属于此群。

（4）类真菌：如肺孢子菌、奴卡菌、放线菌、葡萄状菌等。

三、流行病学

致病性真菌多呈地区性流行，南北美洲发病率相对较高。我国深部真菌病的病原体绝大多数为条件致病性真菌，且发病率呈逐渐上升趋势。

四、真菌感染的发病机制

目前尚不清楚。条件致病性真菌一般不致病，机体抵抗力下降时才过度繁殖致病。发病因素有如下三个方面：①菌体方面：很多真菌具有保护自身不被破坏或易于致病的结构或成分，如白色念珠菌细胞壁含甘露糖，能增强白念菌的黏附力，从而引起感染；其次它在组织内常呈菌丝体，不易被吞噬，也增强了致病力。而新型隐球菌在体外无荚膜，但在人体内很快形成荚膜，荚膜多糖保护菌体不被破坏，并使中枢神经系统发生机械性损伤。皮炎芽生菌和球孢子菌的厚壁也有对抗白细胞吞噬作用等。②机体方面：患者的体液免疫和（或）细胞免疫功能低下，如患有白血病、淋巴瘤、糖尿病和 AIDS 病等。③过敏反应：也为发病因素之一，多数真菌病原的抗原经皮内注射后可有明显的局部反应或全身反应，如球孢子菌病的结节红斑和胸腔积液可能为过敏反应的一种表现。

五、真菌感染的危险因素

1. 免疫抑制性治疗　如使用免疫抑制剂、皮质类激素、恶性肿瘤、器官移植、化疗、放疗的患者。
2. 免疫抑制性疾病　如中性粒细胞减少（毛霉菌感染率高）、HIV（＋）等。
3. 长期使用广谱抗生素　抗生素使用≥7 天，联合使用三种或三种以上抗生素，会导致胃肠道菌群失调，念珠菌大量繁殖，并且导致宿主粒细胞吞噬功能下降。
4. 体内留置导管　如中心静脉插管、气管插管、气管切开、机械通气、导尿管等。这些侵入性导管破坏了皮肤屏障的保护作用，损伤了血管内皮，增加念珠菌的附着机会，另外，输入营养液也会促进念珠菌生长。几乎所有与内置管有关的真菌感染均由念珠菌引起。
5. 腹部手术　腹部大手术、严重创伤可以降低机体免疫功能，破坏胃肠道黏膜屏障，使真菌容易侵入血循环系统和器官。破坏肠道运动，导致肠道内念珠菌大量繁殖，增加念珠菌血症的发病机会。腹部大手术后 3 周内约有 25％的患者发生念珠菌血症。
6. 长期住 ICU　长期住 ICU 的患者病情危重，机体免疫功能低下，常伴有侵入性导管置入等多种因素易导致真菌感染。
7. 真菌定殖　真菌定殖是导致深部真菌感染的一个非常重要的高危因素。据报道，在同一部位两次或两次以上发现同一真菌，其发生真菌血症的危险性大约是 30％～50％，这种危险性的增长随着真菌寄殖部位的增多或真菌生长密度增加而增加，在没有真菌寄殖的患者中，则很少发生真菌感染。

六、各部位常见的真菌

（1）肺：念珠菌、曲菌、隐球菌、毛霉菌、组织胞浆菌、球孢子菌、放线菌、奴卡氏菌。

（2）中枢神经系统：念珠菌、隐球菌、曲菌、球孢子菌、奴卡氏菌。

（3）消化系统：念珠菌、放线菌。

（4）泌尿生殖系统：念珠菌、芽生菌。

（5）心血管系统：念珠菌、曲菌、毛霉菌、放线菌。

（6）眼、耳、鼻：念珠菌、曲菌、毛霉菌、镰刀菌。

七、诊断

侵袭性真菌感染的临床表现缺乏特异性，易与其他感染混淆，需要病原学的相关检查（详见下一节）才能确诊。早期容易漏诊，所以国内外专家提出了分级诊断的概念和标准（详见下一节），强调早发现、早治疗。

八、治疗

抗深部真菌的药物分为四大类，包括三唑类、棘白霉素类、多烯类和嘧啶类。

（一）三唑类

1. 氟康唑

（1）抗菌谱：应用于酵母菌中念珠菌与隐球菌属感染，对白念珠菌与新生隐球菌效果较好，但对光滑念珠菌及克柔念珠菌基本无活性，对酵母菌以外的真菌无效。

（2）药代动力学：口服迅速吸收，进食对药物吸收基本无影响；血浆消除半衰期长，每日只需给药1次；氟康唑在脑脊液中的浓度约为其血药浓度的60％。

（3）临床应用：用于预防及治疗白念珠菌感染，对隐球菌病也有效。对曲霉属感染无效。

2. 伊曲康唑　在体内其代谢产物羟基伊曲康唑与伊曲康唑有同等抗菌活性。

（1）抗菌谱：包括念珠菌属、曲霉、隐球菌和组织胞浆菌等致病真菌，对镰刀霉活性较低，对毛霉感染无效。

（2）药代动力学：为脂溶性，其口服溶液制剂生物利用度比胶囊制剂提高了约60％，应用伊曲康唑和环糊精复合物制成的静脉注射剂型可以进一步提高伊曲康唑的生物利用度，环糊精几乎均以原型从肾排泄，未发现在体内蓄积，伊曲康唑在脑脊液中浓度较低，伊曲康唑合并西沙必利或阿司咪唑可能出现致命性心律失常，应避免同时应用。

（3）临床可用于曲霉、念珠菌属、隐球菌属和组织胞浆菌等引起的真菌感染的治疗以及曲霉和念珠菌感染的预防。

3. 伏立康唑

（1）抗菌谱：念珠菌属（包括光滑念珠菌及克柔念珠菌）、新生隐球菌、曲合菌（如毛霉等）无活性。

（2）药代动力学：口服生物利用度可达90％，约80％由肝代谢，仅有1％以原型从尿中排泄；广泛分布于人体各组织和体液，可透过血脑屏障；研究结果表明，伏立康唑与食物同服时，生物利用度约下降20％。

（3）临床可用于治疗念珠菌病（包括氟康唑耐药念珠菌引起的感染）、侵袭性曲霉病、镰刀霉引起的感染。

（二）棘白霉素类

卡泊芬净

1. 抗菌谱　包括念珠菌属和曲霉，但对新生隐球菌、镰刀霉和毛霉等无活性。

2. 药代动力学　血药浓度和药时曲线下面积与剂量呈等比例增长，蛋白结合率＞96％，不能透过血脑屏障。

3. 临床应用　侵袭性念珠菌病、念珠菌血症及侵袭性曲霉感染。

（三）多烯类

两性霉素B及其含脂制剂属多烯类抗真菌药，一般加有一定量的脱氧胆酸钠助溶以便静脉注射。为降低肾毒性，现已研制了三种含脂类的两性霉素B制剂：两性霉素B脂质分散体、两性霉素B脂质复合物和两性霉素 B 脂质体：

1. 抗菌谱　对除土曲霉及放线菌属外的多数致病真菌敏感，包括念珠菌、新生隐球菌、曲霉属、毛霉、荚膜组织胞浆菌、申克孢子丝菌、厌酷球孢子菌、巴西副球孢子菌、马内菲青霉等。

2. 药代动力学　脑脊液中浓度较低，几乎不被肠道吸收，血浆蛋白结合率高，可通过胎盘屏障，血浆半衰期为 24 小时。

3. 临床可用于曲霉、念珠菌、隐球菌、组织胞浆菌等引起的感染，主张从低剂量开始逐渐增加。

（四）嘧啶类

氟胞嘧啶，属抑菌剂：

1. 抗菌谱　对隐球菌和念珠菌包括非白念珠菌有良好的抗菌作用（其他真菌则多耐药）；单独应用易导致耐药，多与两性霉素 B 联合使用。

2. 药代动力学　口服生物利用度为 78%～90%，达峰时间 2 小时，血清蛋白结合率低，可广泛分布于各器官组织，脑脊液中浓度可达血液浓度的 50%～100%，清除半衰期为 2.4～4.8 小时，90% 以上以原形自尿中排出。

3. 用法与用量　每天 100～150mg/kg，分 4 次口服，静脉滴注分为 2～4 次给药；成人一般每次 2.5g，滴速为 40～100mg/min。肾功能不全者需减量。注意监测血液和肝的不良反应。严重肾功能不全及对本品过敏者禁用，孕妇慎用，哺乳妇女不宜使用。阿糖胞苷可使本品抗真菌作用失活。本品不宜与骨髓抑制药物同时使用。

第二节　侵袭性肺曲霉菌病

一、概念

1. 肺真菌病　由真菌引起的肺部疾病，主要指肺和支气管的真菌性炎症或相关病变，广义地讲可以包括胸膜甚至纵隔。虽然常与肺部真菌感染混用，但由于存在隐匿性感染，故感染不同于发病，作为疾病状态，肺真菌病较肺部真菌感染定义更严格。真菌性肺炎（或支气管炎）：指真菌感染而引起的以肺部（或支气管）炎症为主的疾病，是肺部真菌病的一种类型，不完全等同于肺真菌病。

2. 侵袭性肺真菌病　指真菌直接侵犯（非寄生、过敏或毒素中毒）肺或支气管引起的急、慢性组织病理损害所导致的疾病，不包含变态反应性支气管肺曲霉菌病。

3. 播散性肺真菌病　指侵袭性肺真菌病扩散和累及肺外器官，或发生真菌血症，与原发于肺的系统性真菌病大体同义。

二、临床表现

侵袭性肺部真菌感染的临床表现不特异，主要表现为咳嗽、发热、咳痰、咯血、呼吸困难、胸痛等呼吸道症状，查体可以有肺部啰音或干啰音，可出现胸腔积液，且经积极的抗生素治疗无效。支气管镜下的表现可以正常，部分患者可见支气管腔内多发结节，结节样或息肉样新生物，气管外压性狭窄或气管内大量白色干酪样物质。

三、实验室检查

1. G 试验和 GM 试验

（1）G 试验又称为 1，3-β-D 葡聚糖试验，是针对真菌表面的 1，3-β-D 葡聚糖抗原，1，3-β-D

葡聚糖是除了结合菌属外所有真菌（包括念珠菌属、曲霉菌属、镰孢菌属、酵母菌、毛孢子菌属、支顶孢属等）细胞壁的特有成分，而原核生物、病毒和人类细胞壁缺乏此多糖。因此，如果在血液或其他无菌体液中检测到1，3-β-D 葡聚糖，就将可能提示真菌感染的存在。1，3-β-D 葡聚糖已经成为真菌感染的有效标识物。可用于对系统性真菌病的诊断筛查，该方法敏感性可达 1pg/ml，特异性高，缺陷在于容易引起假阳性，而且无法区分真菌种类。

须注意以下情况可出现假阳性：①使用纤维素膜进行血透，标本或患者暴露于纱布或其他含有葡聚糖的材料；②静脉输注免疫球蛋白、白蛋白、凝血因子或血液制品；③链球菌血症；④操作者处理标本时存在污染。另外，使用多糖类抗癌药物、放化疗造成的黏膜损伤导致食物中的葡聚糖或定植的念珠菌经胃肠道进入血液等也可能造成假阳性。

假阴性的情况见于：①粒细胞缺乏。②不敏感菌：特殊真菌如接合菌（毛霉菌、根霉菌）细胞壁没有1，3-β-D 葡聚糖成分，隐球菌细胞壁外有荚膜致使1，3-β-D 葡聚糖释放不出，这些真菌无法检测到。有临床症状，但 G 试验阴性，临床医生便可以考虑这两种真菌感染的可能。③定植菌：多项研究显示，定植真菌几乎不引起1，3-β-D 葡聚糖升高，即使是严重定植。因此 G 试验阴性可以区分定植菌和侵袭性感染。④标本放置时间过长，导致分解代谢。⑤试验操作过程中离心时间过长。

（2）GM 试验又称半乳甘露聚糖试验，检测的是血清中的半乳甘露聚糖，主要适于侵袭性曲霉菌感染的早期诊断。曲霉菌特有的细胞壁多糖成分是 β（1，5）呋喃半乳糖残基，菌丝生长时，半乳甘露聚糖从薄弱的菌丝顶端释放，是最早释放的抗原。GM 释放量与菌量成正比，可以反映感染程度。连续检测 GM 可作为治疗疗效的监测。在造血干细胞移植患者中的诊断敏感性高，可以用于曲霉菌的早期诊断及治疗的监测。而且阳性结果出现在临床症状或影像学特征之前。该试验还可以检测肺泡灌洗液和尿液标本，是目前国际上一致认可的一项侵袭性曲霉菌病的诊断方法。其缺点是某些药物和食物可以导致假阳性，假阳性率可以高达18%。因为半乳甘露聚糖常为一过性，建议对于高危人群应进行动态监测，每周采集标本两次监测。

值得注意的是，以下情况可出现假阳性：①使用半合成青霉素尤其是哌拉西林/他唑巴坦；②新生儿和儿童；③血液透析；④自身免疫性肝炎等；⑤食用可能含有 GM 的牛奶等高蛋白食物和污染的大米等。

以下情况可出现假阴性：①释放入血循环中的曲霉 GM（包括甘露聚糖）并不持续存在而是会很快清除；②以前使用了抗真菌药物；③病情不严重；④非粒细胞缺乏的患者。

2.乳胶凝集试验　隐球菌乳胶凝集试验方法是以高效价抗隐球菌多糖抗体吸附于标准大小的乳胶上作为抗体，检测患者血清或 CSF 标本中的循环隐球菌荚膜多糖抗原，它以胶乳颗粒为载体，表面连接有抗新生隐球菌抗体，形成致敏胶乳悬液，如标本（血清、胸腔积液、支气管肺泡灌洗液或脑脊液）中含有一定量的隐球菌荚膜多糖抗原，则可产生肉眼可见的凝集反应颗粒，是一种简便，快速，有效诊断隐球菌感染的实验室方法。

3.微生物学检查

（1）真菌镜检：是最简单也是很有价值的实验室诊断方法。其优点在于简便、快速，无菌部位的阳性结果可直接确定真菌感染。但是由于阳性率较低，阴性结果亦不能排除诊断。直接镜检对于浅表和皮下真菌感染最有帮助。在皮肤刮屑、毛发或甲标本中发现皮肤癣菌、念珠菌和马拉色菌的成分可提供对相应真菌病的可靠诊断。如在无菌体液的直接镜检中发现真菌成分常可确立深部真菌病的诊断，例如在脑脊液中检测到带荚膜的新生隐球菌酵母细胞，或外周血涂片中检测到荚膜组织胞浆菌细胞。但一般在有菌部位则只有发现大量真菌菌丝方才有意义，通过直接镜检一般可以区分念珠菌、隐球菌、暗色真菌、毛霉（接合菌）等菌的感染，进一步明确鉴定菌种需要通过培养鉴定来完成。

（2）真菌培养　是实验室检查中的重要环节，培养出致病真菌是进一步鉴定菌种的前提条件，尤其是无菌体液或组织培养出致病真菌，意义更大，但目前培养的阳性率均较低。

4. 影像学表现　侵入型肺曲霉菌病早期 CT 表现有单个或多个边缘模糊的炎性结节或肿块，有的聚集成簇，典型 CT 表现为"晕月征"——软组织密度结节或肿块周围环以浅淡的、磨玻璃样的晕，据认为，本征在侵入型肺曲霉菌病早期出现率高，对本病早期诊断具有高度提示性价值，其病理基础为出血性肺梗死，中央的结节或肿块为坏死的肺组织，周围的晕环则代表坏死周围出血区。有作者报道此征亦可见于巨细胞病毒性肺炎、疱疹病毒性肺炎、韦格纳肉芽肿、转移性血管肉瘤以及卡波济肉瘤等。本病另一特征性表现为"空气半月征"——圆形肺浸润伴有中心坏死和周围新月状或环形空洞。本征在普通 X 线胸片和 CT 像上均可见，多发生于白血病化疗后中性粒细胞恢复时，一般在初发浸润的 6～26 天（平均 15 天）后出现。病理上见空洞内为坏死组织及真菌成分，在坏死组织内均见受累的血管，说明与肺梗死有关。其他 CT 表现不具有特征性，有多发小叶实变影或小叶融合性阴影，肺叶、肺段以及亚段实变影，结节或肿块状影以及薄壁和厚壁空洞或肿块内低密度区。真菌性脓肿可累及支气管，使之管腔不规则狭窄。

肺隐球菌病 CT 表现主要有三种类型：①肺炎样改变：表现为单侧或双侧肺段或肺叶实变，病变内有时可见支气管充气征。病变初期边缘模糊，进入亚急性期，病变边缘趋于清楚，较大病变常伴有纤维条索状影。②肺结节：为免疫功能正常患者的最常见表现，占 1/3～1/2。典型的结节位于胸膜下，可为孤立性或多发，直径大小从 0.5～4cm，边缘清楚或毛糙，空洞和钙化少见。③播散性病变：表现为粟粒结节影、弥漫性网状影。本病的 CT 表现为非特异性的，表现为孤立或多发结节或肿块者易误诊为肺癌、肺结核或非特异性炎性肉芽肿等。表现为肺实变者不能与其他感染性病变鉴别。播散性病变与肺结核、病毒感染以及其他真菌感染等许多病变过程有相似的表现。

肺念珠菌病的 CT 表现：不很特异，最多见的是结节影，约有 70% 患者出现，3～30mm 不等，多发，部分边缘清晰，部分模糊。29% 的患者可见晕征。35% 的患者出现不规则形空洞，空洞与出血性梗死灶或合并的细菌感染相对应。空洞周边的实变病理上与肺泡腔内的出血、渗出、肺泡间隔增宽一致；与镜下的组织坏死周围的出血、水肿相对应。

肺孢子菌肺炎：胸部 CT 检查可见毛玻璃样肺间质浸润，伴有低氧血症。

四、诊断和治疗

从临床实际和客观需要出发，现提出了侵袭性肺真菌病的分级诊断和治疗标准，具体见附录（儿童侵袭性肺部真菌感染诊治指南）。

五、预后

预后取决于诊断和治疗的早晚，拟诊即开始治疗的患者短期预后尚可，远期预后仍待进一步研究。

【附】儿童侵袭性肺部真菌感染（invasive pulmonary fungal infections，IPFIs）诊治指南（2009 版）

【IPFIs 的诊断】

IPFIs 的诊断采用分级诊断模式，诊断依据由宿主（危险）因素、临床证据、微生物学证据和组织病理学四部分组成，分为确诊、临床诊断和拟诊三个级别。

诊断依据：

1. 宿主和（或）环境（危险）因素　①基础疾病：早产儿、低出生体重儿、先天发育异常、慢性疾病和重度营养不良等。②原发性免疫缺陷病：各类原发性免疫缺陷病，尤其是联合免疫缺陷病、细胞免疫缺陷病和慢性肉芽肿病（CGD）等。③继发性免疫功能低下：抗肿瘤药物导致外周血中性粒细胞减少；长期应用广谱抗菌药物、糖皮质激素以及其他免疫抑制剂；骨髓移植和器官移植后以及 HIV 感染和其他严重病毒感染等。④侵入性操作：包括血管内留置导管、留置导尿管、气管插管或气管切开、机械通气、腹膜透析、血液净化和胃肠外营养等。⑤环境危险因素：免疫功能基本正常的儿童，由于吸入大量真菌孢子，如空调污染、密切接触鸽类以及接触有真菌存在的环境，超过机体抵抗力而发病，多见于肺隐球菌病，其次是侵袭性肺曲霉病。

2. 临床证据　①发热、咳嗽和肺部体征经抗菌药物治疗无好转或好转后再次出现发热、咳嗽和肺部体征。②影像学提示肺部病变经抗菌药物治疗无好转或肺部出现新的非原发病的浸润影。提示侵袭性肺曲霉病的影像学征象：早期出现胸膜下密度增高的结节实变影和（或）楔形实变影、团块状阴影，病灶周围可有晕轮征，数天后肺实变区液化、坏死，出现空腔阴影或新月形空气征。曲霉可引起侵袭性支气管感染，影像学主要表现为沿支气管分布的结节阴影、树芽征和细支气管壁增厚等，可单独出现，但常与肺部病变并存。提示肺隐球菌病的影像学征象：免疫功能低下儿童，多见斑片状或大片状实变，单侧或多侧，与其他病原体肺炎难以区别。免疫功能正常的儿童。多见结节状阴影，单发或多发，常位于胸膜下，大小不一。弥漫性粟粒状阴影、肺间质性病变、气管支气管旁淋巴结肿大者等较少见。提示肺念珠菌病的影像学征象：结节实变影和（或）大片状实变，少有空洞形成。血行感染或由肺部感染发生播散者，多呈弥漫粟粒状阴影。念珠菌也可引起侵袭性支气管感染，影像学表现同曲霉感染。提示肺孢子菌肺炎的影像学征象：双肺毛玻璃阴影。

3. 微生物学证据　有临床诊断意义的微生物学证据：①合格痰标本直接镜检发现菌丝，且培养连续两次以上分离到同种真菌；②支气管肺泡灌洗液经直接镜检发现菌丝，真菌培养阳性；③合格痰液或支气管肺泡灌洗液直接镜检或培养发现新生隐球菌；④血液标本曲霉半乳甘露聚糖（GM）实验（ELISA）连续两次吸光度指数（GM I）值＞0.8或单次 GM I 值＞1.5；⑤血液标本真菌细胞壁成分 1，3－β－D 葡聚糖抗原（G 试验）连续两次阳性；⑥血液或支气管肺泡灌洗液隐球菌抗原阳性。有确诊意义的微生物学证据：①肺组织真菌培养阳性；②胸腔积液真菌培养阳性；③血液真菌培养阳性（曲霉和除马尼菲青霉以外的青霉需排除污染）；④合格痰液或支气管肺泡灌洗液发现肺孢子菌包囊、滋养体或囊内小体；⑤胸腔积液和血液直接镜检发现新生隐球菌。

4. 组织病理学证据　肺组织标本进行组织病理学检查发现真菌感染的病理改变以及菌丝或孢子等真菌成分。

诊断标准：

确诊：宿主因素＋临床证据＋肺组织病理学和（或）有确诊意义的微生物学证据。

临床诊断：宿主因素＋临床证据＋有临床诊断意义的微生物学证据。

拟诊：宿主因素＋临床证据。

【IPFIs 的治疗】

1. 一般预防　包括医院感染控制技术措施和抗真菌药物预防。目前儿科公认的抗真菌药物预防适应证为：粒细胞减少的血液系统患儿、造血干细胞移植以及慢性肉芽肿患儿。抗真菌药物的耐药问题已引起国内外重视，应避免滥用抗真菌药物预防真菌感染。

2. 靶向预防　在高危患者预防某种特定的真菌感染，如在血液肿瘤和艾滋病患者应用甲氧苄啶-磺胺甲噁唑（TMP－SMZ）预防肺孢子菌肺炎。

3. 拟诊治疗　即经验性治疗，由于侵袭性真菌感染病死率高，延误治疗则常导致死亡。为此，经验性抗真菌治疗尤为重要。高危真菌感染患儿，临床和影像学表现提示真菌感染（拟诊）时，在积极寻找病因同时，应开始经验性抗真菌治疗。常用药物为氟康唑、伏立康唑、伊曲康唑以及卡泊芬净。

4. 临床诊断治疗　即先发治疗，患儿符合临床诊断，其抗真菌治疗已有较强的选择性用药指征，应依据真菌种类、药敏结果、病情轻重以及患儿的耐受性选择用药。

5. 确诊治疗　即靶向治疗，针对确诊患儿，应依据真菌种类、药敏结果、病情轻重以及患儿的耐受性选择用药。

【儿童常见侵袭性肺部真菌感染的治疗选择】

1. 肺念珠菌病 无论念珠菌种类，病情较轻者或对氟康唑敏感者，首选氟康唑。对耐氟康唑者或病情较重者（合并播散、继发肺部念珠菌病、血流动力学改变等），应用两性霉素 B（除外季也蒙念珠菌和葡萄牙念珠菌），可联合氟胞嘧啶（5-FC）或应用卡泊芬净、伏立康唑、伊曲康唑。对于克柔和光滑念珠菌感染，如无药物敏感试验的条件，原则上首选卡泊芬净、伏立康唑、两性霉素 B、伊曲康唑。

2. 侵袭性肺曲霉病 可选择伏立康唑、伊曲康唑、卡泊芬净、两性霉素 B，病情重者可联合两种抗真菌药物治疗。氟康唑对肺曲霉感染无效。可参考病情的轻重、原发病、免疫功能状态以及药物的安全性和价格等选择药物。两性霉素 B 是治疗侵袭性肺曲霉病的传统药物。目前认为病情较重者，可首选伏立康唑。卡泊芬净适用于患者不能耐受其他药物或其他药物无效时的治疗。

3. 肺隐球菌病 对于轻度感染或无免疫功能缺陷的患者首选氟康唑。重症患者或合并脑膜炎、腹腔隐球菌病等或儿童存在免疫功能缺陷，可应用两性霉素 B，并联合 5-FC，待病情好转后改用氟康唑维持治疗。

4. 肺接合菌病 目前唯一有效的治疗是两性霉素 B，或联合 5-FC 使用。

5. 肺孢子菌肺炎 TMP-SMZ 是首选药物，疗程 2～3 周。卡泊芬净对肺孢子菌肺炎有一定疗效，可用于 TMP-SMZ 耐药或重症患者。

6. 肺组织胞浆菌病 病情较轻者，可选用氟康唑、伊曲康唑等治疗。重症患者首选两性霉素 B，有效后改用伊曲康唑维持治疗。也可用两性霉素 B 全程治疗。

【儿科应用抗真菌药物的种类和剂量】

新的抗真菌药物，有的说明书没有明确规范儿科的用药剂量，有的还明确指出"尚无用于儿童的资料，除非用药益处大于潜在危险时，不得用于儿童"。以下所列部分药物的剂量，是儿科临床医生为挽救患儿生命，在家属签署知情同意书后，经临床实践探索的经验剂量或说明书推荐的剂量。

氟康唑：适应证为隐球菌属和念珠菌属感染，对曲霉属感染无效。本品在 16 岁以下儿童体内的血浆半衰期与成人不同，其他药代动力学参数（如生物利用度、表观分布容积等）与成人相似，对不同年龄儿童推荐剂量如下：>4 周龄的患儿：深部真菌感染：6mg/(kg·d)，每日给药 1 次；严重威胁生命的感染：12mg/(kg·d)，每日给药 1 次。2～4 周龄的患儿：剂量同上，每 2 日给药 1 次；<2 周龄的患儿：剂量同上，每 3 日给药 1 次。

伊曲康唑：适应证为曲霉属、念珠菌属、隐球菌属和组织胞浆菌属的感染，对镰刀霉菌属活性低，对毛霉菌无效。用法：6mg/(kg·d)，前 2 日每日 2 次，以后改为每日 1 次，静脉滴注。口服制剂 6～8mg/(kg·d)，分 2 次服用。

伏立康唑：适应证为曲霉属、念珠菌属以及镰刀霉菌属、足放线菌属的感染，对接合菌属无活性。2～12 岁：每次 7mg/kg，q12h，静脉滴注；或第 1 天每次 6mg/kg，q12h，随后每次 4mg/kg，q12h，静脉滴注。口服剂量：体重小于 40kg，每次 100mg，q12h；体重等于或大于 40kg，每次 200mg，q12h。

卡泊芬净：适应证为念珠菌属和曲霉属的感染，对隐球菌属、镰刀霉菌属以及接合菌属无活性。儿童第 1 天 3mg/(kg·d)，之后 1mg/(kg·d)，必要时，可增加剂量至 2mg/(kg·d)，静脉滴注。

两性霉素 B：适应证为曲霉属、念珠菌属、隐球菌属和组织胞浆菌感染。儿童剂量为 0.5～1mg/(kg·d)，静脉滴注。两性霉素 B 脂质复合物 3～5mg/(kg·d)，静脉滴注。抗真菌治疗的时间长短，因病情而异，患侵袭性肺部真菌病的患儿一般均在免疫功能低下的情况下发病，给药时间不宜过短，一般要 6～12 周，甚至更长，一般治疗至临床症候消失，影像学示病变基本吸收。总之，要对病情进行综合分析，要追踪观察，治疗应个体化。

（靳有鹏）

第五章 休 克

"休克"是外来词，是"shock"的译音，原意为震荡或打击。1731年法国医生 Le Dran 首次将法语 secousseuc 译成英语 shock，并将其应用于医学领域。休克是临床上常见的危重病症，是指患者遭受剧烈创伤后的一种危急状态。

休克概念：是指机体在严重失血失液、感染、创伤等强烈致病因素作用下，有效循环血量急剧减少、组织血液灌流量严重不足，以致各重要生命器官和细胞功能代谢障碍及结构损害的全身性病理过程。临床上表现为烦躁，神志淡漠或昏迷，皮肤苍白或发绀，四肢湿冷，尿量减少或无尿，脉搏细速，脉压变小和（或）血压降低。

一、休克的病因

各种强烈的致病因子作用于机体均可引起休克，常见的病因有以下几种：

（一）失血与失液

大量快速失血可导致失血性休克，常见于严重创伤失血、消化道出血和 DIC 等。失血性休克的发生取决于失血量和失血的速度，一般地说，15分钟内失血少于全血量10％时，机体可通过代偿使血压和组织灌流量保持稳定，但若快速失血量超过全血量20％左右即可导致休克，超过全血量50％则往往导致迅速死亡。此外剧烈呕吐或腹泻、肠梗阻、大汗等情况下大量的体液丢失也可因机体有效循环血量的锐减而导致休克。

（二）烧伤

大面积烧伤早期可引起休克称烧伤性休克，其发生主要与大量血浆、体液丢失以及剧烈疼痛有关，晚期则可因继发感染而发展为败血症休克。

（三）创伤

严重创伤常因疼痛和失血而引起休克称创伤性休克。

（四）感染

细菌、病毒、真菌、立克次体等病原微生物的严重感染可引起休克称感染性休克。感染性休克根据其血流动力学特点可分为两型：即高动力型和低动力型。前者因其心排血量减少、外周阻力增高的特点又称低排高阻型。相反，后者因其心排血量增加、外周阻力降低的特点又称低排高阻型。

（五）心力衰竭

急性心肌炎、心脏压塞及严重的心律失常等急性心力衰竭，均可引起心排血量明显减少，有效循环血量和灌流量下降而导致休克，称为心源性休克。

（六）过敏

具过敏体质的人经注射某些药物（如青霉素）、血清制剂或疫苗后可引起休克，称为过敏性休克。这种休克本质上属Ⅰ型变态反应。发病机制与 IgE 及抗原在肥大细胞表面结合，引起组胺和缓激肽大量入血，造成血管床容积扩张，毛细血管通透性大大增加，导致机体有效循环血量相对不足有关。

（七）强烈的神经刺激

剧烈疼痛，高位脊髓麻醉或损伤可引起血管运动中枢抑制，阻力血管扩张，循环血量相对不足而导致休克，称为神经源性休克。这种休克微循环灌流正常并且预后较好，常不需治疗而自愈。有人称这种状况为低血压状态，并非休克。

二、休克的分类

休克可由不同致病因子引起。按前述病因分类，有利于及时认识并清除病因，是目前临床上常用的分类方法。

不同病因的休克都具有共同的发病基础：即有效循环血量减少，而机体有效循环血量的维持，是由三个因素共同决定的：① 足够的循环血量；② 正常的血管舒缩功能；③ 正常心泵功能。各种病因均通过这三个环节中的一个或几个来影响有效循环血量，继而导致微循环障碍，引起休克。因此，我们把血容量减少，血管床容量增加，心泵功能障碍这三个环节称为休克的始动环节。根据引起休克的始动环节不同，一般可将休克分为三类。即：

（一）低血容量性休克

低血容量性休克（hypovolemic shock）指各种病因引起的机体血容量减少所致的休克。常见于失血、失液、烧伤、创伤及感染等情况。

（二）血管源性休克

血管源性休克（vasogenic shock）指由于外周血管扩张，血管床容量增加，大量血液淤滞在扩张的小血管内，使有效循环血量减少而引起的休克，又称分布性休克或低阻力性休克。

（三）心源性休克

心源性休克指由于心泵功能障碍，心排血量急剧减少，有效循环血量和微循环灌流量显著下降所引起的休克。其病因可分为心肌源性和非心肌源性两类。

三、休克的发生发展及病理生理机制

（一）微循环机制

根据微循环变化特点，一般可将休克病程分为三期：代偿期、失代偿期、难治期。

1. 微循环缺血缺氧期（代偿期）　细胞层次的变化。

（1）微循环的变化：① 毛细血管前后阻力增加（前阻力增加为显著）。② 真毛细血管网关闭。③ 微循环灌流减少（少灌少流）。④ 动-静脉吻合支开放，使微循环缺血缺氧更为明显（灌少于流）。

（2）微循环障碍的机制

1）儿茶酚胺增多：与休克有关的各种致病因素通过不同途径导致交感肾上腺髓质系统兴奋，使血中儿茶酚胺增多。兴奋机制各不一致：①低血容量性休克、心源性休克：由于血压低，减压反射被抑制，引起心血管运动中枢及交感-肾上腺髓质兴奋，儿茶酚胺大量释放，使小血管收缩。②烧伤性休克：由于疼痛刺激引起交感-肾上腺髓质系统兴奋，血管收缩往往比单纯失血为甚。③败血症：可能与内毒素有拟交感神经系统的作用有关。休克时大量儿茶酚胺释放，既刺激 α 受体，造成皮肤、内脏血管明显痉挛，又刺激 β 受体，引起大量动静脉短路开放，构成微循环非营养性血流通道，使器官微循环血液灌流锐减。

2）血管紧张素Ⅱ增多。

3）血管加压素增多。

4）血栓素增多。

5）内皮素、心肌抑制因子、血小板活化因子、白三烯等缩血管物质。

（3）休克早期微循环变化的代偿意义

1）自我输血：休克时增加回心血量的"第一道防线"。由于容量血管中的肌性微动脉和小静脉收缩，肝储血库收缩，使回心血量迅速增加，为心排血量的增加提供了保障。

2）自我输液：休克时增加回心血量的"第二道防线"。由于微动脉、后微动脉和毛细血管比微静脉对儿茶酚胺更敏感，导致毛细血管前阻力比后阻力更大，毛细血管中流体静压下降，使组织液进入血管。

3）血液重新分布：由于不同脏器的血管对儿茶酚胺反应不一，皮肤、内脏、骨骼肌、肾的血管 α 受体密度高，对儿茶酚胺的敏感性较高，收缩更甚，而冠状动脉血管因 α 受体密度低而无明显改变，而脑动脉由于受舒血管代谢物影响舒张；其中冠状动脉可因 β 受体的作用而出现舒张反应；使心脏、脑血流增加。

2. 微循环淤血缺氧期（可逆性失代偿期）

（1）微循环的变化：毛细血管的变化：① 毛细血管前阻力降低（后阻力降低不明显），血管运动现象减弱。② 真毛细血管网开放。③ 微循环灌多于流（多灌少流）。④ 血细胞（白细胞、红细胞和血小板）的黏附或聚集，使微循环淤血缺氧加剧。

（2）微循环障碍的机制

1）乳酸增多：微循环持续的缺血缺氧，无氧酵解增强可使乳酸堆积。在酸性环境中，微动脉和毛细血管前括约肌对儿茶酚胺耐受性较差，而微静脉对酸中毒耐受性较强而松弛不明显，且微静脉有血细胞的淤滞，最终引起多灌少流。

2）组胺增多：可扩张毛细血管前阻力，和收缩毛细血管后阻力，加重微循环的淤血状态。

3）激肽增多。

4）腺苷增多。

5）目前认为白细胞的附壁与嵌塞使毛细血管后阻力增加的重要因素。

（3）休克期微循环失代偿的后果：① 心排血量的降低；② 动脉血压急剧下降；③ 心脑供血减少。

3. 微循环衰竭期（不可逆转期）

（1）微循环的变化：① 毛细血管前后阻力均降低；② 真毛细血管内血液淤滞；③ 微循环麻痹（不灌不流）；④ 广泛的微血栓形成。

（2）微循环障碍的机制

1）血液高凝状态：由于微循环严重淤血，毛细血管内压及微血管通透性增加，可使血浆外渗而引起血黏滞度升高，血液呈高凝状态。这些变化在休克期（淤血缺氧期）已发生，不过此期更为明显。

2）内源性凝血系统激活：严重酸中毒以及败血症休克时内毒素入血，可使血管内皮细胞受损，激活Ⅶ因子而启动内源性凝血系统。

3）外源性凝血系统的激活：组织创伤可使大量Ⅲ因子入血（白细胞内亦含大量Ⅲ因子）而激活外源性凝血系统。

4）血细胞受损：红细胞的破坏是由于其阻滞在微血管中的血栓纤维蛋白丝上，受到血流的冲击后破裂。抢救休克时，若输血错误（＞50ml），由于红细胞大量破坏，释放出的红细胞素（主要是磷脂和腺咐）可引起 DIC。

（3）微循环变化的后果：出血、全身炎症反应综合征、微血管性贫血（MHAH）以及多器官衰竭。主要脏器衰竭体现在：

1）急性肾衰竭——休克肾

Ⅰ. 功能性肾衰竭：见于休克早期，主要与各种缩血管物质增多使肾血管收缩有关。因未发生肾小管坏死，肾血流一旦恢复，肾功能也容易逆转。

Ⅱ. 器质性肾衰竭：见于休克期，尤其是休克晚期，由于长时间缺血和毒素的作用可造成肾小管坏死，即使肾血流恢复，也较难在较短的时间内恢复肾功能。

2）急性呼吸衰竭——休克肺（ARDS之一）

发生机制：

Ⅰ. 肺泡-毛细血管上皮通透性增高：由于休克致病因子的直接作用和多种细胞因子的间接作用，可使肺泡-毛细血管膜损伤、通透性增高，引起渗出性肺水肿。

Ⅱ. 肺泡表面活性物质减少：缺血缺氧使肺泡Ⅱ型上皮细胞受损，以致表面活性物质合成减少；同时肺泡腔的水肿液可加速表面活性物质的分解，结果是肺泡表面张力增高，肺顺应性降低引起肺不张。

Ⅲ. 肺内DIC：DIC造成肺微血管的机械阻塞，以及来自微血栓的炎症介质对肺血管的收缩可导致无效腔样通气。

Ⅳ. 脑功能障碍：休克早期脑供血未明显改变，患者表现为烦躁不安；休克期因脑供血减少，患者出现神志淡漠；休克晚期可因DIC而导致昏迷或意识丧失。

3）胃肠道和肝功能障碍

Ⅰ. 胃肠功能障碍：休克时胃肠因缺血、淤血及DIC形成，使消化液分泌减少及胃肠蠕动减弱，消化功能明显障碍；持续的缺血，不仅可致胃黏膜糜烂而发生应激性溃疡，还可因肠道屏障功能受损和细菌的大量繁殖导致全身炎症反应综合征。

Ⅱ. 肝功能障碍：休克时肝缺血、淤血可发生肝功能障碍，由于不能将乳酸转化为葡萄糖，可加重酸中毒；尤其来自肠道的内毒素可直接损伤肝细胞，从而促进休克的发展。

4）心脏：发生机制，①冠状动脉供血减少：休克时血压下降以及心率过快引起的心室舒张时限缩短，可使冠状动脉灌注减少。② 酸中毒和高钾血症使心肌收缩性减弱。③ 心肌抑制因子抑制心肌收缩性。④ 心肌内DIC使心肌受损。⑤ 细菌毒素，尤其内毒素可直接损坏心肌。

（二）细胞分子机制

休克有关的细胞分子机制十分复杂。主要分四个方面：

1. 细胞损伤　细胞膜结构和功能受损，是休克时最早发生损伤的部位。机制：缺氧、酸中毒、高钾及自由基形成。

（1）细胞膜变化：膜上离子泵功能改变，膜通透性改变；组织细胞水肿、内皮细胞水肿。

（2）线粒体受损：线粒体肿胀、破坏，影响呼吸链和能量生成。进一步影响细胞功能。

（3）溶酶体酶释放：缺血、缺氧、酸中毒可使溶酶体膜破坏，溶酶体酶释放，消化基底膜，血管通透性增加，加重微循环障碍。

（4）细胞坏死和凋亡：休克时血管内皮细胞、血液中的粒细胞及器官的细胞均可发生凋亡，这是重要器官衰竭的基础。

2. 血管内皮细胞改变，微血管通透性增加　休克时产生的炎症介质、氧自由基、酸中毒可直接损伤内皮细胞，使其发生肿胀坏死脱落，使微血管壁通透性增加。微血管壁通透性增加是多种休克所共有的严重病理变化，与内皮细胞的功能障碍密切相关。

（1）内皮细胞收缩：内皮细胞内及细胞之间含有多种蛋白质，这些蛋白质的改变可影响VEC的形态结构和功能，而引起微血管通透性增高。

（2）内皮细胞损伤：休克时产生的炎症介质、氧自由基、溶酶体酶及缺氧、酸中毒等可直接损伤血管内皮细胞，使其发生肿胀、坏死、凋亡及脱落，进一步增加微血管通透性。

3. 炎症介质的泛滥　严重感染及创伤等可激活单核-巨噬细胞及中性粒细胞，导致各种炎症介质的大量产生。其中有些炎症介质具有促炎作用，可引起发热，白细胞活化，血管通透性增加及组织损伤。而有些炎症介质则具有抑炎作用，在感染、创伤、烧伤性休克时，这些抑炎介质过多可使机体出现免疫抑制。休克时的大量炎症介质泛滥产生，与某些休克病因（如 G⁻菌内毒素）和继发产生的细胞因子激活细胞内信号转导通路、促进炎症因子的大量表达、产生正反馈瀑布效应有关，最终导致全身炎症反应综合征（SIRS）和多器官功能障碍综合征（MODS）的发生。

4. 细胞内信号转导通路的活化　其中两条信号转导通路目前受到较多的关注。

（1）核因子- kappa B 信号通路的活化：正常情况下，NF－κB 以二聚体的形式与它的抑制蛋白家族 I－κB 结合形成复合物，存在于胞浆内而无活性。当上述休克病因或细胞因子激活细胞内 I－κB 激酶后，使 I－κB 的丝氨酸残基发生磷酸化，从 NF－κB 的复合物中解离出来并被蛋白酶降解，而 NF－κB 二聚体则迅速（数分钟）从胞浆向胞核移位，结合至多种促炎细胞因子（TNF－α、IL－1、IL－6 等）基因启动子区的 kappa B 位点而激活这些基因的转录活性导致炎症介质的泛滥。目前认为，NF－κB 信号通路的激活是急性炎症反应的中枢环节。

（2）丝裂原活化蛋白激酶信号通路的活化：细胞在静息时，MAPK 位于胞浆内，一旦被磷酸化而激活，即可迅速转移到细胞核内，直接激活多种转录因子，也可在胞浆内活化某些转录因子（如 AP－1，EIK－1），活化的转录因子再入核启动或关闭一些特定基因的转录。受 MAPK 调控的转录因子主要有活化子蛋白、血清反应因子、活化转录因子 2、肌细胞增强因子 2 等，这些转录因子都可调控 TNF－α、IL－1β、IL－8、IL－10、IL－12、iNOS、MCP－1、ICAM－1 等炎症介质的表达。

休克时的复杂病理生理变化与上述两条细胞内信号转导通路的激活密切相关。此外，第二信使-蛋白激酶，酪氨酸蛋白激酶，小 G 蛋白等信号转导通路的活化也在休克的发生发展过程中发挥了一定作用。

四、几种常见休克的特点

由于休克的病因不同，始动环节各异，各型休克有各自的特点。

1. 失血性休克　一般在 15 分钟内快速大量失血超过总血量的 20％左右（约 1000ml）时即可引起失血性休克。

特点：①分期明显，临床症状典型。②易并发急性肾衰竭和内毒素血症。

2. 感染性休克　内、外毒素使细胞因子及其他血管活性物质增多：①血管通透性增高，血浆外渗，血容量减少；②血管扩张，血管床容量增加；③毒素＋内源性生物活性物质可引起心肌细胞损伤，心泵功能障碍，心排血量减少。

感染性休克的特点体现在两方面：

（1）LPS 可诱导多种细胞产生大量的细胞因子或炎症介质，引发全身炎症反应综合征，促进休克的发生发展。

（2）它的血流动力学的变化可表现为两种典型类型，即：①低动力型休克：低排高阻、冷休克；②高动力型休克：高排低阻、暖休克。

注意高动力型休克，虽然心排血量增加，但由于动静脉短路开放，真毛细血管血流仍然减少。②可以向①发展。

低动力型休克：因其心排血量减少，外周阻力增高的特点，故又称低排高阻型休克，临床上表现为皮肤苍白、四肢湿冷、尿量减少、血压下降及乳酸酸中毒故称冷休克。其发生与下列因素有关：① 严重感染使交感-肾上腺髓质系统兴奋，缩血管物质生成增多，而扩血管物质生成减少。② LPS 可直接损伤血管内皮，释放组织因子，促进 DIC 形成。③ 败血症时血液中 H^+ 浓度增高（酸中毒）可直接使心肌收缩力减弱，加上微循环血液淤滞，使回心血量减少，心排血量下降。

高动力型休克：因其心排血量增加、外周阻力降低的特点，又称为高排低阻型休克。临床表现为皮肤呈粉红色，温热而干燥，少尿，血压下降等故称暖休克。

其机制与 LPS 刺激机体产生 TNF、IL－1 等细胞因子，并介导 NO 或者其他扩血管物质（如 PGE_2、

PGI$_2$、IL-2、缓激肽等）大量产生，使外周血管严重扩张。

3.过敏性休克 过敏性休克又称变态反应性休克，它的发生主要与休克的两个始动环节有关：① 过敏反应使血管广泛扩张，血管床容量增大；② 毛细血管壁通透性增高，血浆外渗，血容量减少。

4.心源性休克 心源性休克的患儿存在心泵功能障碍的原因，包括各种心脏病史、心脏手术史或外伤史，所以遇到此类患儿应特别注意询问病史。

五、诊断及鉴别诊断

诊断包括休克的诊断及病因的诊断。

（一）休克的诊断

休克的诊断包括：① 有发生休克的病因；② 意识异常；③ 脉搏快超过 100 次/分，细或不能触及；④ 四肢湿冷，胸骨部位皮肤指压阳性（压后再充盈时间大于 2 秒），皮肤花纹，黏膜苍白或发绀，尿量小于 30ml/h 或无尿；⑤ 收缩压小于 80mmHg（10.64kPa）；⑥ 脉压小于 20mmHg（2.66kPa）；⑦ 原有高血压者收缩压较原有水平下降 30％以上。凡符合①，以及②、③、④中的两项，和⑤、⑥、⑦中的一项者，即可成立诊断。

（二）病因诊断

1.心源性休克 诊断心源性休克需注意有无相关的原发病，如心肌炎、心律失常、心脏压塞及先天性心脏病等。有此类病史者出现休克症状时，需考虑此症。此时因血容量充足，多无脱水体征，但循环灌注差，脉搏明显减弱，X 线胸片心影增大，常有肺水肿征象，心电图、超声心动图检查常有阳性发现。

2.低血容量性休克 ①继发于体内外急性大量失血或体液丢失，或有液体（水）严重摄入不足史；②有口渴、兴奋、烦躁不安，进而出现神情淡漠，神志模糊，甚至昏迷等；③表浅静脉萎陷，肤色苍白至发绀，呼吸浅快；④脉搏细速，皮肤湿冷，体温下降；⑤毛细血管充盈时间延长，尿量减少；⑥中心静脉压和肺动脉楔压测定有助于监测休克程度。

3.感染性休克 ①有明确感染灶；②有全身炎症反应存在；③收缩压低于 90mmHg，或较原来基础值下降 40mmHg，经液体复苏后 1 小时不能恢复或需血管活性药维持；④伴有器官组织的低灌注；⑤血培养可能有致病微生物生长。

4.过敏性休克 对某些特定物质敏感的人，只要在接触到这些物质数分钟后，就会出现反应。表现为唇、舌、咽喉发痒或灼热感，斑丘疹、肤色苍白、出汗、焦虑、眼睑、口唇和舌头肿胀、呼吸困难，有时出现恶心、呕吐或腹痛症状。若是婴儿，会有拒食症状，有时也有因吞咽困难而流涎的症状。可依据病史和临床表现来确诊。

5.神经源性休克 神经源性休克是动脉阻力调节功能严重障碍，血管张力丧失，引起血管扩张，导致周围血管阻力降低，有效血容量减少的休克。多见于严重创伤、剧烈疼痛（胸腔、腹腔或心包穿刺等）刺激，高位脊髓麻醉或损伤，起病急，诊断依据为：①有强烈的神经刺激，如创伤、剧烈疼痛；②头晕、面色苍白、出汗、疼痛、恶心；③胸闷、心悸、呼吸困难；④脉搏细速、血压下降。

六、休克的临床监测

（一）观察临床表现

1.精神状态 精神状态能够反应脑组织灌注情况。患者神志淡漠或烦躁、头晕、眼花或从卧位改为坐位时出现晕厥，常表示循环血量不足，休克依然存在。

2.肢体的温度、色泽 肢体温度和色泽能反应体表灌流的情况。四肢温暖、皮肤干燥，轻压指甲或口唇时局部暂时苍白而松压后迅速转为红润，表示外周循环已有改善。四肢皮肤苍白、湿冷、轻压指甲或口唇时颜色变苍白而松压后恢复红润缓慢，表示末梢循环不良，休克依然存在。

3. 脉搏　休克时脉搏细速出现在血压下降之前。休克指数是临床常用的观察休克进程的指标。休克指数是脉率与收缩压之比，休克指数为0.5，一般表示无休克；1.0～1.5，表示存在休克；在2以上，表示休克严重。

（二）血流动力学监测

1. 血压　血压是休克诊断及治疗中最重要的观察指标之一。休克早期，剧烈的血管收缩可使血压保持或接近正常，以后血压逐渐下降。收缩压<90mmHg（11.97kPa），脉压<20mmHg（2.66kPa），是休克存在的依据。血压回升，脉压增大，表示休克好转。

2. 心电监测　心电改变显示心脏的即时状态。在心脏功能正常的情况下，血容量不足及缺氧均会导致心动过速。

3. 中心静脉压　对于需长时间治疗的休克患者来说，中心静脉压测定非常重要。中心静脉压主要受血容量、静脉血管张力、右心排血能力、胸腔和心包内压力及静脉回心血量等因素的影响。中心静脉压正常值为5～12cmH$_2$O（0.49～1.18kPa）。在低血压的情况下，中心静脉压<5cmH$_2$O（0.49Pa）时，表示血容量不足；>15cmH$_2$O（1.49kPa）则表示心功能不全、静脉血管床过度收缩或肺循环阻力增加；>20cmH$_2$O（1.96kPa）时，提示充血性心力衰竭。

4. 肺动脉楔压　肺动脉楔压有助于了解肺静脉、左心房和左心室舒张末期的压力，以此反映肺循环阻力的情况。肺动脉楔压正常值为6～15mmHg（0.8～2kPa），增高表示肺循环阻力增高。肺水肿时，肺动脉楔压>30mmHg（3.99kPa）。当肺动脉楔压已升高，即使中心静脉压虽无增高，也应避免输液过多，以防引起肺水肿。

（三）肾功能监测

休克时，应动态监测尿量、尿比重、血肌酐、血尿素氮、血电解质等。尿量是反映肾灌注情况的指标，同时也反映其他器官灌注情况，也是反映临床补液及应用利尿、脱水药物是否有效的重要指标。休克时应留置导尿管，动态观察每小时尿量，抗休克时尿量应大于20ml/h。尿量稳定在30ml/h以上时，表示休克已纠正。尿比重主要反映肾血流与肾小管功能，抗休克后血压正常，但尿量少且比重增加，表示肾血管收缩仍存在或仍存在血容量不足。

（四）呼吸功能监测

呼吸功能监测指标包括呼吸的频率、幅度、节律、动脉血气指标等，应动态监测，呼吸机通气者根据动脉血气指标调整呼吸机使用。

（五）生化指标的监测

休克时，应监测血电解质、血糖、丙酮酸、乳酸、血清转氨酶、氨等血液生化指标。血清转氨酶升高提示肝细胞功能受损严重，血氨增加提示出现肝衰竭。此外，还应监测弥散性血管内凝血的相关指标。

（六）微循环灌注的监测

微循环监测指标如下：

1. 体表温度与肛温之差　正常时两者之间相差约0.5℃，休克时增至1～3℃，两者相差值愈大，预后愈差。

2. 血细胞比容　末梢血比中心静脉血的血细胞比容大3％以上，提示有周围血管收缩，应动态观察其变化幅度。

3. 甲皱微循环　休克时甲皱微循环的变化为小动脉痉挛、毛细血管缺血，甲皱苍白或色暗红。

七、休克的防治原则

（一）病因学防治

首先应积极处理引起休克的原发病，如止血、补充血容量、抗感染、镇痛等。

（二）发病学防治

1. 改善微循环　这是休克治疗的中心环节，应尽早采取有效措施改善微循环，提高组织灌流量。

（1）补充血容量：各种休克都存在有效循环血量相对或绝对不足。因此，除了心源性休克外，应尽早及时补充血容量以提高心排血量、改善组织血液灌流。正确的输液原则是"需多少，补多少"。

（2）纠正酸中毒：休克时机体缺血缺氧，必然导致乳酸血症性酸中毒，如酸中毒不纠正，由于酸中毒 $H^+ - Ca^{2+}$ 之间的竞争作用，将直接影响活性药物的疗效，故临床应根据酸中毒的程度及时补碱纠酸。

（3）合理使用血管活性药物

1）扩血管药物选择：扩血管药物可以解除小血管痉挛而改善微循环，但可使血压出现一过性降低，因此，必须在充分扩容的基础上使用。

2）缩血管药物选择：缩血管药物因可能减少微循环的灌流量，加重组织缺血缺氧，目前不主张在休克患者中大量长期使用。但是，对过敏性休克和神经源性休克，使用缩血管药物则是最佳选择。

（4）防治 DIC

2. 保护细胞功能，防止细胞损伤　休克时细胞损伤有原发性的，也有继发于微循环障碍之后发生的。去除休克动因，改善微循环是防止细胞受损的基本措施。

3. 拮抗体液因子的作用　涉及休克的体液因子有多种，可以通过抑制某些体液因子的合成，拮抗其受体和对抗其作用等方式来减弱某种或几种体液因子对机体的有害影响。如用 TNF - α 单克隆抗体拮抗 TNF - α 的作用；用苯海拉明拮抗组胺；用抑肽酶减少激肽的生成等。

4. 防治器官功能障碍与衰竭　休克时，如出现器官功能障碍或衰竭，除采取一般治疗外，还应针对不同器官衰竭，采取不同的治疗措施。如发生休克肾时，应尽早利尿和透析；如出现休克肺时，则应正压给氧，改善呼吸；当出现急性心力衰竭时，应减少或停止输液，并强心利尿，适当降低前后负荷。

（靳有鹏）

第六章　水、电解质与酸碱平衡失调

第一节　水、电解质代谢紊乱

一、水、钠平衡失调

（一）脱水

脱水指体液，特别是细胞外液，总量减少。常伴有不同程度的电解质紊乱和酸碱平衡失调。

1.病因　包括：①摄入不足，如供应不足、吞咽困难或昏迷不能进食等。②出量过多，如呕吐、腹泻、胃肠引流等经胃肠道体液异常丢失；发热、高温环境、出汗、烧伤等经皮肤失水；持续过度换气、水杨酸中毒等经呼吸道失水；糖尿病、尿崩症、应用利尿剂等经尿中排出过多；大出血等。

2.脱水程度　根据丢失液体量占体重的百分比将脱水的程度分为轻、中、重度。

（1）轻度脱水：体重下降 $3\%\sim5\%$，相当于体液丢失 $30\sim50ml/kg$。患儿精神稍差，稍有烦躁不安；皮肤稍干燥，弹性尚可；眼窝和前囟稍凹陷；哭时有泪；口唇黏膜稍干；尿量略减少。

（2）中度脱水：体重下降 $5\%\sim10\%$，相当于体液丢失 $50\sim100ml/kg$。患儿精神萎靡或烦躁不安；皮肤苍白、干燥、弹性较差；眼窝和前囟明显凹陷；哭时泪少；口唇黏膜干燥；四肢稍凉；尿量明显减少。

（3）重度脱水：体重下降 $>10\%$，相当于体液丢失 $100\sim120ml/kg$。患儿呈重病容；精神极度萎靡，表情淡漠，昏睡甚至昏迷；皮肤发灰或有花纹、弹性极差；眼窝和前囟深凹陷；眼闭不合，两眼凝视；哭时无泪；口唇黏膜极干燥；因血容量明显减少可出现休克症状，如心音低钝、脉搏细速、血压下降、四肢厥冷、尿量极少甚至无尿。

3.脱水的性质　反映了水和电解质的相对丢失量。临床上常根据血清钠及血浆渗透压水平对其进行评估，分为等渗性脱水、低渗性脱水和高渗性脱水。

（1）等渗性脱水：血清钠在 $130\sim150mmol/L$。因细胞内外无渗透压梯度，细胞内容量保持原状，故临床表现视脱水程度而异。

（2）低渗性脱水：血清钠 $<130mmol/L$。因水从细胞外进入细胞内，使循环容量进一步减少，因此，其脱水程度较其他两种脱水更明显，临床表现多较严重。初期可无口渴症状，除一般脱水表现如皮肤弹性降低、眼窝和前囟凹陷外，多有四肢厥冷、皮肤发花、血压下降、尿量减少等休克症状。由于循环血量减少和组织缺氧，严重低钠血症者可发生脑细胞水肿，因此，多有嗜睡等神经系统症状，甚至发生惊厥和昏迷。

（3）高渗性脱水：血清钠 $>150mmol/L$。水从细胞内转移至细胞外使细胞内外的渗透压达到平衡，其结果是细胞内容量降低，细胞外液得到了细胞内液体的补充，细胞外液减少并不严重，因此，临床上脱水体征不明显，循环衰竭和肾小球滤过率减少较其他两种脱水轻。临床常表现为皮肤温暖、有揉面感；神经系统可出现嗜睡，但肌张力较高，反射活跃；由于细胞内缺水，患儿常有剧烈口渴、高热、烦躁不安、肌张力增高等表现，甚至发生惊厥。

4.治疗　见液体疗法部分。

（二）低钠血症

血钠低于 $130mmol/L$，称为低钠血症。

1. 病因

(1) 细胞外液钠过少（缺钠性低钠血症）：①钠入量减少：见于低盐饮食；液疗时用葡萄糖液过多。②钠损失过多：包括胃肠道损失，如呕吐，唾液丢失过多，胃、胆囊、胰腺等引流，腹泻，用清水灌肠（巨结肠），离子交换树脂治疗等；泌尿道损失，如慢性肾炎、急性肾小管坏死（恢复期）、肾病综合征（利尿期）、急性肾衰竭（多尿期）等肾内原因，或应用利尿剂、肾上腺皮质功能不全、中枢神经系统疾患、肺疾患等肾外原因，或蜘蛛膜输尿管造口；皮肤损失，如正常出汗，或囊性纤维增生、肾上腺功能不全等异常出汗；穿刺液损失，如放胸腔积液、腹水；烧伤损失。③钠重新分布：如严重营养不良；钾缺乏，钠渗入细胞内；创伤。

(2) 细胞外液容量扩大（稀释性低钠血症）：①水入量过多：如口服量过多，同时出量减少；胃肠道外液体疗法，葡萄糖液输入过多。②水出量过少，入量正常：如肾炎、肾病、肾小管坏死、急性肾衰竭少尿期等肾内因素；抗利尿激素分泌过多（应激状态）、急性中枢神经疾患、手术后、垂体加压素治疗、心力衰竭、心血管手术、营养不良等肾外因素；早产儿在高湿度环境中，皮肤丢失减少等。

2. 临床表现　本症临床症状与体征与血钠降低的程度及速度有关，且多为非特异性表现。新生儿及未成熟儿表现为呼吸不整或暂停、嗜睡，对周围环境无反应等。较大小儿多有视力模糊、疲乏、淡漠、定向力丧失、头痛、嗜睡，甚至抽搐。此外，临床上可有体重增加，皮肤潮红、温暖而湿润，唾液、泪腺分泌增多或出现腹泻，开始时尿量增多，但以后由于液量过多超过了肾的稀释功能出现尿量减少，甚至无尿。

3. 实验室检查

(1) 血钠测定：$<130mmol/L$。应注意排除以下两种情况下假性低钠血症的可能：①高脂血症（如肾病综合征时）或高蛋白血症（小儿罕见）时，脂肪或蛋白质代替了血浆中的水，是血浆含水量减少，此时血钠测定如仍以血浆含水 95％来计算，所得结果必然降低，而实际血浆所含水的钠浓度属正常。②高血糖或血中输注有甘露醇时，血浆渗透压增高，细胞内液外流，血钠被稀释，血糖每升高 $5.6mmol/L$，可使血钠降低 $1.6mmol/L$。

(2) 为进一步分析病因常需查血中其他电解质水平、血糖、尿素氮、血渗透压，以及尿渗透压、尿钠等。

4. 诊断　关键是血钠测定。但要注意排除假性低钠血症的可能。此外尚应注意缺钠性低钠血症与稀释性低钠血症（水中毒）的鉴别（表 6-1）。

表 6-1　缺钠性低钠血症与稀释性低钠血症的鉴别

项　目	缺钠性低钠血症	稀释性低钠血症
细胞外液量	减少	增多
体重	减少	增加
循环量	不足	尚足
休克	重	无
尿量	尿少或无尿	如由于应激所致：水潴留，故无尿如由于输液过多：先利尿，减少尿、无尿
肾功能	不良（循环不足）	正常
尿钠	无	多
血 BUN、非蛋白氮	增高	正常
血红蛋白、红细胞	增高	降低
血浆蛋白	增高	降低

5. 治疗

（1）去除病因。

（2）纠正低钠血症

1）单纯无症状低钠血症者，不需要补充钠盐，只在饮食中纠正水和钠的入量即可。

2）无症状低钠血症伴有血容量不足时，应先给予生理盐水恢复血容量。此时低钠血症的恢复经历两个阶段：首先血钠浓度逐渐升高，一旦血容量恢复，则抗利尿激素的释放受抑制而迅速排出过多的水，血钠浓度恢复。

3）对于有症状或严重低钠血症（血钠≤120mmol/L）者，则给予高张氯化钠液。补钠量计算公式如下：

所需钠（mmol）＝（正常血钠-测得的血钠）×0.6×体重（kg）。

使用 3%氯化钠溶液 12ml/kg，约提高血钠 10mmol/L。

治疗目标是使血钠恢复至 120mmol/L 以上。

应用高张氯化钠时应特别注意纠正速度不可过快，一般主张每小时使血钠上升 0.5～1mmol/L 为宜，尤其是慢性低钠血症患者。血钠纠正过快可导致脑桥髓鞘脱失，表现为构语障碍、咽下困难，甚至瘫痪、假性延髓性麻痹等。注意检测血钠变化，及时调整用量。

4）对于低钠血症伴水肿者（如心力衰竭、肝硬化、肾衰竭等），如给予钠常使其液体过度负荷状态进一步恶化。对轻或中度低钠血症给予限水摄入，在紧急情况下可同时给予呋塞米及高张氯化钠。

（三）高钠血症

血钠＞150mmol/L 时称为高钠血症。血钠和体内总钠不一定平行，如有时总体钠正常甚或减少，而有绝对或相对水不足时，也可发生高钠血症。

1. 病因

（1）钠入量过多或总体钠的增加多于总体水的增加：如误服食盐过量、输入过多等渗或高渗液体（如 3%NaCl、5%NaHCO$_3$）、海水溺水、补液盐口服过多等。

（2）体内总钠正常，但有水的丢失，见于：①不显性失水增加：如发热、环境温度过高、持续过度通气等经皮肤或呼吸道失水。②中枢性或肾性尿崩症：前者或为特发性或继发于颅脑外伤、颅内或蝶鞍处肿瘤（颅咽管瘤、松果体瘤）、中枢神经系统感染等；后者或为家族性、性联显性遗传性肾性尿崩症，或继发于肾小管疾病、低钾血症、高钙血症等。尿崩症患者如能自由摄水多不致发生高钠血症，但当摄水受限（如婴幼儿不能自由摄取，或意识不清者）则发生高钠血症。

（3）体内钠的丢失少于水的丢失：如某些胃肠炎或肾性失水（如应用渗透性利尿剂、葡萄糖、甘露醇等），此外也可见于发育不良、梗阻性肾病、糖尿病等。

（4）体内总钠和水正常，但中枢性水平衡渗透压条件异常：如原发性高钠血症，见于某些小儿有原发性中枢神经系统肿瘤或感染时。此时控制水平衡的渗透压感受器重建于较正常高的水平，故发生高钠血症。此种一般为轻度高钠血症。

（5）肾排钠减少：如充血性心力衰竭、急性肾小球肾炎时，肾排钠减退，而未限制食盐入量；过多的使用肾上腺皮质激素、去氧皮质酮及原发性醛固酮增多症或肾上腺皮质功能亢进，都可以引起激素性钠潴留而引起水肿。

2. 临床表现

（1）水肿：高钠血症时，细胞外液渗透压增高，细胞内水分外移，细胞外液量增加，加之由于细胞外液渗透压增高，引起抗利尿激素分泌增加，从而使细胞外液容量进一步扩张，过多的细胞外液潴留在皮下、肺、腹腔、胸腔及血管床等组织间液内，造成全身水肿。

（2）中枢神经系统症状：是高钠血症主要临床表现。由于细胞外液渗透压增高，细胞内水分外移，致细胞内脱水，其中脑细胞最易受累。早期有神志改变、不安、嗜睡、应激性增高、烦躁、共济失调。重者有肌肉震颤、眼睑或面肌颤动，甚至周身肌紧张、颈强直，出现脑膜刺激征、角弓反张、深部反射亢进。再重者昏迷、惊厥。神经细胞脱水，脑组织皱缩，脑脊液压力下降，颅内毛细血管及小静脉充血，易产生血管破裂，导致颅内出血，有的留有严重后遗症，甚至死亡。

（3）其他系统症状：可有口渴、呼吸加快、鼻扇、呕吐、心率加快，严重者可出现心力衰竭。

3. 实验室检查　主要是血钠和血渗透压增高。血尿素氮增高时反映肾灌注下降，尿渗透压多增高。

4. 治疗

（1）尽可能去除病因或针对病因进行治疗。

（2）纠正高钠血症的原则：①根据不同临床情况有区别地补充低渗液体；②纠正高钠血症，尤其是治疗早期不宜过快，因快速矫正高血钠可引起脑细胞水肿而导致惊厥，永久性神经系统损害或死亡。具体包括：a. 不能用低张液过快纠正高钠：使用 Na^+ 浓度在 $50\sim90mmol/L$ 液体时，补液速度应根据患儿体重和病情进行调节，最快应控制在 $6\sim7ml/(kg \cdot h)$ 以下；使用 Na^+ 浓度在 $30\sim50mmol/L$ 液体时，补入速度最快不超过 $5ml/(kg \cdot h)$。b. 血钠下降速度：以 $0.5mmol/(L \cdot h)$，即每天下降 $10\sim12mmol/L$ 左右为宜。c. 补液中适当补钾：既可使体液渗透压不致下降过快，又不会增加钠负荷。

（3）不同临床情况高钠血症的治疗

1）单纯失水：轻者采用饮水治疗；较重的可静脉输入 5％葡萄糖溶液和 1/4 张液。高钠血症时有发生高血糖倾向，故液体中葡萄糖浓度以 2.5％为宜，通常不给予胰岛素。

2）高渗性脱水伴有循环衰竭时：因脱水严重有休克表现，所以不论血钠水平，应首先恢复血容量。开始治疗时应使用等张盐水（该溶液对于高钠血症患者来说是低渗液），还可给予血浆、白蛋白，尽快恢复循环功能，一旦血压上升，组织灌注恢复后再给予低张盐水（1/2 张盐水和 5％葡萄糖各半），并放慢补液速度，使血钠降至正常状态，这一过程不少于 $48\sim72$ 小时。

3）钠摄入过多致高钠血症：可给予利尿剂，如呋塞米，以促进体内钠的排出。但由于这类利尿剂排水作用强于排钠，故应及时补充水分，以免加剧高渗血症。补液速度应根据尿量而定，有肾衰竭时应借助透析矫正高钠状态。

（4）其他：如伴有低钙血症时，应给予葡萄糖酸钙；有酸中毒者以适量乳酸钠或碳酸氢钠代替盐水等。

二、钾代谢异常

（一）低钾血症

当血清钾浓度低于 $3.5mmol/L$ 时，称为低钾血症。

1. 病因

（1）钾的摄入量不足：如禁食或厌食，一般的饮食减少不容易发生低钾血症，但严重摄食不足，而静脉补液中又缺钾时则会发生，主要见于昏迷、手术后、消化道疾病等导致不能进食或严重进食不足的患者。慢性消耗性疾病患者，肌肉组织少，整体储钾量少，进食不足，也容易发生低钾血症。心功能不全、肝硬化、血液病、肿瘤疾病等容易发生严重进食不足。

（2）钾排出增加：①经消化道丢失过多：因各种消化液中的钾浓度几乎皆比血浆高，且分泌量又较大，因此，消化道的疾病非常容易发生低钾血症。如呕吐、腹泻、各种引流或频繁灌肠而未及时补钾。②经肾排出过多：如 a. 重症脱水合并酸中毒患儿，若输入不含钾的液体后，由于血浆被稀释，钾随尿量增加而排出，同时酸中毒纠正后钾向细胞内转移，此外糖原合成时可消耗钾，故血钾下降并可出现低钾症状。b. 肾上腺皮质激素分泌过多如 Cushing 综合征、原发性醛固酮增多症、糖尿病酮症酸中毒、低镁、甲状腺功能亢进、大量利尿、碳酸酐酶抑制剂的应用、原发性肾失钾性疾病如肾小管酸中毒等也可引起低钾。③过度出汗。

（3）钾在体内分布异常：如家族性周期性麻痹，患者的钾由细胞外液迅速地移入细胞内而产生低钾血症。此外，如碱中毒、胰岛素应用及静脉高营养时等。

2. 临床表现　低钾血症的临床表现不仅取决于血钾的浓度，更重要的是缺钾发生的速度。起病缓慢者，体内缺钾虽达到严重的程度，而临床症状不一定很重。一般当血清钾低于 3mmol/L 时即可出现症状。包括：

（1）肌肉系统：神经肌肉兴奋性降低，表现为骨骼肌、平滑肌及心肌功能改变，如肌肉软弱无力，重者出现呼吸机麻痹及麻痹性肠梗阻、肠扩张；膝反射、腹壁反射减弱或消失。

（2）心血管：出现心律失常、心肌收缩力降低、血压降低、甚至发生心力衰竭；心电图表现为 T 波低宽、出现 U 波、QT 间期延长，T 波倒置及 ST 段下降等。

（3）肾损害：低钾使肾浓缩功能下降，出现多尿，重者有碱中毒症状。长期低钾可致肾单位硬化、间质纤维化，在病理上与慢性肾盂肾炎很难区别。

（4）慢性低钾可使生长激素分泌减少。

3. 实验室检查

（1）血钾降低：正常血清钾 3.5～5.5mmol/L，低于 3.5mmol/L 即为低钾血症。一般低于 3.5mmol/L 时有心电图的改变；低于 2.5mmol/L 时可致软瘫；低于 1.5mmol/L 时易导致死亡。

（2）心电图检查：T 波低宽、出现 U 波、QT 间期延长，T 波倒置及 ST 段下降，严重时甚至出现室性心动过速或心室颤动。

（3）其他：血氯通常偏低，而碳酸氢盐常偏高。

4. 治疗

（1）积极治疗原发病，控制钾的进一步丢失。

（2）补钾：为低钾血症主要治疗方法。

1）补钾量：一般每天可给钾 3mmol/kg，严重低钾者可给 4～6mmol/kg。计算公式：

应补钾量（mmol）＝（4.5mmol/L－实测钾浓度 mmol/L）×0.3×体重（kg）＋估计继续失钾量。

2）补钾途径：可口服补钾或静脉补钾。如患者情况允许，口服补钾可能更安全，但血钾＜2.5mmol/L 时，有心律失常危险者，可静脉补钾。

3）静脉补钾浓度及速度：应精确计算补充的速度和浓度。一般输注速度应控制在 0.3mmol/(kg·h)（成人 20mmol/h），浓度不宜超过 40mmol/L（0.3%）。严重低钾时补钾的输注速度可达 0.5mmol/(kg·h)，浓度可达 60mmol/L（0.45%）。

4）高浓度快速静脉补钾：ICU 经常遇到危及生命的严重低钾血症，甚至合并低钾血症需限制液体输入量及速度的危重患者，需快速补钾，文献报道在具有中心静脉微量泵入条件下，补钾浓度可高达 0.75%～5%。

5）注意事项：静脉滴注氯化钾可引起局部暂时性高钾，刺激血管壁引起局部疼痛，甚至发炎，需注意预防；因氯化钾进入大静脉后有稀释缓冲作用，减少钾离子对静脉的刺激，因此，补钾应尽量选择周围静脉中较粗大者，若为高浓度补钾，以中心静脉为宜；因细胞对钾的回复速率有一定的限制，即使是严重低钾患者快速补钾也有潜在的危险，如引起致死性心律失常，因此，补钾时应多次监测血钾水平，有条件者应给予心电监护，尤其是静脉补充高浓度钾时；肾功能障碍无尿时影响钾的排出，此时应见尿才能补钾；当低钾伴有碱中毒时，常伴有低氯，故采用氯化钾液补充可能是最佳策略。

（3）利尿剂的应用：对于滞钠、水肿或肾性失钾者可用潴钾排钠利尿剂，如螺内酯。如家族性周期性麻痹，此类药物有预防发作的效果。

（4）其他并发情况的治疗：如合并低镁、低钙者也应给予相应补充。

（二）高钾血症

当血清钾浓度≥5.5mmol/L时，称为高钾血症。

1. 病因

（1）排钾减少：如肾衰竭、肾小管性酸中毒、肾上腺皮质功能低下等。

（2）钾摄入过多：如输入含钾溶液速度过快或浓度过高等。

（3）钾分布异常：如休克、溶血及严重挤压伤等。

2. 临床表现

（1）神经、肌肉症状：患儿可有精神萎靡、嗜睡，手足感觉异常，腱反射减弱或消失，严重者可出现迟缓性瘫痪、尿潴留甚至呼吸麻痹。

（2）心血管：心率减慢而不规则，可出现心室早搏或心室颤动，甚至心脏停搏。当血钾高至 6～7mmol/L，心电图即可出现高耸的 T 波；当高至 8mmol/L 时，P 波消失或 QRS 波群增宽；在 12mmol/L 时，即可发生心室纤颤及心脏停搏。

3. 实验室检查

（1）血生化：血清钾高于 5.5mmol/L。血钠、钙、镁可以有相应的改变。血气分析可有血 pH 下降，HCO_3^- 下降。

（2）心电图改变。

4. 治疗

（1）病因治疗：立即停用所有含钾溶液、含钾丰富的食物及药物、潴钾利尿剂等，积极治疗原发疾病。

（2）高钾血症的治疗

1）如果患儿无症状，血钾＜6.5mmol/L，心电图正常或仅 T 波增高时，停止钾的摄入、停用保钾利尿剂等；如有酸中毒，积极纠酸；积极处理原发病等，血钾可恢复。

2）如果血钾＞6.5mmol/L 或心电图有更多改变，应积极采取措施降低血钾，包括：

Ⅰ. 快速应用碳酸氢钠 1～3mmol/kg，或葡萄糖加胰岛素（葡萄糖 0.5～1g/kg，每 3g 葡萄糖加 1 单位胰岛素），促使钾进入细胞内，使血清钾降低。

Ⅱ. 沙丁胺醇 5μg/kg，经 15 分钟静脉应用或以 2.5～5mg 雾化吸入常能有效降低血钾，并能持续 2～4 小时。

Ⅲ. 10％葡萄糖酸钙溶液 0.5ml/kg 在数分钟内缓慢静脉应用，可对抗高钾对心脏的毒性作用，但必须同时监测心电图。

Ⅳ. 此外还可应用离子交换树脂，肾功能良好者可应用排钾利尿剂以增加钾的排出。

Ⅴ. 对于严重高钾血症，尤其是伴有急性肾衰竭者可行血液净化治疗。

三、镁代谢异常

（一）低镁血症

血镁低于 0.75mmol/L，即为低镁血症。

1. 病因

（1）镁摄入不足：如长期禁食而输入不含镁的液体、严重营养不良、厌食等。

（2）失镁过多：如长期腹泻、吸收不良综合征、呕吐、持续胃肠减压而无镁输入等。

（3）肾排镁过多：如长期使用利尿剂、高钙血症、原发性醛固酮增多症、甲状旁腺功能低下等。

（4）急性胰腺炎，由于腹腔内脂肪坏死有镁性皂沉积。

（5）糖尿病酸中毒治疗期间，糖原合成时亦需要镁。

2. 临床表现

血镁低于 0.65mmol/L 时即可出现神经肌肉兴奋性增强，如反射亢进、肌肉震颤、手足搐搦，新生儿期发病可出现惊厥。少数病例可出现心动过速和室性早搏等心电图改变。

3. 治疗

（1）控制原发病。

（2）补镁：一般按每日 0.25mmol/kg 补充。如有惊厥，可在心电监护下静脉缓慢滴注硫酸镁，剂量以 50～100mg/（kg·d）计，浓度为 1%，速度不超过 1ml/min 缓慢静脉滴注，滴注前应测血压。在以下情况时不可静脉补镁：①肾功能不全（血肌酐＞200μmol/L）；②因镁可抑制心脏搏动和心脏传导，故传导阻滞者禁用；③呼吸功能不全时应用镁可致二氧化碳潴留。

（3）长期应用祥利尿剂者，如同时应用螺内酯等保钾利尿剂可防止低钾、低镁的发生。

（二）高镁血症

血镁浓度高于 1.25mmol/L 时即为高镁血症。

1. 病因　主要见于肾功能不全，特别是尿少的患儿注射镁剂，少数可因口服大量镁剂或用镁灌肠（如巨结肠症）而发生。

2. 临床表现　一般无症状；若血镁超过 3mmol/L，可出现嗜睡、腱反射消失；血镁超过 5mmol/L，则出现呼吸抑制，心电图可出现房室传导或室性传导阻滞。

3. 治疗　主要是病因治疗，停止镁的摄入。静脉注射钙剂以拮抗镁对心脏的影响；有呼吸麻痹者可应用呼吸机；对于血镁高、肾功能减退者，可进行血液净化治疗以清除体内蓄积的镁。

第二节　酸碱平衡失调

一、总论

（一）概述

人体细胞生理活动的正常进行，有赖于体液的酸碱平衡。正常人体通过血液的缓冲系统、肺和肾的调节保持机体酸碱平衡状态。三者在维持酸碱平衡中是相互联系、协调作用的，一旦病理因素作用超出了三者的代偿能力时，即出现酸碱平衡失调，严重的可危及生命。临床上常见的酸碱平衡失调包括：代谢性酸中毒、呼吸性酸中毒、代谢性碱中毒、呼吸性碱中毒，各类型可混合存在，即是混合性酸碱紊乱，常伴有水电解质异常。

（二）体内酸碱物质的来源

体液中的酸性物质和碱性物质主要是组织细胞在分解代谢过程中产生的，其中产生最多的是酸性物质，仅小部分为碱性物质。

1. 酸性物质的来源

（1）挥发酸（volatile acid）：碳酸（H_2CO_3）是体内唯一的挥发酸，是机体在代谢过程中产生最多的酸性物质，因其分解产生的 CO_2 可由肺呼出而被称之挥发酸。通过肺进行的 CO_2 呼出量调节也称之酸碱的呼吸性调节。糖、脂肪和蛋白质等物质在代谢过程中产生大量的 CO_2，在安静状态下，成人每天产生的

CO_2约 300~400L。

机体在代谢过程中所产生的CO_2，可以通过两种方式与水结合生成碳酸。一种方式是：CO_2与组织间液和血浆中的水直接结合生成H_2CO_3，即CO_2溶解于水生成H_2CO_3。该反应过程不需要碳酸酐酶（Carbonic anhydrase，CA）参与，即$CO_2＋H_2O→H_2CO_3→H^＋＋HCO_3^-$。

另一种方式是：CO_2在红细胞、肾小管上皮细胞、胃黏膜上皮细胞和肺泡上皮细胞内经CA的催化与水结合生成H_2CO_3。其反应过程如下：$CO_2＋H_2O→H_2CO_3→H^＋＋HCO_3^-$。

（2）固定酸（fixed acid）：是体内除碳酸外所有酸性物质的总称，因不能由肺呼出，而只能通过肾由尿液排出故又称非挥发酸（unvolatile acid），也称之酸碱的肾性调节。机体产生的固定酸有：含硫氨基酸分解代谢产生的硫酸；含磷有机物（磷蛋白、核苷酸、磷脂等）分解代谢产生的磷酸；糖酵解产生的乳酸；脂肪分解产生的乙酰乙酸、β-羟丁酸等。但是，人体每天生成的固定酸所解离产生的$H^＋$与挥发酸相比要少得多。

2. 碱性物质的来源

体内通过三大营养物质的分解代谢产生的碱性物质并不多。但人们摄入的蔬菜和水果中含有有机酸盐（如柠檬酸盐、苹果酸盐等），在体内经过生物氧化可生成碱性物质。

（三）酸碱平衡调节机制

机体对酸碱平衡的调节主要是由三大调节体系共同作用来完成的，即血液缓冲系统的缓冲，肺对酸碱平衡的调节和肾对酸碱平衡的调节。

1. 血液缓冲系统的缓冲作用　血液缓冲系统包括血浆缓冲系统和红细胞缓冲系统，都是由弱酸和与其相对应的弱酸盐组成。其中弱酸为酸性物质，对进入血液的碱起缓冲作用；弱酸盐为碱性物质，对进入血液的酸起缓冲作用。血浆缓冲系统由碳酸氢盐缓冲对（$NaHCO_3/H_2CO_3$）、磷酸氢盐缓冲对（Na_2HPO_4/NaH_2PO_4）和血浆蛋白缓冲对（NaPr/HPr）组成。红细胞缓冲对则由还原血红蛋白缓冲对（KHb/HHb）、氧合血红蛋白缓冲对（$KHbO_2/HHbO_2$）、碳酸氢盐缓冲对（$KHCO_3/H_2CO_3$）和磷酸氢盐缓冲对（K_2HPO_4/KH_2PO_4）等组成。碳酸氢盐缓冲对占血浆缓冲对含量的50%以上，血浆中50%以上的缓冲作用由它完成；当血浆中的酸性物质（如盐酸）过多时，由碳酸氢盐缓冲对中的碳酸氢钠对其缓冲。经过缓冲系统缓冲后，强酸（盐酸）变成了弱酸（碳酸），固定酸变成了挥发酸，挥发酸分解成H_2O和CO_2，CO_2由肺呼出体外。因此，也有人称碳酸氢盐缓冲对为开放性缓冲对。其缓冲目的是使血液酸碱度维持稳定，减小pH变动。

2. 肺对酸碱平衡的调节　肺对酸碱平衡的调节是通过改变肺泡通气量来改变CO_2的排出量，并以此调节体内挥发酸H_2CO_3的浓度。这种调节受延髓呼吸中枢的控制。呼吸中枢通过整合中枢化学感受器和外周化学感受器传入的刺激信号，以改变呼吸频率和呼吸幅度的方式来改变肺泡通气量。肺对酸碱平衡的调节是非常迅速的，通常在数分钟内就开始发挥作用，并在很短时间内达到高峰，但不持久。

3. 肾对酸碱平衡的调节　肾对酸碱平衡的调节过程，实际上就是一个排酸保碱的过程。肾对酸碱平衡的调节方式主要有以下四种：

（1）近曲小管泌$H^＋$、进行$H^＋-Na^＋$交换，对$NaHCO_3$进行重吸收：肾小球滤过的$NaHCO_3$约有80%~85%被近曲小管重吸收，主要是由近曲小管上皮细胞主动分泌$H^＋$，并通过$H^＋-Na^＋$交换实现的。肾小球滤过的$NaHCO_3$在小管液中解离为$Na^＋$和HCO_3^-，其中的$Na^＋$与近曲小管上皮细胞内$H^＋$进行转运交换，$Na^＋$进入细胞后即与近曲小管上皮细胞内的HCO_3^-一同转运至血液。$H^＋-Na^＋$交换是一个继发性耗能过程，所需的能量是由基侧膜上$Na^＋-K^＋-$ATP酶通过消耗ATP将细胞内$Na^＋$的泵出，并多于$K^＋$泵入，使细胞内$Na^＋$处于一个较低的浓度，这样有利于小管液中$Na^＋$与细胞内$H^＋$转运交换。

由于小管液中的HCO_3^-不易透过管腔膜，因而很难进入细胞，于是小管液中的HCO_3^-先与近曲小管

211

上皮细胞分泌的 H^+ 结合，生成 H_2CO_3，然后 H_2CO_3 分解，生成 H_2O 和 CO_2。高度脂溶性 CO_2 能迅速通过管腔膜进入近曲小管上皮细胞，并在细胞内 CA 的催化下与 H_2O 结合生成 H_2CO_3。H_2CO_3 解离为 HCO_3^- 和 H^+，H^+ 由近曲小管上皮细胞分泌进入小管液中，与小管液中的 Na^+ 进行交换。然后，近曲小管上皮细胞内的 HCO_3^- 与通过 $H^+ - Na^+$ 交换进入细胞内的 Na^+ 一起被转运到血液内，从而完成 $NaHCO_3$ 的重吸收。

（2）远曲小管和集合管泌 H^+、泌 K^+，进行 $H^+ - Na^+$ 交换和 $K^+ - Na^+$ 交换：由于肾小管管腔侧细胞膜上存在着主动转运 H^+ 和 K^+ 的载体，因而远曲小管和集合管既可泌 H^+，进行 $H^+ - Na^+$ 交换；也可泌 K^+，进行 $K^+ - Na^+$ 交换。因为肾小管细胞内的 H^+ 和 K^+ 是竞争性地与管腔侧细胞膜上的同一载体相结合，所以泌 H^+ 和泌 K^+ 是竞争性进行的，$H^+ - Na^+$ 交换与 $K^+ - Na^+$ 交换过程也是相互竞争的。当 $H^+ - Na^+$ 交换增加时，则 $K^+ - Na^+$ 交换减少；而当 $K^+ - Na^+$ 交换增加时，则 $H^+ - Na^+$ 交换减少。例如，酸中毒时，远曲小管和集合管上皮细胞泌 H^+ 增加，使 $H^+ - Na^+$ 交换过程加强，结果导致 H^+ 排出增多和 $NaHCO_3$ 的重吸收增加，使尿液酸化。此时，远曲小管和集合管泌 K^+ 减少，并可因 K^+ 的排出减少而导致高钾血症。相反，碱中毒时，远曲小管和集合管上皮细胞泌 H^+ 减少，$H^+ - Na^+$ 交换减少，结果引起 H^+ 的排出和 $NaHCO_3$ 的重吸收减少。与此同时，肾小管泌 K^+ 增加，$K^+ - Na^+$ 交换增加，并由于 K^+ 的排出增加而导致血清钾浓度降低。此外，高钾血症时，$K^+ - Na^+$ 交换增加而 $H^+ - Na^+$ 交换减少，易造成 H^+ 在体内潴留而引起酸中毒。而低钾血症时，$K^+ - Na^+$ 交换减少而 $H^+ - Na^+$ 交换增加，易导致 H^+ 从尿中丢失而引起碱中毒。

（3）近曲小管的 $NH_4^+ - Na^+$ 交换与远曲小管泌 NH_3：近曲小管上皮细胞是产 NH_3 的主要场所，细胞内含有谷氨酰胺酶（glutaminase，GT），可催化谷氨酰胺（glutamine）水解而释放出 NH_3，谷氨酰胺→谷氨酸＋NH_3、谷氨酸→α-酮戊二酸＋NH_3。产生 NH_3 具有脂溶性，它可以通过非离子扩散泌 NH_3 进入小管液中；也可以与细胞内的 H^+ 结合生成 NH_4^+，然后由近曲小管分泌入小管液中，并以 $NH_4^+ - Na^+$ 交换方式将小管液中的 Na^+ 换回。进入近曲小管细胞内的 Na^+ 与细胞内的 HCO_3^- 一起通过基侧膜的协同转运进入血液。GT 的活性受 pH 影响，酸中毒越严重，酶的活性也越高，产生 NH_3 和 α-酮戊二酸也越多。

远曲小管和集合管上皮细胞内也有 GT，可使谷氨酰胺分解而释放 NH_3，NH_3 被扩散泌入小管液中，并与小管液中的 H^+ 结合生成 NH_4^+，然后与 Cl^- 结合生成 NH_4Cl 从尿中排出。酸中毒时，GT 活性增加，近曲小管的 $NH_4^+ - Na^+$ 交换与远曲小管泌 NH_3 作用加强，从而加速了 H^+ 的排出和 HCO_3^- 的重吸收。

（4）小管液中磷酸盐的酸化：肾小球滤液中存在两种形式的磷酸盐，即 Na_2HPO_4 和 NaH_2PO_4，当肾小球滤液 pH 为 7.4 时，两者的比值为 4:1。当肾小管上皮细胞分泌 H^+ 增加时，分泌的 H^+ 与肾小球滤液中的 Na_2HPO_4 分离出的 Na^+ 进行交换，结果使 NaH_2PO_4 产生增加，这便是磷酸盐的酸化。通过磷酸盐的酸化加强，可使 H^+ 的排出增加，结果导致尿液 pH 降低。当尿液 pH 为 5.5 时，小管液中几乎所有的 Na_2HPO_4 都已转变成了 NaH_2PO_4。因此，磷酸盐的酸化在促进 H^+ 的排出过程中起一定作用，但作用有限。

肾对酸碱平衡的调节较之血液缓冲系统和肺的调节来说是一个比较缓慢的过程，通常要在数小时后才开始发挥作用，3～5 天后才达到高峰。肾对酸碱平衡的调节作用一旦发挥，其作用强大且持久。

4. 组织细胞对酸碱平衡的调节 除了血液缓冲系统，肺和肾对酸碱平衡的调节以外，组织细胞对酸碱平衡也起一定的调节作用。组织细胞对酸碱平衡的调节作用主要是通过细胞内外离子交换方式进行的，如 $H^+ - K^+$ 交换、$K^+ - Na^+$ 交换和 $H^+ - Na^+$ 交换等。例如：酸中毒时，细胞外液中的 H^+ 向细胞内转移，使细胞外液中 H^+ 浓度有所减少，为了维持电中性则细胞内液中的 K^+ 向细胞外转移，使细胞外液中 K^+ 浓度升高，故常导致高钾血症。相反，碱中毒时常伴有低血钾。此外，肝可以通过合成尿素清除 NH_3 调节酸碱平衡，骨骼的钙盐分解有利于 H^+ 的缓冲。

（四）评价酸碱平衡常用的指标

1. pH　血液 pH 是表示血液酸碱度的指标。pH 的高低反映了血液中 H^+ 浓度的状况。正常人动脉血 pH 在 $7.35\sim7.45$ 之间，静脉血 pH 较动脉血低 $0.03\sim0.05$。血浆中 pH 正常并不能表明机体没有酸碱平衡紊乱。因为 pH 正常的情况有三种：一是机体没有酸碱平衡紊乱；二是机体有酸碱平衡紊乱但代偿良好，为完全代偿性酸碱平衡紊乱；三是机体可能存在相抵消型的酸碱平衡紊乱，正好相抵消时 pH 正常。

2. 动脉血二氧化碳分压（$PaCO_2$）　$PaCO_2$ 是指物理溶解于血浆中的 CO_2 分子所产生的压力。由于 CO_2 通过肺泡膜的弥散能力很强，因而动脉血 $PaCO_2$ 与肺泡气 $PaCO_2$ 几乎相同。动脉血 $PaCO_2$ 是反映呼吸性酸碱平衡紊乱的可靠指标。$PaCO_2$ 正常值为 40mmHg，波动范围在 $33\sim46$mmHg 之间。其临床意义包括：①结合 PaO_2 变化判断呼吸衰竭的类型和程度；②判定是否存在呼吸性酸碱平衡失调；③判断代谢性酸碱平衡失调的代偿反应；④判断肺泡通气状态。如：$PaCO_2$ 升高（>46mmHg）表示肺泡通气不足，CO_2 在体内潴留，血浆中 H_2CO_3 浓度升高，pH 降低，为呼吸性酸中毒；$PaCO_2$ 降低（<33mmHg）则表示肺泡通气过度，CO_2 排出过多，血浆中 H_2CO_3 浓度下降，pH 升高，为呼吸性碱中毒。代谢性酸碱平衡紊乱时 $PaCO_2$ 也可以发生代偿性改变，在代谢性酸中毒时下降，而代谢性碱中毒时上升。单纯代谢性酸碱平衡紊乱经肺代偿所造成的 $PaCO_2$ 下降或上升，其值一般不会低于 15mmHg 或高于 60mmHg。超出该范围时，常提示有原发性呼吸性酸碱平衡紊乱存在。

3. 标准碳酸氢盐和实际碳酸氢盐

标准碳酸氢盐（standard bicarbonate，SB）是指血液标本在标准条件下，即在 38℃ 和血红蛋白完全氧合的条件下，用 PCO_2 为 40mmHg 的气体平衡后所测得的血浆 HCO_3^- 浓度。因为标准化后排除了呼吸因素的影响，所以 SB 是判断代谢因素的指标，正常值为 $22\sim27$mmol/L，平均为 24mmol/L。代谢性酸中毒时 SB 下降，代谢性碱中毒时 SB 升高。呼吸性酸中毒经肾代偿后 SB 增高；呼吸性碱中毒经肾代偿后 SB 降低。

实际碳酸氢盐（actual bicarbonate，AB）是指隔绝空气的血液标本，在实际 PCO_2 和实际血氧饱和度条件下测得的血浆碳酸氢盐浓度。受呼吸和代谢双重因素的影响。正常情况下 AB=SB，AB>SB 表明有 CO_2 蓄积，见于呼吸性酸中毒或代偿后的代谢性碱中毒；AB<SB 表明 CO_2 呼出过多，见于呼吸性碱中毒或代偿后的代谢性酸中毒。若两者数值均低于正常，表明有代谢性酸中毒或代偿后的呼吸性碱中毒；而两者数值均高于正常则表明有代谢性碱中毒或代偿后的呼吸性酸中毒。

4. 缓冲碱　缓冲碱（buffer base，BB）是指血液中一切具有缓冲作用的碱性物质的总和，即人体血液中具有缓冲作用的阴离子的总和。这些阴离子包括 HCO_3^-、Pr^-、HPO_4^{2-}、Hb^- 和 HbO_2^- 等。BB 通常以氧饱和的全血测定，正常值为 $45\sim55$mmol/L。BB 是反映代谢因素的指标，BB 减少表明代谢性酸中毒或代偿后的呼吸性碱中毒；BB 增高表明代谢性碱中毒抑或是代偿后的呼吸性酸中毒。

5. 碱剩余　碱剩余（base excess，BE）指在标准条件下，即在 38℃，PCO_2 为 40mmHg，Hb 为 150g/L，100% 氧饱和的情况下，用酸或碱将 1 升全血滴定至 pH=7.40 时所用的酸或碱的 mmol/L 数。若需用酸滴定就表示血液中碱剩余，BE 用正值（BE+）表示；若需用碱滴定则表示血液中碱缺失，BE 用负值（BE-）表示。BE 是反映代谢因素的指标，正常范围为 0 ± 3mmol/L。BE 正值增大见于代谢性碱中毒，亦见于经肾代偿后的呼吸性酸中毒；BE 负值增大见于代谢性酸中毒，亦见于经肾代偿后的呼吸性碱中毒。

6. 阴离子间隙　阴离子间隙（anion gap，AG）指血浆中未测定的阴离子（undetermined anion，UA）量减去未测定的阳离子（undetermined cation，UC）量的差值，即 AG=UA-UC。UA 包括蛋白质阴离子 Pr^-、HPO_4^{2-}、SO_4^{2-} 和有机酸根阴离子；UC 包括 K^+、Ca^{2+} 和 Mg^{2+}。血浆中的阳离子总量 =Na^++UC，阴离子总量 =Cl^-+HCO_3^-+UA。血浆中的阳离子和阴离子的总当量数相等，即 AG=

$Na^+ - （Cl^- + HCO_3^-）$。AG 的正常值为 $8 \sim 16mmol/L$。

AG 对于区分不同类型的代谢性酸中毒具有重要意义。根据 AG 变化，代谢性酸中毒可分为 AG 增高型代谢性酸中毒和 AG 正常型代谢性酸中毒两类。

二、酸碱平衡紊乱的分类

酸碱平衡紊乱可分为单纯型酸碱平衡紊乱和混合型酸碱平衡紊乱，其中单纯型酸碱平衡紊乱又可分为代谢性酸中毒、呼吸性酸中毒、代谢性碱中毒和呼吸性碱中毒四种；混合型酸碱平衡紊乱分为双重性酸碱平衡紊乱（包括代谢性酸中毒合并呼吸性碱中毒、代谢性碱中毒合并呼吸性酸中毒、代谢性酸中毒合并代谢性碱中毒）和三重酸碱平衡紊乱（包括代谢性酸中毒合并代谢性碱中毒和呼吸性酸中毒、代谢性酸中毒合并代谢性碱中毒和呼吸性碱中毒）。

（一）单纯型酸碱平衡紊乱

1. 呼吸性酸中毒　由各种原因引起的呼吸功能障碍，特别是通气功能降低，导致 CO_2 潴留，血液中 $PaCO_2$ 升高，pH 降低，即为呼吸性酸中毒。根据其发生速度的快慢可分为急性呼吸性酸中毒和慢性呼吸性酸中毒两大类。

（1）病因：①呼吸中枢抑制，如应用麻醉、镇静药物后，或因中枢神经系统疾病直接影响呼吸中枢；②呼吸机麻痹，如重症肌无力、多发性神经根炎；③胸廓与肺部病变，如支气管哮喘、阻塞性肺气肿、喘息性支气管炎等；④呼吸道阻塞；⑤其他，如呼吸机使用不当，吸入 CO_2 过多等。

（2）调节机制

1）细胞内外离子交换和细胞内缓冲：这是急性呼吸性酸中毒的主要代偿方式。急性呼吸性酸中毒时，CO_2 大量潴留使血浆 H_2CO_3 浓度升高，H_2CO_3 分解为 H^+ 和 HCO_3^-，导致血浆内的 H^+ 和 HCO_3^- 增加。然后 H^+ 迅速进入细胞并与细胞内的 K^+ 进行交换（这可导致高钾血症），H^+ 进入细胞后由细胞内的蛋白质缓冲对缓冲。留在血浆中的 HCO_3^- 使血浆 HCO_3^- 浓度有所增加，具有一定的代偿作用。此外，急性呼吸性酸中毒时，由于血浆 CO_2 潴留使 CO_2 迅速弥散进入红细胞，并在红细胞内的 CA 催化下生成 H_2CO_3，H_2CO_3 进而解离为 H^+ 和 HCO_3^-。红细胞内增加的 H^+ 不断被血红蛋白缓冲对缓冲；红细胞内增加的 HCO_3^- 则不断从红细胞进入血浆与血浆中的 Cl^- 进行交换，结果导致血浆 HCO_3^- 浓度有所增加，而血浆 Cl^- 浓度有所降低。急性呼吸性酸中毒时，经以上代偿方式可使血浆 HCO_3^- 浓度继发性增加，但增加的量非常有限，反映酸碱的代谢性指标增加不明显，而呼吸性指标：$PaCO_2$ 降低、$AB > SB$；血浆 $[HCO_3^-]/[H_2CO_3]$ 的比值仍然处于低于 20：1 的状态，pH 仍低于正常，因而急性呼吸性酸中毒通常是失代偿的。

2）肾代偿调节：这是慢性呼吸性酸中毒时的主要代偿方式。慢性呼吸性酸中毒时，肾的代偿调节与代谢性酸中毒时相似，肾小管上皮细胞内 CA 和谷氨酰胺酶活性均增加，肾泌 H^+，排 NH_4^+ 和重吸收 $NaHCO_3$ 的作用显著增强。通过肾等代偿后，反映酸碱的代谢性指标：AB、SB、BB 值均升高，BE 正值加大，$AB > SB$。

（3）临床表现

1）呼吸系统：CO_2 开始潴留时，对呼吸中枢起刺激作用，呼吸加深加快；若 $PaCO_2$ 持续升高，则对呼吸中枢的刺激作用渐减弱，当 $PaCO_2$ 约在 90mmHg 时，则可导致呼吸抑制而发生 CO_2 麻醉。呼吸中枢的活动只能靠缺氧刺激呼吸中枢。急性呼吸性酸中毒，常伴低氧血症，可表现为气促、发绀、呼吸困难；慢性呼吸性酸中毒，患者多有肺部疾病，可出现肺部症状，如呼吸困难、气喘、咳嗽、咳痰等，体检亦可有桶状胸、啰音等。

2）循环系统：急性呼吸性酸中毒时，严重缺氧常影响心脏，酸中毒时常有高钾血症，可骤发心室纤颤或心脏停搏；慢性呼吸性酸中毒同时合并缺氧，后者可引起儿茶酚胺增加，对心肌发生刺激，但缺氧又可使心脏发生抑制，酸中毒对心脏也有抑制作用，而最后对心脏的作用，要看上述因素是否平衡；CO_2 潴留可扩张周围血管，表现为面潮红、唇樱红、结膜充血水肿、多汗、四肢暖等，而缺氧则可引起血管收缩；作用的最后结果取决于哪个因素占优势；酸中毒与缺氧还可引起肺动脉血管收缩而发生肺动脉高压；$PaCO_2$ 升高和 PaO_2 降低尚可引起心肺功能的改变等。

3）中枢神经系统：高碳酸血症时，可出现头痛、头晕、无力，重者可有神志的改变如谵妄、木僵、昏迷，体检可发现腱反射降低、视盘水肿、瞳孔缩小、震颤等。神志改变的程度与 $PaCO_2$ 升高的速度和程度有关。$PaCO_2$ 上升速度快，出现症状也较重，但由于 CO_2 很容易通过血脑屏障，故使脑脊液的 pH 下降较快。高碳酸血症对神经系统有明显抑制作用，随着血中 $PaCO_2$ 上升而加重。当 $PaCO_2$ 80mmHg 以上时，几乎都有意识障碍；当达 $PaCO_2$ 100mmHg 时多已昏迷。

（4）实验室检查

1）生化指标：血钾升高；血钠改变不大；血钙增加；血 Cl^- 与 HCO_3^- 有关，HCO_3^- 升高，Cl^- 下降，反之，Cl^- 升高。

2）血气分析：pH 降低；$PaCO_2$ 升高；通过肾代偿后，代谢性指标 CO_2CP、AB、SB、BB 值均升高；AB>BB，BE 正值增加。

（5）诊断：有导致 CO_2 潴留的原发病，临床表现为高碳酸血症的表现及中枢神经系统症状，加上血气分析血 pH 下降、PCO_2 增高，即可诊断。但应注意是否合并代谢性酸中毒。此时 pH 下降更明显，只凭血气分析往往不易鉴别，此时可参考下式：血 $Na^+ - (HCO_3^- + Cl^-) > 15mmol/L$ 提示为混合性酸中毒。

（6）治疗：主要是去除病因，改善通气功能，以促进 CO_2 排出、适度供氧。治疗上应注意以下几点：①保持呼吸道通畅，包括吸痰、必要时气管插管或气管切开；②呼吸中枢抑制者可应用呼吸兴奋剂，必要时应用呼吸机治疗；③应防止 CO_2 排出不宜过快，体内 HCO_3^- 排出较慢，以防代谢性碱中毒；④若有高钾血症，应降低血钾，如给予 5% 碳酸氢钠溶液，高渗葡萄糖加胰岛素等，一般呼吸性酸中毒纠正后高血钾可恢复；⑤因一旦呼吸道通畅，CO_2 排出，酸中毒会较快纠正，故通常不用碱性药物纠正呼吸性酸中毒。

2. 呼吸性碱中毒　指因通气过度使 CO_2 呼出过多，导致血浆 H_2CO_3 浓度原发性降低。呼吸性碱中毒可分为急性呼吸性碱中毒和慢性呼吸性碱中毒两类。

（1）病因：①精神性过度通气；②中枢神经系统疾病，如脑炎、脑膜炎、癫痫等；③小儿极度哭闹；④柳酸盐中毒；⑤呼吸机使用不当等。

（2）调节机制：因呼吸性碱中毒是由通气过度所致，故肺不能有效发挥其代偿作用。呼吸性碱中毒主要通过以下两种方式代偿：①细胞内外离子交换和细胞内缓冲：是急性呼吸性碱中毒的主要代偿方式。作用迅速，当 PCO_2 下降，pH 增高时，缓冲系统释出 H^+ 使 HCO_3^- 下降，释出的 H^+ 99% 是由细胞内缓冲系统提供，1% 来自细胞外液。②肾代偿调节：是慢性呼吸性碱中毒的主要代偿方式。肾 HCO_3^- 阈下降，排出增加，这一作用常需 2～3 天才达最大作用。③机体产生乳酸。

（3）临床表现：除原发病表现外，因碱中毒可致神经肌肉兴奋性增高及血浆游离钙减少，故部分患儿可出现四肢、口唇麻木，刺痛，头晕，四肢抽搐，肌肉强直，严重的可出现意识障碍或昏迷；因碱中毒时氧合血红蛋白解离降低，故组织缺氧，可致脑电图异常、肝功能受损、乳酸增高；部分患儿还可出现口干、呃逆、腹胀等消化系统表现。

（4）实验室检查：①生化指标改变：可有血 Ca^{2+} 降低、血 K^+ 降低、血 Cl^- 增高等。②血气分析：血 $PaCO_2$ 降低，HCO_3^- 代偿性下降。急性呼碱 $PaCO_2$ 每下降 10mmHg，HCO_3^- 下降 2mmol/L，慢性呼吸性碱中毒约下降 4～5mmol/L。

（5）治疗：包括：①治疗原发病；②对于癔病性精神因素引起过度通气的患者可适当给予安慰或镇静剂；③抽搐者，可酌情应用钙剂。

3. 代谢性酸中毒　是儿科最常见的一种酸碱失衡。是由于体内固定酸生成过多，或肾排酸减少，以及 HCO_3^- 大量丢失，导致血浆 HCO_3^- 浓度原发性降低。

（1）病因：① HCO_3^- 丢失过多：儿科以胃肠道疾患最常见，如腹泻、胃肠引流等。因腹泻液、小肠液、胆汁及胰液中含有较高的 HCO_3^- 和相对低浓度的 Cl^-，故腹泻、引流、瘘管等可丢失 HCO_3^- 而至酸中毒。此外，在近端肾小管酸中毒时也可自尿中丢失。②体内固定酸产生过多，如糖尿病酮症酸中毒、饥饿性酮症、缺氧引起的乳酸增加等，或服用大量的酸性药物，如口服水杨酸、氯化铵等。③肾排 H^+ 障碍，如肾功能不全、远端肾小管酸中毒等。

（2）分类：根据阴离子间隙值（AG）可将代谢性酸中毒分为两类：

1）高 AG 代谢性酸中毒：见于产酸过多，如糖尿病酮症，缺氧时乳酸酸中毒；排酸障碍，如急慢性肾衰竭；摄入酸过多，如水杨酸中毒。

2）正常 AG 代谢性酸中毒：见于碳酸氢离子丢失过多，如腹泻、近端肾小管酸中毒、碳酸酐酶抑制剂的应用；碳酸氢离子产生不足，如远端肾小管酸中毒；含氯离子的酸性药物摄入过多，如氯化铵、氯化钙过量等。

（3）调节机制

1）缓冲体系的缓冲调节：细胞外液中固定酸增加后，血浆缓冲体系中的各种缓冲碱立即对其进行缓冲，造成 HCO_3^- 和其他缓冲碱被不断消耗而减少。在缓冲过程中 H^+ 与 HCO_3^- 作用所形成的 H_2CO_3，可分解为 H_2O 和 CO_2，CO_2 可由肺呼出体外。缓冲体系的缓冲调节作用不但非常迅速，而且十分有效。但是，如果因为缓冲调节而被消耗的缓冲碱不能迅速地得到补充，就可能使持续增加的 H^+ 不能被充分中和而引起血液 pH 降低，反映酸碱平衡的代谢性指标：AB、SB、BB 均降低，BE 负值增大。

2）肺的代偿调节：肺的代偿调节就是通过改变呼吸的频率和幅度来改变肺泡通气量，从而改变 CO_2 的排出量，并以此调节血浆中 H_2CO_3 的浓度。经过肺的调节后，若 $[HCO_3^-] / [H_2CO_3]$ 的比值接近于 20:1，则 pH 进入正常范围，AB 和 SB 在原发性降低的基础上呈现 AB＝SB，为代偿性代谢性酸中毒；若 $[HCO_3^-] / [H_2CO_3]$ 的比值仍明显低于 20:1，则 pH 仍低于正常，为失代偿性代谢性酸中毒。AB 和 SB 在原发性降低的基础上呈现 AB＜SB。呼吸的代偿反应比较迅速，在代谢性酸中毒发生后几分钟内即可出现呼吸运动的明显增加，并能在数小时内达到代偿高峰。但是肺的代偿调节是有限度的，主要原因是 H^+ 浓度增加引起肺的呼吸运动加深加快，使 CO_2 排出增加的同时也降低了 $PaCO_2$，而 $PaCO_2$ 下降则会反射性引起肺的呼吸运动减慢变浅，这部分抵消掉因血液 H^+ 浓度增加对呼吸中枢的兴奋作用。

3）肾的代偿调节：酸中毒发生数小时后肾便开始进行代偿调节，通常在 3～5 天内达到代偿高峰。肾的代偿机制如下：

Ⅰ. $NaHCO_3$ 的重吸收增加：酸中毒时，肾小管上皮细胞内 CA 活性增加，使肾小管上皮细胞内 H_2O 和 CO_2 结合生成 H_2CO_3 增加，H_2CO_3 分解为 H^+ 和 HCO_3^- 后，H^+ 由肾小管上皮细胞分泌进入小管液中，或经 H^+-Na^+ 运转交换机制将小管中的 Na^+ 换回，换回的 Na^+ 与留在肾小管上皮细胞内的 HCO_3^- 一起经基侧膜转运进入血液。代谢性酸中毒时肾以这种代偿方式使 $NaHCO_3$ 重吸收增加。

Ⅱ. NH_4^+ 排出增加：肾小管上皮细胞内有 GT，酸中毒时该酶活性增加，促使谷氨酰胺释放 NH_3 增加。在近曲小管上皮细胞内 NH_3 与 H^+ 结合生成 NH_4^+，并以 NH_4^+-Na^+ 交换方式进入小管液中；在远曲小管上皮细胞内产生的 NH_3 则直接弥散进入小管液中与小管液中的 H^+ 结合生成 NH_4^+，接着小管液中的 NH_4^+ 与 Cl^- 结合形成 NH_4Cl 并从尿中排出。铵盐随尿排出增加，实际上增加了 H^+ 的排出。近曲小管以 NH_4^+-Na^+ 交换所换回的 Na^+ 与肾小管上皮细胞内的 HCO_3^- 一起转运入血液，使血液 $NaHCO_3$ 有所增加。

Ⅲ．磷酸盐的酸化加强：酸中毒时肾小管上皮细胞分泌到小管液中的 H^+ 增加，与肾小球滤过的 Na_2HPO_4 中的一个 Na^+ 进行交换，结果导致小管液中 NaH_2PO_4 生成增加，NaH_2PO_4 最终随尿排出从而加速了 H^+ 的清除。

总之，除了肾衰竭引起的代谢性酸中毒和肾小管性酸中毒外，其他各种原因引起的代谢性酸中毒，肾都能充分发挥其排酸保碱的代偿调节作用。肾的这种代偿调节作用是强大而持久的，但也是有限度的。

（4）临床表现：依原发病而异。轻度代谢性酸中毒可无明显症状、体征。中度以上者可出现呼吸深长有力、不安、呕吐、头痛、嗜睡，甚至昏迷，口唇苍白或发绀。新生儿及小婴儿发生酸中毒时，其临床表现往往仅有精神萎靡、拒食、面色灰白等。慢性代谢性酸中毒可有畏食、生长停滞、肌张力下降、骨质疏松等。

（5）实验室检查　包括：①血气分析：血 pH<7.35，SB 降低，BE 降低。②其他检查：如血清钠、钾、氯、血糖、尿素氮、肌酐等；新鲜尿 pH<5 表明肾能充分排 H^+，如果酸中毒时尿 pH>6 提示远端肾小管酸中毒；必要时检查尿酮体。

（6）治疗

1）积极防治引起代谢性酸中毒的原发病。

2）纠正水、电解质紊乱，恢复有效循环血量，改善组织灌注状况，改善肾功能等。

3）碱性药物的应用：一般酸中毒，pH≥7.30 可不使用碱性药；当 pH<7.30 时，因酸中毒本身可引起机体损伤，严重的可危及生命，故应及时纠正。一般多选用 $NaHCO_3$，也可用乳酸钠，不过肝功能不全或乳酸酸中毒时不能选用乳酸钠。

所需补充 HCO_3^- 量依以下公式计算：

所需 HCO_3^-（mmol）＝（预期的 HCO_3^- －测出的 HCO_3^-）×0.6×体重（kg）＝（－BE）×0.3×体重（kg）（注：5%碳酸氢钠溶液 1ml 相当于 HCO_3^- 0.6mmol）

临床上，一般先补给计算量的一半，再根据具体情况及血生化、血气分析结果，随时调整剂量，以免补碱过量致碱中毒。如无实验室检测条件，可按每次 5%碳酸氢钠溶液 3~5ml/kg 或 11.2%乳酸钠溶液 2~3ml/kg 计算，可提高血 HCO_3^- 4.5mmol/L，必要时可于 2~4 小时后重复应用。

补碱治疗过程中应注意事项包括：

Ⅰ．电解质紊乱：如低钾血症，在纠正酸中毒时大量 K^+ 转移至细胞内或原发病中即有钾丢失，引起低血钾，要注意补钾；低钙血症，酸中毒纠正后，游离钙减少，可出现抽搐，应注意补钙。

Ⅱ．碱中毒：由于纠正过度、持续性过度通气、内源性 HCO_3^- 产生过多等所致。

Ⅲ．中枢神经系统酸中毒：因迅速输入碱性液使血浆 pH 上升，血 PCO_2 有所上升；但输入的 HCO_3^- 需数小时才能逐渐通过血脑屏障及细胞膜，而 CO_2 却可迅速通透，因而使脑及细胞内 pH 更下降，症状加重，故纠酸不能过快。

Ⅳ．钠负荷过度：导致高钠血症，或血容量扩充，易致心力衰竭、水肿。

Ⅴ．加重缺氧：pH 迅速升高使血红蛋白与氧的结合力突然增高，在微循环中血红蛋白释放给组织的氧减少，对某些原有组织缺氧的患儿可使缺氧加重。

4. 代谢性碱中毒　临床上比较少见，是由于 H^+ 丢失过多，H^+ 转入细胞内过多，以及碱性物质输入过多等原因，导致血浆 HCO_3^- 浓度原发性增高。

（1）病因

1）H^+ 经胃液丢失过多：常见于剧烈频繁呕吐及胃管引流引起胃液大量丢失，使 H^+ 丢失过多。正常情况下，含有 HCl 的胃液进入小肠后便被肠液中的 HCO_3^- 中和。当胃液大量丢失后，进入十二指肠的 H^+ 减少，刺激胰腺向肠腔分泌 HCO_3^- 的作用减弱，造成血浆 HCO_3^- 潴留；与此同时，肠液中的 NaH-

CO_3^- 因得不到 HCl 的中和而被吸收入血，也使血浆 HCO_3^- 增加，导致代谢性碱中毒。此外，胃液丢失使 K^+ 丢失，可致低钾血症，引起低钾性碱中毒；而胃液中的 Cl^- 大量丢失又可致低氯血症，引起低氯性碱中毒。

2）H^+ 经肾丢失过多：见于醛固酮分泌异常增加，可加速远曲小管和集合管对 H^+ 和 K^+ 的排泌，并促进肾小管对 $NaHCO_3$ 的重吸收。此外，排 H^+ 利尿药的使用，例如髓袢利尿剂（呋塞米、依他尼酸）进行利尿时，肾小管髓袢升支对 Cl^-、Na^+ 和 H_2O 的重吸收受到抑制，使远端肾小管内液体的速度加快、Na^+ 含量增加，激活 H^+-Na^+ 交换机制，促进了肾小管对 Na^+、HCO_3^- 的重吸收与 H^+ 排泌。由于 H^+、Cl^- 和 H_2O 经肾大量排出和 $NaHCO_3$ 大量重吸收，导致细胞外液 Cl^- 浓度降低和 HCO_3^- 含量增加，引起浓缩性碱中毒。

3）碱性物质输入过多：如纠正代谢性酸中毒时 HCO_3^- 输入过多，若患者有明显的肾功能障碍，在骤然输入大剂量 $NaHCO_3$ 或较长期输入 $NaHCO_3$ 时，可发生代谢性碱中毒；胃、十二指肠溃疡患者在服用过量的 $NaHCO_3$ 时，也可偶尔发生代谢性碱中毒；大量输入库存血，库存血液中含抗凝剂柠檬酸盐，后者输入体内后经代谢生成 HCO_3^-，若输入库存血液过多，则可使血浆 HCO_3^- 增加，发生代谢性碱中毒。

4）低钾血症：低钾血症时，细胞内的 K^+ 向细胞外液转移以部分补充细胞外液的 K^+ 不足，为了维持电荷平衡细胞外液的 H^+ 则向细胞内转移，从而导致细胞外液的 H^+ 减少引起代谢性碱中毒。此外，低钾血症时，肾小管上皮细胞向肾小管腔分泌 K^+ 减少，而分泌 H^+ 增加，即 K^+-Na^+ 交换减少，H^+-Na^+ 交换增加，肾小管对 $NaHCO_3$ 的重吸收增加，导致血浆 HCO_3^- 浓度增加，由于肾分泌 H^+ 增多，尿液呈酸性，故称为反常性酸性尿。

5）低氯血症：低氯血症时肾小球滤过的 Cl^- 减少，肾小管液中的 Cl^- 相应减少，髓袢升支粗段对 Na^+ 的主动重吸收因此减少，导致流经远曲小管的小管液中 Na^+ 浓度增加，使肾小管重吸收 $NaHCO_3$ 增加，引起低氯性碱中毒。

（2）调节机制

1）血液缓冲系统的缓冲和细胞内外的离子交换：代谢性碱中毒时，血浆 $[H^+]$ 降低，$[OH^-]$ 升高，OH^- 可被血浆缓冲系统中的弱酸中和。经过血浆缓冲系统的缓冲调节后，强碱变成弱碱，并使包括 HCO_3^- 在内的缓冲碱增加。此外，代谢性碱中毒时细胞外液 H^+ 浓度降低，细胞内液的 H^+ 向细胞外转移，细胞外液的 K^+ 进入细胞，使细胞外液的 K^+ 减少，从而引起低钾血症。

2）肺的代偿调节：代谢性碱中毒时，由于细胞外液 H^+ 浓度下降，对延髓中枢化学感受器以及颈动脉体和主动脉体外周化学感受器的刺激减弱，反射性引起呼吸中枢抑制，使呼吸变浅变慢，肺泡通气量减少，导致 CO_2 排出减少，$PaCO_2$ 升高，血浆 H_2CO_3 浓度继发性升高。AB 和 SB 在原发性增加的基础上呈现 AB＞SB，反映酸碱平衡的代谢性指标：AB、SB、BB 均增加，BE 正值加大。

3）肾的代偿调节：代谢性碱中毒时，血浆 H^+ 浓度下降，pH 升高使肾小管上皮细胞内的 CA 和 GT 活性减弱，肾小管上皮细胞产生 H^+ 和 NH_3 减少，因而肾小管泌 H^+、泌 NH_4^+ 减少，对 $NaHCO_3$ 的重吸收也相应减少，导致血浆 HCO_3^- 浓度有所降低。由于 HCO_3^- 从尿中排出增加，在代谢性碱中毒时尿液呈现碱性，但在低钾性碱中毒时，肾小管上皮细胞内酸中毒导致泌 H^+ 增多，尿液呈酸性。肾对 HCO_3^- 排出增多的最大代偿时限需要 3～5 天，所以，急性代谢性碱中毒时肾代偿不起主要作用。

通过以上各种代偿调节，若能使 $[HCO_3^-]$ / $[H_2CO_3]$ 的比值维持于 20：1，则血浆 pH 可维持在正常范围，这称为代偿性代谢性碱中毒。若 $[HCO_3^-]$ / $[H_2CO_3]$ 的比值仍高于 20：1，则血浆 pH 仍高于正常，这称为失代偿性代谢性碱中毒。

（3）临床表现：主要为呼吸减慢或暂停，神经兴奋性增强。由于血钙在碱性状态中离子化减少，因此可出现手足搐搦。因低钾可致软瘫、心律失常。因血红蛋白对氧的亲和力增强，可致组织缺氧，故出现头晕、躁动、谵妄或精神症状等。

（4）实验室检查：①血气分析：血 pH 升高，HCO_3^- 增加，BE 正值增加，$PaCO_2$ 代偿性升高。②其他生化指标：血清钾降低，血钙降低，血氯降低。

（5）治疗

1）积极防治原发病，去除病因。

2）纠正低钾血症、低氯血症、低钙血症：轻、中度代谢性碱中毒一般不需特殊处理，只要注意氯和钾的补充。绝大多数代谢性碱中毒补充生理盐水即可奏效。低钙时给予钙剂。

3）对于盐皮质激素过多所致的代谢性碱中毒生理盐水治疗无效，如原发性醛固酮增多症，应从治疗病因为主，亦可应用醛固酮拮抗剂螺内酯抵消盐皮质激素对肾小管的作用，促使钾吸收，排出碳酸氢根离子。

4）酸性药物的应用：对于严重代谢性碱中毒者可用酸性药物，如氯化铵或盐酸精氨酸纠正碱中毒。计算需补给酸量可用以下公式计算：

需补给酸量（mmol）＝（测得的 SB 或 CO_2CP－正常的 SB 或 CO_2CP）×体重（kg）×0.2。通常先用计算量的一半，然后再视临床表现及血气分析结果，调整用量。心脏、肝、肾功能不全者不用氯化铵。

5）对伴有水肿者，可给予乙酰唑胺以减少 H^+ 的排出和增加 HCO_3^- 的重吸收。如无效，可静脉滴注 HCl，必要时透析治疗。

6）对于高碳酸血症突然解除后的代谢性碱中毒，首先调节呼吸机参数，使 $PaCO_2$ 回到患者难受水平，然后逐渐降低，补充生理盐水及氯化钾，或加用乙酰唑胺。

（二）混合型酸碱平衡紊乱

1. 代谢性酸中毒合并呼吸性酸中毒　二重性酸中毒使血 pH 下降程度加重。常见于：① Ⅱ 型呼吸衰竭，即低氧血症伴高碳酸血症型呼吸衰竭，因缺氧产生代谢性酸中毒，又因 CO_2 排出障碍产生呼吸性酸中毒；② 心搏和呼吸骤停，因缺氧产生乳酸酸中毒，又因 CO_2 呼出受阻发生呼吸性酸中毒；③ 急性肺水肿；④ 一氧化碳中毒；⑤糖尿病或肾疾病合并肺部感染或伴发阻塞性肺气肿。

2. 代谢性碱中毒合并呼吸性碱中毒　两者结合使碱中毒程度加剧。常见于：① 肝硬化患者因过度通气发生呼吸性碱中毒时，若发生呕吐，或接受利尿剂治疗引起低钾血症，可发生代谢性碱中毒；② 颅脑外伤引起过度通气时又发生剧烈呕吐；③ 严重创伤因剧痛可致通气过度发生呼吸性碱中毒，若大量输入库存血则可因抗凝剂枸橼酸盐输入过多，经代谢后生成 HCO_3^- 过多而发生代谢性碱中毒；④充血性心力衰竭应用排钾利尿剂导致缺钾性代谢性碱中毒。

3. 代谢性酸中毒合并呼吸性碱中毒　血浆 pH 变动不大，甚至在正常范围。血浆 HCO_3^- 浓度和 $PaCO_2$ 均显著下降。SB、AB、BB 均降低，BE 负值增大。如糖尿病酮症酸中毒或肾功能不全并感染，高热深大呼吸。

4. 代谢性碱中毒合并呼吸性酸中毒　血浆 pH 可以正常，也可以略降低或略升高。血浆 HCO_3^- 浓度和 $PaCO_2$ 均显著升高。SB、AB、BB 均升高，BE 正值增大。如阻塞性肺气肿患者长期使用利尿剂后。

5. 代谢性酸中毒合并代谢性碱中毒　血浆 pH、[HCO_3^-]、$PaCO_2$ 可以是正常的，也可以是升高或降低的。如肾衰竭患者严重呕吐或补碱过多。

6. 三重酸碱平衡紊乱　是由三个独立因素共同作用于同一患者而产生的，其发生机制比较复杂，不易判别。临床上只存在两种类型，即代谢性酸中毒合并代谢性碱中毒和呼吸性酸中毒、代谢性酸中毒合并代谢性碱中毒和呼吸性碱中毒。①代谢性酸中毒合并代谢性碱中毒和呼吸性酸中毒：该型 $PaCO_2$ 升高，AG 升高，HCO_3^- 一般也升高，血中 Cl^- 浓度下降十分明显；②代谢性酸中毒合并代谢性碱中毒和呼吸性碱中毒：该型 $PaCO_2$ 降低，AG 升高，HCO_3^- 可高可低，血中 Cl^- 浓度一般低于正常。

治疗上，混合型酸碱平衡紊乱主要是病因治疗及针对酸碱失衡的主要矛盾进行纠正。

第三节 液体疗法

一、概述

体液是人体重要的组成部分，保持体液生理平衡是维持生命的重要条件。小儿水、电解质、酸碱及食物成分按单位体重进出量大，尤其是婴儿出生数月内肾功能尚不成熟，常不能抵御或纠正水及酸碱平衡紊乱，其调节功能极易受疾病和外界影响而失调。因此，水、电解质和酸碱平衡紊乱在儿科临床中极为常见。

液体疗法是儿科医学的重要组成部分，其目的是纠正水和电解质紊乱，恢复和维持血容量、渗透压、酸碱度和电解质成分的稳定，以恢复机体的正常生理功能。

二、小儿液体平衡的特点

1. 液体重量和分布　年龄越小，体液总量相对越多；体液占体重的比例在婴儿及儿童时期相对保持恒定，青春期开始出现因性别不同所致的体内成分不同。不同年龄组体液分布比例（表6-2）。

表6-2　不同年龄体液分别比例

年龄	总量	细胞外液（占体重%）		细胞内液（占体重%）
		血浆	间质液	
足月新生儿	78	6	37	35
1岁	70	5	25	40
2～14岁	65	5	20	40
成人	55～60	5	10～15	40～45

2. 体液电解质组成特点　小儿体液电解质组成与成人无显著差异。

3. 小儿水代谢特点

（1）水的生理需要量：水的需要量与新陈代谢、摄入热量、食物性质、经肾排出溶质量、不显性失水、活动量及环境温度有关。不同年龄小儿每日水的需要量见表6-3。

表6-3　不同年龄小儿每日水需要量

年龄（岁）	需水量（ml/kg）
<1	120～160
1～3	100～140
4～9	70～110
10～14	50～90

（2）水的排出：机体主要通过尿排出水分，其次是经皮肤和肺的不显性失水和消化道（粪）排水，另有极少量的水贮存体内供新生组织增长。不同年龄儿童不显性失水量见表6-4。

表 6-4 不同年龄（或体重）儿童不显性失水量

不同年龄阶段或体重	不显性失水量 $[ml/(kg \cdot d)]$
早产儿或足月新生儿	
750～1000g	82
1001～1250g	56
1251～1500g	46
＞1500g	26
婴儿	19～24
幼儿	14～17
儿童	12～14

小儿排泄水的速度较成人快，年龄越小，出入量相对越多。婴儿每日水的交换量为细胞外液量的 1/2，而成人仅为 1/7，故婴儿对缺水的耐受力差，病理状况下如进水不足同时又有水分的继续丢失，由于肾的浓缩功能有限，将比成人更易脱水。

（3）水平衡的调节：肾是唯一能通过其调节来控制细胞外液容量与成分的重要器官。年龄越小，肾的浓缩和稀释功能越不成熟。小儿肾的浓缩功能不成熟，排泄同量溶质时所需水量较成人为多，尿量相对较多，当入水量不足或失水量增加时，易超过肾的浓缩能力，发生代谢产物滞留和高渗性脱水；虽然新生儿出生一周后肾稀释能力可达成人水平，但由于肾小球滤过率低，水的排泄速度较慢，若摄入水量过多易致水肿和低钠血症。年龄越小，肾排钠、排酸、产氨能力越差，因而易发生高钠血症和酸中毒。

三、液体疗法

液体疗法包括补充生理需要量、累计损失量和继续丢失量。

1. 常用补液溶液 包括非电解质和电解质溶液，其中非电解质溶液有 5％ 或 10％ 葡萄糖溶液；电解质溶液有氯化钠、氯化钾、乳酸钠、碳酸氢钠等以及它们不同的配置液。常用溶液成分见表 6-5。

表 6-5 常用溶液成分表

溶 液	每100ml含溶质或液量	Na^+	K^+	Cl^-	HCO_3^- 或乳酸根	Na^+/Cl^-	渗透压或张力
血浆		142	5	103	24	3:2	300mmol/L
①0.9％氯化钠	0.9g	154		154		1:1	等张
②5％或10％葡萄糖	5或10g						
③5％碳酸氢钠	5g	595			595		3.5张
④1.4％碳酸氢钠	1.4g	167			167		等张
⑤11.2％乳酸钠	11.2g	1000			1000		6张
⑥1.87％乳酸钠	1.87g	167			167		等张
⑦10％氯化钾	10g		1342	1342			8.9张
⑧0.9％氯化铵	0.9g		167（NH_4^+）	167			等张
1:1含钠液	①50ml②50ml	77		77		1:1	1/2张
1:2含钠液	①35ml②65ml	54		54		1:1	1/3张
1:4含钠液	①20ml②80ml	30		30		1:1	1/5张
2:1含钠液	①65ml，④或⑥35ml	158		100	58	3:2	等张
2:3:1含钠液	①33ml②50ml，④或⑥17ml	79		51	28	3:2	1/2张
4:3:2	①45ml②33ml，④或⑥22ml	106		69	37	3:2	1/3张

2. 口服补液

（1）原理：基于小肠 Na^+-葡萄糖偶联转运吸收机制，即小肠上皮细胞刷状缘膜上存在 Na^+-葡萄糖共同载体，此载体上有 Na^+-葡萄糖两个结合位点，当 Na^+-葡萄糖同时与结合位点相结合即能转运，并显著增加钠和水的吸收。

（2）口服补液盐：配方是 NaCl 3.5g，$NaHCO_3$ 2.5g，枸橼酸钾 1.5g，葡萄糖 20.0g，加水至 1L 配成；各种电解质浓度：Na^+ 90mmol/L，K^+ 20mmol/L，Cl^- 80mmol/L，HCO_3^- 30mmol/L，葡萄糖 111mmol/L；渗透压：220mmol/L（2/3张）。新生儿或婴幼儿应适当稀释。

（3）适应证：一般适用于轻度或中度脱水不伴严重呕吐者。在用于补充继续损失量和生理需要量时需适当稀释。

3. 液体疗法　包括补充生理需要量、累积损失量和继续丢失量三部分。

（1）适应证：中度或重度脱水；经口服补液不见好转；呕吐、腹胀严重者。

（2）补液总量：第一天补液总量即为累积损失量＋继续丢失量＋生理需要量，具体见表6-6。

表6-6　第一天补液总量表

脱水程度	累积损失量（ml）	继续丢失量	生理需要量（ml）	总量（ml）
轻度脱水	30～50	因原发病而异	60～80	90～120
中度脱水	50～100	因原发病而异	60～80	120～150
重度脱水	100～120	因原发病而异	60～80	150～180

（3）液体种类的选择：根据脱水的性质选择补液液体种类，如果临床上判断脱水性质有困难，可先按等渗性脱水处理。具体见表6-7。

表6-7　液体种类选择表

脱水性质	累积损失量	继续丢失量	生理需要量
等渗性脱水	1/2张	1/2～1/3张	1/3～1/5张
低渗性脱水	2/3张	1/2～1/3张	1/3～1/5张
高渗性脱水	1/3～1/5张	1/2～1/3张	1/3～1/5张

（4）补液速度：取决于脱水的程度，原则上应先快后慢。对于高渗性脱水，不宜过快，应缓慢纠正高钠血症，每 24 小时血钠下降＜10mmol/L 为宜，也可在数天内纠正，有时需要用张力较高，甚至等张液体，以防血钠迅速下降出现脑水肿。

（5）补充累计损失量

1）扩容阶段：对于严重脱水伴有循环障碍者，应快速补充循环血量和恢复或改善肾功能。开始以等渗液（生理盐水或 2∶1 含钠液）按 20ml/kg，于 30 分钟～1 小时内经静脉输入，以快速纠正休克。其余累计损失量的补充可在 8～12 小时内完成，速度 8～10ml/(kg·h)。在循环改善出现排尿后应及时补钾。

2）代谢性酸中毒的纠正：多数患儿在循环改善，脱水基本纠正，肾功能恢复后，代谢性酸中毒即可逐渐减轻或消失。但对于代谢性酸中毒较重者，尚需补充碱性液以纠正。具体方法见酸碱平衡失调章节。

3）电解质紊乱：如伴随的低钾、低钙、低镁血症等电解质紊乱的纠正，见水、电解质紊乱章节。

（6）补充继续丢失量：在开始补充累计损失时，腹泻、呕吐、胃肠道引流等损失大都继续存在，以致体液继续丢失，如不予补充，将又称为新的累积损失量。此种丢失量因原发病而异，且每日亦有变化，常难以估计。原则上"丢多少，补多少""随时丢随时补"。液体的选择可以根据实际丢失体液的情况选择。

各种体液丢失的性质见表 6-8。

表 6-8 各种体液的性质表

体 液	Na$^+$（mmol/L）	K$^+$（mmol/L）	Cl$^-$（mmol/L）	蛋白（g/dL）
胃液	20～80	5～20	100～150	—
胰液	120～140	5～15	90～120	—
小肠液	100～140	5～15	90～130	—
胆汁液	120～140	5～15	50～120	—
回肠造瘘口损失液	45～135	5～15	20～115	—
腹泻液	10～90	10～80	10～110	—
正常出汗	10～30	3～10	10～25	—
烫伤	140	5	110	30～50

脱水纠正后，补充继续丢失量和生理需要量时速度宜慢，于 12～16 小时内补完，速度约为 5ml/（kg·h）。如吐、泻缓解，可酌情减少量补液量或改为口服补液。

（7）补充生理需要量：涉及热量、水、电解质。

1）热量：补液时必须注意热量的消耗，第一天补液可按基础代谢所需的热量补充，婴幼儿可按 55～60kcal/kg 计算，以后应逐渐增加，补入足够的热量，以减少组织的消耗。

2）液量：取决于尿量、大便丢失及不显性失水。大便丢失常可忽略不计。不显性失水约占液体丢失的 1/3，发热时，体温每增加 1℃，不显性失水增加 12%。哮喘、酮症酸中毒时因过度通气，肺的不显性失水增加，在有湿化功能的人工呼吸机应用时，肺的不显性失水降低。

3）电解质：包括每日出汗、大小便生理消耗的电解质等，变化很大。钾、钠、氯的消耗量平均约 2～3mmol/100kcal。

（8）几种不同情况的输液原则及注意事项

1）新生儿：①新生儿脱水、酸中毒临床表现常不明显，故应密切观察临床症状及液体出入量，尽可能及早补液，以免延误抢救时机。②第一天补液总量不得超过 200ml/kg，速度应适当减慢。③新生儿肾功能差，故电解质浓度应适当降低。④新生儿生后 10 天内血钾较高，一般不需补钾，如缺钾明显时，应注意肾功能情况，每日给钾总量约 3mmol/kg，静脉补钾浓度不宜超过 0.3%。⑤因新生儿对乳酸代谢慢，故不宜采用乳酸钠纠酸，而应选用碳酸氢钠。

2）婴幼儿肺炎：①应供给足够的热量和水分以减少组织消耗，避免痰液过于黏稠。②患儿无明显脱水、仅有进食困难者，仅给生理需要量。③合并腹泻，出现脱水、酸中毒者，可按腹泻处理，但补液总量和钠盐含量应适当减少，速度要放慢，以免加重心脏负担。③呼吸性酸碱中毒时，重点应改善肺的气体交换，一般不需应用碱性或酸性液体。

3）肾衰竭：①少尿期或无尿期，应严格控制液体入量。②多尿期要严密观察有无脱水、低钠、低钾表现，应及时纠正。

4）急性脑水肿：急性脑水肿时应限制液体入量，同时应用脱水剂，使脑组织呈脱水状态，以利于脑水肿的恢复，即"快脱"。如果合并脱水或休克，则急需补液，恢复组织灌注以保证脑组织供血，即"快补"。因此，具体治疗应根据病情而异。①凡脑水肿合并休克或严重脱水时，需"快补慢脱"；②合并脑疝或呼吸衰竭时，则需"快脱慢补"。③以上两者并存时，需"快补快脱"。④应用甘露醇和（或）呋塞米后，尿量大增者需"快补慢脱"。⑤合并心脏、肾功能障碍者，尿量减少应"先利尿，再慢补慢脱"。新生儿、婴幼儿尿量不多者，一般均"先利尿，再慢补慢脱"。

5）营养不良：①营养不良时体液处于偏低渗状态，呕吐腹泻多为低渗性脱水。因营养不良患儿皮下脂肪少，皮肤弹性差，易将脱水程度估计过高，因此，按现有体重计算补液量后，应减少总量的1/3。②营养不良伴腹泻时，为低渗性脱水，宜补2/3张含钠液。③注意热量的补充及防止低血糖。③为维持血浆胶体渗透压，纠正低蛋白血症，可多次少量给予输血、血浆、补充白蛋白。④因心功能差及低蛋白血症，输液速度快易导致肺水肿，故输液速度应慢。⑤因多有钾的亏空或不足，常伴低钙、低镁，故应注意及时补钾，早期补给钙、镁。

（赵　春）

第七章　心肺复苏术

儿科急救的主要任务是心肺复苏（cardiopulmonary resuscitation，CPR）。CPR 是指任何原因引起的呼吸和循环功能衰竭时，在体外必须紧急采取措施，尽快恢复呼吸和循环的有效功能，从而促进脑有效功能的恢复。为促进我国心肺脑复苏培训的推广，中华医学会儿科学分会急诊学组根据国际指南，提出我国进行小儿 CPR 的基本流程，见图 7-1。引起儿童呼吸循环衰竭的原因很多，其中呼吸系统疾病是主要原因。迅速判断病情并治疗的目的并不是做出特异性的诊断，而是为了确定生理状态紊乱的程度并及时采取治疗措施以保证通气量、血氧饱和度和有效血液循环。

中华医学会儿科学分会急诊学组提出我国进行小儿 CPR 的基本流程，见图 7-1。

（一）复苏基本步骤

检查反应及呼吸，迅速评估患儿生命体征。轻拍患儿双肩，并大声说话："喂！你怎么了？"对于婴儿，轻拍足底。如患儿无反应，快速检查是否有呼吸。检查危重患儿时，按顺序快速检查呼吸道是否通畅，呼吸运动是否规则以及循环系统的情况。如对一名呼吸道梗阻的患儿，应首先使呼吸道通畅，然后再检查呼吸和循环功能。如没有自主呼吸，或呼吸不正常，须大声呼救，并启动紧急反应系统，获得自动体外除颤仪（automatic external defibrillator，AED）或手动除颤仪，并准备开始进行 CPR。

1. 保持呼吸道通畅

（1）检查呼吸道是否通畅：① 观察有无梗阻症状，如吸气困难和呼吸三凹征。注意检查意识状态，呼吸道严重梗阻的患者常有意识障碍，如烦躁、淡漠或无反应；② 听诊有无病理性呼吸音如哮鸣音、鼾音和水泡音；③ 贴近患儿的口鼻处感觉患儿的通气情况。

（2）根据呼吸道梗阻轻重可分为：① 维持状态：呼吸道通畅，可通过非损伤性恢复措施，如抬高下颌，吸痰和复苏器人工呼吸等；② 非维持状态：常需要创伤性措施如气管插管及环状软骨切开术。对于怀疑颈部有损伤者，颈椎必须保持固定。婴儿主要通过鼻呼吸，因此分泌物和血会引起严重的呼吸窘迫。昏迷的患儿，舌向咽部后坠是导致呼吸道堵塞的最主要原因。

（3）若存在呼吸道梗阻，应尽快采取措施恢复呼吸道通畅。

1）将头部后仰，稍微伸展，颈部轻度弯曲，脸部向前，这种位置使口、咽、气管平面位于一条直线。如果头部后仰或抬高颌骨后呼吸道仍有阻塞，应重新放置头部，对年长儿则应进一步伸展头部，但应注意避免过度伸展，尤其是对婴幼儿。

2）抬高下颌或向前上方托举颌骨，抬高下颌防止压迫颏下三角，在颌骨处牵引使颌骨抬高。在颈椎有损伤时，向前托举颌骨时注意使头部后仰。

3）吸引口腔中分泌物、血和异物。

4）用手指或钳取出可见异物，如果需要喉镜窥视，则不要盲目用手指探寻。

5）插入口咽导气管以减轻舌后坠引起的呼吸道梗阻及组织进入后咽部造成的下颌部阻塞。插入深度为齿线中央至下颌角的长度，鼻咽导气管的大小应适中，插入鼻腔时不要过紧。

2. 人工呼吸　呼吸状况主要由望、听和触诊来判断通气是否充分。①观察胸廓起伏是否对称适度，呼吸的频率，有无呼吸困难，如三凹征、鼻扇、呻吟、皮肤颜色及气管偏移。②听诊是否有异常呼吸音如

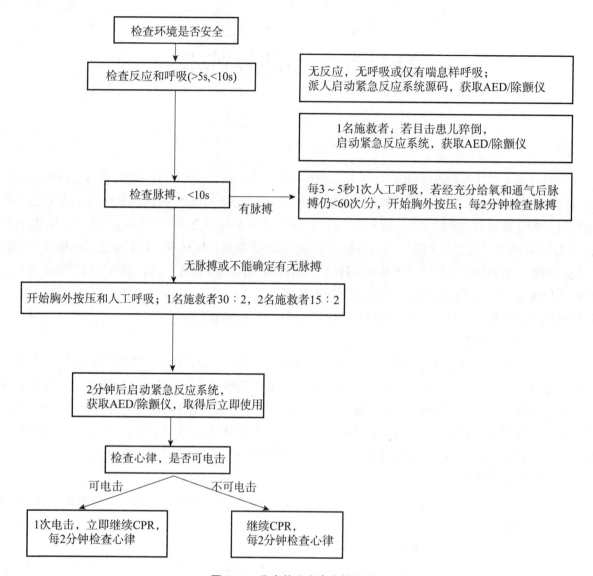

图 7-1　儿童基础生命支持流程

喘鸣音、湿啰音，两肺呼吸音是否对称。③触诊是否有皮下捻发感。如果无自主呼吸或自主呼吸不充分，须借助人工呼吸来维持机体的气体交换，改善缺氧及纠正二氧化碳潴留。

（1）口对口人工呼吸：患儿呈平卧位，肩背部垫高，头后仰，用手将下颌向前上方托起，若为小婴儿，则不必垫高肩部，仅将手置于婴儿前额后使头略后仰即可。用一手的拇指和示指捏紧患儿的鼻孔，术者深吸气一口，对准患儿口腔吹入，此时可见患儿胸部抬起。停止吹气后，立即放开患儿鼻孔，由胸廓、肺弹性回缩自然出现呼气动作，按此步骤反复进行，儿童 18～20 次/分，婴儿 30～40 次/分。每次吹气时间占呼吸周期的 1/3。应避免用力过猛，以免肺泡破裂，缓慢而稳定地吹气可最大限度地减少胃胀气。若患儿牙关紧闭，可采用口对鼻吹气法，此时用手捏紧患儿口腔，对准鼻孔吹气。

（2）复苏器人工呼吸：复苏器构造简单，携带方便，可通过挤压橡皮囊进行正压呼吸。插管与非插管患儿均可使用，适合现场急救。操作者一手有节律地挤压（吸气）、放松（呼气）气囊，另一手固定口罩使之与面部呈密闭状态，并托举患儿下颌。压入气体时间不宜过短，应等于或大于呼吸周期的 1/3，以保障肺泡充分扩张。挤压次数和力量随患儿年龄而异，如果患儿有呼吸运动，复苏器呼吸应与患儿呼吸运动一致。通气充分时胸廓应有适度的起伏并且双肺呼吸音对称清晰。

（3）气管内人工呼吸：通过气管插管或气管切开使气体直接进入气管和肺泡而确保通气效果，适用于需长时间人工呼吸者。置管成功后将插管直接与呼吸机连接，或先接复苏器以手控通气，再视病情决定是否换呼吸机。一般复苏采用间歇正压通气法，即吸气时用正压送气，呼气末压力降至零。病情需要时也可加用呼气末正压，防止肺泡塌陷，减少肺内分流。患儿出现自主呼吸后，再根据呼吸能力调整间歇指令通气、压力支持等方法为脱离呼吸机做准备。

3. 维持有效循环

（1）胸外心脏按压：新生儿、婴幼儿胸廓组织较薄，弹性大，按压时易改变其前后径，有效的胸外心脏按压可使心排血量达到正常值的30%～40%，而脑组织只需要正常供血量15%即能避免永久性的损害。胸外心脏按压不可中断。

患儿仰卧于硬板床上，以保障按压效果。对年长儿用双掌法，术者将手掌根部重叠置于患儿胸骨中、下1/3交界处或乳头连线下胸骨上。施救者肘关节伸直，凭借体重，肩、臂力量垂直向患儿脊柱方向按压，使胸骨下陷3～4cm。下压与放松时间相等。按压时手指不可触击胸壁，避免压力传至肋骨引起骨折；放松时手掌不应离开胸骨，以免按压点移位。

对婴幼儿可用单掌或平卧位双指按压，使胸骨下陷2～3cm。对婴儿和新生儿多采用环抱法，双手环绕患儿胸部，四肢重叠位居背后，用双拇指或双拇指重叠按压，使患儿胸廓下陷1.5～2cm。按压频率为该年龄小儿正常心率或为其3/4，即年长儿为80次/分，婴幼儿100次/分即可。

（2）按压与通气的协调

1）未建立高级呼吸道时单人复苏：按压通气比30：2；双人复苏：按压通气比15：2。一般要求每2分钟两名施救者应交换职责，每次交换5秒内完成。

2）建立高级呼吸道后（气管插管后）：负责胸外按压的医疗人员以每分钟100次的频率进行不间断按压，负责通气者以每6～8秒给予1次人工呼吸的速度（8～10次/分）进行通气。两名施救者不再进行按压与呼吸的配合。

3）仅给予人工呼吸支持：当患儿无自主呼吸或呼吸衰竭时，但存在大动脉搏动，且脉搏＞60次/分，无需给予胸外按压，可仅予以呼吸支持，每3～5秒1次人工呼吸通气（12～20次/分），每次呼吸时间持续1秒，并观察胸廓是否随每次呼吸而抬举。

（3）有效地心脏按压表现：经按压后可触及患儿颈动脉和股动脉搏动；扩大的瞳孔缩小，光反射恢复；口唇、甲床颜色好转；肌张力增强或有不自主运动；自主呼吸恢复。

（4）心搏骤停的处理：当患儿出现心搏骤停时，应立即进行CPR，并连接监护仪或除颤仪。如为不可电击心律（心脏停搏，无脉电活动），应尽快建立静脉或骨髓通路，给予肾上腺素，剂量：0.01mg/kg（0.1ml/kg，1：10 000）静脉注射或骨髓腔注射；或者0.1mg/kg（0.1ml/kg，1：1000）气管内给药，3～5分钟后可重复，每2分钟评估心律。如为可电击心律（心室颤动，无脉室性心动过速），应尽快除颤，首剂2J/kg；2分钟后再评估心律，无效可加倍除颤剂量，最大不超过10J/kg。顽固性心室颤动或室性心动过速可给予胺碘酮或利多卡因，同时治疗可逆性病因（6H5T），见图7-2。

（二）急救药物

保证呼吸道通畅是儿科复苏的主要目标，在建立适当的通气和供氧基础上，或有心血管损伤时，即可使用复苏药物。药物治疗的目的在于提高心脏、脑灌注压，增加心脏、脑血流量；纠正高碳酸血症，以利于血管活性药物发挥作用；维持脏器功能及提高室颤阈值。

1. 用药途径　首先应试利用周围静脉穿刺建立静脉通道，如肘前静脉，但危重患儿有一定难度，90秒内不能开放静脉通道应尽快进行中心静脉插管，可选择经皮股静脉、锁骨下静脉，颈内、外静脉插管，在肘前、股骨或隐静脉处切开插管。当静脉通道不能较快建立时考虑骨髓穿刺，应选择短、粗直径的导管以获得最大的流速。用药剂量和输液速度同静脉给药，用药后再用生理盐水10ml冲洗导管，以利于药物尽快进入血液循环。若建立静脉通道尚未成功，可通过气管插管给药，可用的药物有利多卡因、肾上腺素、阿托品和纳洛酮等。

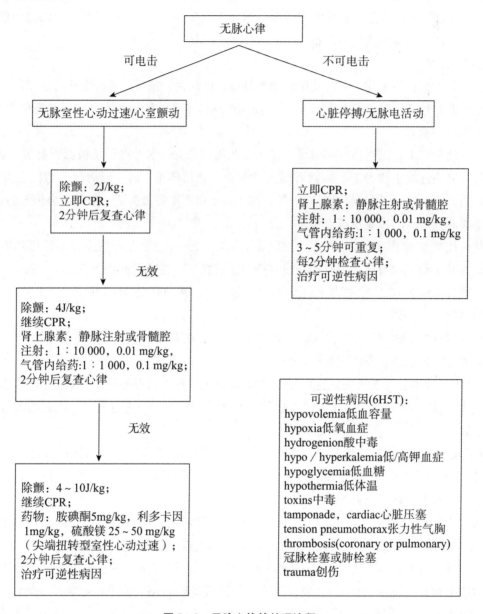

图 7-2　无脉心律的处理流程

2. 常用急救药物，见表 7-1。

（三）停止复苏的指征

经积极抢救 15～30 分钟，患儿仍深昏迷，瞳孔散大，固定，无自主呼吸，提示脑死亡，继续复苏成功机会甚少。有时心脏搏动虽然可恢复，脑恢复却无保证。即使此后自主呼吸恢复，也有成为"植物状态"的可能，因此，证实为脑死亡者可停止抢救。应注意某些药物所引起的意识变化和瞳孔散大以及过度换气所致的呼吸抑制。只要心脏对各种刺激有反应（包括药物），心脏按压应持续 1 小时以上。

（四）复苏后的处理

经人工呼吸，心脏按压以及药物治疗心脏搏动恢复并能维持，仍有可能出现心脏、脑、肺、肾等重要器官的严重缺氧和代谢紊乱。因此，复苏后仍须严密监护患儿，争取自主呼吸早日出现，减少各种并发症。

表 7-1　心肺复苏常用药品剂量和指征

药品	指征	剂量和用途	说明
阿托品	(1) 心动过缓尤其是心源性 (2) 迷走神经兴奋导致的心动过缓，如喉镜检查及气管插管 (3) 抗胆碱酯酶中毒 (4) 心脏停搏（应用肾上腺素之后）	$0.01\sim0.02$mg/kg（最小量0.1mg，最大量 $1\sim2$mg）IV、IO、ET 隔 5 分钟后可重复使用	阿托品对心源性心动过缓有效，美国心脏协会推荐的最小剂量为 0.1mg，儿童缺血缺氧所致的心动过缓中肾上腺素仍为一线用药
碳酸氢钠	(1) 存在明确代谢性酸中毒 (2) 高钾血症	1mmol/kg，IV 或 IO，或根据血气分析；$0.3\times$kg$\times$碱剩余。5 分钟可重复一次	缓慢输入，只有在患者适当的通气、供氧和组织灌注后，碳酸氢钠才会有效。输入过量会导致高渗透压。高钠血症以及代谢性碱中毒
10%氯化钙	(1) 明确低钙血症 (2) 钙通道阻滞剂过量 (3) 高钾血症、高镁血症	$10\sim30$mg/kg，缓慢静脉注射，尤其是中心静脉、骨髓内给药时	心脏停搏复苏即不再使用钙剂。若渗漏可发生组织坏死。慎用
肾上腺素	(1) 心动过缓，尤其是缺氧缺血 (2) 低血压 (3) 心脏停搏 (4) 无脉搏，无心脏电生理活动 (5) 过敏性休克	心动过缓、心脏停搏；首次剂量 0.01mg/kg，IV 或 IO，浓度 1：10 000，第二次和随后剂量 $0.1\sim0.2$mg/kg IV 或 IO，1：1 000 每 3 分钟重复使用；气管给药浓度为 1：1000，0.1mg/kg，皮下注射 0.01mg/kg（= 0.01ml/kg，用于过敏性休克），最大剂量 $0.3\sim0.5$ml，静脉输注 $0.1\sim1\mu$g/(kg·min)	肾上腺素是儿科复苏最重要的药物，$0.1\sim0.3$mg/kg，最大量<1mg
葡萄糖	(1) 低血糖 (2) 神志改变 (3) 与胰岛素合用治疗高血钾	$0.5\sim1$g/kg IV 或 IO，可重复给药	
纳洛酮	阿片剂量过量。神志改变	<10kg：0.1mg/kg IV、IO、ET＞10kg：0.01mg/kg IV、IO、ET 必要时可重复使用	不良反应很少，儿童：2mg，青少年：4mg，必要时可重复使用
甘露醇	脑水肿、颅内高压	首次剂量 $0.1\sim1$g/kg，第一天 $4\sim6$ 小时 1 次，每次 $0.25\sim0.5$g/kg，以后酌情给药	脑缺血、缺氧常导致脑水肿。甘露醇可降低颅内压，清除自由基利于脑复苏，多于复苏后短期使用，一般不超过 72 小时

注：ET：气管内给药；IO：骨髓内给药；IV：静脉给药。

1. 维持有效循环　因心肌收缩无力所致心脏每搏输出量降低，应在纠正酸中毒，保证通气量的前提下使用血管活性药物肾上腺素（剂量同前），也可给予多巴胺或多巴酚丁胺，剂量分别为 $2\sim4\mu$g/(kg·min) 和 $5\sim10\mu$g/(kg·min)。对复苏后的心律失常应针对病因治疗，一般偶有的早搏无需处理，对室性心动过速和室颤可使用利多卡因。

2. 保护大脑功能　脑功能是否恢复是衡量复苏成功与否的重要标志。大脑皮质和呼吸中枢对缺氧的耐受性较差，脑血流再灌注障碍对脑组织损害为不可逆的，常可遗留智力障碍等不同程度的后遗症。复苏不能使脑死亡的脑细胞复活，再生，因此，应争取在尚未出现不可逆的脑细胞损害时，终止病理过程的发展，为恢复正常功能创造条件。

（1）减轻或消除继发的脑低灌注状态，保证充分的脑细胞氧和能量供应，促进脑细胞膜功能及早恢复。维持正常的血压，采用过度通气，渗透性利尿等治疗颅内高压。

（2）防止脑水肿和颅内高压。降温、脱水、过度换气以及使用激素等。对症治疗如镇静、止惊。

3. 维持水、电解质平衡　每日测量体重，保持体重相对恒定。最初给予热量为 40cal/(kg·d)，逐步增至 60cal/(kg·d)。高血钾可用 50％葡萄糖溶液 1～2ml/kg 和胰岛素 0.1U/kg 静脉注射。大量使用利尿剂可导致血钾迅速降低出现低血钾，此时可按尿量每 1000ml 补充氯化钾 1g，如有明显低血钾表现，则按 200～300mg/(kg·d) 补充氯化钾，口服与静脉给药各半。

（刘海燕）

第八章　脑死亡

第一节　脑死亡概况

人们对死亡的认识在不同的历史时期是不相同的。死亡是一个逐渐发展的过程。典型的死亡过程分为三个阶段，即濒死期、临床死亡期和生物学死亡期。人们不会等到生物学死亡期到来时才宣布死亡。宣布死亡是基于一个生与死的临界点，这个临界点就是死亡标准。死亡标准实际上都是在寻找重要生命迹象是否存在的证据。如果完全找不到，而且不可能再找到，那就是死亡。

随着现代医学技术的发展，很多终末期疾病患者的预期寿命被大大提高，复苏技术和支持疗法的改进也使得对危重患者的救治更为有效。某些以前"必死无疑"的患者，在现代医疗措施的干预下就能够恢复健康。这一系列变革意味着死亡概念已经逐渐发生了变化。

一、传统的死亡标准

传统的死亡标准就是指心肺死亡标准，即呼吸、心搏、血液循环完全停止。传统的死亡判断三大体征是心脏停搏，呼吸停止，瞳孔散大、固定及对光反射消失。从古至今，人们通过日常生活的经验积累，一直将心跳和呼吸作为生命存在的指征，进而把心脏停搏、呼吸停止作为判定死亡的标准。在没有心肺复苏和呼吸机的年代，心肺死亡标准具有其合理性、较高的可靠性，且检查方法简易可行。因此，长期以来人们在生产实践中一直沿袭着这一死亡标准。

在呼吸机还未出现的年代，大脑功能丧失后心搏也会很快停止。相反，心脏停搏，血液循环停止后不久，大脑也会随之死亡，心脏与脑是紧密联系在一起的。然而随着当代医学科学的发展，借助于呼吸机、心脏起搏器等先进医疗设备以及药物的应用，大脑功能丧失后，心肺功能仍有可能维持较长一段时间，但一旦撤掉赖以生存的设备，死亡仍不可避免。由此可见，脑死亡后仍残留有呼吸、心搏的生命并不意味着活着。另一方面，心搏、呼吸停止并不一定意味着死亡，因为临床上偶尔会出现心搏、呼吸停止数小时的患者"死而复生"的事例。因此，依据心搏、呼吸停止来判定死亡是不够准确的。心脏死亡者若脑未死亡，仍有活过来的可能性。心脏已经失去了作为死亡判定的权威性靶器官的地位。这样的情形促使人们不得不去思考和探讨新的死亡标准。

二、脑死亡的概念

（一）脑死亡概念的提出和发展

由于传统的心肺死亡标准在现实生活中日益凸显其局限性，自 20 世纪中叶开始，医学界人士纷纷探索一种更科学、更准确的死亡标准。脑死亡的概念应运而生。世界上已有 80 个国家接受了脑死亡标准。首先提出这一概念的是法国学者 Mollaret 和 Goulon。他们在 1959 年第 23 届国际神经学大会上共同提出"昏迷过度"的概念并开始使用"脑死亡"一词。此后 1968 年第 22 届世界医学大会上，美国哈佛大学医学院脑死亡审查特别委员会指出"脑死亡是包括脑干在内的全脑功能不可逆性丧失"，并第一次提出了脑死亡诊断标准，即哈佛标准：①不可逆的深度昏迷；②无自主呼吸；③脑干反射消失；④脑电活动消失（电静息）。凡符合以上标准，并在 24 小时或 72 小时内反复测试，多次检查，结果无变化，即可宣告死亡。但需排除体温过低或刚服用过巴比妥类及其他中枢神经系统抑制剂等情况。哈佛标准是目前所有实行脑死亡的最权威标准。到目前为止国际上对脑死亡的判定标准并不统一。总体上有三种学说：脑干死亡学说、全脑死亡学说及高级脑死亡学说。各种学说均有学者支持。但国际上采用最多的是脑干死亡和全脑死亡。

（二）我国脑死亡判定的发展

我国在脑死亡领域起步较晚，20世纪80年代，我国学者才开始对脑死亡的相关问题展开讨论。1986年在南京草拟了第一个成人脑死亡诊断标准。1989年在丹东制定出第一个小儿脑死亡诊断标准试用草案。2003年，由卫生部脑死亡判定标准起草小组起草的《脑死亡判定标准（成人）》和《脑死亡判定技术规范（成人）》刊登在《中华医学杂志》上，面向社会征求意见。2004年在中华医学会第七次全国神经病学学术会议上，我国《脑死亡判定标准（成人）》和《脑死亡判定技术规范（成人）》通过专家审定。经过多年的临床实践与验证，通过对脑死亡判定的可行性和安全性进行深入扎实的研究并结合实践对原有标准进行修改完善后，2009年卫生部脑死亡判定标准起草小组又出台了《脑死亡判定标准（成人）（修订稿）》和《脑死亡判定技术规范（成人）（修订稿）》。这两个文件在中国医学发展史上具有重大的意义。

（三）小结

中枢神经系统神经元死亡后基本上不能恢复和再生。当脑细胞死亡到一定程度时，大脑功能便不可逆性丧失。到目前为止，几乎所有的器官功能都能人工替代，如呼吸机替代肺功能，血液透析替代肾功能等，唯独脑功能是不能进行人工替代的。脑作为人类高级神经中枢，损坏后不可恢复，无可替代。脑死亡判定是一个复杂的医学过程，而非简单的状态判断，因此，脑死亡比传统心肺死亡学说更科学、更准确、更权威。

第二节　脑死亡的判定标准

脑死亡的判定不能单纯依据某一症状或体征，也不能像传统上判断死亡的三个标准。必须综合观测才能做出判断。我国采用的是全脑脑死亡概念。我国脑死亡判定标准将脑死亡定义为：包括脑干在内的全脑功能不可逆转的丧失，即死亡。

一、判定的先决条件

（一）昏迷原因明确

原发性脑损伤引起的昏迷包括颅脑外伤、脑血管疾病等；继发性脑损伤引起的昏迷主要为心搏骤停、麻醉意外、溺水、窒息等所致的缺氧性脑病。昏迷原因不明确者不能实施脑死亡判定。

（二）排除各种原因的可逆性昏迷

包括急性中毒（如一氧化碳中毒、乙醇中毒、镇静催眠药中毒、麻醉药中毒、抗精神病药中毒、肌肉松弛剂中毒等），低温（肛温≤32℃），严重电解质及酸碱平衡紊乱，严重代谢及内分泌障碍（如肝性脑病、尿毒症性脑病、低血糖或高血糖性脑病）等。以上情况都可引起脑功能异常，出现类似脑死亡的临床表现，但是经过积极治疗是可逆的。因此，进行脑死亡判定时应注意认真排除。

二、临床判定

脑死亡的临床判定标准包括：① 深昏迷；② 脑干反射消失；③ 无自主呼吸（靠呼吸机维持，自主呼吸激发试验证实无自主呼吸）。以上三项必须全部具备。

（一）深昏迷

1. 定义　深昏迷是对各种刺激全无反应，深浅反射均消失的状态。生命体征出现明显异常，全身肌肉松弛，肌张力低下，尿、便失禁或出现去脑强直状态。

2. 检查方法及结果判定　拇指分别强力压迫患者两侧眶上切迹或针刺面部，不应有任何面部肌肉活动。格拉斯哥昏迷量表（Glasgow coma scale，GCS）评分为 3 分。

3. 注意事项

（1）任何刺激必须局限于头面部。

（2）三叉神经或面神经病变时，不应轻率判定为深昏迷。

（3）在颈部以下刺激时可引起脊髓反射。脑死亡时枕大孔以下的脊髓可能存活，仍有脊髓反射（或）脊髓自动反射。脊髓反射包括各种深反射和病理反射。脊髓自动反射大多与刺激部位相关，刺激颈部可引起头部转动；刺激上肢可引起上肢屈曲、伸展、上举、旋前和旋后；刺激腹部引起腹壁肌肉收缩；刺激下肢可引起下肢屈曲和伸展。

（4）脊髓自动反射必须与自发运动区别，脊髓自动反射固定出现于特定刺激相关部位，而自发运动通常在无刺激时发生，多数为一侧性。脑死亡时不应有肢体自发运动。

（5）脑死亡者不应有去大脑强直、去皮质强直或痉挛。

（6）进行自主呼吸激发试验时偶可出现肢体不自主运动。

（二）脑干反射

脑干包括中脑、脑桥和延髓三部分，是生命中枢。脑干反射存在与否与脑干功能是否丧失密切相关。脑干反射的检查项目包括：瞳孔对光反射、角膜反射、头眼反射、前庭眼反射和咳嗽反射。上述五项反射全部消失，即可判定为脑干反射消失。若五项脑干反射中有不能判定的项目时，应增加确认试验项目。

1. 瞳孔对光反射　脑死亡时瞳孔可以散大，也可以缩小或者不等大，因此，脑死亡以瞳孔对光反射为准，而不以大小作为判定条件。

（1）检查方法：用强光照射瞳孔，观察有无缩瞳反应。光线从侧面照射一侧瞳孔，观察同侧瞳孔有无缩小（直接对光反射），检查一侧后再检查另一侧。光线照射一侧瞳孔，观察对侧瞳孔有无缩小（间接对光反射），检查一侧后再检查另一侧。上述检查应重复进行。

（2）结果判定：双侧直接和间接对光均无缩瞳反应即可判定为瞳孔对光反射消失。

（3）注意事项：①脑死亡者多数伴有双侧瞳孔散大（＞ 5mm），但少数瞳孔可缩小或双侧不等大。因此，不应将瞳孔大小作为脑死亡判定的必要条件。②眼部疾患或外伤可影响瞳孔对光反射的判定，判定结果应慎重。

2. 角膜反射　角膜反射消失是脑桥功能丧失的一个指标。

（1）检查方法：抬起一侧上眼睑，露出角膜，用棉花丝触及角膜周边部，观察双眼有无眨眼动作。检查一侧后再检查另一侧。

（2）结果判定：双眼均无眨眼动作即可判定为角膜反射消失。

（3）注意事项：① 即使未见明确眨眼动作，但上下眼睑和眼周肌肉有微弱收缩时，不能判定为角膜反射消失。② 眼部疾患或外伤、三叉神经或面神经病变均可影响角膜反射判定。判定结果应慎重。

3. 头眼反射

（1）检查方法：用手托起头部，撑开双侧眼睑，将头从一侧快速转向对侧，观察眼球是否向反方向转动，检查一侧后再检查另一侧。

（2）结果判定：当头部向左或向右转动时，眼球无相反方向转动，即可判定为头眼反射消失。

（3）注意事项：① 眼外肌瘫痪可影响头眼反射判定，判定结果应慎重。②颈椎外伤时禁止此项检查，以免损伤脊髓。

4. 前庭眼反射　前庭眼反射消失属于脑桥-中脑联合功能丧失。

（1）检查方法：将头部抬起 30°角，用弯盘贴近外耳道，以备注水流出。注射器抽吸 $0\sim4℃$ 冰盐水 20ml，注入一侧外耳道，注入时间 20～30 秒，同时撑开两侧眼睑，观察有无眼球震颤。检查一侧后再检查另一侧。

（2）结果判定：注水后观察 1～3 分钟，若无眼球震颤即可判定为前庭眼反射消失。

（3）注意事项：① 试验前必须用耳镜检查两侧鼓膜有无损伤，若有破损则不做此项检查。外耳道内有血块或堵塞物时，清除后再行检查。② 即使没有明显的眼球震颤，但可见微弱眼球运动时，不应判定前庭眼反射消失。③ 头面部外伤时，眼部的出血、水肿可影响前庭眼反射判定，判定结果应慎重。④ 本检查方法与耳鼻喉科使用的温度试验不同，后者用 20 ℃的冷水或体温±7 ℃的冷热水交替刺激，不能用于脑死亡判定。

5. 咳嗽反射　咳嗽反射消失属于延髓功能丧失。

（1）检查方法：用长度超过人工呼吸道的吸引管刺激气管黏膜，引起咳嗽反射。

（2）结果判定：刺激气管黏膜无咳嗽动作，判定为咳嗽反射消失。

（3）注意事项：刺激气管黏膜时，如有胸、腹部运动，应认为咳嗽反射存在。

（三）无自主呼吸

脑死亡者均无自主呼吸，必须依靠呼吸机维持通气，但是判断自主呼吸停止，除根据肉眼判定胸、腹部有无呼吸运动外，还必须通过自主呼吸激发试验验证。并严格按照以下步骤和方法进行。

1. 先决条件　自主呼吸激发试验必须符合下列条件：①肛温≥36.5℃（如体温低下，可予升温）。②收缩压≥90mmHg 或平均动脉压≥60mmHg（如血压下降，可予升压药物）。③动脉氧分压（PaO_2）≥200mmHg（如 PaO_2 不足，吸入 100 ％$O_2$10～15 分钟）。④动脉二氧化碳分压（$PaCO_2$）35～45mmHg（如 $PaCO_2$ 不足，可减少每分通气量）；慢性二氧化碳潴留者 $PaCO_2$≥40 mmHg。

2. 试验方法及步骤

（1）脱离呼吸机 8～10 分钟。

（2）脱离呼吸机后即刻将输氧导管通过气管插管插至隆突水平，输入 100 ％O_2 6L/min。

（3）密切观察胸、腹部有无呼吸运动。脱离呼吸机 8～10 分钟检测 $PaCO_2$。

3. 结果判定　$PaCO_2$≥60mmHg 或慢性二氧化碳潴留者 $PaCO_2$ 超过原有水平 20mmHg，仍无呼吸运动，即可判定无自主呼吸。

4. 注意事项

（1）自主呼吸激发试验可能出现明显的血氧饱和度下降、血压下降、心率加快或减慢、心律失常等，此时即刻终止试验，并宣告本次试验失败。为了避免自主呼吸激发试验对下一步确认试验的影响，应将该试验放在脑死亡判定的最后一步。

（2）自主呼吸激发试验至少由两名医师（一名医师监测呼吸、血氧饱和度、心率、心律和血压，另一名医师管理呼吸机）和一名护士（管理输氧导管和抽取动脉血）完成。

三、确认试验

脑死亡确认试验包括以下三项：①正中神经短潜伏期体感诱发电位（SLSEP）显示 N9 和（或）N13 存在，P14、N18 和 N20 消失。②脑电图（EEG）显示电静息。③经颅多普勒超声（TCD）显示颅内前循环和后循环呈振荡波、尖小收缩波或血流信号消失。以上三项中应至少两项符合上述标准。

（一）正中神经短潜伏期体感诱发电位（median nerve short-latency somatosensory evoked potential，SLSEP）

诱发电位属于电生理检查手段之一，目前常用的有视觉诱发电位（visual evoked potential，VEP）、脑干听觉诱发电位（brain-stem auditory evoked potential，BAEP）和体感诱发电位（somatosensory e-voked potential，SEP）三种。用于脑死亡判定的是体感诱发电位。体感诱发电位是刺激上肢或下肢皮肤，在头部记录波形。正中神经短潜伏期体感诱发电位是皮质下电位，神经发生源于脑干。

1. 环境条件

（1）环境温度控制在 20～25℃。

（2）使用独立电源，必要时使用稳压器。

（3）必要时暂停其他可能干扰诱发电位记录的医疗仪器设备。

2. 刺激技术

（1）刺激部位：腕横纹中点上 2cm 正中神经走行的部位。

（2）95％乙醇去脂，降低刺激电极与皮肤间的阻抗。

（3）分侧刺激。

（4）刺激参数：①刺激方波时程：0.1～0.2ms，必要时可达 0.5ms。②刺激强度：强度指标为拇指屈曲约 1cm，每次检测过程中强度指标均应保持一致。③刺激频率：1～5Hz。

3. 记录技术

（1）电极安放：参考脑电图国际 10～20 系统，安放盘状电极或一次性针电极。C′3 和 C′4：分别位于国际 10～20 系统的 C3 和 C4 后 2cm，刺激对侧时 C′3 或 C′4 称 C′c，刺激同侧时称 C′i。Fz 和 FPz：Fz 位于国际 10～20 系统的额正中点，FPz 位于国际 10～20 系统的额极中点。Cv6：位于颈椎 6 的棘突。CLi 和 CLc：分别位于同侧或对侧锁骨中点上方 1cm 处。

（2）电极导联组合（记录电极-参考电极）：至少四个通道。第一通道：CLi-CLc（N9）。第二通道：Cv6-Fz，Cv6-FPz 或 Cv6-CLc（N13）。第三通道：C′c-CLc（P14、N18）。第四通道：C′c-Fz 或 C′c-FPz（N20）。

（3）电极阻抗：记录、参考电极阻抗≤5kΩ。

（4）地线放置与阻抗：刺激点上方 5cm，阻抗≤7kΩ。

（5）分析时间：50ms，必要时 100ms。

（6）带通：10～2000Hz。

（7）平均次数：500～1000 次。

4. 操作步骤

（1）准备好诱发电位仪、盘状电极或一次性针电极、安尔碘、棉签、磨砂膏和导电膏。

（2）开机并输入被判定者一般资料，进入记录状态。安放记录电极和参考电极。安放盘状电极前，先用 95％酒精棉球脱脂，必要时用专业脱脂膏（磨砂膏）脱脂，然后涂抹适量导电膏，使电阻达到最小。插入针电极前，先用安尔碘消毒皮肤。

（3）安放刺激电极。刺激电流一般控制在 5～15mA 之间，当某些受检者肢端水肿或合并周围神经疾病时，电流强度可适当增大。刺激强度以诱发出该神经支配肌肉轻度收缩为宜即引起拇指屈曲约 1cm。

（4）记录时，平均每次叠加 500～1000 次，直到波形稳定光滑，每侧至少重复测试 2 次。

5. 结果判定　N9 和（或）N13 存在，P14、N18 和 N20 消失时，符合 SLSEP 脑死亡判定标准。

6. 注意事项

（1）保持被检测肢体皮肤温度正常，必要时升温（低温可使诱发电位潜伏期延长）。

（2）某些因素，如锁骨下静脉置管、正中神经病变、安放电极部位外伤或水肿、周围环境电磁场干扰等均可影响结果判定，此时 SLSEP 结果仅供参考，脑死亡判定应以其他确认试验为据。

（二）脑电图（electroencephalogram，EEG）

脑电图是脑组织生物电活动通过脑电图仪放大记录下来的曲线，由不同的脑波活动组成。脑电图反应的是大脑皮质的功能，脑电活动是维持大脑神经系统功能的生理基础。脑死亡后，脑电活动表现为电静息状态。

1. 环境条件

（1）使用独立电源，对地电阻<4Ω，必要时用稳压器。

（2）必要时暂停其他可能干扰脑电图记录的医疗仪器设备。

2. 脑电图仪参数设置

（1）按国际10～20系统安放8个记录电极：额极 F_{P1}、F_{P2}，中央 C_3、C_4，枕 O_1、O_2，中颞 T_3、T_4。接地电极在额中线（F_z）。参考电极位于双耳垂或双乳突。接地电极位于额极中点（FPz）。公共参考电极位于中央中线点（Cz）。

（2）电极头皮间阻抗<10kΩ，两侧各电极的阻抗应基本匹配。

（3）高频滤波30～75 Hz，低频滤波0.5Hz或时间常数0.3秒。

（4）敏感性 $2\mu V/mm$。

3. 操作步骤

（1）准备好脑电图仪、盘状电极或一次性针电极、安尔碘、棉签、磨砂膏和导电膏。

（2）开机并输入被判定者一般资料。检查脑电图仪参数设定。走纸机描记前先做10秒仪器校准，将 $10\mu V$ 方形波输入放大器，各放大器敏感性应一致。

（3）安放电极。盘状电极安放前，先用95%酒精棉球脱脂，必要时用专业脱脂膏（磨砂膏）脱脂，然后涂抹适量导电膏，使电阻达到最小。插入针电极前，先用安尔碘消毒皮肤。

（4）描记参考导联30分钟。描记中分别予以双上肢疼痛刺激、耳旁声音呼唤和亮光照射双侧瞳孔，观察脑电图变化（脑电图反应性检查）。

（5）描记中任何来自外界、仪器和患者的干扰或变化均应实时记录。

（6）描记脑电图的同时描记心电图。

（7）30分钟记录的全部资料完整保存。

4. 结果判定　脑电图呈电静息，即未出现>$2\mu V$的脑电波活动时，符合EEG脑死亡判定标准。

5. 注意事项

（1）用于脑死亡判定的脑电图仪必须符合参数设置要求。

（2）应用镇静麻醉药物或安放电极部位外伤等均可影响EEG判定，此时EEG结果仅供参考，脑死亡判定应以其他确认试验为据。

尽管1968年哈佛标准首次把脑电图呈平直线作为判定脑死亡的标准之一，但目前争论颇多。理论上脑死亡后脑电活动应消失，表现为脑电静息状态，而只要大脑皮质有脑电波，就不能定为脑死亡，但是Grigg等指出并非所有临床脑死亡患者的脑电图均表现为脑电静息。Grigg报告的56例脑死亡患者中11例仍有脑电活动，但最终全部死亡。Pallis报告147例无脑干反射、无自主呼吸，但脑电图有电活动者全部死亡；而16例脑干反射存在、有自主呼吸，但脑电图平直者无一例死亡。脑电图平直并不是脑死亡的特异性波形，其他病理状态，如脑炎、脑缺血、低温、药物中毒以及新生儿也可能出现脑电图平直的现象。脑电图也可能收到各种伪差的干扰，故必须进行复查或24小时动态观察，以防误诊。因此脑电图对于脑死亡的判定并非必需。但包括我国在内的世界多数国家在制定脑死亡标准时，仍将脑电图作为一条重要的判定标准。

（三）经颅多普勒超声（transcranial doppler，TCD）

颅内血流停止是脑死亡的一个客观依据，因此数字减影血管造影术（DSA）被广泛认为是判定脑死亡的金标准。DSA 能直接显示脑死亡患者颅内血流的停止，但是在临床运用中有很大困难。而经颅多普勒超声可检测到颅内压增高所致脑血流动力学改变，可作为早期诊断脑循环停止的一个高度特异性、无创性的辅助检查，并判断预后。

1. 环境条件 无特殊要求。

2. 仪器要求 2.0 MHz 脉冲波多普勒超声探头。

3. 参数设置

（1）设定输出功率。

（2）设定取样容积：10～15 mm。

（3）调整增益：根据频谱显示的清晰度调整增益强度。

（4）调整速度标尺：频谱完整显示在屏幕上。

（5）调整基线：上下频谱完整显示在屏幕上。

（6）调整信噪比：清晰显示频谱。

（7）屏幕扫描速度：6～8 秒。

（8）设定多普勒频率滤波：低滤波状态（＜50Hz）。

4. 检查部位

（1）颞窗：位于眉弓与耳缘上方水平连线区域内，检测双侧大脑中动脉（middle cerebralartery，MCA）、大脑前动脉（anterior cerebral artery，ACA）和大脑后动脉（posterior cerebral artery，PCA）。

（2）枕窗或枕旁窗：位于枕骨粗隆下方枕骨大孔或枕骨大孔旁，检测椎动脉（vertebra artery，VA）和基底动脉（basilarartery，BA）。

（3）眼窗：闭合上眼睑处，检测对侧 MCA、ACA。

5. 血管识别

（1）MCA：经颞窗，深度 40～65mm，收缩期血流方向朝向探头，必要时可通过颈总动脉压迫实验对检测血管予以确认；或经对侧眼窗，深度 70mm 以上，收缩期血流方向背离探头。

（2）ACA：经颞窗，深度 55～70mm，收缩期血流方向背离探头，或经对侧眼窗，深度 70mm 以上，收缩期血流方向朝向探头。

（3）PCA：经颞窗，深度 55～70mm，P1 段收缩期血流方向朝向探头，P2 段收缩期血流方向背离探头。

（4）VA：经枕窗或枕旁窗，深度 55～80mm，收缩期血流方向背离探头。

（5）BA：经枕窗或枕旁窗，深度 90～120mm，收缩期血流方向背离探头。

6. 结果判定

（1）判定血管：前循环以双侧 MCA 为主要判定血管；后循环以 BA 为主要判定血管。

（2）血流频谱：振荡波（reverberating flow）：在一个心动周期内出现收缩期正向（F）和舒张期反向（R）血流信号，脑死亡血流方向指数（反向与正向血流速度比值）（direction of flowing index，DFI）＜ 0.8，DFI＝1－R/F；尖小收缩波（钉子波，small systolic spike）：收缩早期单向性正向血流信号，持续时间小于 200 ms，流速低于 50cm/s；血流信号消失。颅内前循环和后循环均出现上述血流频谱之一时，符合 TCD 脑死亡判定标准。

7. 注意事项

（1）需同时完成颞窗和枕窗检测，并根据患者双顶径大小适当调整颞窗血管检测深度。颞窗透声不良时，选择眼窗检测同侧颈内动脉虹吸部以及对侧 MCA 和 ACA。

（2）首次经颞窗未检测到清晰的或完全检测不到血流信号时，必须排除因颞窗穿透性不佳或操作技术造成的假象，并谨慎予以结论。

（3）某些因素，如脑室引流、开颅减压术或外周动脉收缩压＜90mmHg 可能影响结果判定，此时 TCD 结果仅供参考，判定脑死亡应以其他确认试验为据。

经颅多普勒超声测定脑血流量必需结合临床，因为临床上有观察到某些患者仍有微弱呼吸时就出现舒张期反向血流。因此，单凭此项检查即做出脑死亡的结论是不可靠的。

（四）确认试验顺序

确认试验的优选顺序依次为 SLSEP、EEG、TCD。确认试验应至少两项符合脑死亡判定标准。

四、判定步骤

脑死亡判定分以下三个步骤：

第一步，进行脑死亡临床判定，符合判定标准（深昏迷、脑干反射消失、无自主呼吸）的进入下一步。

第二步，进行脑死亡确认试验，至少两项符合脑死亡判定标准的进入下一步。

第三步，进行脑死亡自主呼吸激发试验，验证自主呼吸消失。

上述三个步骤均符合脑死亡判定标准时，确认为脑死亡。

五、判定时间

脑死亡临床判定和确认试验结果均符合脑死亡判定标准者可首次判定为脑死亡。首次判定 12 小时后再次复查，结果仍然符合脑死亡判定标准者，方可最终确认为脑死亡。

第三节　小儿脑死亡判定

自从 1959 年首次提出脑死亡的概念以来，经过数十年的研究和实践，各国积累了大量关于脑死亡判定方面的经验，不断完善了脑死亡的判定标准。但是这些研究和实践的对象主要是成人，关于小儿脑死亡的研究资料相对较少，因而在一定程度上制约了小儿脑死亡研究的进展。小儿脑死亡在判定标准上与成人有相似之处，但是由于小儿，尤其是婴幼儿因其特殊的神经系统解剖和生理特点，脑死亡诊断标准与成人不尽相同。截至目前，小儿脑死亡判定尚无统一公认的标准。

一、临床表现

（一）基本临床表现

小儿脑死亡具有以下几点基本临床表现：①有原发或继发严重脑损伤；②持续深昏迷；③无自主呼吸；④脑干反射消失。

（二）特殊临床表现

小儿脑死亡与成人不尽相同，部分脑死亡患儿除了具备上述基本临床表现外，还可出现以下特殊临床表现，如：尿崩症、高血糖、低 $PaCO_2$ 及低体温等。美国 Dallas 儿童医学中心将脑死亡患儿出现的中枢性尿崩症、高血糖和低 $PaCO_2$ 合称为"特纳三联症（Turner's trial）"。

1. 中枢性尿崩症　中枢性尿崩症是因垂体加压素合成或分泌障碍，远端肾小管不能浓缩尿液，从而导致多尿、脱水及高钠血症的临床综合征。目前脑死亡合并尿崩症的诊断标准尚未统一，多数学者认为诊断的基本条件如下：①在肾功能正常的前提下，尿量突然增多，≥6ml/（kg·h），持续达 24 小时以上；

②有高血钠，血钠≥150mmol/L；③血浆渗透压增高≥310mmol/kg；④尿比重减低，尿比重<1.010。以上需排除强效利尿剂的影响。中枢性尿崩症主要是因为脑死亡后体内抗利尿激素分泌减少，远端肾小管不能浓缩尿液而致。

2. 高血糖　高血糖指输糖速度≤4mg/(kg·min)时，血糖仍高于13.8mmol/L。脑死亡时血糖升高的确切机制还不清楚，可能与脑损伤后胰岛反应差，分泌减少，受体器官对胰岛素的敏感性下降，而应激状态使血中儿茶酚胺、胰高血糖素及皮质醇等胰岛拮抗激素升高，使糖原异生增加等因素有关。

3. 低$PaCO_2$　低$PaCO_2$指接受正常或低于正常通气量的患儿，$PaCO_2$仍低于25mmHg。可能与中枢性CO_2产生减少有关。

二、观察时间

小儿与成人在脑死亡判定上的最大差别在于观察时间的不同。因为有研究表明发育中的中枢神经系统对缺血缺氧的耐受能力强于成熟的中枢神经系统。因此，为保证判定结果的准确性，一般要求新生儿和婴儿观察24～48小时，早产儿观察时间需延长至72小时。

三、判定标准

（一）美国小儿脑死亡判定标准

1. 美国首部小儿脑死亡判定标准（1987年）

（1）深昏迷和呼吸停止必须同时存在。

（2）脑干功能丧失：①瞳孔固定或散大，对光反射消失；②眼球自主运动消失或缺乏头眼反射和前庭反射；③角膜反射、呕吐反射、咳嗽反射、吸吮反射及觅食反射消失；④自主呼吸消失，在其他标准都符合的情况下，按标准步骤行呼吸暂停试验阳性。

（3）必须排除低血压和低体温。

（4）肌张力减低，自主运动消失（注意与脊髓反射鉴别）。

（5）在整个观察和测试的过程中各项检查始终支持脑死亡判定。

（6）观察时间根据年龄而定。①7天至2个月：两次检查和脑电图检查应分别间隔至少48小时；②2个月至1岁：两次检查和脑电图检查应分别相隔至少24小时，但如果放射性核素检测显示脑部无血流，则可不必重复进行体格检查和脑电图检查；③大于1岁：如果存在明确的引起不可逆性颅脑损伤的诱因，则可以把观察时间缩短到至少12小时，而且可不必要进行确证试验。如果由于条件所限，尤其是缺氧缺血性脑病等无法确定脑损伤程度及是否为可逆性的情况，则应该将观察时间至少延长至24小时。如果脑电图显示脑电静息或放射性核素显影显示脑部无血流，则可将观察时间缩短。

（7）实验室检查：脑电图显示脑电静息或放射性核素显影显示脑部无血流。

2. 美国小儿脑死亡判定标准（2011年版）

（1）足月新生儿、婴幼儿和儿童的脑死亡判定，是基于伴有明确不可逆性昏迷的神经功能丧失而做出的一个临床诊断。由于缺乏充足的文献数据，本指南不适用于胎龄<37周的早产儿。

（2）需治疗并纠正低血压、低体温和代谢紊乱。实施神经功能检查和呼吸暂停试验前，应停用干扰评估结果的药物并待其充分清除。

（3）神经功能检查和呼吸暂停试验须进行两次，且两次之间应间隔一段观察期（足月新生儿～出生后30天、>30天～18岁者的观察期分别为24小时和12小时）；两次神经功能检查应由不同的医师进行，呼吸暂停试验或可由同一位医师进行。第一次检查确定患儿的神经功能是否满足脑死亡的标准，第二次检查是基于神经功能无变化及不可逆转的情况下确认脑死亡。若检查过程中出现不确定或矛盾的结果，那么神经功能评估应推迟在心肺复苏或其他严重急性脑损伤≥24 小时后进行。

（4）呼吸暂停试验过程中应保证安全，要求在无呼吸困难的情况下 $PaCO_2$ 高于基线 20mmHg 并≥60 mmHg。若不能安全地完成该试验，则应进行其他辅助检查。

（5）辅助检查（脑电图和放射性核素脑血流显像）不能用于证实脑死亡、也不能代替神经功能检查，只是在某些条件下辅助诊断脑死亡。

（6）履行完成上述标准后方可宣布脑死亡。

（二）我国小儿脑死亡判定标准

1. 1989 年，我国制定出第一个小儿脑死亡判定标准，具体内容如下：

（1）持续深昏迷，无自主运动，对外界刺激无反应。

（2）经反复停机试验证实无自主呼吸。

（3）瞳孔扩大、固定，对光反射、角膜反射消失。

（4）心率固定，对任何刺激无反应，包括静脉注射阿托品。

（5）排除低温（肛温≤35℃）、麻醉剂、肌肉松弛剂、大剂量镇静剂、严重代谢和内分泌紊乱等所致假象。

（6）有条件可做以下检查：①娃娃眼试验，脑死亡时为阴性；②前庭冷水试验：每侧耳内注入 4℃冷水 100ml 不能引起眼球震颤（鼓膜应完整）；③EEG 持续 30 分钟呈等电位，即使增益 4 倍亦无脑波出现。

（7）一般需观察 24～48 小时，以上改变均存在，再做最后确诊。其中前 5 项为诊断的必需条件，第 6 项为最后确诊的必要条件。

2. 呼吸暂停试验　呼吸暂停试验是诊断脑死亡必不可少的试验方法之一，它能够反映出患儿自主呼吸状况，提高脑死亡判定的准确性。因为患儿可能由于呼吸支持引起过度通气，导致缺乏足够的 CO_2 刺激呼吸中枢。通过暂停呼吸支持，使患儿的 $PaCO_2$ 上升至足以刺激呼吸中枢产生兴奋的水平，以观察患儿是否出现自主呼吸。但做此项试验时应确保患儿试验前及试验中有足够氧供，以确保检测的安全性。

呼吸暂停试验具体步骤如下：在测试开始前先供给 100％氧气进行预氧合 10 分钟，然后撤除呼吸机（时间少于 10 分钟），此期间，仅经气管插管持续供氧（100％氧气，6L/min），持续检测血氧饱和度，每 5 分钟进行一次动脉血气分析，若 $PaCO_2$≥60 mmHg 仍无自主呼吸，则可认为自主呼吸消失。若试验过程中患儿面色发绀、心率下降，应立刻终止试验。

3. 辅助检查　多数学者认为：昏迷、呼吸停止、脑干反射消失三项临床指标足以诊断脑死亡。但小儿脑死亡的判定不同于成人，需要较长的观察时间。因其临床表现的特殊性，辅助检查尤为重要，尤其对于 1 岁以下的小儿。

辅助检查方法包括两大类：即评估脑电活动，例如脑电图、体感诱发电位等和评估脑血流（如脑血管造影、放射性核素扫描及经颅多普勒超声等）。

（1）脑电活动监测：主要是 EEG 和脑诱发电位。①EEG 是目前证实小儿脑死亡最常用的方法。EEG 在判定脑死亡时必须连续记录 30 分钟，如表现为静息电位，则可判定为脑死亡。但有些药物中毒、低体温等可致 EEG 波形平直，出现假阳性的结果。同时也有临床完全符合脑死亡，脑血管造影证实脑循环停止，而 EEG 没有出现脑电波平直，而是表现为持续存在低振幅脑电活动，出现假阴性的结果。故有些学者认为 EEG 已不是目前证实脑死亡唯一的或必需的方法。②脑干听觉诱发电位通过记录听神经起点及脑干不同听觉传导通路的信号，反应脑干的功能状态。脑干听觉诱发电位改变要先于脑电图波形平直且不会受到外界因素的干扰，在脑死亡判定上具有很大的优越性。

（2）脑血流检查：包括脑血管造影、放射性核素脑扫描和经颅多普勒超声等。前两种方法虽有较高的诊断准确性，但操作复杂、有创。经颅多普勒超声可通过测定颅底大血管的血流速度，了解颅内供血情况。脑死亡时脑血流经颅多普勒超声频谱主要表现为三种：舒张期反向血流、收缩期短小尖波和血流信号消失。已证实有较高的诊断准确性，且同时有安全、无创、床边可行、易动态观察的优点，已愈来愈多地用于脑死亡诊断。但 Rodriguez 等研究发现部分先天性心脏病的小儿也可观察到类似脑死亡的经颅多普勒超声频谱。因此，还需对脑死亡的特异性经颅多普勒超声血流图像进行进一步的研究。

第四节　脑死亡的鉴别诊断

脑死亡判定比心肺死亡判定更加复杂，因此，在脑死亡判定过程中，我们必须注意将脑死亡与其他易与脑死亡状态相混淆的其他病理状态区分开来。例如：持续性植物状态、去大脑僵直、去大脑皮质综合征、与木僵状态、严重下丘脑损害等。

一、持续性植物生存状态

植物状态（vegetative state，VS）：是脑损伤恢复过程中短暂阶段或永久结局，是一种特殊的意识障碍。患者完全失去对自身和周围环境的认知，能睁眼，有睡眠-觉醒周期，丘脑下部及脑干功能基本保存。

2001 年中华医学会急诊医学分会修订了中国持续植物状态临床诊断标准：①功能丧失，无意识活动，不能执行指令；②能自动睁眼或刺激下睁眼；③存在睡眠-觉醒周期；④可有无目的性的眼球追踪运动；⑤不能理解和用言语表达；⑥保持自主呼吸和血压。⑦丘脑下部及脑干功能基本存在。

我国制定的标准认为植物状态持续 1 个月以上为持续性植物状态。持续时间超过 3 个月则称为永久性持续植物状态。永久性持续植物状态意识恢复的可能性极小。

脑死亡与植物状态有着本质的区别，持续植物状态虽然大脑半球功能严重损伤，但下丘脑和脑干自主功能保存或部分保存。

二、去大脑僵直

去大脑僵直状态（decerebrate state）是脑干严重受损的特征性表现，提示大脑与中脑、脑桥间的联系发生了器质性或功能性中断。

患者出现头颈和躯干后伸，四肢强直性伸展，双足向跖侧屈曲，患者呈角弓反张状态。此类患者虽然脑干神经元严重受损害但功能未完全衰竭，自主呼吸存在与脑死亡的呼吸停止、脑干反射消失容易鉴别，不能判定为脑死亡。

三、闭锁综合征

闭锁综合征（locked‐in syndrome）多系脑桥基底部病变所致，双侧皮质脑干束与皮质脊髓束均被阻断，展神经核以下运动性传出功能丧失。患者四肢的所有运动能力丧失，脑桥以下脑神经瘫痪，导致患者生活不能自理，不能讲话，双侧完全性面瘫、舌瘫，表情缺乏，吞咽反射消失，常被误认为昏迷。但患者大脑半球和脑干被盖部的上行网状激活系统完好无损害，以及从脑干被盖部的网状结构到大脑皮质的投射路径均完好，因此患者意识保持清醒，对语言的理解无障碍，由于其动眼神经与滑车神经的功能保留，故能以眼球上下示意与周围的环境建立联系。

四、木僵状态

木僵状态（stupor state）多见于精神分裂症，反应性精神病和癔症患者。临床表现为不言不语、不吃不喝、不动，言语活动和动作行为处于完全抑制状态，对外界刺激亦无反应，貌似昏迷，但事实上患者能够感知周围事物及外界变化，患者并非完全意识丧失。

五、严重的下丘脑损害

严重的下丘脑损害导致下丘脑受损伤坏死，使得机体的体温调节能力丧失，患者体温随周围环境的变化而变化，呈现低体温状态。故在鉴别脑死亡之前，首先应将体温调整至正常水平，以排除其他因素所致低体温的可能性，如果患者有寒战反应，则提示机体下丘脑体温调节中枢功能尚未完全衰竭，脑死亡的结论不能成立，应严格鉴别，予以排除。

（余丽春）

第九章　新生儿危重症

第一节　新生儿窒息

一、概　述

新生儿窒息（asphyxia）是由于产前、产时或产后的各种病因使新生儿出生后不能建立正常呼吸，引起缺氧并导致全身多脏器损害，是导致全世界新生儿死亡、脑瘫和智力障碍的主要原因之一。据世界卫生组织 2005 年的统计数字表明，新生儿窒息导致的死亡已占到了新生儿死亡的1/4。正确的复苏是降低新生儿窒息病死率和伤残率的主要手段，积极在全国范围内开展新生儿窒息复苏培训，提高新生儿复苏的水平，是围生工作者的重要任务。

二、病　因

窒息本质是缺氧，导致窒息的因素很多，如母体因素、分娩因素及胎儿因素等。凡影响母亲和胎儿间血液循环和气体交换的原因，都会造成胎儿缺氧及生后表现窒息，可发生在产前、产时或产后（表 9-1）。

1. 母体因素　如常见的妊娠合并高血压综合征、子痫、糖尿病、心脏病、贫血、高龄初产，可引起胎盘血流灌注不足而发生缺氧窒息。

2. 分娩因素　如胎盘、脐带异常、急产、产程延长、头盆不称等，可引起脐带血流受阻；产程中的麻醉、镇痛剂和催产药使用不当，可抑制新生儿呼吸中枢。

3. 胎儿因素　如早产、多胎、过期产、小于胎龄儿、宫内感染、羊水或胎粪吸入致使呼吸道阻塞等，可引起新生儿肺通气和换气功能障碍发生窒息。

表 9-1　与新生儿窒息有关的高危因素

母体因素	分娩因素	胎儿因素
1. 高龄初产（>35 岁）	1. 产钳、吸引器分娩	1. 早产
2. 妊高症、子痫、先兆子痫	2. 臀位分娩，其他异常先露	2. 过期产
3. 心、肺、肾疾患	3. 内倒转术	3. 双胎或多胎产
4. 高血压、低血压	4. 剖宫产	4. 酸中毒（胎儿血气检查）
5. 哮喘	5. 产程延长（第一产程>24 小时，第二产程>2 小时）	5. 胎心频率或节奏异常
6. 糖尿病、甲状腺疾病	6. 急产	6. 胎动减少
7. 尿 E_3 低	7. 宫缩异常	7. 羊水胎粪污染
8. 贫血	8. 使用缩宫素	8. 羊水量异常（过多、过少）
9. 同种血型免疫	9. 脐带问题（脱垂、绕颈、扭结、受压、过短）	9. 宫内生长缓慢
10. 癫痫	10. 头盆不称	10. 胎儿过大
11. 胎盘问题（前置、早剥）、其他产前出血	11. 母亲低血压	11. 胎儿水肿
12. 胎膜早破	12. 麻醉药、镇痛药	12. 胎儿严重贫血
13. 死胎、死产或者新生儿死亡既往史		13. 胎儿失血
14. 妊娠>42 周		14. 宫内感染
		15. 先天畸形

三、临床表现

1. 胎儿宫内窘迫　首先出现胎动增加、胎心增快，胎心率≥160 次/分；晚期则胎动减少（＜20 次/12 小时），甚至消失，胎心减慢，胎心率＜100 次/分，严重时甚至心脏停搏；窒息可导致肛门括约肌松弛，排出胎便，使羊水呈黄绿色。

2. 生后窒息表现

（1）心血管系统：因持续胎儿循环右向左分流，青紫加重。轻者表现皮肤苍白，心率减慢或增快，血压偏高；重者血压低，脉弱，四肢发凉，心律不齐，心电图不正常，超声心动图示心肌收缩不良，持续肺动脉高压等。

（2）呼吸系统：足月儿易发生羊水或胎粪吸入综合征、持续肺动脉高压，早产儿易发生肺透明膜病、呼吸暂停等。此外，少数患者出现气胸、肺水肿、肺出血等。

（3）泌尿系统：可累及肾小管及肾单位，临床表现排尿过晚、少尿、尿常规出现蛋白和红、白细胞及管型，有时血尿素氮及肌酐增高。β_2 微球蛋白增高，肉眼血尿（考虑急性肾静脉栓塞）。

（4）消化系统：缺氧及脾静脉血管收缩造成黏膜损伤，易发生应激性溃疡，坏死性小肠结肠炎。临床表现腹胀、呕吐、血便等。

（5）代谢异常：最常见者为低血糖，代谢性酸中毒。肾功能异常及抗利尿激素分泌不正常，导致电解质紊乱，如低钠血症、低钙血症及液体失衡。

（6）血液系统：缺氧、酸中毒造成血小板、凝血因子及纤维蛋白原的消耗发生出血倾向及 DIC。

（7）神经系统：主要是缺氧缺血性脑病及颅内出血。

四、辅助检查

对宫内缺氧患儿，胎头露出宫口时取头皮血进行血气分析，以估计宫内缺氧程度；生后应检测动脉血气、血糖、电解质、血尿素氮和肌酐等生化指标。

五、诊断与鉴别诊断

中国医师协会新生儿专业委员会组织有关专家，制定了新生儿窒息诊断标准：

（1）有导致窒息的高危因素。

（2）出生时有严重呼吸抑制，至生后 1 分钟仍不能建立有效自主呼吸且 Apgar 评分≤7 分；包括持续至出生后 5 分钟仍未建立有效自主呼吸且 Apgar 评分≤ 7 分或出生时 Apgar 评分不低，但至出生后 5 分钟降至≤7 分者。

（3）脐动脉血气分析 pH＜7.15。

（4）除外其他引起低 Apgar 评分的病因：如呼吸、循环、中枢神经系统先天性畸形，神经肌肉疾患，胎儿失血性休克，胎儿水肿，产妇产程中使用大剂量麻醉镇痛剂、硫酸镁引起的胎儿被动药物中毒等。

以上第（2）～（4）条为必备指标，第（1）条为参考指标。

六、治疗措施

1. 复苏的目的、方案和原则

（1）确保每次分娩时至少有 1 名熟练掌握新生儿复苏技术的医护人员在场。

（2）加强产科和儿科的合作，在高危产妇分娩前儿科医师要参加分娩或手术前讨论；在产床前等待分娩及实施复苏；负责复苏后新生儿的监护和查房等。产科和儿科医师共同保护胎儿向新生儿的平稳过渡。

（3）在卫生行政领导干预下将复苏指南及常规培训制度化，以进行不断地培训、复训、定期考核，并配备复苏器械；各级医院须建立由行政管理人员、产科、儿科医师、助产士（师）及麻醉师组成的院内复苏领导小组。

（4）在 ABCDE 复苏原则下，新生儿复苏可分为 4 个步骤：① 快速评估和初步复苏；② 正压通气和氧饱和度监测；③ 气管插管正压通气和胸外按压；④ 药物和（或）扩容。

2. 复苏的基本程序　此评估—决策—措施的程序在整个复苏中不断重复。评估主要基于以下 3 个体征：呼吸、心率、氧饱和度。通过评估这三个体征中的每一项来确定每一步骤是否有效。其中心率对于决定进入下一步骤是最重要的。

3. 复苏步骤

（1）快速评估：出生后立即用几秒钟的时间快速评估 4 项指标：① 足月吗？② 羊水清吗？③ 哭声或呼吸吗？④ 肌张力好吗？如以上 4 项中有 1 项为"否"，则进行以下初步复苏。

（2）初步复苏步骤：① 保暖：将新生儿放在辐射保暖台上或因地制宜采取保温措施，如用预热的毯子裹住新生儿以减少热量散失等。有条件的医疗单位对体重＜1500g 的极低出生体重（VLBW）儿可将其头部以下躯体和四肢放在清洁的塑料袋内，或盖以塑料薄膜置于辐射保暖台上，摆好体位后继续初步复苏的其他步骤。另外，要注意保暖温度不能过高，以防引发呼吸抑制。② 体位：置新生儿头轻度仰伸位（鼻吸气位）。③ 吸引：在肩娩出前助产者用手将新生儿的口、咽、鼻中的分泌物挤出。娩出后，用吸球或吸管（12F 或 14F）先口咽后鼻清理分泌物。应限制吸管的深度和吸引时间（10 秒），吸引器的负压不超过 100mmHg（13.3kPa）。④ 擦干：快速擦干全身，拿掉湿毛巾。⑤ 刺激：用手拍打或手指轻弹新生儿的足底或摩擦背部 2 次以诱发自主呼吸，如这些努力无效表明新生儿处于继发性呼吸暂停，需要正压通气。

（3）正压通气：新生儿复苏成功的关键是建立充分的正压通气。

1）指征：① 呼吸暂停或喘息样呼吸。② 心率＜100 次/分。

2）气囊面罩正压通气：① 通气压力需要 20～25cmH$_2$O（1cmH$_2$O＝0.098kPa），少数病情严重的新生儿可用 2～3 次 30～40 cmH$_2$O 压力通气，以后通气压力维持在 20 cmH$_2$O。② 频率 40～60 次/分（胸外按压时为 30 次/分）。③ 有效的正压通气应显示心率迅速增快，由心率、胸廓起伏、呼吸音及氧饱和度来评价。④ 如正压通气达不到有效通气，需检查面罩和面部之间的密闭性，是否有呼吸道阻塞（可调整头位，清除分泌物，使新生儿的口张开）或气囊是否漏气。面罩型号应正好封住口鼻，但不能盖住眼睛或超过下颌。⑤ 经 30 秒充分正压通气后，如有自主呼吸，且心率≥100 次/分，可逐步减少并停止正压通气。如自主呼吸不充分，或心率＜100 次/分，须继续用气囊面罩或气管插管施行正压通气，并检查及矫正通气操作。如心率 60 次/分，气管插管正压通气并开始胸外按压。⑥ 持续气囊面罩正压通气（＞2 分钟）可产生胃充盈，应常规经口插入 8F 胃管，用注射器抽气并保持胃管远端处于开放状态。⑦ 国内使用的新生儿复苏囊为自动充气式气囊（250ml），使用前要检查减压阀。有条件最好配备压力表。自动充气式气囊不能用于常压给氧。

（4）喉镜下经口气管插管

1）气管插管的指征：① 需要气管内吸引清除胎粪时。② 气囊面罩正压通气无效或需要延长时。③ 胸外按压时。④ 经气管注入药物时。⑤ 特殊复苏情况，如先天性膈疝或超低出生体重儿。

2）准备：进行气管插管必需的器械和用品应保存在一起，在每个产房、手术室、新生儿室和急救室应随时备用。常用的气管导管为上下直径一致的直管（无管肩）、不透射线和有厘米刻度。如使用金属管芯，不可超过管端。气管导管型号和插入深度的选择方法见表 9－2。

表 9-2　不同体重新生儿气管导管型号和插入深度的选择

体重（g）	导管内径（mm）	唇端距离*（cm）
≤1000	2.5	6～7
～2000	3.0	7～8
～3000	3.5	8～9
>3000	4.0	9～10

注：*为上唇至气管导管管端的距离。

（5）胸外按压

1）指征：充分正压通气 30 秒后心率<60 次/分。在正压通气同时须进行胸外按压。

2）方法：应在新生儿两乳头连线中点的下方，即胸骨体下 1/3 进行按压：① 拇指法：双手拇指端按压胸骨，根据新生儿体型不同，双拇指重叠或并列，双手环抱胸廓支撑背部。此法不易疲劳，能较好地控制压下深度并有较好的增强心脏收缩和冠状动脉灌流的效果。② 双指法：右手示、中两个手指尖放在胸骨上，左手支撑背部。其优点是不受患儿体形大小及操作者手大小的限制。按压深度约为前后胸直径的 1/3，产生可触及脉搏的效果。按压和放松的比例为按压时间稍短于放松时间，放松时拇指或其他手指应不离开胸壁。

3）胸外按压和正压通气需默契配合：需要胸外按压时，应气管插管进行正压通气。因为通气的损害几乎总是新生儿窒息的首要原因，所以胸外按压和正压通气的比例应为 3∶1，即 90 次/分按压和 30 次/分呼吸，达到每分钟约 120 个动作。因此，每个动作约 1/2 秒，2 秒内 3 次胸外按压加 1 次正压通气。30 秒重新评估心率，如心率仍<60 次/分，除继续胸外按压外，考虑使用肾上腺素。

4. 药物　在新生儿复苏时，很少需要用药。新生儿心动过缓通常是因为肺部充盈不充分或严重缺氧，而纠正心动过缓的最重要步骤是充分的正压通气。

（1）肾上腺素：① 指征：心搏停止或在 30 秒的正压通气和胸外按压后，心率持续<60 次/分。② 剂量：静脉注射 0.1～0.3ml/kg 的 1∶10 000 溶液；气管注入 0.5～1ml/kg 的 1∶10 000 溶液，必要时 3～4 分钟重复 1 次。浓度为 1∶1000 肾上腺素会增加早产儿颅内出血的危险。③ 用药方法：首选脐静脉导管（或脐静脉）注入，有条件的医院可经脐静脉导管给药。如在进行脐静脉插管操作过程尚未完成时，可首先气管内注入 1∶10 000 肾上腺素 0.5～1ml/kg 一次，若需重复给药则应选择静脉途径；无条件开展脐静脉导管的医院，根据指征仍可采用气管内注入。

（2）扩容剂：① 指征：有低血容量、怀疑失血或休克的新生儿在对其他复苏措施无反应时考虑扩充血容量。② 扩容剂的选择：可选择等渗晶体溶液，推荐生理盐水。大量失血则需要输入与患儿交叉配血阴性的同型血或 O 型红细胞悬液。③ 方法：首次剂量为 10ml/kg，经外周静脉或脐静脉（>10 分钟）缓慢推入。在进一步的临床评估和反应观察后可重复注入 1 次。给窒息新生儿和早产儿不恰当的扩容会导致血容量超负荷或发生并发症，如颅内出血。

（3）碳酸氢钠：在新生儿复苏时一般不推荐使用。

5. 复苏后的处理　窒息缺氧对新生儿各系统造成不同程度的损伤，复苏后应密切观察、监护，及时诊断，处理各系统合并症，减少或避免继发性缺氧损伤，对减少和减轻并发症、改善预后非常重要。

复苏后的新生儿可能有多器官损害的危险，应继续监护，包括：①体温管理；②生命体征监测；③早期发现并发症。继续监测维持内环境稳定包括：氧饱和度、心率、血压、红细胞比容、血糖、血气分析及血电解质等。

复苏后立即进行血气分析有助于估计窒息的程度。及时对脑、心脏、肺、肾及胃肠等器官功能进行监测，早期发现异常并适当干预，以减少窒息的死亡和伤残。一旦完成复苏，为避免血糖异常，应定期监测血糖，低血糖者静脉给予葡萄糖。如合并中、重度缺氧缺血性脑病，有条件的单位可给予亚低温治疗。

七、预后

Apagar 评分对判断新生儿窒息的预后有重要价值，评分 8～10 分者预后好，评分 0～3 分者预后差，5 分钟 Apagar 评分对判断新生儿窒息的预后意义更大。此外，正确、规范化的复苏是降低新生儿窒息病死率，减少窒息后并发症，改善预后的重要手段。

第二节　新生儿呼吸窘迫综合征

一、概　述

新生儿呼吸窘迫综合征（NRDS）又称新生儿肺透明膜病（HMD），系指出生后不久即出现进行性呼吸困难，呼吸衰竭，病理特征为肺泡壁上附有嗜伊红透明膜和肺不张。

二、病　因

1. 早产儿　早产儿肺发育未成熟 PS 合成分泌不足。胎龄 15 周时，可在细支气管测得 SP－B 和 SP－C 的 mRNA，胎龄 24～25 周开始合成磷脂和活性 SP－B，以后 PS 合成量逐渐增多，但直到 35 周左右 PS 量才迅速增多。因此，胎龄小于 35 周的早产儿易发生 RDS。胎龄越小，发生率越高。

2. 围生期窒息　是增加 NRDS 发病率和影响其严重程度的重要因素，围生期窒息可能影响肺泡表面活性物质的产生和肺动脉痉挛。

3. 糖尿病母亲　NRDS 的发病率为无糖尿病母亲的同胎龄新生儿的 5～6 倍。糖尿病母亲的胰岛素水平升高，具有拮抗肾上腺皮质激素的作用，可延迟胎儿的肺发育成熟。

4. 其他的危险因素　如急症剖宫产，正常分娩的子宫收缩可使肾上腺皮质激素水平升高，促进肺发育成熟，剖宫产缺乏这种刺激。

三、发病机制

本病因缺乏由 Ⅱ 型肺泡细胞发生的表面活性物质所造成。表面活性物质的 85％ 由脂类组成，在胎龄 20～24 周时出现，35 周后迅速增加，故本病多见于早产儿。表面活性物质具有降低肺表面张力，保持呼气时肺泡张开的作用。表面活性物质缺乏时，肺泡表面张力增高，肺泡半径缩小，吸气时必须增加压力，吸气时半径最小的肺泡最先萎陷，导致进行性呼吸困难和肺不张。低氧血症等又抑制表面活性物质的合成，由于肺组织缺氧、毛细血管通透性增高、细胞外液漏出、纤维蛋白沉着于肺泡表面形成透明膜，严重妨碍气体交换。

四、临床表现

本病多见于早产儿。出生时或生后不久（4～6 小时内）即出现呼吸急促、呼气性呻吟、鼻扇和吸气性三凹征等典型体征。病情呈进行性加重，至生后 6 小时症状已十分明显。继而出现呼吸不规则、呼吸暂停、发绀，甚至面色青灰合并四肢松弛；心音由强转弱，两肺呼吸音减弱，早期多无啰音，以后可闻及细湿啰音。

五、辅助检查

1. 肺成熟度检查

（1）磷脂酰胆碱/鞘磷脂比值：胎儿肺内液体与羊水相通，故可测羊水中磷脂酰胆碱/鞘磷脂比值

（L/S），L/S＜1.5 表示肺未成熟，RDS 发生率可达 58％；L/S 1.5～1.9 表示肺成熟处于过渡期，RDS 发生率约 17％；L/S 2.0～2.5 表示肺基本成熟，RDS 发生率仅 0.5％。

（2）磷脂酰甘油（PG）：小于 3％ 表示肺未成熟，敏感度较高，假阳性率较 L/S 低。

（3）泡沫试验：生后 1 小时内从新生儿胃内抽出胃液 0.5ml，加等量 95％乙醇溶液在试管内，振荡 15 秒，然后静立 15 分钟，观察管壁内泡沫多少来判断结果。"－"为管壁无泡沫；"＋"为气泡占管周＜1/3；"＋＋"为＞1/3 管周至单层泡沫；"＋＋＋"为有双层气泡排列者。"－"者示肺泡表面活性物质不足，易发生 NRDS；"＋＋＋"示可排除 NRDS；"＋"～"＋＋"为可疑。

2. 肺 X 线检查　本病 X 线检查有特异性表现，需在短期内连续摄片动态观察。通常按病情程度将 NRDS 的 X 线所见分为 4 级：

Ⅰ级：肺野透亮度普遍减弱，细小网状及颗粒状阴影分布于两肺野，无肺气肿。

Ⅱ级：除全肺可见较大密集颗粒阴影外，出现支气管充气征。

Ⅲ级：肺野透亮度更加降低，呈毛玻璃样，横膈及心界部分模糊，支气管充气征明显。

Ⅳ级：整个肺野呈"白肺"，支气管充气征更加明显，似秃叶树枝。胸廓扩张良好，横膈位置正常。

六、诊断与鉴别诊断

NRDS 需与围生期引起呼吸困难的其他疾病鉴别，如吸入综合征、肺湿、宫内肺炎、膈疝和肺出血等。通过病史、临床症状和 X 线胸片不难区别。此类引起呼吸困难疾病大多见于足月儿。

1. 早产儿宫内感染性肺炎　早期 X 线胸片很难区别。下述症状提示婴儿有肺炎：胎膜早破超过 24 小时；发热或持续有低体温；四肢肌张力减弱，反应低下；生后 12 小时内出现黄疸；早期出现呼吸暂停和持续性低血压。可抽取胃液检菌协助诊断。

2. 青紫型先天性心脏病　先天性心脏病体格检查有异常体征，X 线胸片可见心影增大，肺血增多或减少。

七、治疗措施

1. 肺泡表面活性物质（PS）替代疗法　目前已常规性的用于预防或治疗患有 RDS 的新生儿。目前主张预防性给药，仅限于确有表面活性物质缺乏可能的早产儿，生后 15 分钟内给药。确诊患儿，应立即给药。临床推荐治疗剂量：PS 首剂为 100～200mg/kg，必要时再重复 1～2 次，剂量减为 100mg/kg，每隔 8～12 小时给药 1 次。

2. 一般治疗

（1）维持中性温度，适度保持温度与湿度以减少氧气的消耗。使用呼吸器的患儿应置于远红外线开放暖箱，监护呼吸、心率、血压、血氧饱和度等，给予氧气时亦应加热与湿化。

（2）维持营养、体液及电解质平衡，生后最初 2～3 天内禁止经口喂养，应静脉滴注维持营养需要和体液平衡。生后 2～3 天液体需每日 60～80ml/kg，钠每日 2～4mmol/kg，生后第 3 天起，钾每日 1～2mmol/kg。3 天后可经鼻饲胃管喂养，如不能接受经口喂养则进行部分或全部胃肠外营养。加用氨基酸和脂肪乳使热量＞232kJ/kg（60kcal/kg），并注意补钙，当血浆蛋白低于 20～25g/L 时，可输血浆或白蛋白 0.5～1.0g/kg。

（3）纠正代谢性酸中毒：根据血气结果纠正，5％碳酸氢钠溶液 5ml/kg，加 2.5 倍 5％～10％葡萄糖溶液配成等渗液静脉滴注，可提高血 HCO_3^- 3～5mmol/L；呼吸性酸中毒用呼吸机改善通气纠正，而不应给碱性药。

（4）抗生素使用：由于 RDS 易与 B 组溶血性链球菌感染等宫内肺炎相混淆，且常急剧恶化。经气管内插管可使呼吸道黏膜损伤而发生感染，故所有 RDS 均应用抗生素治疗。根据呼吸道分泌物培养药敏试验选用有效抗生素。

3. 氧疗　根据缺氧程度选择不同供氧方法。轻症者用面罩、头罩给氧，使 PaO_2 维持在 $60\sim80mmHg$ ($8\sim10.7kPa$)，吸入氧浓度应根据 PaO_2 值调整，一般为 $40\%\sim60\%$。如吸氧浓度达 60%，PaO_2 仍低于 $50mmHg$ ($6.67kPa$)，青紫无改善，应及早选用 CPAP 给氧。

4. CPAP 给氧　一旦发生呼气性呻吟，即给予 CPAP。CPAP 一般用于轻型和早期 RDS，$PaCO_2$ 低于 $60mmHg$ ($8kPa$)，使用 CPAP 后可避免进行机械通气。

5. 机械通气　用 CPAP 治疗时压力 $>8cmH_2O$ ($0.79kPa$)，氧浓度 80%，如 PaO_2 仍 $<50mmHg$ ($6.67kPa$)，呼吸暂停反复发作；血气分析呈 II 型呼吸衰竭，$PaCO_2$ 仍 $>70mmHg$ ($9.33kPa$)；X 线胸片显示病变在 III 级或以上。具有其中任何一条者，均为应用机械通气的指征。呼吸机参数初调值：吸入氧浓度 60%，吸气峰压 (PIP) $20\sim25cmH_2O$ ($1.96\sim2.45kPa$)，PEEP $4\sim5cmH_2O$ ($0.139\sim0.49\ kPa$)，呼吸频率 $30\sim40$ 次/分，吸呼比 $1:1\sim1:1.2$。然后根据血气分析和病情变化适当调节参数。

八、预后

病情轻者，72 小时后逐渐恢复。病情重者，如无机械辅助通气，多在数小时到 3 天内死亡；如能生存 3 天以上而未并发脑室内出血或肺炎等并发症，则肺泡 II 型细胞可产生足够的表面活性物质，使病情逐渐好转，经数日可痊愈。

第三节　新生儿溶血症

一、概　述

新生儿溶血症 (hemolytic disease of newborn，HDN) 主要指母、子血型不合引起的同族免疫性溶血。在已发现的人类 26 个血型系统中，以 ABO 血型不合最常见，Rh 血型不合较少见。有报道 ABO 溶血病占新生儿溶血病的 85.3%，Rh 溶血病占 14.6%，MN（少见血型）溶血病占 0.1%。

二、病因及发病机制

1. ABO 溶血　主要发生在母亲 O 型而胎儿 A 型或 B 型，如母亲 AB 型或婴儿 O 型，则不发生 ABO 溶血病。

(1) $40\%\sim50\%$ 的 ABO 溶血病发生在第一胎，其原因是：O 型母亲在第一胎妊娠前，已受到自然界 A 或 B 血型物质（某些植物、寄生虫、伤寒疫苗、破伤风及白喉类毒素等）的刺激，产生抗 A 或抗 B 抗体（IgG）。

(2) 在母子 ABO 血型不合中，仅 1/5 发生 ABO 溶血病，其原因为：① 胎儿红细胞抗原性的强弱不同，导致抗体产生量的多少各异；② 除红细胞外，A 或 B 抗原存在于许多其他组织，只有少量通过胎盘的抗体与胎儿红细胞结合，其余的被组织或血浆中可溶性的 A 或 B 物质吸收。

2. Rh 血型不合溶血病　Rh 血型系统有 6 种抗原：D、E、C、c、d、e，抗原性依次为 $D>E>C>c>d>e$。故以 ThD 溶血病最常见，红细胞缺乏 D 抗原为 Rh 阴性，反之为阳性。Rh 血型不合溶血病一般不发生在第一胎，Rh 阴性母亲首次妊娠时，经 $8\sim9$ 周，Rh 阳性胎儿血进入母血刺激产生 IgM，不通过胎盘。如母亲再次妊娠（与第一胎 Rh 血型相同），怀孕期少量胎儿血进入母体循环即可产生大量 IgG 抗体，该抗体可通过胎盘引起胎儿溶血。

三、临床表现

症状轻重与溶血程度基本一致。多数 ABO 溶血病患儿除黄疸外，无其他明显异常。Rh 溶血病症状较重，严重者甚至死胎。

1. 黄疸　大多数 Rh 溶血病患儿生后 24 小时内出现黄疸并迅速加重，而多数 ABO 溶血病在生后第 2～3 天出现。血清胆红素以未结合型为主，但如溶血严重，造成胆汁淤积，结合胆红素也可升高。

2. 贫血　程度不一。重症 Rh 溶血，生后即可有严重贫血或伴有心力衰竭。部分患儿因其抗体持续存在，也可于生后 3～6 周发生晚期贫血。

3. 肝脾大　Rh 溶血病患儿多有不同程度的肝脾增大，ABO 溶血病患儿则不明显。

4. 胆红素脑病（核黄疸）　早产儿更易发生。多于生后 2～7 天出现症状，表现为嗜睡、喂养困难、吸吮无力、拥抱反射减弱或消失，肌张力减低。1/2～1 天后很快出现凝视、肌张力增高、角弓反张、前囟隆起、呕吐、尖叫、惊厥，常有发热。如不及时治疗，1/2～1/3 患儿死亡，幸存者吸吮力及对外界反应逐渐恢复，呼吸好转，肌张力恢复正常，但常逐渐出现手足徐动症，听力下降，智能落后，眼球运动障碍等后遗症。

四、辅助检查

1. 母子血型检查　检查母子 ABO 和 Rh 血型，证实有血型不合存在。

2. 检查有无溶血　溶血时红细胞和血红蛋白减少，早期新生儿血红蛋白<145g/L 可诊断为贫血；网织红细胞增高（>6%）；血涂片有核红细胞增多（>10/100 个白细胞）；血清总胆红素和未结合胆红素明显增加。

3. 致敏红细胞和血型抗体测定

（1）改良直接抗人球蛋白试验：即改良 Coombs 试验，是用"最适稀释度"的抗人球蛋白血清与充分洗涤后的受检红细胞盐水悬液混合，如有红细胞凝聚为阳性，表明红细胞已致敏。为确诊试验，Rh 溶血病其阳性率高而 ABO 溶血病阳性率低。

（2）抗体释放试验：通过加热使患儿血中致敏红细胞的血型抗体释放于释放液中，将与患儿相同血型的成人红细胞（ABO 系统）或 O 型标准红细胞（Rh 系统）加入释放液中致敏，再加入抗人球蛋白血清，如有红细胞凝聚为阳性。为确诊试验，Rh 和 ABO 溶血病一般均为阳性。

（3）游离抗体试验：在患儿血清中加入与其相同血型的成人红细胞（ABO 系统）或 O 型标准红细胞（Rh 系统）致敏，再加入抗人球蛋白血清，如有红细胞凝聚为阳性。表明血清中存在游离的 ABO 或 Rh 血型抗体，并可能与红细胞结合引起溶血。此实验有助于估计是否继续溶血、换血后的效果，但不是确诊试验。

五、诊断与鉴别诊断

1. 诊断

（1）产前诊断：凡既往有不明原因的死胎、流产、新生儿重度黄疸史的孕妇及其丈夫均应进行 ABO、Rh 血型检查，不合者进行孕妇血清中抗体检测。孕妇血清中 IgG 抗 A 或抗 B>1：64，提示有可能发生 ABO 溶血病。Rh 阴性孕妇在妊娠 16 周时应检测血中 Rh 血型抗体作为基础值，以后每 2～4 周检测一次，当抗体效价上升，提示可能发生 Rh 溶血病。

（2）生后诊断：胎儿娩出后黄疸出现早，且进行性加重，有母子血型不合，改良 Coombs 和抗体释放试验中有一项阳性者即可确诊。

2. 鉴别诊断 本病需与以下疾病鉴别。

（1）先天性肾病：有全身水肿、低蛋白血症和蛋白尿，但无病理性黄疸和肝脾大。

（2）新生儿贫血：双胞胎的胎-胎间输血，或胎-母间输血可引起新生儿贫血，但无重度黄疸、血型不合及溶血三项实验阳性。

（3）生理性黄疸：ABO溶血病可仅表现为黄疸，易与生理性黄疸混淆，血型不合及溶血三项实验可资鉴别。

六、治疗措施

1. 产前治疗 如提前分娩，血浆置换，宫内输血及孕妇于预产期前1～2周口服苯巴比妥等。

2. 新生儿治疗

（1）光照疗法：波长425～475nm的蓝光效果较好，光照时需遮盖眼部及会阴处，注意发热、腹泻、皮疹等不良反应，出现青铜症应停止光照，光疗时补充核黄素。

（2）药物治疗：白蛋白1g/kg；5％碳酸氢钠溶液纠正代谢性酸中毒；苯巴比妥诱导肝酶活性；静脉应用免疫球蛋白阻断网状内皮系统Fc受体，以降低抗体吸附的红细胞被破坏。

（3）换血疗法：大部分Rh溶血病及个别严重的ABO溶血病需行换血疗法，选用Rh系统与母亲同型，ABO系统与患儿同型的血液。换血量一般为新生儿血量的2倍。一般通过脐静脉或其他较大静脉进行换血。

（4）其他：防止低血糖、低体温、纠正缺氧、贫血、水肿和酸中毒。

七、预防

迄今，对新生儿溶血病的预防仅限于RhD抗原。Rh阴性孕妇在娩出的Rh阳性婴儿72小时内应肌内注射RhD IgG 300μg，以避免被致敏；下次妊娠29周时再肌内注射300μg，效果更好。Rh阴性妇女在流产、羊膜穿刺后、产前出血或宫外孕输过Rh阳性血时，也应用同样剂量预防。对ABO血型不合溶血病的孕妇可给中药，如茵陈等预防。

第四节 新生儿硬肿症

一、概述

新生儿硬肿症也称新生儿寒冷损伤综合征，是由多种原因引起的皮肤和皮下脂肪变硬及水肿，常伴有低体温及多器官功能低下或损害的临床综合征。本病的主要临床特征是低体温，病情严重时出现皮肤硬肿。95％的患儿发生在生后48小时以内，主要发生在冬春季节，与产房温度低有关。近20年来，随着居住条件的改善、新生儿转运技术的开展和新生儿保暖技术的普及，该病的发病率已有显著下降。

二、病因及发病机制

1. 新生儿体温调节与皮下脂肪组成特点

（1）新生儿体温调节功能低下：新生儿体温调节中枢发育不成熟，易于散热，能量（糖原、棕色脂肪）储备少，产热不足，生后早期主要以棕色脂肪组织的化学性产热为主，缺乏寒战的物理产热机制以及产热代谢的内分泌调节功能（如儿茶酚胺、甲状腺素水平）低下等，尤以早产儿、低出生体重儿和小于胎龄儿更为明显。

（2）皮下脂肪组成特点：新生儿皮下白色脂肪组织的饱和脂肪酸含量，比不饱和脂肪酸多，SFA融点高，当体温降低时，皮下脂肪易发生硬化。

2. 感染　严重新生儿感染性疾病，如败血病（金黄色葡萄球菌、大肠埃希菌、鼠伤寒杆菌感染）、化脓性脑膜炎、肺炎、感染性腹泻等可伴发硬肿症。感染引起硬肿症的机制目前尚不十分清楚。促进因素可能包括：感染时消耗增加，摄入不足，产热不足；感染中毒、体温改变（发热或低温）所致能量代谢紊乱；休克、缺氧、酸中毒等病理生理机制等。致硬肿常是感染严重的指征，病死率高。

3. 寒冷环境　寒冷使末梢血管收缩，去甲肾上腺素分泌增多，致棕色脂肪分解，增加产热以维持体温，寒冷时间长，则储备的去甲肾上腺素耗尽，棕色脂肪耗竭，化学产热能力剧降，导致新生儿寒冷损伤发生心肺功能抑制的恶性循环。胎儿娩出后体温随室温下降。窒息、麻醉、母用镇静剂、感染及产伤等因素，影响体温调节更易发生低体温。

4. 多器官损害　低体温及皮肤硬肿，可使局部血液循环淤滞，引起缺氧和代谢性酸中毒，导致皮肤毛细血管壁通透性增加，出现水肿。如低体温持续存在和（或）硬肿面积扩大，缺氧和代谢性酸中毒进一步加重，可引起多器官功能损害。

5. 疾病影响　肺炎、败血症、腹泻、窒息、严重先天性心脏病或畸形影响新生儿代谢和循环功能。特别是严重感染时，可导致微循环障碍和 DIC，当缺氧、酸中毒、休克时抑制了神经反射调节及棕色脂肪产热。

三、临床表现

1. 一般表现　反应低下，吮乳差或拒乳、哭声低弱或不哭，活动减少，也可出现呼吸暂停等。

2. 低体温　新生儿体温低是本症主要表现之一。全身或肢端凉，体温常在 35℃ 以下（80.7%），严重者可在 30℃ 以下（13.3%），体温最低者仅为 21.5℃。低体温患儿中以早产儿和低出生体重儿居多。

3. 硬肿　包括皮脂硬化和水肿两种病变。皮脂硬化处皮肤变硬，皮肤紧贴皮下组织，不易提起，严重时肢体僵硬，不能活动，触之如硬象皮样，皮肤呈紫红或苍黄色。水肿则指压呈凹陷性，主要表现在皮肤或皮下脂肪硬化部位。皮脂硬化与水肿各占比例不同，以硬化为主者多在出生 1 周后，或感染、病情危重者；以水肿为主者多在生后 1~2 日或早产儿（表 9-3）。

表 9-3　新生儿硬肿症分度及评分标准

评分	肛温（℃）	腋-肛温差（℃）	硬肿范围（%）	器官功能改变
0	≥35		<20	无明显改变
1~3	<35	0 或正值	20~50	明显改变
4	<35 或<30	负值	>50	功能衰竭

注：1) 体温、硬肿范围和器官功能改变分别评分，总分为 0 分者属轻度，1~3 分为中度，4 分以上为重度。2) 体温检测：肛温在直肠内距肛门约 4cm，持续 4 分钟以上；腋温将上臂紧贴胸部测 8~10 分钟。无条件测肛温时，腋温<35℃ 为 1 分，<30℃ 为 4 分。3) 硬肿范围计算：头颈部 20%，双上肢 18%，前胸及腹部 14%，背部及腰骶部 14%，臀部 8%，双下肢 26%。4) 器官功能低下：包括不吃、不哭、反应低下、心率慢或心电图及血生化检查异常；器官功能衰竭指休克、心力衰竭、DIC、肺出血、肾衰竭等。5) 无条件测肛温时，腋温<35℃ 为 1 分，<30℃ 为 4 分。

4. 多器官功能损害　重症可出现休克、DIC 和急性肾衰竭等。肺出血是较常见的并发症。

四、辅助检查

1. 血常规　中性粒细胞计数升高，但在严重的革兰阴性杆菌感染时可降低。血小板减少，<100×10⁹/L 或动态减少提示可能发生 DIC。

2. 凝血功能　包括凝血酶原时间及有关弥散性血管内凝血（DIC）的全面检查。常有凝血酶原时间延长，重症者可有 DIC 表现，纤维蛋白原降低。

3. 血糖　低温时因拒乳，糖原及能量消耗增加，出现低血糖。

4. 心电图　主要表现 PR 间期、QT 间期时间延长，低电压，T 波低平或倒置，ST 段下降。

5. 血气分析　以酸中毒为主要表现，pH 下降，PaO_2 降低，$PaCO_2$ 增高。

6. 肝、肾功能　如有黄疸应测定血清胆红素，重症者可有肝、肾功能损害。

7. X 线胸片　常提示肺部炎症、淤血、肺水肿，甚至肺出血改变。

五、诊断与鉴别诊断

1. 诊断

（1）病史：有发病处于寒冷季节、环境温度过低或保温不当史；或有严重感染、窒息、产伤等所致的摄入不足或能量供给低下史。

（2）临床表现：早期吮乳差、哭声低、反应低下。病情加重后，体温（肛温或腋温）<35℃，严重者<30℃。硬肿为对称性。多器官功能损害：早期心率减慢、微循环障碍，严重时休克、心力衰竭、DIC、肺出血、肾衰竭等。

（3）实验室检查：根据需要检测动脉血气，检测血糖、钠、钾、钙、磷、尿素氮或肌酐，进行心电图、胸部 X 线摄片检查等。

2. 鉴别诊断　应与新生儿水肿和新生儿皮下坏疽相鉴别。

（1）新生儿水肿：① 局限性水肿：常发生于女婴会阴部，数日内可自愈；② 早产儿水肿：下肢常见凹陷性水肿，有时延及手背、眼睑或头皮，大多数可自行消退；③ 新生儿 Rh 溶血病或先天性肾病：水肿较严重，并有其各自的临床特点。

（2）新生儿皮下坏疽：常由金黄色葡萄球菌感染所致。多见于寒冷季节。有难产或产钳分娩史。常发生于身体受压部位（枕、背、臀部等）或受损（如产钳）部位。表现为局部皮肤发硬、略肿、发红、边界不清楚并迅速蔓延，病变中央初期较硬以后软化，先呈暗红色以后变为黑色，重者可有出血和溃疡形成，亦可融合成大片坏疽。

六、治疗措施

重点包括复温，供给足够能量、抗感染、抗休克，预防和治疗 DIC、肺出血。

1. 复温

（1）复温时的监护：① 生命体征：包括血压、心率、呼吸等；② 判断体温调节状态：检查肛温、腋温、腹壁皮肤温度及环境温度（室温或暖箱温度），以肛温为体温平衡指标，腋-肛温差为棕色脂肪代偿产热指标；③ 摄入或输入热量、液体量及尿量监护。

（2）复温时的方法：① 如肛温>30℃，可通过减少散热，使体温回升。将患儿置于已预热至中性温度的暖箱中，一般在 6～12 小时内可恢复正常体温。② 若肛温<30℃时，一般均应将患儿置于箱温比肛温高 1～2℃的暖箱中进行外加温。每小时提高箱温 0.5～1℃（箱温不超过 34℃），在 12～24 小时内恢复正常体温。然后根据患儿体温调整暖箱温度。若无上述条件，也可以采用温水浴、热水袋、火炕、电热毯或母亲将患儿抱在怀中等加热方法。

2. 热量和液体补充　供给充足的热量有助于复温和维持正常体温。热量供给从每日 210kJ/kg（50kcal/kg）开始，逐渐增加至每日 419～502kJ/kg（100～120kcal/kg）。喂养困难者可给予部分或完全静脉营养。液体量按 0.24ml/kJ（1ml/kcal）计算，有明显心脏、肾功能损害者，在复温时因组织间隙液体进入循环，可造成左心功能不全和肺出血，故应严格控制输液速度及液体入量。

3. 感染控制　可根据感染性质加用青霉素、氨苄西林、头孢菌素等，对新生儿肾有毒副作用的药物应慎用。

4. 其他　有缺氧表现或重症应进行氧疗法。维生素 E 每次 5mg，每天 3 次口服。

七、预后

轻中度预后尚可，重度病死率高，肺出血、休克、弥散性血管内凝血和急性肾衰竭常是其致死的主要原因。

第五节　新生儿坏死性小肠结肠炎

一、概述

坏死性小肠结肠炎（NEC）是新生儿期的一种严重威胁患儿生命的疾病，也是新生儿重症监护室（NICU）最常见的胃肠道急症。临床上以腹胀、呕吐、腹泻、便血，严重者发生休克及多系统器官衰竭为主要临床表现，腹部 X 线检查以肠壁囊样积气为特征。大多发生于早产儿，其发病率和病死率随胎龄和体重增加而减少。目前，我国本病的病死率为 10%～50%。

二、病因

1. 早产　由于肠道功能不成熟、血供调节能力差、胃酸低，肠蠕动弱，食物易滞留及发酵，致病菌易繁殖，而肠道对各种分子和细菌的通透性高；肠道内 SIgA 低下，也利于细菌侵入肠壁繁殖。多数国外学者认为 NEC 的主要病因是早产及早产儿的一系列并发症，如窒息、肺透明膜病（HMD）、动脉导管未闭（PDA）、呼吸衰竭等，感染和喂养不当参与了 NEC 的发生。回顾性分析发现在 NICU 住院的合并 NEC 的早产儿与对照组比较，呼吸暂停、增加奶量过快和合并感染是早产儿发生 NEC 的三个最危险因素。

2. 肠黏膜缺氧缺血　缺氧时机体重新分配全身血液以保证心脏、脑等重要脏器的供应，此时肠系膜血管收缩使肠道血流减少至正常的 35%～50%，从而发生缺氧性缺血性损伤。围生期窒息、严重呼吸暂停、严重心肺疾病、休克、交换输血、红细胞增多症、母亲孕期滥用可卡因等都可能通过肠壁缺氧缺血导致肠黏膜损伤。

3. 感染及炎症　败血症或肠道感染时，细菌及其毒素可直接损伤黏膜或间接通过增加炎症介质如血小板活化因子（PAF）、白细胞介素（IL）、肿瘤坏死因子（TNF）等的释放，引起肠黏膜损伤。另外，肠道内细菌的过度繁殖造成的肠胀气也可加重肠损伤。病毒和真菌也可引起本病。

4. 肠道喂养　几乎所有 NEC 患儿都曾经接受肠道喂养。摄入渗透压过高（＞460mmol/L）的配方奶、奶量过多、增加过快等都和 NEC 的发生有关。

三、发病机制

NEC 的发病机制为在肠黏膜的屏障功能不良或被破坏和肠腔内存在食物残渣情况下，细菌在肠腔和肠壁繁殖并产生大量炎症介质，最终引起肠壁损伤甚至坏死、穿孔和全身性炎症反应（SIRS），甚至休克、多器官衰竭。

四、临床表现

1. 腹胀　常为首发症状，先胃部，后全腹胀，肠鸣音减弱或消失，当肠坏死或穿孔时，腹壁可出现局部红肿、发硬。

2. 呕吐　呕吐物可带胆汁或呈咖啡样。

3. 血便　多先有腹泻，排水样便，每日 5～10 次，1～2 天后排血便，可为鲜血、果酱样或黑便，亦可为便中带血。

4. 非特异性表现　全身症状为精神萎靡、反应低下、四肢厥冷、面色苍灰、酸中毒、呼吸暂停、心率减慢。由于病情轻重不同临床表现差异很大，轻者仅表现为腹胀、胃潴留，或有呕吐、腹泻，重者可有腹膜炎表现，腹壁可见红斑及板结，腹部触诊压痛、肌紧张及捻发感，右髂窝可出现实体团块，常因回肠麻痹或腹膜炎出现肠鸣音消失。

五、辅助检查

1. X 线检查　为诊断 NEC 的确诊依据，如一次腹部平片无阳性发现时，应随访多次摄片，在发病开始 48～72 小时期间每隔 6～8 小时复查 1 次。非特异性表现包括肠管扩张、肠壁增厚和腹腔积液。具有确诊意义的表现：① 积气，仅见于 85％ 的患儿。典型表现为肠壁间有条索样积气，呈离散状位于小肠浆膜下部分或沿整个小肠和结肠分布。② 黏膜下"气泡征"，类似于胎粪潴留于结肠的征象，其特异性不如肠壁间积气有意义。③ 门静脉积气为疾病严重的征象，病死率达 70％。表现为自肝门向肝内呈树枝样延伸，特异性改变多于 4 小时内消失。④ 气腹征，提示肠坏死穿孔。采取左侧卧位摄片，易于发现，在前腹壁与肠曲间出现小三角形透光区。

2. 血常规　白细胞计数增高，有核左移现象。白细胞形态可见异常，如颗粒及空泡，血小板减少，贫血。

3. 大便常规　可见白细胞、红细胞、潜血实验阳性。

4. C-反应蛋白（CRP）　对诊断及处理都有价值。NEC 时 CRP 增高，如连续测 CRP 不增高，应考虑诊断的可靠性。连续测定居高不下，示有脓肿或早期肠狭窄可能。

5. 细菌学检查　血、粪、胃内容物、腹水细菌培养及药敏实验。

六、诊断与鉴别诊断

1. 诊断　有学者认为，下列四项特征具备 2 项可考虑临床诊断：① 腹胀；② 便血；③ 嗜睡、呼吸暂停、肌张力低下；④ 肠壁积气。若无 NEC 放射影像学及组织学证据，则视为可疑。

2. 鉴别诊断

（1）新生儿其他胃肠道疾病很少出现肠壁积气征，但可见于各种急性或慢性腹泻病，这在营养不良患儿中尤其常见。此外，心导管或胃肠道手术后、先天性巨结肠、中性粒细胞减少症、肠系膜静脉血栓、先天性恶性肿瘤患儿也可能出现肠壁积气征。

（2）肠扭转常见于足月儿，且多发生于生后较晚期，可伴各种畸形，剧烈呕吐胆汁，X 线检查可发现近端十二指肠梗阻征象，中段肠扭转很少有肠壁积气征（1％～2％），以上特点可与 NEC 鉴别。若怀疑肠扭转，可用水溶性造影剂行上消化道造影或 X 线检查以除外十二指肠位置异常。腹部超声对诊断肠扭转也有一定帮助。

（3）NEC 是造成早产儿气腹症的最常见病因，但必须与间质性肺气肿、气胸、纵隔积气造成的胸腔向腹腔漏气鉴别，后者常见于接受机械通气治疗的患儿。若无法鉴别，应做穿刺或上消化道造影除外肠穿孔。气腹症也可由特发性肠穿孔引起，或见于地塞米松、吲哚美辛治疗的患儿。特发性肠穿孔常发生于早产儿，穿孔部位局限，很少有类似 NEC 的严重临床表现，但应行腹腔引流和穿孔修补，预后良好。

七、治疗措施

1. 内科治疗

（1）禁食、胃肠减压：禁食时间视病情发展而定，一般 8～12 天，轻症有时禁食 5～6 天即可，重症需禁食 10～15 天或更长。腹胀消失，大便潜血转阴性，有觅食反射，临床一般情况明显好转，可开始恢复饮食。如进食后又出现腹胀、呕吐或胃内经常潴留超过 2ml，即应再行禁食至症状消失，再重新开始。有时可如此反复几次才得成功，不可开奶过早或加奶过快，否则都易复发，甚至病情恶化。

（2）禁食期间，营养和液体不足部分由全肠外营养液或部分营养液补充，可以从周围静脉滴入。

（3）抗感染：根据细菌培养及药敏实验选择抗生素，细菌不明时可用氨苄西林、哌拉西林钠或第三代头孢菌素，如为厌氧菌首选甲硝唑。使用疗程：疑似患儿 3 天，确诊病例 7～10 天，重症 14 天或更长。

（4）支持疗法：保证每天热量供给，适当给予全血、血浆及白蛋白。

（5）应用低分子右旋糖酐：10ml/kg，每 6 小时 1 次，以减低血黏度，改善肠管血流灌注。

（6）其他措施：保暖、吸氧等。

（7）内科治疗期间应密切观察与检查，根据病情调整治疗方案。

2. 外科治疗指征

（1）发生气腹。

（2）腹膜炎症状体征明显，腹部肌卫和腹壁有明显红肿时，常表示有肠坏死或有脓肿。

（3）经内科积极治疗临床情况继续恶化。

外科手术通常包括腹腔穿刺引流，切除坏死或穿孔的肠断，再做肠造瘘或吻合术，手术有可能发生回肠结肠连接处狭窄，或由于切除肠断过多，发生短肠综合征。

八、预后

经内科保守治疗即治愈者存活率达 80%，经手术治疗者存活率约 50%，其中 25% 有胃肠道的长期后遗症。早产儿 NEC 存活者可伴有脑室内出血、低氧血症、休克和败血症，严重者可出现神经发育障碍，需定期随访智力筛查。

第六节　新生儿出血症

一、概述

新生儿出血症是由于维生素 K 缺乏引起的一种出血性疾病。由于维生素 K 很少通过胎盘进入胎儿体内，因而新生儿维生素 K 水平较低，加之生后最初肠道内缺乏细菌合成维生素 K，使血液维生素 K 水平进一步下降。凝血因子 II、VII、IX、X 的合成依赖维生素 K 参与，维生素 K 缺乏引起这些凝血因子合成障碍，导致出血。由于对高危新生儿出生后常规注射维生素 K_1 预防，该病的发生曾明显减少，但近 20 年来，由于推行纯母乳喂养，新生儿维生素 K 缺乏的发生率有所升高，须引起高度重视。

二、病因

维生素 K 缺乏是导致本病发生的根本原因。在新生儿期与下列因素有关：

1. 孕妇维生素 K 通过胎盘量少，胎儿肝内储存量亦低，特别早产儿、小于胎龄儿血中维生素 K 水平更低。

2. 母乳中维生素 K 含量仅为 $15\mu g/L$，明显低于牛乳 $60\mu g/L$，故母乳喂养者多见。

3. 肠道合成维生素 K 有赖于正常菌群的建立，新生儿出生时肠道无细菌，维生素 K 合成少。

4. 存在先天性肝胆疾病（如先天性胆道闭锁、肝炎综合征）、慢性腹泻，影响肠黏膜对维生素 K 的吸收和合成。口服抗生素者可抑制肠道正常菌群合成维生素 K 。

5. 母亲在孕期摄入影响维生素 K 代谢的药物，包括抗凝药如华法林，抗惊厥药如苯巴比妥及苯妥英钠，抗结核药如异烟肼、利福平等，可诱导肝线粒体酶增加，加速维生素 K 的降解氧化或阻断维生素循环而产生维生素 K 缺乏。

三、发病机制

维生素 K 不参与凝血因子 Ⅱ、Ⅶ、Ⅸ、Ⅹ 的合成，但在这些凝血因子的前体蛋白转变成具有凝血生物活性（功能性凝血酶原）过程中，其谷氨酸残基必须在肝细胞微粒体内羧化后才具有凝血的生物活性，此羧化过程依赖维生素 K 参与。缺乏维生素 K，这些凝血因子是无功能的，不能参与凝血过程，常导致出血。在给予维生素 K 治疗后，其凝血机制得以迅速改善。但早产儿由于肝不成熟，上述凝血因子前体蛋白合成不足，因此维生素 K 疗效不佳。

四、临床表现

本病特点是突然发生出血，其他方面无特殊异常。出血部位以胃肠道、脐残端及皮肤出血常见。其他如肺出血、阴道出血、尿血、穿刺部位出血不止及鼻出血少见。颅内出血可发生于早产儿。一般为少量或者中量出血，一般情况良好，但消化道、脐残端大出血或者颅内出血可威胁生命。依据出血时间分为三型：

1. 早发型　在生后 24 小时内发病，较罕见，多与母亲产前应用影响维生素 K 代谢的药物有关。出血程度轻重不一，从轻微的皮肤出血、脐残端渗血、头颅血肿至大量胃肠道出血、致命性颅内出血、胸腔或腹腔内出血。这种出血不能被生后注射维生素 K 预防，因出血始于分娩过程中。如在分娩发作前母亲接受维生素 K 治疗，可能取得预防效果。

2. 经典型　在生后 1～7 天发病。较常见，多与母乳喂养或开奶过迟、出生时未使用维生素 K 有关。多数新生儿于生后 2～3 天发病，最迟可于生后 1 周发病，早产儿可迟至 2 周，病情轻者具有自限性，预后良好。出血部位以脐残端、胃肠道（呕血或便血）、皮肤受压处（足跟、枕、骶骨部等）及穿刺处最常见。此外，还可见到鼻出血、肺出血、尿血和阴道出血等。一般为少量或中量出血，可自行停止；严重者可有皮肤大片瘀斑或血肿，个别发生胃肠道或脐残端大量出血、肾上腺皮质出血而致休克。颅内出血多见于早产儿可致死亡，成活者可有脑积水后遗症。

3. 晚发型　出生 8 天后发病，最常见，与某些因素有关，如未接受维生素 K 预防治疗、母乳喂养或长期腹泻、肝胆疾患等。此外，长时间饥饿或长期接受胃肠道外高营养的新生儿也可发生。多发生在生后 2 周至 2 个月，治疗后部分患儿可成活，但大多留有神经系统后遗症（如发育迟缓、运动功能障碍、脑瘫或癫痫等），病死率和致残率高，应高度重视。此型发生隐蔽，出血之前常无任何先兆，多以突发性颅内出血为首发临床表现。颅内出血（硬膜下出血、蛛网膜下隙出血、硬膜外出血）发生率高达 65% 以上（甚至 100%），临床上出现惊厥和急性颅内压增高表现。颅内出血可单独出现，也可与广泛皮肤、注射部位、胃肠和黏膜下出血等同时存在。

五、辅助检查

对确定维生素 K 缺乏性出血症（VKDB）的诊断非常重要，主要检查项目包括患儿凝血功能、血清 PIVKA-Ⅱ和维生素 K 水平等。

1. 凝血功能检测　反映凝血功能的检查，包括凝血酶原时间（PT）、活化部分凝血活酶时间（APTT）或白陶土部分凝血活酶时间（KPTT）、凝血酶时间（TT）等。维生素 K 缺乏时，维生素 K 依赖因子（Ⅱ、Ⅶ、Ⅳ、Ⅹ）活性下降，PT、APTT 或 KPTT 延长，但 TT 正常，纤维蛋白质和血小板计数也在正常范围内，用维生素 K 治疗有效。另外，早期正常新生儿的凝血因子可有生理性降低，与维生素 K 缺乏引起的凝血因子Ⅱ、Ⅶ、Ⅳ、Ⅹ低下常有交叉，应注意区分。

2. PIVKA-Ⅱ测定　PIVKA-Ⅱ是无凝血活性的凝血酶原前体蛋白，其半衰期长达 60～70 小时，维生素 K 缺乏时，PIVKA-Ⅱ因凝血因子Ⅱ、Ⅶ、Ⅳ、Ⅹ不能羧化而出现在血液循环中；在患儿使用维生素 K 后 2～3 天，且 PT 恢复正常后仍可测得，为反映患儿机体维生素 K 缺乏状况和评估维生素 K 疗效准确而简便的生化指标。一般认为，PIVKA-Ⅱ≥2μg/L 为阳性。

3. 维生素 K 测定　维生素 K 测定可从采用高效液相层析加荧光法。VKDB 患儿血清维生素 K 水平一般＞200ng/L。

4. 其他检查　血红蛋白下降，大便潜血阳性；有颅内出血者脑脊液呈均匀血性。

六、诊断与鉴别诊断

新生儿 VKDB 的诊断主要根据病史特点、临床表现、试验室检查和维生素 K 治疗效果等，其中 PIVKA-Ⅱ是诊断 VKDB 的金标准，直接测定血清维生素 K 也是诊断的可靠指标。本病需与以下疾病鉴别：

1. 咽下综合征　婴儿娩出时吞下母血，于生后不久发生呕血和便血。与本病鉴别点：①患儿无贫血，凝血机制正常，洗胃后呕吐停止；②碱变性（Apt）试验：取吐出物 1 份加水 5 份，搅匀，静置或离心（2000 转/分）10 分钟，取上清液（粉红色）4ml 加入 1%碳酸氢钠溶液 1ml，1～2 分钟后观察，上清液由粉红色变为棕黄色者，提示母（成人）血；粉红色保持不变者，提示胎儿血。

2. 新生儿消化道出血　如应激溃疡、胃穿孔、坏死性小肠结肠炎等，常有诱发因素如窒息缺氧、感染、喂食不当等，可见腹胀、腹腔内游离气体、休克等症状体征。

3. 新生儿期其他出血疾病　先天性血小板减少紫癜有血小板减少。弥散性血管内凝血常伴有严重原发疾病，除凝血酶原时间及凝血时间延长外，纤维蛋白原及血小板计数降低，可资鉴别。

七、治疗措施

1. 病因治疗　轻症患儿只需注射维生素 $K_1$1～2mg，出血即止，因亚硫酸氢钠甲萘醌或甲萘氢醌可致溶血和黄疸，不宜应用。严重者除注射维生素 K_1以外，同时静注新鲜血浆或全血 10～15ml/kg，可及时补充凝血因子，纠正贫血。

2. 一般治疗　消化道出血期间应禁食，静脉维持营养，脐部或注射部位出血处局部应用止血药如云南白药、凝血酶等。

3. 对症治疗　对有颅内出血者，针对神经系统症状进行处理，如止惊、降颅压等。

八、预防

1. 孕妇产前维生素 K_1的应用　对孕期服用影响维生素 K 代谢的药物的孕妇，在妊娠最后 3 个月内肌内注射维生素 K_1，每次 10mg，共 3～5 次，临产前 1～4 小时再肌内注射或静脉滴注维生素 $K_1$10mg，或于孕 32～36 周起开始口服维生素 K_1 10～20mg，每日 1 次，直至分娩，新生儿出生后立即肌内注射维生素 K_1 1mg，即可防止早发型的发生。

2．新生儿维生素 K_1 的应用　新生儿需在出生时和生后 3 个月内补充维生素 K_1。常用方案有二：①新生儿出生后肌内注射维生素 K_1 1mg 或口服维生素 K_1 2mg 一次，然后每隔 10 天以同样的剂量口服 1 次至 3 个月，共 10 次；②新生儿出生后肌内注射维生素 K_1 1mg 或口服维生素 K_1 2mg 一次，然后分别于 1 周和 4 周时再口服 5mg，共 3 次。对于慢性腹泻、肝胆疾病、脂肪吸收不良或长期应用抗生素的患儿，应每月肌内注射维生素 K_1 1mg。

3. 乳母维生素 K_1 的应用　乳母口服维生素 K_1（5mg/d），乳汁中维生素 K_1 含量升高可达配方奶水平，有利于防止新生儿出血症的发生。

第七节　新生儿低血糖

一、概述

新生儿低血糖症（neonatal hypoglycemia）指全血葡萄糖（BG）水平低于 2.2mmol/L（400mg/L），是新生儿期最常见的代谢问题之一，多见于早产儿及小于胎龄儿。通过对新生儿低血糖与神经系统损伤关系的研究发现，当血糖<2.6mmol/L，尤其是反复低于此水平，可引起神经系统损害。

二、病因及发病机制

1. 糖原和脂肪储存不足　低出生体重儿包括早产儿和小于胎龄儿，肝糖原和棕色脂肪储存量少，生后代谢所需能量又相对高，易发生低血糖症。小于胎龄儿糖原合成的酶系统活性较低，糖原的形成障碍，而一些重要器官组织的代谢需糖量却相对较大。孕母发生过妊娠高血压综合征或胎盘功能不全者其婴儿低血糖症的发生率更高。

2. 消耗过多　新生儿患严重疾病如窒息、NRDS、硬肿症和败血症易发生低血糖。这些应激状态常伴有：①代谢率增加；②缺氧；③低体温；④摄入减少。

3. 高胰岛素血症　暂时性高胰岛素血症常见于患糖尿病母亲的患儿，也可见于严重溶血病患儿、红细胞增多症患儿经用枸橼酸葡萄糖做保养液的血换血后。持续性高胰岛素血症包括胰岛细胞瘤、胰岛细胞增生症和 Beckwith - Wiedemann 综合征。

4. 内分泌疾病　垂体功能低下、生长激素缺乏、肾上腺皮质功能低下、甲状腺功能低下、胰高血糖素缺乏等。

5. 遗传代谢病　糖代谢障碍如半乳糖血症、糖原累积症、果糖不耐受、α_1-抗胰蛋白酶缺乏等。氨基酸代谢缺陷如枫糖尿病、甲基丙二酸血症等。

三、临床表现

多数患儿并无临床症状，即使出现症状也多是非特异性的。主要表现为：震颤、阵发性青紫、呼吸暂停或呼吸增快、哭声减弱或音调变高、肌张力低下、异常眼球、反应差及嗜睡、惊厥，也可出现面色苍白、多汗、体温不升、心动过速、哭闹等。一般症状出现于生后数小时至 1 周内，多见于生后 24～72 小时。糖尿病母亲的患儿生后数小时即可出现症状。

四、类型

1. 早期过渡型低血糖症（early transitional hypoglycemia）　此型多发生在窒息、重度溶血病、母亲患糖尿病和延迟开奶者，80％的患儿仅血糖低而无症状。有症状者多发生于生后6～12小时内，低血糖持续时间不长，只需补充少量葡萄糖（＜6mg/min）即可纠正，血糖常于12小时内达正常水平。

2. 继发型低血糖症（secondary hypoglycemia） 此型由某些原发病如窒息、硬肿症、败血症、低钙血症、低镁血症、中枢神经系统缺陷、先天性心脏病或突然中断静脉滴注高浓度葡萄糖液等引起。低血糖症状和原发病症状常不易区别，如不监测血糖易漏诊。

3. 经典型或暂时性低血糖症（classical or transient hypoglycemia） 发生于母亲患妊娠高血压疾病或双胎儿，多为SGA儿，80％出现症状，可发生在刚出生时或生后2～3天，还可伴发于红细胞增多症、低钙血症、中枢神经系统病变或先天性心脏病。需积极治疗，在新生儿期可多次发生低血糖症。

4. 严重反复发作型低血糖症（severe and recurrent hypoglycemia） 多由于先天性内分泌或代谢性疾病引起，可伴有原发病如脑垂体发育不良、胰岛腺瘤、甲状腺功能亢进、亮氨酸过敏、半乳糖血症、糖原贮积症等的临床表现。患儿对治疗的反应差。如孕妇过去曾分娩过类似的可疑胎儿，本次怀孕时需常规检查血和尿的雌三醇值以及其他项目，以预测本胎发病的可能。

五、辅助检查

1. 血糖 生后1小时内应监测血糖。对有发生低血糖高危因素的患儿生后3、6、12、24小时动态监测血糖。

2. 尿酮体。

3. 胰岛素 正常空腹血浆胰岛素一般不高于71.8mmol/L。

4. 糖耐量试验 5％葡萄糖溶液2ml/kg静脉注射，约1.5分钟注射完。注射前采取空腹动脉血，作为0分钟标准，注射后5、15、30、45和60分钟分别采动脉血测血糖。

5. 血pH、乳酸、酮体、生长激素、皮质醇或肾上腺素等。

6. 胰高血糖素耐量试验 肌内注射胰高血糖素30μg/kg（最大量1mg）于0、10、30、45、60、90、120分钟测血糖。结果：正常时15～45分钟内血糖升高1.38～2.77mmol/L，糖原代谢病葡萄糖-6-磷酸脱氢酶缺乏时空腹及餐后无血糖升高。

7. 脑干诱发电位和皮质诱发电位。

六、诊断与鉴别诊断

全血葡萄糖（BG）水平低于2.2mmol/L（400mg/L），即可诊断。需与以下疾病鉴别，尤以呼吸暂停、惊厥为主要表现者：

1. 低钙血症 低钙血症是新生儿惊厥的重要原因之一。低血糖和低血钙均可发生在新生儿早期，但低血钙发生在任何类型的新生儿，血钙总量低于1.75～2mmol/L（70～80mg/L）或游离钙低于0.9mmol/L（35mg/L）。而低血糖多见于低出生体重儿，有相应病史和临床表现特点，实验室检测血糖降低可助诊断。

2. 颅内出血 多发生在早产儿和窒息儿，颅内超声、头颅CT等检查有助于诊断。

七、治疗措施

1. 口服原则 首次发生的无症状性低血糖，且BG＞1.4mmol/L尝试口服或鼻饲牛奶10ml/kg，1小时后复测BG。对于生后无法给予经口喂养的高危新生儿，需生后即开始给予静脉滴注葡萄糖维持。

2. 10％GS小剂量静脉注射原则 首次低血糖发生时的BG≤1.4mmol/L，或首次治疗后再次BG＜2.2mmol/L，或任一的症状性低血糖，给予10％GS 1～2ml/kg静脉注射，同时给予葡萄糖静脉滴注或提高糖速。

3.10%GS静脉滴注的原则　第二次或之后的血糖仍低下或首次症状性低血糖给予静脉推注的同时。10% GS以6～8mg/(kg·min) 静脉滴注维持，以2mg/(kg·min) 递增至12mg/(kg·min) 仍无法维持正常BG，或低血糖持续>72小时，则考虑为顽固性或持续性低血糖。

4. 顽固性或持续性低血糖的处理原则

（1）查找病因：在BG<2.0mmol/L时监测血胰岛素水平，如静脉血胰岛素/葡萄糖比值（IRI/G）≥0.3，则诊断高胰岛素血症。

（2）药物提升血糖：① 氢化可的松5～10mg/(kg·d)，q12h，至症状消失或血糖正常后24～28小时停止，维持目标BG≥3.3mmol/L。② 胰岛高血糖：0.1～0.3mg/kg，肌内注射，必要时6小时重复。③ 二氮嗪：5～15mg/(kg·d)，q8～12h，口服。④ 生长抑素：2～10μg/(kg·d) 起始，q6～8 小时或静脉维持 [最大量为40μg/(kg·d)]。

5. 静脉糖速减量原则　BG≥2.8mmol/L至少稳定24小时，则静脉糖速以每天2mg/(kg·min) 递减，并逐渐增加肠道喂养量，当糖速减至4mg/(kg·min) 时停静脉补液，改全肠道口服喂养。

6. 停止血糖监测的原则　高危儿（如糖尿病母亲新生儿生后12小时、早产或小于胎龄儿生后36～48小时）监测时间范围内均未发生过低血糖，则可停止监测。全肠道喂养后血糖稳定12～24小时，至少两次餐前BG≥2.8mmol/L，可停止监测。

八、预　后

若能及时诊断处理，预后良好。低血糖对脑组织的损伤取决于低血糖的严重程度及持续时间，症状性低血糖预后较差，但无症状的低血糖持续时间过长，也会导致中枢神经系统损伤。早产儿、小于胎龄儿和伴有原发疾病的患儿预后以本身情况和原发病的严重程度而定。典型和严重反复发作型，持续低血糖时间较长者，对智力发育的影响是肯定的。因神经细胞代谢的改变而发生神经系统后遗症，与原发病引起的后遗症不易区分。

第八节　新生儿弥散性血管内凝血

弥散性血管内凝血（disseminated intravascular coagulation，DIC）是指发生于许多疾病过程中的一种获得性出血综合征，其特征是在致病因素的作用下，凝血系统被广泛激活，凝血过程加速，在微小血管内广泛形成微血栓，大量消耗凝血因子和血小板，并激活纤维蛋白溶解系统，引起继发性纤维蛋白溶解亢进，是危重新生儿较常见的并发症，也是新生儿死亡的重要原因。新生儿DIC绝大多数为急性，且较严重。早期诊断、及时治疗是提高新生儿DIC治愈率的关键。

一、病因

1. 感染　生后感染引起新生儿败血症，宫内细菌或病毒感染。

2. 缺氧、酸中毒　新生儿窒息、新生儿胎粪吸入综合征、新生儿呼吸窘迫综合征、先天性心脏病等，致缺氧、酸中毒、血液黏稠度增加。

3. 低体温　新生儿寒冷损伤综合征时，微循环灌注减少致组织缺氧、酸中毒，引起毛细血管损伤，血液黏稠。

4. 溶血　ABO或Rh血型不合新生儿溶血病时，红细胞释放大量磷脂类凝血活酶类物质，血小板破坏释放血小板第3因子，促发内源性凝血和血小板黏附。

5. 产科因素 羊水栓塞，严重妊高症，胎盘早剥、前置胎盘等。胎盘所含组织凝血活酶进入胎儿循环，激活外源凝血系统，并可产生缺氧、酸中毒及血管内皮损伤。

6. 其他 早产儿、小于胎龄儿凝血因子低，易硬肿和感染；休克和坏死性小肠结肠炎易出现微循环障碍。

二、发病机制

新生儿 DIC 比较常见，其原因为：①免疫力低下，易患感染；②各种凝血因子及纤溶因子生理性低下，肝合成凝血因子功能不成熟，胎盘阻碍凝血因子通过（纤维蛋白原和Ⅷ因子）；③易患各种疾病，低体温、呼吸衰竭、缺氧、酸中毒等；④血液黏稠，呈高凝状态，纤溶活性强；⑤某些产科因素的影响。

在上述致病因子和易患因素作用下，外源性凝血系统和内源性凝血系统相继被激活，凝血系统激活后产生大量病理性凝血酶，使血液呈高凝状态，导致微循环内广泛血栓形成。由于新生儿的生理病理特点，单核-巨噬细胞功能低下不能及时清除血液循环中的凝血酶等凝血物质；代谢性酸中毒可使血管内皮损伤并抑制肝素的抗凝作用；循环障碍时因血液淤滞和浓缩易使血小板破坏，这些因素均可诱发或加重 DIC。

在凝血系统被激活的同时，体内生理抗凝血因子被消耗和功能受抑制，如抗凝血酶Ⅲ水平下降、蛋白 C 和蛋白 S 水平下降、组织因子通路抑制物缺乏，进一步促进微血栓形成。体内广泛性凝血过程，消耗了血小板和大量凝血因子，使血液由高凝状态转变为消耗性低凝状态而引起出血。

病理性凝血酶能激活纤溶酶原转化为纤溶酶，大量纤溶酶导致纤维蛋白溶解亢进。纤维蛋白降解产物（FDP）可干扰纤维蛋白单体聚合，又可与血小板膜结合造成血小板功能缺陷，同时 FDP 还有抗凝血酶的作用，从而进一步损害凝血功能。加之，缺氧、酸中毒、低体温等可致部分凝血因子失活，加重出血倾向。

低出生体重儿与正常出生体重儿相比，其纤溶活性和纤溶潜能也较低。因此我们推测，早产儿和低出生体重儿生后机体的抗凝活性和纤溶活性均处于被抑制或未激活状态，和凝血系统在极低水平上维持相对平衡，缺氧、低体温、感染等因素易使这种极低水平动态平衡受到破坏，而造成早产儿和低出生体重儿出血倾向明显增高。

三、临床表现

（一）出血

最常见，常为首发症状，是 DIC 临床诊断的主要依据之一。常见皮肤瘀斑，脐残端及穿刺点渗血不止，消化道出血亦较常见，严重者可见泌尿道出血、肺出血、颅内出血等。出血多，且不易止血。血小板 $\leq 30 \times 10^9$/L 时有颅内出血的可能。

（二）微循环障碍与休克

广泛微血栓致微循环障碍，回心血量及心排血量不足，全身小动脉扩张，出现休克，表现为面色青灰或苍白、四肢凉、精神萎靡、尿少、血压下降等。休克进一步加重 DIC。

（三）栓塞

受累器官缺血缺氧致功能障碍，甚至坏死，包括肝、脑、肾、肺、消化道。临床表现随受累器官不同而异，可出现呼吸窘迫，肝、肾衰竭、惊厥、昏迷、肺出血、消化道出血、皮肤瘀斑或坏死等。

（四）溶血

纤维蛋白丝与红细胞膜相互作用，红细胞变形受损发生溶血。有贫血、血红蛋白尿、黄疸、发热等。

四、实验室检查

实验室检查是诊断 DIC 的重要依据，对检验结果应结合原发病的性质、DIC 病程的早晚以及新生儿日龄等做出判断。近年来，应用一些新的实验室项目对协助 DIC 的诊断有重要意义。

（一）反映消耗性凝血障碍的检查

包括凝血因子及抗凝血因子消耗的检查。

1. 血小板计数（PLT）　血小板因在 DIC 时参与微血栓的形成被消耗而减少，如呈进行性下降则更有诊断价值。

2. 凝血酶原时间（PT）　PT 的延长或缩短反映血浆凝血因子Ⅰ、Ⅱ、Ⅴ、Ⅶ、Ⅹ水平的减低或增高。新生儿 PT 正常值与日龄有关，DIC 时，PT 于生后 4 天内超过 20 秒、出生 4 天后超过 15 秒才有意义。

3. 活性部分凝血活酶时间（APTT）　正常值新生儿为 44～73 秒，早产儿范围更宽。APTT 比正常对照延长 10 秒以上有临床意义。高凝期 APTT 可缩短，低凝期及继发性纤溶期 APTT 延长。

4. 纤维蛋白原（Fib）　Fib 为急性相反应蛋白，在 DIC 高凝期可增高，低凝期及继发性纤溶期常减低。新生儿正常值为 1.17～2.25g/L，＜1.17g/L 为诊断标准。DIC 时 Fib 极度低下则提示预后不良。

5. 凝血因子Ⅷ测定　DIC 时凝血因子Ⅷ中有促凝作用的Ⅷ：C 部分减少。

6. 凝血酶原活化肽片段 1、2（F1、F2）　为凝血酶原向凝血酶转化过程中所释放的片段，能敏感地反映因子 Xa 的活化和凝血酶的生成。在 DIC 前期（Pre-DIC）F1、F2 即可升高。

7. 纤维蛋白肽 A（FPA）/B（FPB）测定　FPA/FPB 在凝血酶的作用下最早从纤维蛋白原分子上释放出来，血中 FPA/FPB 增高，表明凝血酶活性增强，故 FPA/FPB 可作为凝血亢进的早期指标。

8. 组织因子（TF）和组织因子途径抑制物（TFPI）　TF 释放进入血流是诱发 DIC 的重要机制，血浆中 TF 活性或抗原浓度升高是 DIC 存在的证据之一。TFPI 是 TF 诱导的凝血过程中的负性调节物之一，在体内可与 Xa 形成复合物。TFPI-Xa 复合物在 DIC 及 Pre-DIC 患者中是一种异常的独立分子标志物，与 TF 等无明显关系。

9. 可溶性纤维蛋白单体复合物（SFMC）测定　失去 FPA 和 FPB 的纤维蛋白原可自行聚合成 SFMC，血浆 SFMC 的增高反映凝血酶的活性增强和纤维蛋白的生成，故可作为 DIC 的诊断指标。

10. 抗凝血酶（AT-Ⅲ）测定：AT-Ⅲ是体内最重要的凝血酶抑制物，DIC 由于凝血酶、因子Ⅹa、Ⅸa 等大量形成，并与 AT-Ⅲ结合，因此 AT-Ⅲ被消耗而明显减低，可早期诊断 DIC。测定 AT-Ⅲ活性比测定 AT-Ⅲ抗原含量更为重要，DIC 时＜60%，正常活动度为 80%～120%，或 200～300mg/L。约 80%～90% 的 DIC 患者 AT-Ⅲ活性降低。在抗凝治疗时，尤其是肝素治疗，需 AT-Ⅲ的参与，故 AT-Ⅲ活性亦可作为抗凝疗效的指标之一。

11. 凝血酶/抗凝血酶复合物（TAT）测定　凝血酶生成后可与抗凝血酶结合形成复合物，因此 TAT 是反映凝血系统激活与凝血酶生成的标志物。血浆 TAT 水平在 DIC 前期即升高，所以 TAT 可作为 DIC 及 Pre-DIC 的诊断指标，其特异性和敏感性达 80%～90%。

12. 蛋白 C（PC）测定　DIC 时蛋白 C 活性下降，其测定有助于 DIC 的诊断。

（二）反映纤维蛋白形成及纤维蛋白溶解亢进的检查

1. 血浆鱼精蛋白副凝试验（3P 试验）　DIC 继发纤溶亢进时，纤维蛋白降解产物（FDP）与纤维蛋白单体形成的复合物增多，此试验为阳性。DIC 晚期由于凝血因子被消耗和 FDP 的抗凝血酶作用，或 FDP 被单核巨噬细胞系统所清除，此试验可转为阴性。另外，患儿出生后 24 小时内纤溶活力增加，可有 FDP，故出生 24 小时后 3P 试验阳性才有诊断意义。

2. 纤维蛋白降解产物（FDP）　FDP 是纤维蛋白及纤维蛋白原在纤溶酶的作用下所降解产生，主要为 X、Y、D、E 碎片，FDP 增高（＞20μg/ml）时提示纤溶亢进。

3. 凝血酶时间（TT）　纤溶亢进时 TT 延长，新生儿正常为 19～44 秒，比对照＞3 秒有意义。

4.D-二聚体（D-D）测定　可溶性纤维蛋白单体经因子作用后生成交联纤维蛋白，交联纤维蛋白在纤溶酶作用下裂解生成特异性的纤维蛋白降解产物——D-二聚体。D-D反映凝血酶的生成及纤溶酶的活性，可作为高凝状态和纤溶亢进分子标志之一。DIC时血浆D-D含量明显增高，它是确诊DIC的特异性指标，敏感性达93%，被视为DIC诊断的首选分子标志物，且其测定对DIC的病情观察、判断疗效及预后有一定价值。高于正常4倍以上可诊断。

5.纤溶酶-抗纤溶酶复合物（PAP）测定　PAP为纤溶酶与A2-抗纤溶酶形成的复合物，其血浆水平的高低与DIC的病情相关，在DIC的诊断中有重要价值。它既反映纤溶系统的激活，也反映纤溶抑制物被消耗。

6.α_2-抗纤溶酶（α_2-AP）测定　DIC纤溶亢进时生成大量纤溶酶，α_2-AP被消耗而减少。

7.纤溶酶原（PLG）测定　DIC时大量纤溶酶原被吸附到纤维蛋白血栓上并转变为纤溶酶，因而血中PLG含量明显降低，它是反映纤溶亢进的直接证据之一。

8.纤维蛋白Bβ1-42肽和Bβ15-42测定　纤维蛋白原在纤溶酶作用下从Bβ链裂解出肽段Bβ1-42，纤维蛋白单体或纤维蛋白在纤溶酶作用下从Bβ链裂解出肽段Bβ15-42，此两种产物为纤溶标志，DIC时两者均升高，原发性纤溶时仅Bβ1-42升高。

（三）反映血小板激活的分子标志物检查

1.血小板P-选择素（P-selectin）测定　P-选择素曾称血小板颗粒膜蛋白（GMP-140）。血小板在凝血酶的作用下，α颗粒膜迅速与细胞膜融合而在表面表达并进入血中。DIC时血小板膜表面和血中P-选择素含量增高，是血小板激活的特异分子指标，为DIC的早期诊断提供了较好的实验指标。

2.血小板因子4（PF-4）和β-血小板球蛋白（β-TG）测定　两者是血小板被激活后由α颗粒释放的特异性蛋白质，DIC时因血小板大量凝集、破坏而升高，此检查有助于DIC的早期诊断。

（四）其他

1.血涂片　红细胞呈盔形、三角形、新月形及红细胞碎片状者超过2%，网织红细胞增多。

2.凝血时间　正常7～12分钟，高凝期缩短≤6分钟，低凝期明显延长，>25分钟。

3.凝血酶调节蛋白（TM）、前列环素（PGI$_2$）、组织型纤溶酶原活化素（tPA）、纤溶酶原活化素抑制物-1（Pal-1）、内皮素（ET-1）等为反映血管内皮细胞损伤的分子标志物，对DIC有一定的诊断价值。DIC时凝血因子Ⅶ（FⅦ：C）活性下降，其测定对DIC的诊断、防治与预后判断有一定的临床意义。

尽管DIC的实验室诊断方法很多，但目前临床上常用的检查有以下5项：血小板计数，PT或APTT，AT-Ⅲ，纤维蛋白原含量，3P试验、FDP测定或D-二聚体测定。如这些项目中有3项阳性，结合临床特点即可作出诊断。有的认为新生儿DIC最可靠的实验室诊断指标为血小板计数、D-二聚体、FDP、PT、APTT和纤维蛋白原。

五、诊　断

新生儿DIC诊断标准众说不一。新生儿重症感染常常伴血小板下降，凝血功能异常。另外，新生儿及婴儿期以高凝和低纤溶状态为主，在出生时大多数凝血标志物较高，小婴儿的静脉穿刺可造成类似异常（凝血亢进、纤溶活跃），不能依此判断DIC，诊断时应特别小心（表9-4）。

判断：存在易致DIC的原发疾病，有出血表现和（或）其他条件中有1项以上符合，是诊断DIC所必需的。在此基础上，实验室治疗总积分小于3分，DIC即可排除，积分=3分DIC可能或怀疑，积分>3分则可确诊DIC。

表 9 - 4 **Shirahata 新生儿 DIC 诊断标准**

项　目			评　分
1. 存在易致 DIC 的原发疾病			
2. 有出血表现			
3. 实验室资料			
a. 血小板计数：（×10⁹/L）	≤150	>100	1
	≤100		2
b. 纤维蛋白原（mg/L）	≤1500	>1000	1
	≤1000		2
c. FDP（µg/ml）	≤150	>100	1
	≤100		2
4. 其他			
a. pH≤7.2			
b. PaO₂≤40mmHg			
c. 直肠温度≤34℃			
d. 收缩压≤40mmHg			

六、鉴别诊断

新生儿 DIC 主要与新生儿出血症鉴别（表 9-5）。

表 9 - 5 **新生儿 DIC 与新生儿出血症的鉴别**

项　目	新生儿出血症	DIC
出血发生时间	出生后 2~3 天	不定
休克	少见	多见
呼吸功能不全	少见	多见
PLT	正常	减少（<100×10⁹/L）
FDP	正常	减低（<1.5g/L）
V、Ⅷ因子	正常	减少
鱼精蛋白副凝试验	阴性	阳性
FDP 定量	正常	升高
治疗反应	维生素 K 有效	肝素有效

七、治　疗

（一）病因治疗

积极治疗原发病，如抗感染，清除病灶等。新生儿的 DIC 有其特殊性。儿童 DIC 往往来势凶猛，原发病严重，出现 DIC 已到疾病终末期。而新生儿感染所致的 DIC，感染表现重于 DIC 表现。重点是加强抗感染治疗，辅以 DIC 治疗，经常效果良好。

（二）改善微循环和纠正电解质紊乱

多用低分子右旋糖酐扩充血容量，修复破损的血管内皮，改善微循环。10~15ml/kg 静脉滴注，2~3

次/天，但在 DIC 晚期心功能不全时慎用。也可应用山莨菪碱或多巴胺，可以改善循环，可能对感染导致的脏器功能不全有帮助，对 DIC 无益。

（三）抗凝疗法

目的是阻断血管内凝血过程的发展。

1. 肝素治疗　目前倾向于小剂量，连续静脉滴注，个体化，随时调整。

肝素有很强的抗凝作用，但对于新生儿 DIC 是否应用肝素以及肝素的疗效尚有争议，国内多持肯定态度。一般认为，在早期高凝阶段应用肝素效果较好。目前，多数主张应用小剂量肝素治疗（报道每次 6.25～62.5U/kg 不等），既可达到治疗效果，且可避免应用大剂量肝素时容易造成出血及血小板减少等并发症。对于严重及进展中的 DIC，在应用肝素治疗的同时应补充 AT-Ⅲ、纤维蛋白原、凝血酶原复合物等。

肝素在新生儿体内的代谢速率及受影响因素与成人不尽一致。由于健康新生儿的 AT-Ⅲ水平通常低于成人，所以新生儿肝素半衰期短于成人。推荐治疗新生儿 DIC 所需的肝素剂量为 12.5～25U/（kg·d），溶于 10％葡萄糖溶液 10～15ml 于 1 小时内静脉滴注，必要时每 4～6 小时重复 1 次，有效者逐渐减量。如用肝素后出血加重则停用，并用等量鱼精蛋白中和。由于新生儿肝素半衰期短于成人，注射的间隔时间非常重要，持续静脉滴注优于分次注射。

肝素的使用必须慎重，因为新生儿期容易导致颅内出血。

监测凝血时间，维持在 20～30 分钟（试管法）。新生儿由于采血困难，临床上对肝素治疗的监护指标，可以毛细血管凝血时间作参考，通常以全血凝血时间较治疗前延长 1～2 分钟为度。

有报道应用低分子量肝素治疗 DIC 的效果优于普通肝素，其抗凝作用稳定，半衰期长，且出血不良反应也小于普通肝素，但须行抗-Ⅹa 监测，尤其是对肾衰竭者应慎用。推荐剂量低分子量肝素（法安明）200U/kg 皮下注射，每天一次，或 100U/kg，每天两次。

2. 抗凝血因子的应用

（1）抗凝血酶（AT-Ⅲ）：虽然 AT-Ⅲ治疗 DIC 的效果尚未取得一致意见，但近年来的许多临床研究已经证明其有效。AT-Ⅲ具有抗凝血酶、抑制活化因子Ⅹ等作用，且 DIC 早期血浆 AT-Ⅲ浓度和活性的降低影响肝素的疗效，故强调在确诊 DIC 后应用肝素来治疗的同时给予补充 AT-Ⅲ，使其在体内的活性达到 100％，这样可缩短 DIC 的病程，提高患儿生存率。推荐剂量 30U/（kg·d）静脉滴注。

（2）蛋白 C 浓缩剂：蛋白 C 是生理性抗凝物，蛋白 C 浓缩剂主要用于新生儿蛋白 C 缺乏患者。初步临床应用证明，对败血症并发 DIC 患儿用蛋白 C 浓缩剂后可在 24 小时内使血浆蛋白达到正常水平，并使 D-二聚体下降、血小板和纤维蛋白原上升。有研究提示，对内毒素所致 DIC，蛋白 C 浓缩剂与肝素联用可提高疗效。

3. 抗血小板凝聚药　此类药物可阻抑血小板黏附和聚集，减少微血栓形成，抑制 DIC 的发展。常用药物为双嘧达莫（潘生丁），每次 5～10mg/kg，1～2 次/天。

（四）补充疗法

近年来多数学者认为，如因凝血因子低而致出血者，除输血小板外还应输注新鲜全血或新鲜冰冻血浆。一般不主张使用浓缩凝血因子，因其可能含有微量已被激活的凝血因子。贫血严重者，可输注洗涤浓缩红细胞。

补充消耗的凝血因子与血小板时，要与小剂量肝素抗凝同时进行，如出血明显，不予抗凝。有条件时监测 AT-Ⅲ，AT-Ⅲ＜70％时，仅限使用洗涤红细胞；PLT、AT-Ⅲ＞70％，才可应用各种成分输血。

（五）抗纤溶药物应用

新生儿 DIC 时不主张用促纤溶药。DIC 的纤溶是继发的，只要 DIC 停止，纤溶停止。纤溶属于代偿反映。在 DIC 高凝期和消耗低凝期忌用抗纤溶药物。若病情发展出现以纤溶为主而致严重出血时，在肝素化的基础上，可应用抗纤溶药物，以助止血。若对 DIC 的动态未能确切了解或已知凝血纤溶两过程并存，以不用为宜。

（六）其他

关于 DIC 时是否应用肾上腺皮质激素尚未取得一致意见。一般认为，如果原发病需要，可在肝素化的基础上酌情使用激素治疗。

若以上治疗效果不满意时，可考虑进行换血治疗。

近年来，随着对 DIC 发病机制的认识，已有一些新的药物进入动物试验或临床试用，主要有组织因子抑制剂，如基因工程重组线虫抗凝蛋白 C2（recombinant nematode anticoagulant protein C2），可特异性抑制组织因子和Ⅶa、Ⅹa 复合物的形成；组织因子抑制物（TFPI），可抑制组织因子活性及结合内毒素；二巯基氨基甲酸酯（dithiocar bamates），可抑制组织因子基因转录。蛋白酶抑制剂，如抑肽酶（aprotinin），对纤溶酶原、血管舒缓素、纤维蛋白溶解有抑制作用。

（刘兆娥　赵　春）

第十章　中毒及意外伤害

第一节　中　毒

一、急性中毒处理原则

某种物质通过某种途径进入人体内，在效应部位积累到一定量，而产生损害的全身性疾病称为中毒，可分为急性中毒与慢性中毒。毒物的毒性较剧烈或大量毒物突然进入人体，使机体受损并发生功能障碍，迅速引起症状甚至危及生命，为急性中毒。若少量毒物逐渐进入人体，在体内蓄积到一定程度方出现中毒症状，称为慢性中毒。小儿的中毒与周围环境密切相关，多为急性中毒。小儿急性中毒是儿科急诊的常见疾病之一，多发生在婴幼儿至学龄前期。中毒途径有：经消化道吸收、皮肤接触中毒、呼吸道吸入中毒、注入吸收中毒及经创面吸收中毒等。常见中毒机制包括：干扰酶系统、抑制血红蛋白携氧能力、变态反应、直接化学性损伤、麻醉作用、干扰细胞膜或细胞器的生理功能等。

家属若能提供详尽的病史，小儿急性中毒的诊断是相对容易的。否则，由于毒物众多，而小儿往往不能准确陈述病情，诊断极为困难。临床上，当遇到下列情况应怀疑中毒：① 集体同时或先后发病，症状相似的患儿；② 病史不明，症状与体征不符，或各系统病变不能用一种疾病解释；③ 多器官受累或意识明显变化而诊断不明者；④ 患儿经过有经验的医生救治积极而效果欠佳者；⑤ 患儿具有某种中毒的迹象。疑为中毒的患儿，应详细询问发病经过，现场检查是否有剩余毒物，体格检查注意具有诊断意义的中毒特征（如呼气、呕吐物有与某种物质相关的特殊气味，口唇、甲床发绀或樱红，出汗情况，皮肤色泽，呼吸状态，瞳孔，心律失常等），进行毒源调查及毒物鉴定，若症状符合某种中毒而患儿家属不能提供中毒史时，可以用该种中毒的特效解毒药进行试验性治疗。

一旦发现急性中毒，应立即抢救。治疗的目的是维持生命及避免毒物继续作用于机体，把维护各系统的功能放在首位。立即终止接触毒物，迅速消除威胁生命的毒性效应，维持呼吸循环功能，尽快清除进入机体而尚未吸收或已经被吸收的毒物，快速使用该种毒物的特效解毒剂及对症支持治疗，及早防治并发症。具体处理原则：

（一）现场急救

1. 阻断与毒物继续接触　立即将患儿撤离中毒现场，经呼吸道染毒的转移至通风良好、空气清新处，注意保暖，解开衣扣，清理呼吸道分泌物，保持呼吸道通畅，必要时吸氧、机械辅助通气。经皮肤染毒的迅速去除被污染的衣物，用清水彻底清洗被污染的部位。酸性毒物可用碱性液如肥皂水、碳酸氢钠溶液等清洗；碱性毒物可用冰醋酸、硼酸溶液等清洗；有机磷等可经皮肤排出的毒物中毒应间断清洗皮肤及毛发防止毒物重新吸收；特殊化学物如氯化钙、四氯化碳、苯酚等宜先用软纸软布拭去，再用清水冲洗；经眼睛染毒者用大量清水或生理盐水冲洗；经胃肠道进入的毒物立即停止服用，如患者清醒，予以催吐；动物蜇咬中毒者应立即减少活动，尽快于伤口近心端2~3cm处用止血带捆扎，阻断静脉和淋巴回流，防止毒物扩散吸收，止血带应每10~30分钟放松1次。

2. 加强生命支持　严密观察患儿的一般状况，特别是神志、呼吸及循环状态。尽快开始生命支持，维持呼吸循环功能。如中毒患儿心搏、呼吸已停止，应迅速正确有效的心肺复苏。对中毒所致昏迷患儿应保持呼吸道通畅，维持最佳呼吸状态，尽快以最高浓度输氧，维持正常循环。

3. 及时由医务人员护送至医院。

（二）清除尚未吸收的毒物

1. 经消化道吸收中毒

（1）催吐：适用于神志清醒、年龄较大且合作的经口服中毒患儿。用压舌板或手指刺激患儿咽部引起反射性呕吐。一般在中毒后 4～6 小时内进行，越早效果越好。禁忌证：严重心脏病、食管静脉曲张、溃疡病、昏迷或惊厥、强酸或强碱中毒、汽油中毒、煤油中毒及 6 个月以下婴儿等。

（2）洗胃：在催吐不成功，有惊厥、昏迷的经胃肠道中毒的患儿应尽早洗胃。禁忌证：强腐蚀性毒物中毒、近期胃穿孔、上消化道出血、主动脉瘤、恶性心律失常等。洗胃在中毒 6 小时内效果最好。常用的洗胃液有：温水、生理盐水或 0.45％氯化钠溶液、鞣酸、1：5000 高锰酸钾溶液、2％～4％碳酸氢钠溶液［美曲膦酯（敌百虫）中毒者禁用］、活性炭混悬液等。经口或经鼻插入胃管，对重度昏迷伴发绀明显的患儿应先行气管插管再下胃管洗胃。首次抽出物送检毒物鉴定。反复洗胃直至洗出液清澈无味为止。可将活性炭混悬液在洗胃后灌入或吞服，以吸附毒物。

（3）导泻：口服或洗胃后经胃管注入导泻药。常用的有：20％硫酸镁溶液 0.25g/kg；20％甘露醇溶液 2ml/kg；中药大黄等。

（4）全肠灌洗：适用于中毒时间较久，毒物主要存留在小肠或大肠的中毒患儿及可使肠蠕动减弱，导泻药不能发挥很好作用的药物中毒。常用洗肠液：1％温盐水、肥皂水及清水，也可加入活性炭。方法：大量洗肠液（1500～3000ml）高位连续灌洗，直至洗出液变清澈。

2. 吸入毒物中毒　参见现场急救。成人经呼吸道吸入毒物中毒可早期应用支气管肺泡灌洗术，用生理盐水反复冲洗受损伤的肺组织，吸出肺泡内过多聚集的炎性细胞、感染坏死组织及潴留的分泌物，儿童中毒也可试用该方法。

3. 皮肤黏膜毒物清除　参见现场急救。

（三）促进已吸收毒物的排泄

1. 利尿　大量饮水，静脉滴注葡萄糖溶液冲淡体内毒物浓度，增加尿量，促进排泄。呋塞米 1～2mg/kg 静脉注射；20％甘露醇溶液 0.5～1g/kg 静脉注射。大量利尿时适当补充钾盐，利尿期间监测出入量、血电解质水平。但利尿对大多数药物是无效的，且易引起电解质紊乱，大量输液会加大心脏负荷，引起肺水肿、脑水肿，同时肾衰竭患儿利尿无效，故随着血液净化技术的发展，现在多数学者并不提倡积极利尿。

2. 酸化或碱化尿液　碱化尿液可使弱酸性毒物如水杨酸和苯巴比妥钠等肾清除率增加；酸化尿液可使弱碱类毒物排出增加，但目前较少应用。

3. 吸氧或高压氧　如一氧化碳中毒患儿，应用高压氧治疗，可促进一氧化碳与血红蛋白分离。

4. 血液净化　是指把患儿血液引出体外并通过净化装置，除去其中某些致病物质以净化血液达到治疗疾病目的的一系列技术，包括血液透析、血液滤过、血液灌流、血浆置换、腹膜透析等。自 1955 年 Schriener 首次报道用血液透析治疗一例大剂量阿司匹林中毒患者以来，血液净化技术已经成为现代急性中毒治疗的重要手段。适应证：毒物或其代谢产物能被透析出体外者，中毒剂量大、预后严重者，中毒后发生肾衰竭者，有并发症且经积极支持疗法而病情日趋恶化者。应争取在中毒后 8～12 小时内采用。

（1）透析疗法：包括血液透析及腹膜透析，血液透析能代替部分肾功能，将血液中的有毒物质及身体的代谢废物排出体外。适用于小分子和部分中分子、水溶性、与蛋白结合少的毒物，如长效巴比妥、水杨酸类、甲醇、乙醇、茶碱等。

（2）血液灌流：将患儿的血液经过体外循环，用吸附剂吸收毒物后再输回体内。吸附剂为活性炭和树脂。适用于清除脂溶性、分子质量大或蛋白结合能力强的毒物，如有机磷农药、三环类抗抑郁药、洋地黄、抗组胺药、巴比妥类、百草枯等。值得注意的是：血液的正常成分如血小板、白细胞、凝血因子、二价阳离子等也能被吸附排出。

（3）血浆置换：可清除蛋白等大分子物质，适用于与蛋白紧密结合又不易被透析法清除的毒物或药物，也用于严重的药物中毒，如乙醇、镇静催眠药、阿司匹林及敌敌畏中毒等。

（4）换血疗法：当中毒不久，血液中毒物浓度极高时，可应用换血方法，但该法用血量极多，临床很少采用。

（四）特异性解毒剂的应用　见表10-1。

（五）对症支持治疗

对症支持治疗对中毒患儿的救治非常重要，尤其是中毒原因不明或无特效治疗时。加强护理，及时处理中毒所致的昏迷、抽搐、肺水肿、脑水肿、循环衰竭、消化道出血、急性肝肾损害、严重电解质紊乱等危重情况，保护脏器功能，预防感染，必要时可应用肾上腺皮质激素治疗。

表 10-1　常见毒物的解毒剂、剂量及用法

中毒种类	有效解毒剂	剂量、用法及注意要点
砷、汞、金、锑、铋	二巯丙醇	每次 3～5mg/kg，深部肌内注射，每 4 小时 1 次，5～10 天为一疗程
铜、铬、镍、钨、锌	二巯丙磺钠	5％溶液每次 0.1ml/kg，皮下注射或肌内注射，第 1 日 3～4 次，第 2 日 2～3 次，第 3 日以后每日 1～2 次，共 3～7 天，总剂量 30～50ml
	二巯基丁酸	10mg/kg，口服，每 8 小时 1 次，共 5 天，再以每 12 小时 1 次，共 14 天
	硫代硫酸钠	5％～10％溶液，每次 10～20mg/kg，静脉注射或肌内注射，每日 1 次，共 3～5 天。或每次 10～20ml 口服，每日 2 次（口服只能作用于胃肠道内未被吸收的毒物）
铅、锰、铀、镭、钒、钴、铁、硒、镉、铬、铜、汞	依地酸钙钠	1～1.5g/(m² · 24h)，12 小时 1 次，肌内注射，共 5 天
	喷替酸钙钠	10％～25％溶液，每次 15～30mg/kg，肌内注射，或以生理盐水稀释成 0.2％～0.5％溶液静脉滴流，每日 2 次，3 天为一疗程，间隔 3 天后再用第二疗程
	去铁胺	15mg/(kg · h) 每天总量不超过 6g
	青霉胺	治疗慢性铅、汞中毒 100mg/(kg · d)，分 4 次口服，5～7 天为一疗程
高铁血红蛋白血症（亚硝酸盐、苯胺、非那西丁、硝基苯、安替比林、氯酸盐类、磺胺类等）	亚甲蓝	每次 1～2mg/kg，配成 1％溶液，静脉注射，或每次 2～3mg/kg，口服，若症状不消失或重现，0.5～1 小时后可重复应用
	维生素 C	每日 500～1000mg 加入 5％～10％葡萄糖溶液内静脉滴注，或每日口服 1～2g
氢氰酸及氰酸化合物（桃仁、杏仁、李仁、樱桃仁、枇杷仁、亚麻仁、木薯）	亚硝酸异戊酯	吸入，用时压碎，每 1～2 分钟吸入 15～30 秒，反复吸入至亚硝酸钠注射为止
	亚硝酸钠	6～10mg/kg，配成 1％溶液 3～5 分钟静脉注射，每次注射前准备好肾上腺素，当血压急剧下降时注射肾上腺素
	硫代硫酸钠	25％溶液每次 0.25～0.5g/kg，静脉缓慢注射（10～15 分钟）
	亚甲蓝（美蓝）	1％溶液每次 10mg/kg，缓慢静脉注射，注意观察口唇颜色，至口唇变暗紫色即停止注射
有机磷化合物类（1605、1059、3911、敌百虫、敌敌畏、乐果及其他有机磷农药）	碘解磷定、氯解磷定	每次 15～30mg/kg，配成 2.5％溶液缓慢静脉注射或滴注，严重患儿 2 小时后可重复注射，并与阿托品同时应用，至肌肉震颤停止、意识恢复，氯解磷定可肌内注射

中毒种类	有效解毒剂	剂量、用法及注意要点
烟碱、毛果芸香碱、新斯的明、毒扁豆碱、槟榔碱、毒蕈、氟乙酰胺	阿托品	严重中毒：首次剂量 0.05～0.1mg/kg，静脉注射，以后每次 0.05mg/kg，5～10 分钟 1 次，至瞳孔开始散大，肺水肿消退，改为每次 0.02～0.03mg/kg，皮下注射，15～30 分钟 1 次，至意识恢复改为每次 0.01～0.02mg/kg，30～60 分钟 1 次。中度中毒：每次 0.03～0.05mg/kg，15～30 分钟 1 次，皮下注射，减量指征同上。轻度中毒：每次 0.02～0.03mg/kg，口服或皮下注射，必要时重复
	碘解磷定、氯解磷定	对烟碱、新斯的明、毒扁豆碱中毒有效，剂量同上
阿托品、莨菪碱类、曼陀罗、颠茄	阿托品	每次 0.03～0.05mg/kg，皮下注射，必要时 15～30 分钟 1 次
	乙酰胺（解氟灵）	0.1～0.3g/(kg·d)，分 2～4 次肌内注射，可连续注射 5～7 天，危重病例第 1 次可注射 0.2g/kg，与解痉药和半胱氨酸合用效果更好
	毛果芸香碱	每次 0.1mg/kg，皮下注射或肌内注射，15 分钟 1 次
	水杨酸毒扁豆碱	重症患儿用 0.5～2mg 缓慢静脉注射，至少 2～3 分钟；如不见效，2～5 分钟后再重复 1 次，一旦见效则停药。复发者缓慢减量至最小用量，每 30～60 分钟 1 次
四氯化碳、草酸盐、氟化物	葡萄糖酸钙	10% 溶液 10～20ml 加等量的 5%～25% 葡萄糖溶液中缓慢静脉注射
	氯化钙	3% 溶液 10～20ml 加等量的 5%～25% 葡萄糖溶液中缓慢静脉注射
麻醉剂和镇静剂（阿片、吗啡、可待因、海洛因、哌替啶、美沙酮、水合氯醛、苯巴比妥、巴比妥、巴比妥钠、异戊巴比妥、司可巴比妥、硫喷妥钠）	纳洛酮	每次 0.01mg/kg，静脉注射，如无效增加至 0.1mg/kg，可重复应用，可静脉滴注维持
	烯丙吗啡	每次 0.1mg/kg，静脉注射、皮下或肌内注射，需要时隔 10～15 分钟再注射 1 次
氯丙嗪、奋乃静	苯海拉明	每次 1～2mg/kg，口服或肌内注射，只对抗肌肉震颤
苯丙胺	氯丙嗪	每次 0.5～1mg/kg，6 小时 1 次，若已用巴比妥类，剂量应减少
异烟肼	维生素 B_6	剂量等于异烟肼用量
鼠药（敌鼠）	维生素 K_1	10mg/kg 肌内注射，每天 2～3 次
β-受体阻滞剂或钙通道阻滞剂	高血糖素	首剂 0.15mg/kg 静脉应用，以 0.05～0.1mg/(kg·h) 静脉滴注维持
阿司匹林	乙酰唑胺	每次 5mg/kg，口服或肌内注射，必要时 24 小时内可重复 2～3 次
	碳酸氢钠	纠正脱水后若仍有严重酸中毒，可用 5% 碳酸氢钠溶液每次 6ml/kg，静脉滴注，以后必要时可重复 1 次，治疗开始后每半小时查尿 1 次，使尿液保持为碱性，若变为酸性时，应静脉滴注 1.4% 碳酸氢钠溶液 10ml/kg
	维生素 K_1	20～50mg 肌内注射，预防出血
对乙酰氨基酚	乙酰半胱氨酸	首次剂量 140mg/kg 口服，以后每 4 小时 1 次，每次 70mg/kg，共 3 天
一氧化碳	氧气	100% 氧气吸入，高压氧舱
肉毒中毒	多价抗肉毒血清	1 万～5 万单位肌内注射
河豚中毒	半胱氨酸	成人剂量为 0.1～0.2g 肌内注射，每天 2 次，儿童酌情减量

二、常见药物急性中毒

（一）巴比妥类药物中毒

本类药物主要应用于镇静、催眠、麻醉等，可分为长效（巴比妥、苯巴比妥）、中效（戊巴比妥、异戊巴比妥）、短效（司可巴比妥）及超短效（硫喷妥钠）四类。一次摄入该类药物催眠剂量的5～10倍即可引起急性中毒。长期服用较大剂量的长效巴比妥类药物，较易发生蓄积中毒。静脉滴注速度过快，可发生严重的毒性反应。

1. 中毒机制　抑制中枢神经系统：大剂量直接抑制延髓呼吸中枢，可致呼吸衰竭；抑制血管运动中枢，扩张周围血管，增加毛细血管通透性，降低血压导致休克；抑制体温调节中枢，导致体温过低。对心脏有负性肌力作用，使心肌收缩力减弱。抑制神经肌肉组织，使胃肠道运动减弱等。

2. 临床表现　主要表现为中枢神经系统、呼吸和心血管系统的抑制。①中枢神经系统：头痛、眩晕、视物模糊、语言迟钝、思维紊乱、共济失调、嗜睡、昏迷、瞳孔缩小、对光反射迟钝。重度中毒患儿在进入抑制状态前可先出现兴奋期，表现为狂躁、谵妄、幻觉、惊厥等。②呼吸系统：呼吸中枢受抑制，呼吸浅、慢、不规则，甚至呼吸衰竭。长效巴比妥类中毒后期常因并发坠积性肺炎而加重呼吸困难。③心血管系统：低血压，甚至休克。④其他系统表现：各种形态的皮疹，恶心、呕吐、黄疸、肝损害。⑤肾损害等。

3. 治疗　①口服中毒者，尽快催吐、洗胃以排出尚未被吸收的毒物。洗胃液首选活性炭混悬液，也可应用1:5000高锰酸钾溶液或温生理盐水。洗胃后再注入活性炭（1g/kg）混悬液至胃内，并加用硫酸钠导泻，继用活性炭混悬液0.5g/kg，每2～4小时1次，直至排出活性炭大便。②输液、利尿、碱化尿液以利于毒物排泄，保持尿液pH 7.5～8.0为宜。③血液透析和血液灌流：血液透析能有效增加长效巴比妥类药物的清除，缩短血浆半衰期及昏迷时间。中短效类首选血液灌流。④呼吸抑制或昏迷患儿可应用纳洛酮。⑤纠正脱水和低血压，休克时应用血管活性药物，注意监测血流动力学。⑥对症及支持治疗：保持呼吸道通畅、吸氧、保温、预防感染，维持水、电解质及酸碱平衡，处理皮肤损害等。治疗过程中，注意监测血药物浓度。

4. 预防　防止误服，长期服用该类药品应定期监测血药物浓度。肝肾功能不全患儿慎用本类药物。

（二）氯丙嗪类中毒

该类药物为吩噻嗪衍生物，是中枢性多巴胺受体阻滞剂，儿科临床常用有氯丙嗪、异丙嗪、奋乃静等。中毒多由小儿误服引起，偶有治疗剂量发生过敏反应者。

1. 中毒机制　阻滞边缘系统、基底神经节及下丘脑多巴胺D_2受体；阻滞胆碱能M受体、组胺H_1受体及5-羟色胺受体；抑制突触部位交感神经介质再摄取；对心肌细胞有奎尼丁样膜抑制作用；降低癫痫阈值。

2. 临床表现　①神经系统：头痛、头晕、锥体外系反应（急性肌张力障碍、帕金森综合征、静坐不能、迟发性运动障碍及口周震颤，小儿以强直和不能安静为主）、癫痫样惊厥发作、昏迷、瞳孔缩小、腱反射消失。②心血管系统：低血压、休克及心律失常等。③体温过低：长期大剂量应用可导致粒细胞减少、血小板减少、溶血性贫血等，甚至发生再生障碍性贫血。

3. 治疗　①平卧以防发生直立性低血压。②口服中毒者，立即给予1:5000高锰酸钾溶液或温水洗胃，洗胃后注入硫酸钠导泻。③静脉输液、利尿以促进毒物排出。④血压降低时，可静脉滴注血浆或右旋糖酐，尽量不用血管加压药。⑤纠正心律失常。⑥治疗锥体外系症状，如帕金森综合征及口周震颤应用苯海拉明，每次1～2mg/kg，静脉注射，5～10分钟后可重复一次，以后每6小时一次，共24～48小时；急性肌张力障碍可应用东莨菪碱肌内注射，继之口服盐酸苯海索；静坐不能患者选用地西泮、左旋多巴口服；迟发性运动障碍给予利血平。癫痫发作给予地西泮静脉注射。⑦同时注意保温、维持水电解质及酸碱平衡。⑧监测血药浓度。

4. 预防　严格掌握该类药物应用的适应证及用药剂量；应用本类药物后应平卧2小时以上，以防直立性低血压；长期用药者监测血常规及肝功能。

（三）阿托品类中毒

阿托品是由颠茄、曼陀罗、莨菪等植物中提取的生物碱。中毒多因误服或用药过量引起。儿童最低致死量为 10mg。阿托品类中的其他药物有颠茄、莨菪碱、东莨菪碱、山莨菪碱，中毒时的临床表现与阿托品相似。

1. 中毒机制　阻断节后胆碱能神经支配的效应器中 M 胆碱受体，解除和对抗副交感神经及各种拟胆碱药物的毒蕈碱样作用；刺激脊髓反射及兴奋中枢神经系统。

2. 临床表现　①神经系统：烦躁不安、谵妄、意识障碍、瞳孔散大、定向力丧失、幻觉、运动失调、惊厥、昏迷。②心血管系统：心率增快、血压下降、休克。③其他：口渴、皮肤干燥潮红、尿潴留、发热等。

3. 治疗　①经口服中毒者立即催吐，应用活性炭混悬液或 1‰碳酸氢钠溶液洗胃，并留置活性炭混悬液于胃内，并给予硫酸钠导泻。若摄入时间超过 6 小时，应用生理盐水全肠灌洗后导泻。②及时应用阿托品拮抗剂：毛果芸香碱每次 0.1mg/kg，皮下注射或肌内注射，15 分钟 1 次，直至瞳孔缩小，症状减轻。③重症患儿给予水杨酸毒扁豆碱 0.5～2mg 缓慢静脉注射，至少 2～3 分钟，如不见效，2～5 分钟后再重复 1 次，一旦见效则停药，复发者缓慢减量至最小用量，每 30～60 分钟 1 次。④对症支持治疗：保持呼吸道通畅，必要时吸氧，物理降温。⑤静脉输液促进毒物排泄。⑥维持水、电解质及酸碱平衡。⑦对惊厥患儿，应用地西泮、水合氯醛、异戊巴比妥钠等，禁用吗啡及长效巴比妥类。

4. 预防　加强宣教，教育儿童认识曼陀罗、莨菪等植物，避免采食。严格按规定剂量用药。高热及心功能不全患儿慎用阿托品。

（四）麻醉性镇痛药中毒

麻醉性镇痛药包括 3 类：天然阿片生物碱如吗啡、可待因；半合成的衍生物如海洛因、双氢可待因；合成的镇痛药如哌替啶、芬太尼、美沙酮等。小儿对吗啡敏感，超过治疗剂量即易中毒。母亲中毒可使胎儿或乳儿中毒。巴比妥类药物及其他催眠或镇痛剂与本类药物有协同作用，同时应用时易致中毒。

1. 中毒机制　抑制呼吸；阿片、吗啡对中枢神经系统有兴奋和抑制作用，吗啡以抑制为主；可待因、哌替啶兴奋脊髓作用较强；提高胃肠道平滑肌及括约肌张力，减低胃肠蠕动；兴奋支气管、气管、输尿管等。

2. 临床表现　①吗啡中毒：头痛、头晕、口干、出汗、恶心、呕吐、腹胀、便秘、少尿、尿潴留、皮肤瘙痒等一般中毒症状。吗啡中毒三联征：昏迷、呼吸抑制及针尖样瞳孔。严重者抽搐、惊厥、呼吸停止；体温降低、皮肤苍白、湿冷、血压下降、休克；偶有蛛网膜下隙出血及高热等。②哌替啶中毒：中枢抑制、呼吸抑制和低血压，瞳孔扩大，中枢刺激及神经肌肉兴奋症状如激动、谵妄、抽搐、腱反射亢进等，也可出现心律失常。③芬太尼中毒：呼吸抑制、肌肉僵硬、心血管抑制症状。

3. 治疗　①保持呼吸道通畅，吸氧，必要时气管插管、呼吸机辅助呼吸。②口服中毒者立即予以活性炭混悬液或高锰酸钾洗胃，直肠灌入活性炭混悬液，硫酸钠或甘露醇导泻。③尽快应用阿片受体拮抗剂纳洛酮：每次 0.01mg/kg，静脉注射，如无效增加至 0.1mg/kg，可重复应用，也可静脉滴注维持。静脉注射盐酸烯丙吗啡，可消除吗啡引起的呼吸和循环抑制，并能升高血压，使体温回升，剂量为每次 0.1mg/kg，新生儿每次 0.05～0.1mg，必要时每 10～15 分钟重复 1 次，直到呼吸增快为止。④对症支持治疗：注意保暖，维持水、电解质及酸碱平衡，纠正休克，预防肺炎等。

三、常见农药急性中毒

（一）有机磷农药中毒

有机磷农药是目前国内应用最广泛的一种高效杀虫剂，其中毒占急性农药中毒首位。依据其毒性强弱，可分为剧毒类如甲拌磷、对硫磷；高毒类如甲胺磷、敌敌畏、氧化乐果；中毒类如乐果、杀螟松；低毒类如敌百虫、马拉硫磷、杀虫畏等。人体对有机磷农药的中毒量、致死量差异大。小儿中毒原因多为：

误食被有机磷农药污染的食物，误用沾染农药的玩具或农药容器，母亲应用农药后未认真洗手换衣服而给婴儿哺乳，儿童在喷洒过农药的田地附近玩耍而吸入中毒等。但近年来，随着大龄儿童心理问题的增加，自服有机磷农药自杀的案例也在逐年增多。

1. 中毒机制　有机磷农药进入人体后，其磷酰基与乙酰胆碱酯酶的活性部分紧密结合，生成较稳定的磷酰化胆碱酯酶丧失分解乙酰胆碱的能力，使乙酰胆碱在患儿体内大量积聚，并抑制仅有的乙酰胆碱酯酶活力，引起中枢神经系统及胆碱能神经先过度兴奋后抑制和衰竭，在临床上出现相应的中毒症状。若不及时用胆碱酯酶复能剂，中毒酶会很快"老化"，生成更稳定的单烷氧基磷酰化胆碱酯酶，酶活力不再恢复，需缓慢地再生（10～30 天），才能恢复全酶活力。

2. 临床表现　一般急性中毒多在 12 小时内发病，若是口服、吸入高浓度或剧毒的有机磷农药，可在几分钟到十几分钟内出现症状以致死亡。①毒蕈碱样症状：某些副交感神经和交感神经节后纤维的胆碱能毒蕈碱受体兴奋而出现内脏平滑肌收缩、腺体分泌增加，表现为恶心、呕吐、腹痛、腹泻、瞳孔缩小、视力模糊、多汗、流泪、流涕、流涎、支气管痉挛及呼吸道分泌物增多、呼吸困难、心跳减慢、大小便失禁等。②烟碱样症状：运动神经和肌肉连接点胆碱能烟碱型受体兴奋，出现类似烟碱中毒的表现，如肌束震颤、肌肉痉挛、肌无力（尤其是呼吸肌）、心跳加速、血压上升等。③中枢神经系统症状：头晕、头痛、疲乏、共济失调、烦躁、谵妄、抽搐，甚至昏迷。④中间综合征：胆碱能危象后 2～7 日发生，表现为肌肉无力、不能抬头、眼活动受累、呼吸困难甚至呼吸麻痹。⑤有机磷农药中毒反跳：有些有机磷农药口服中毒后，经急救临床症状好转，但在数日至 1 周后突然再发昏迷、肺水肿甚至死亡，这种症状复发可能与残留在皮肤、毛发和胃肠道的药物重吸收或解毒药停用过早或其他尚未阐明的机制所致，以乐果、马拉硫磷中毒多见；⑥迟发性神经病：个别中毒患儿在症状好转后 4～45 天发生迟发性神经病，主要累及肢体末端，表现为肢端两侧对称性感觉麻木、疼痛，渐向远端发展，发生瘫痪、四肢肌肉萎缩等症状，尚可出现精神抑郁、狂躁等精神症状，可能与有机磷抑制神经靶酯酶并使其老化有关，这些现象多见于中毒较重、昏迷时间较长的患儿。

根据临床表现可将有机磷农药中毒分为：①轻度中毒：主要表现为胃肠道症状和神经系统症状，如食欲缺乏、恶心、呕吐、腹痛、腹泻以及头痛、头晕、乏力，还可出现多汗、视力模糊等，胆碱酯酶活力 70%～50%。②中度中毒：除轻度中毒症状外，还有肌肉震颤、轻度呼吸困难等烟碱样症状，以及瞳孔缩小、大汗、流涎等，胆碱酯酶活性 50%～30%；③重度中毒：除中度中毒症状外，还出现昏迷、大小便失禁、肺水肿、脑水肿、呼吸麻痹等，胆碱酯酶活性小于 30%。

3. 诊断　有明确有机磷农药接触史并出现以上典型临床表现即可诊断。但有时接触史很难直接问出，且小儿有机磷农药中毒临床表现有时很不典型，故如怀疑有机磷农药中毒，需反复询问病史，同时尽快行以下检查。

（1）全血胆碱酯酶活力测定：是诊断有机磷农药中毒的特异性实验室指标，且可判定中毒程度、疗效及预后。胆碱酯酶活力降低至正常人的 80% 以下即有诊断意义。

（2）尿中有机磷分解物测定：如敌百虫中毒时尿中可出现三氯乙醇，对硫磷中毒时尿中出现对硝基酚等。

（3）可采集患者呕吐物、呼吸道分泌物、洗胃抽出液等做有机磷化合物鉴定以协助诊断。

4. 治疗　一旦发现有机磷农药中毒，需立即展开抢救。

（1）迅速清除毒物，防止继续吸收：立刻将患儿搬离中毒现场，脱去污染衣物，用肥皂水或 2%～5% 碳酸氢钠溶液彻底清洗被污染的皮肤、毛发等。敌百虫中毒者，用清水或 1% 盐水清洗，禁用碱性液以免加重毒性。眼部受污染者，用生理盐水冲洗后滴入 1% 阿托品溶液 1 滴。口服中毒者用 1% 碳酸氢钠溶液（敌百虫忌用）或 1：5000 高锰酸钾溶液（对硫磷、乐果、马拉硫磷忌用）反复洗胃，直至洗清为止，对不能确定所服农药品种的，最好先用清水洗胃。洗胃液温度以接近体温为宜，洗胃过程中要注意保持呼吸道通畅，防止误吸，洗胃结束后由胃管注入活性炭混悬液 1g/kg，再给硫酸钠导泻。口服时间久者，可做高位洗肠。近年来，不断报道用活性炭混悬液灌流，对重毒有机磷中毒患儿治疗效果较好。

（2）解毒药的使用

1）胆碱酯酶复活药：常用药物有解磷定、氯解磷定、双复磷等，可与磷酰化胆碱酯酶结合，解除磷酰化使乙酰胆碱酯酶活力恢复；也可与进入体内的有机磷直接结合，对解除烟碱样作用和促进患儿苏醒有明显效果。其中解磷定、氯解磷定对内吸磷、对硫磷、甲胺磷中毒的疗效好，对敌百虫、敌敌畏等疗效差，对乐果、马拉硫磷疗效可疑。而双复磷对敌百虫、敌敌畏中毒效果较氯解磷定好。用药方法见表 10 - 1。

2）抗胆碱药：如阿托品、山莨菪碱，有阻断乙酰胆碱对副交感神经和中枢神经毒蕈碱受体的作用，提高机体对乙酰胆碱的耐受性，对烟碱样作用无效，也不能复活胆碱酯酶。要早期、足量、反复给药，中、重度中毒患儿需静脉给药。用药剂量由患儿的病情决定，至阿托品化后减量。阿托品化即临床出现瞳孔扩大、口干、皮肤干燥、颜面潮红、肺部啰音消失及心率加快、体温升高等。停药后如有复发征象，立即恢复用药。同时，在应用阿托品过程中要密切观察患儿全身反应和瞳孔大小，如出现瞳孔扩大、神志模糊、狂躁不安、抽搐、再次昏迷或昏迷加重、尿潴留等，提示阿托品中毒，应立即停用阿托品。用药方法见表 10 - 1。

3）复方解毒剂：是一种胆碱酯酶复能剂与抗胆碱药的复方制剂。近年来，我国研制的主要有解磷（含阿托品、贝那替嗪和氯解磷定）注射液、苯克磷（含苯托品、丙环定、双复磷）注射液等。

（3）对症支持治疗：保持患儿的呼吸道通畅，清除口腔分泌物，必要时吸氧，如发生呼吸衰竭，应用呼吸兴奋剂，及时行气管插管或气管切开；心搏骤停时立即做心脏按压，静脉注射 1∶10 000 肾上腺素 0.1ml/kg，必要时可于心腔内注射阿托品；及时处理急性肺水肿、脑水肿；防治心律失常和休克；维持酸碱平衡，纠正水、电解质紊乱；必要时静脉滴注新鲜血液，有报道应用换血疗法抢救重症患儿效果满意。

（4）中间综合征治疗：一旦发生肌肉麻痹、呼吸衰竭迹象，应立刻气管插管或气管切开，呼吸机辅助呼吸，同时给予氯解磷定肌内注射。

（5）迟发性神经病治疗：一般 6～12 个月可恢复。应加强肌肉锻炼，应用营养神经药物如维生素 B_1、B_6、B_{12} 等，有报道加用丹参治疗迟发性神经病收到良好效果。

（6）防治病情反跳：残毒继续吸收，停药太早或减量太快可引起反跳现象，一般发生在中毒后的 2～7 天，表现为皮肤由干燥转为湿润，面色由红转白，瞳孔缩小，精神萎靡，气促，肺部啰音复现等。为避免发生反跳现象，需彻底清除毒物，阿托品化后不宜停药或减量过快。一旦出现反跳现象，应重新阿托品化，对重症患儿可采取换血疗法或血液灌流效果好。

5. 预防　在生产和使用有机磷农药时应穿戴防毒面具或衣物，接触后彻底清洗，更换衣物后再给婴儿哺乳；将农药放在小儿不宜触及的地方；喷洒农药的蔬菜、果品勿即刻食用；避免小儿在喷洒过农药的田间玩耍等。

（二）拟除虫菊酯类农药中毒

该类农药是一类模仿天然除虫菊素化学结构的人工合成杀虫剂，杀虫谱广，杀虫效果强，低残毒，广泛应用于农业生产中。目前，常用的有溴氰菊酯（敌杀死）、杀灭菊酯（速灭杀丁）、氯氰菊酯（灭百可）和二氯苯醚菊酯（除虫精）等。口服及长时间皮肤吸收可引起中毒。

1. 中毒机制　影响神经传导及突触传递，增加脑的兴奋性，使血液中肾上腺素和去甲肾上腺素含量增高，导致心律失常及局部刺激。

2. 临床表现　经皮肤吸收者平均 6 小时出现临床症状，经消化道中毒者多在 1 小时左右发病。①局部刺激症状：接触部位出现潮红、丘疹、刺痒、烧灼感、肿胀、脱屑、疼痛、感觉异常等，常伴有面红。②消化系统症状：恶心、呕吐、腹痛、腹泻、消化道出血等。③神经系统症状：头晕、头痛、乏力、精神萎靡、多汗、流涎、口唇及肢体麻木、烦躁不安、肌肉颤动和抽搐、意识模糊，甚至昏迷。④呼吸系统：气促和呼吸困难，也可发生肺水肿。⑤心血管系统：先抑制后兴奋，可出现各种类型的心律失常。

3. 治疗　目前尚无特效解毒药物，主要是清洗排毒和对症支持治疗。①迅速清除毒物：将患儿移至新鲜空气处，脱去污染衣物，用肥皂水或 2％碳酸氢钠溶液冲洗污染局部，然后涂以凡士林或可的松软膏，同时避免光照。经口中毒者，立即用 1％～2％碳酸氢钠溶液或温水洗胃，然后导泻。静脉补液加速毒物排出。②对症支持治疗：保持患儿处于安静环境中，避免各种刺激，及早使用巴比妥类药物以镇静和解痉。③维持水、酸碱及电解质平衡，少量应用阿托品以减少腺体分泌，减缓胃排空，减慢毒物的吸收。④适量应用 β 受体阻滞剂抗心律失常等治疗。⑤严重中毒者，可行血液透析或血液灌流尽快清除毒物。

（三）百草枯中毒

百草枯属有机杂环类除草剂，对人、畜有很强的毒性。可由于误服或自杀口服中毒，也可经皮肤和呼吸道吸收中毒，病死率高。

1. 中毒机制　具体机制尚不明确，有学者认为人体细胞有复杂的防御机制防护氧化-还原反应中产生的"活性氧"的毒性，当存在高浓度百草枯时，细胞的防御机制破坏，"活性氧"的毒性导致细胞死亡及组织损伤。百草枯进入机体后，有明显的局部刺激症状，腐蚀作用，主要在肺组织中蓄积，破坏细胞结构，造成肺水肿及出血，导致肺纤维化，并可造成心脏、肾、消化道等多脏器损害。

2. 临床表现　①局部刺激症状：皮肤接触可出现局部红肿、水疱等，口服摄入可出现恶心、呕吐、咽痛、腹泻，口咽及食管黏膜糜烂、溃疡等。②肾损害：药物从肾排泄可造成蛋白尿、血尿、少尿、无尿等。③呼吸系统损害：咯血、进行性呼吸困难和发绀、肺水肿、肺纤维化，最终可因呼吸衰竭死亡。④肝功能损害，黄疸。⑤也可造成其他脏器损害，出现相应症状。

3. 诊断　有百草枯接触史，血、尿中测到毒物即可诊断。

4. 治疗　目前尚无百草枯的有效解毒剂，主要是尽快促进毒物排泄及对症支持治疗。①皮肤污染患儿可用肥皂水彻底清洗，误服者，应立即催吐，应用 1％碳酸氢钠溶液洗胃，活性炭混悬液胃内保留，硫酸镁、甘露醇导泻。②尽早进行血液净化：如有条件可立即行血液灌流治疗，对提高患儿生存率有明显提高。③对症支持治疗：早期使用糖皮质激素、大量维生素 C 和维生素 E，以及利尿、补液等对症治疗，维持酸碱平衡及电解质平衡，严密监测肝、肾等脏器功能。④预防感染等治疗。

四、鼠药中毒

绝大多数杀鼠剂对人畜都产生很强的毒力，易发生中毒。现广泛应用的种类主要有敌鼠、磷化锌、安妥、氟乙酰胺、氟乙酸钠、毒鼠宁等。

（一）敌鼠中毒

敌鼠是一种茚满二酮类高毒灭鼠剂，目前常用产品有 1％敌鼠粉剂和 1％敌鼠钠盐。多因该类鼠药放置不当致使小儿误服，也可因误食沾染本品的粮食及毒死的禽、畜而中毒。

1. 中毒机制　敌鼠的化学结构与维生素 K 类似，进入体内后，对维生素 K 产生竞争性抑制作用，使维生素 K 的活性减低，凝血酶原和凝血因子 Ⅱ、Ⅶ、Ⅸ、Ⅹ 等合成受阻，起到抗凝的作用。敌鼠还可损伤毛细血管内皮细胞，使毛细血管通透性和脆性增加而加重出血。

2. 临床表现　误服后先有恶心、呕吐、食欲减退、腹痛、关节痛等症状。1～2 天后出现全身出血症状，包括鼻出血、齿龈出血、皮肤紫癜、咯血、便血、血尿、脑出血等，如出血严重，可出现休克。

3. 诊断　对有误食或怀疑误食敌鼠，同时有以上临床表现的患儿，立即查凝血功能，患儿可有凝血酶原时间延长，凝血因子Ⅱ、Ⅶ、Ⅸ、Ⅹ中之一缺乏。患儿血小板数也可减少，束臂试验阳性。同时取呕吐物、洗胃液等做毒物鉴定以确诊。

4. 治疗　①口服中毒者，应及早催吐、洗胃、导泻，禁用碱性液洗胃。②立即给予维生素 K₁ 10mg 肌内注射或静脉缓慢注射，每日 2～3 次，持续 3～5 天，根据病情，可酌情加量。③应用大量维生素 C 并酌情应用肾上腺皮质激素以减轻血管通透性，促进止血。④若失血过多，应迅速静脉滴注新鲜血，或静脉滴注凝血酶原复合物，首剂 40U/kg，后每天 15～20 U/kg 维持，直至出血停止。⑤对症支持治疗。

5. 预防　将本类药品放置在儿童不宜触及的地方且勿将本类药品与食品混放。

（二）安妥中毒

安妥是一种白色或灰蓝色粉末，易溶于水，毒力弱，对鼠类毒性大，对人类毒性较低。小儿中毒多因误食本品混拌的鼠饵所致。

1. 中毒机制　本类鼠药对黏膜有刺激作用，吸收后主要损害肺毛细血管，可增加其通透性，造成肺水肿、胸膜炎、胸腔积液等，还可引起肝肾细胞脂肪变性及坏死。

2. 临床表现　小儿误食本类药物后引起口渴、口臭、胃部烧灼感及胀感、恶心、呕吐等消化道黏膜刺激症状。刺激性咳嗽、呼吸困难、发绀、咳粉红色泡沫痰、肺部听诊有湿啰音，若呼吸音减低，语音震颤减弱，叩诊实音或浊音，则提示胸腔积液；体温过低；肝脏受损可引起肝大、黄疸等；肾受损出现血尿、蛋白尿等；严重的患儿最后可发生意识障碍、惊厥、休克、昏迷、窒息等。

3. 诊断　有安妥误服史并出现上述症状患儿及时做胃内容物毒物鉴定以确诊。

4. 治疗　误服者及早催吐，用 1∶5000 高锰酸钾溶液洗胃，并注入活性炭混悬液，继用硫酸钠导泻，忌用碱性液体或油类。皮肤接触者用大量清水冲洗。对症支持治疗：吸氧、保肝等治疗，防治肺水肿及肝肾衰竭；禁食脂肪类食物及碱性食物。

（三）毒鼠强中毒

毒鼠强又名没鼠命、四二四、三步倒、闻到死，其化学名为四亚甲基二砜四胺，是一种无味无臭的剧毒鼠药。

1. 中毒机制　毒鼠强是 γ-氨基丁酸（GABA）的拮抗物，与神经元 GABA 受体形成不可逆转的结合，使氯通道和神经元丧失功能，增加血液中许多种酶的活性，导致广泛性脏器损害。

2. 临床表现　误服后出现头晕、头痛、乏力、恶心、呕吐；重症患儿突然晕倒、抽搐，可迅速因呼吸衰竭死亡。

3. 治疗　本类药物目前尚无有效解毒剂。生产性中毒者，立即脱离中毒现场，误服中毒者，立即催吐、活性炭混悬液洗胃、留置活性炭混悬液于胃中，继用甘露醇导泻；有条件应用血液灌流效果好；惊厥患儿地西泮静脉注射；有报道应用纳洛酮对促进神志恢复起到重要作用；也有报道应用维生素 B₆ 对神经系统恢复效果好。对症支持治疗：保持呼吸道通畅，维持水、电解质平衡，保护各脏器功能等。

五、化学毒物类中毒

（一）一氧化碳中毒

含碳物质不完全燃烧可产生一氧化碳（CO）。CO 为无色、无臭的气体，不溶于水，易溶于氨水。日常生活中，CO 中毒多由于煤炉无烟囱或烟囱闭塞不通、煤气管道泄漏、家用炉灶操作不当、居室无良好通气设备、不当使用燃气热水器洗浴等引起。炼钢、炼焦，矿井打眼放炮等工业过程产生大量 CO，如防护不周，易发生急性 CO 中毒。

1. 中毒机制　CO 与血红蛋白的亲和力比氧与血红蛋白的亲和力高 200～300 倍。CO 经呼吸道进入人体后，立即与血红蛋白结合，形成碳氧血红蛋白，失去携氧能力，且不易解离，使氧解离曲线左移，造成组织窒息。高浓度的 CO 与线粒体中的细胞色素氧化酶结合，阻断电子传递，抑制细胞内呼吸。CO 可与肌球蛋白结合，形成碳氧肌红蛋白，影响肌细胞内氧的弥散；使大量黄嘌呤脱氢酶转变成黄嘌呤氧化酶，产生大量氧自由基而损害组织。同时可使中枢神经系统蛋白质及核酸氧化导致再灌注损伤，使脂质过氧化引起不同程度的中枢神经系统脂质脱髓鞘病变。

2. 临床表现　有吸入 CO 病史，迅速出现临床症状，依血液中碳氧血红蛋白含量不同可表现为轻、中、重度中毒。

（1）轻度中毒　（血液中碳氧血红蛋白达 10％～20％）：主要表现为头痛、头晕、嗜睡、表情淡漠、眼球转动不灵、恶心、呕吐、心悸、无力或晕厥，离开中毒环境，呼吸新鲜空气后，症状可很快消失。

（2）中度中毒　（血液中碳氧血红蛋白达 30％～50％）：除轻度中毒引起的上述症状加重外，患儿可出现昏睡、神志不清和浅昏迷，口唇皮肤黏膜呈樱桃红色，多脏器一过性功能损害等。经迅速抢救一般可很快苏醒而恢复。

（3）重度中毒　（血液中碳氧血红蛋白在 50％以上）：上述症状继续加重，并有突发昏迷和惊厥，并发肺水肿、脑水肿或脑疝而致呼吸衰竭。引起多脏器损害，神经系统表现为急性痴呆、精神错乱、震颤麻痹；心脏损害表现为心律失常和心力衰竭，肝功能受损或发生中毒性肝炎，肾受损产生血尿、蛋白尿及水肿，严重者可致急性肾衰竭。若血液中碳氧血红蛋白在 70％～80％以上，可迅速导致呼吸中枢麻痹，心脏停搏。

3. 诊断　根据病史及临床表现一般可诊断。CO 中毒常用实验室检查方法：①患儿血液呈樱桃红色。②以蒸馏水 10ml 加入患儿血液 3～5 滴，煮沸后呈红色，正常者为褐色。③取患儿血数滴，加入蒸馏水 2ml，再加 10％氢氧化钠溶液数滴，正常为绿色，阳性血为粉红色。

4. 治疗

（1）迅速将患儿移离中毒现场至空气新鲜处，注意保温，轻度中毒患儿离开中毒环境后即可慢慢恢复。

（2）氧疗：吸入氧浓度越高，血液内 CO 分离越多，排出越快。中毒后尽快应用高压氧疗法，可以减少神经、精神后遗症的发生，并可降低病死率。①轻度中毒患儿吸纯氧。②中度中毒患儿吸含 5％二氧化碳的氧，以兴奋呼吸中枢，增加呼吸量，促使碳氧血红蛋白解离。③重度中毒患儿用高压氧治疗，可加速碳氧血红蛋白的解离和 CO 的清除，使血氧张力增高，氧弥散和组织储氧量增加以及增加血中氧的物理溶解量。

（3）发生呼吸衰竭、呼吸肌麻痹和呼吸中枢麻痹时，应及早插管，应用呼吸机机械通气和加压给氧。

（4）防治脑水肿：及时应用甘露醇静脉注射，同时应用利尿剂及糖皮质激素。

（5）对症支持治疗：补液、维持水电解质和酸碱平衡，补充能量，应用氧自由基对抗剂、营养神经药物，必要时输血、换血治疗；昏迷患儿可应用纳洛酮促醒；防治感染；积极救治各脏器衰竭。

（二）急性氰化物中毒

氰化物是一类剧毒物，常见有氰化钾、氰化钠、氰化钙及溴化氰等无机化合物和乙腈、丙腈、正丁腈等有机物。此外，桃、杏、枇杷、李子、杨梅、樱桃的核仁及木薯含苦杏仁甙和苦杏仁甙酶，苦杏仁甙遇水，在苦杏仁甙酶的作用下分解为氢氰酸、苯甲醛及葡萄糖，故食用过多核仁可引起氢氰酸中毒。苦的桃仁、杏仁的毒性比甜的高数十倍，应避免生食。

1. 中毒机制　氰化物进入人体后，随血流运送至各处组织细胞，氰酸离子迅速与细胞色素及细胞色素氧化酶的三价铁结合，使其失去传递电子的作用，而发生细胞内窒息。

2. 临床表现　因食用果仁中毒，潜伏期为 2～6 小时，如因接触氰化物中毒，迅速出现症状，重者顿时昏迷、惊厥致死。患儿可出现恶心、呕吐、头痛或头晕、四肢无力、精神不振或烦躁不安等症状，体温略高，呼吸深快，心率加快。严重中毒患儿出现体温降低、血压下降、心率减慢、呼吸困难或不规则、瞳孔散大、对光反射消失、腱反射亢进或消失、惊厥，甚至昏迷。患儿往往死于呼吸麻痹。

3. 治疗

（1）如因食用含氰果仁中毒且症状较轻者，立即催吐，用1：5000高锰酸钾溶液、5％硫代硫酸钠溶液或1％～3％过氧化氢溶液洗胃。

（2）迅速应用特效解毒药物：轻度中毒时，应用亚硝酸钠10mg/kg、25％硫代硫酸钠溶液1.6ml/kg、10％4-二甲氨基酚溶液溶液2ml，肌内注射（依患儿体重酌减）或亚甲蓝四者中任何一种均可。①重度中毒时为了争取时间，应立即给吸入亚硝酸戊酯，将安瓿包于纱布内压碎，每隔1～2分钟吸入15～30秒，此时尽快配制1％亚硝酸钠溶液依年龄大小用10～25ml（或10mg/kg），由静脉每分钟注入3～5ml（注射时应备有肾上腺素，密切监测血压，如血压下降立即肌内注射肾上腺素，血压明显下降时应暂停注射亚硝酸钠）。②或用1％亚甲蓝溶液每次10mg/kg（即每次1％溶液1ml/kg），加25％～50％葡萄糖溶液20ml静脉注射，注射时观察口唇颜色，出现暗紫发绀即可停药。然后再用25％硫代硫酸钠溶液1.6ml/kg，于10～20分钟内静脉缓慢注入，10％4-二甲氨基酚溶液2ml肌内注射（依患儿体重酌减），继以25％硫代硫酸钠溶液1.6ml/kg静脉注射。注射后如果氰中毒症状未消失或以后症状反复，可重复上述药物一次，剂量减半。

（3）对症支持治疗：保持生命体征稳定、水电解质及酸碱平衡、镇静止惊、氧疗，必要时气管插管呼吸机辅助呼吸。

（三）亚硝酸盐中毒

亚硝酸盐中毒多由于食用硝酸盐或亚硝酸盐含量较高的腌制肉制品、泡菜及变质的蔬菜引起（即肠源性发绀），或者误将工业用亚硝酸钠作为食盐食用而引起，也可见于饮用含有硝酸盐或亚硝酸盐苦井水、蒸锅水引起。

1. 中毒机制 亚硝酸盐为氧化剂，能使血液中正常的血红蛋白（含二价铁）氧化成高铁血红蛋白（含三价铁），形成高铁血红蛋白血症，高铁血红蛋白无携氧能力，使组织缺氧。高铁血红蛋白为棕黑色，当血液中高铁血红蛋白含量超过1.5％时，皮肤黏膜呈青紫色。亚硝酸盐还可使血管扩张、血压下降。

2. 临床表现 轻度中毒表现为皮肤、黏膜青紫，尤以口唇、口周、甲床明显，常无缺氧症状。严重中毒患儿青紫明显，头晕、头痛、乏力、呼吸急促、心率增快、恶心、呕吐；重者昏迷、惊厥、血压下降、心律不齐、大小便失禁、呼吸循环衰竭，终因呼吸麻痹而死亡。

3. 诊断 有食用含亚硝酸盐食物或接触亚硝酸盐史，出现上述表现，尤其是青紫与缺氧不成正比，应高度怀疑亚硝酸盐中毒。高铁血红蛋白鉴定：患儿血呈紫黑色，取患儿血2ml于试管中剧烈震荡15分钟，血液仍不能变成鲜红色（放置5～6小时后才变成鲜红色），加1％氰化钾或氰化钠溶液3滴后，血液于1分钟内变成鲜红色。

4. 治疗 ①一旦发现亚硝酸盐中毒，立即催吐、洗胃、导泻，并大量饮水或静脉补液，时间较久者应予全肠灌洗。②迅速应用特异性解毒剂：轻症者可口服亚甲蓝（美蓝）每次3～5mg/kg，每日3次。重症者立即以每次1％亚甲蓝溶液1～2mg/kg，缓慢静脉注射，若1～2小时症状不消失或重现，可再重复注射1次。维生素C 1～2g加于25％～50％葡萄糖溶液内静脉注射，或加入10％葡萄糖溶液内静脉滴注；静脉滴注还原性谷胱甘肽，重症患儿可应用细胞色素C。③对症支持治疗：患儿卧床休息，保持安静，保持生命体征平稳，青紫严重者给以氧疗，维持水、电解质和酸碱平衡，惊厥者给以镇静剂。④危重患儿可输注新鲜血或换血治疗。

（四）有机溶剂中毒

有机溶剂多用作工业原料、实验反应介质、稀释剂、清洗剂、去脂剂、萃取剂、防腐剂、内燃机燃料等，按其化学组成可分为脂肪开链烃类、脂肪族环烃类、芳香烃类、卤代烃类、醇类、醚类、酯类、酮类等。有机溶剂有 500 余种之多，中毒机制大多尚不完全明确，在此仅简单介绍常见有机溶剂苯、甲苯中毒。

苯是重要的化工原料有机溶剂、燃料和清洁剂，为无色、透明，略具芳香气味及高度挥发性的油状液体。苯的中毒机制目前仍不完全明确。苯以蒸汽形态由呼吸道进入人体或经消化道进入人体后，在体内由肝代谢转化为酚、对苯二酚及邻苯二酚，抑制细胞核分裂，对骨髓造血系统产生抑制作用。近年来研究显示，苯具有致癌和致畸作用。

急性苯中毒患儿可出现头晕、头痛、面部潮红、胸闷、手足麻木、恶心、呕吐、黏膜刺激症状如流泪、眼痛或咳嗽等。严重中毒时迅速出现肌肉痉挛、全身抽搐、脉搏细速、血压下降、心律失常、瞳孔散大、对光反射消失，甚至因呼吸中枢麻痹而死亡。一旦发现急性苯中毒，应立即将患儿移离中毒现场，呼吸新鲜空气，注意保暖，保持患儿安静。口服中毒患儿，立即给予 5％碳酸氢钠溶液反复洗胃，葡醛内酯静脉滴注以加速与苯的结合将其排出体外。严密观察生命体征，对症支持治疗，防治肺水肿、呼吸衰竭等。

甲苯为无色易挥发液体，被广泛用于工业溶剂，多由吸入引起中毒。甲苯被吸入人体后，氧化为苯甲酸，与甘氨酸结合成马尿酸自尿中排出。高浓度甲苯蒸汽对中枢神经系统具有较强的麻醉作用，重者可导致脑水肿，对皮肤黏膜也具有较强的刺激作用。

甲苯中毒表现为流泪、咳嗽、胸闷、结膜充血、咽充血等黏膜刺激症状，头晕、头痛、全身乏力、恶心、呕吐、感觉异常，严重中毒可引起神经系统兴奋症状如烦躁不安、哭笑无常、谵妄多语，也可表现为表情淡漠、昏睡不醒等神经系统抑制症状。发现甲苯中毒，立即将患儿移至空气新鲜处，除去污染衣物及皮肤上的毒物；葡醛内酯静脉滴注加速毒物排泄；对症支持治疗。

六、食物中毒

（一）沙门菌属食物中毒

常见引起食物中毒的沙门菌属细菌有：鼠伤寒沙门菌、肠炎杆菌、猪霍乱杆菌、纽波特沙门菌及甲、乙、丙型副伤寒沙门菌等。该菌属可在水、乳、肉类等食品中生存较长时间，特别是病死性畜肉。小儿中毒多因食用家畜或家禽的肉、内脏、蛋、鱼、牛乳、羊乳引起。

1. 中毒机制　大量致病菌侵入患儿体内，在肠道内继续繁殖，肠道内的大量细菌以及菌体崩解后释放出来的内毒素，刺激肠道黏膜及肠壁神经和血管，引起肠道黏膜肿胀、渗出和运动功能失调，出现不同程度的消化道症状。内毒素由肠壁吸收进入血液循环，作用于体温调节中枢及血管运动神经，引起体温上升及血管运动神经麻痹。

2. 临床表现　潜伏期一般为 6～24 小时。发病即有发热，常为持续高热，大便为黄绿色水样便，有时为脓血便，里急后重，有些患儿可有皮疹。根据患儿临床表现，可分为以下 5 种类型：

（1）急性胃肠炎型：此型最多见，突发高热，体温可达 39～40℃，伴畏寒、恶心、呕吐、腹痛、腹泻。大部分患儿症状较轻，1～4 天可恢复。呕吐、腹泻，严重者可有脱水表现。病情严重者，可有感染性休克。

（2）类伤寒型：潜伏期 3～10 天，病程 10～14 天。患儿胃肠道症状不明显，临床表现类似伤寒，持续高热，可有相对脉缓、头痛、全身无力、肌痉挛及神经系统功能紊乱。

（3）类霍乱型：该型病情危重，发展迅速，病程 4～10 天。患儿剧烈呕吐、水样便，很快出现严重脱水、高热，病情严重患儿表现周围循环衰竭、昏迷、抽搐、谵妄等。

（4）类上呼吸道感染型：患儿出现发热、畏寒、全身不适或疼痛、鼻塞、咽喉炎等表现，可伴有胃肠道症状。

（5）脓毒症型：该型少见，起病突然，寒战、高热、出冷汗及轻重不一的胃肠炎症状。可有肺炎、骨髓炎、脑膜炎等合并症。

3. **诊断** 患儿有进食不洁食物史，出现上述临床表现，尽快行血培养。同时对可疑食物或患儿粪便、呕吐物进行细菌分离，如证实为同一血清沙门菌则可确诊。

4. **治疗** 立即催吐，继之以 1：5000 高锰酸钾溶液反复洗胃，并用硫酸镁导泻。如已发生严重呕吐、腹泻，不再催吐、导泻，维持水、电解质和酸碱平衡。对症治疗：腹痛、呕吐严重患儿，可用阿托品肌内注射，烦躁不安者应用镇静剂；抗休克治疗；病情严重者，应用小檗碱、头孢唑林等抗感染。

（二）毒蕈中毒

毒蕈俗称毒蘑菇，目前已知约有100多种，各地均有生长，有些外观与无毒蕈类相似，易被缺乏经验的人采摘食用而中毒。

1. **中毒机制** 毒蕈的致病性取决于其所含的毒素。一种毒蕈可含有多种毒素，一种毒素也可存在于多种毒蕈中。主要的毒素有以下几种：

（1）胃肠毒素：此类毒素包括胍啶和蘑菇酸等，存在于毒粉褶蕈、毒红菇、墨汁鬼伞、红网牛肝蕈及虎斑蘑等毒蕈中，可刺激胃肠道，引起胃肠道炎性症状。

（2）神经、精神毒素：此类毒素包括毒蕈碱、蟾蜍毒、光盖伞素及异恶唑类衍生物等，主要存在于毒蝇伞、豹斑毒伞、角鳞灰伞、臭黄菇及牛肝草等。毒蕈碱的作用类似乙酰胆碱，能引起胆碱能节后神经纤维兴奋，同时对交感神经亦有作用；蟾蜍毒及光盖伞素主要引起幻视、幻想、哭笑无常等精神症状；异恶唑类衍生物中的一些成分可作用于中枢神经系统。

（3）溶血毒素：主要是存在于鹿花蕈中的鹿花蕈素，可引起溶血性贫血、胃肠炎症状、肝脾大、急性肾衰竭等。

（4）肝毒素：主要为存在于毒伞、白毒伞、鳞柄毒伞等毒蕈中的毒伞毒素和鬼笔毒素两大类共11种，可导致肝急性炎症、坏死，肝细胞空泡变性及灶性出血，同时可侵害胃肠道、心脏、肾及神经系统等。

2. **临床表现** 因毒蕈所含毒素不同，误食毒蕈后的中毒症状较复杂，常以某一系统的症状为主，兼有其他系统症状。可分为以下几类：① 急性胃肠道症状：潜伏期较短，一般为10分钟～6小时，轻、中度中毒患儿出现恶心、呕吐、上腹部不适，重度中毒患儿可出腹痛、水样便，大便中可含有黏液及红细胞，无里急后重感。部分患儿可有发热。轻者经适当治疗迅速恢复，重者可发生脱水、酸中毒、休克、昏迷和肝肾衰竭，以致死亡。② 毒蕈碱样症状：潜伏期1～6小时，可出现多汗、流涎、流泪、血管扩张、脉缓、血压下降、肠蠕动增强、支气管痉挛、肺水肿、瞳孔缩小等副交感神经兴奋症状，可因呼吸道阻塞或呼吸抑制而死亡。③阿托品样症状：有些毒蕈含有类似阿托品作用的毒素，中毒后可出现心动过速、兴奋、惊厥、瞳孔散大、昏迷等症状。④ 神经、精神症状：可出现幻听、幻觉、躁狂、谵妄、精神抑郁等。⑤ 溶血潜伏期6～12小时，发生急性溶血，出现贫血、黄疸、血红蛋白尿及肝脾大等。有时溶血后可继发肾损害，导致少尿及急性肾衰竭等。⑥ 肝损害：潜伏期15～30小时，初期出现胃肠炎表现，常在1天内进入"假愈期"，继之在1～2天内出现急性重型肝炎表现，表现为肝大或缩小、黄疸、出血、烦躁不安或冷漠嗜睡，最后可死于肝性脑病。⑦ 周围神经炎症状：有些毒蕈中毒患儿的四肢远端发生对称性的感觉和运动障碍、麻木或强直、膝反射消失等周围神经炎症状。

3. **治疗** 排除毒物，误食毒蕈后尚未完全吸收者应立即催吐，用1：5000 高锰酸钾溶液洗胃，继之灌入 1g/kg 活性炭加山梨醇成混悬液于胃中，并用硫酸镁导泻。卧床休息，维持水、电解质及酸碱平衡，保护各脏器功能，对症支持治疗。对有毒蕈碱中毒症状患儿，立即肌内注射或静脉注射阿托品，每次 0.03～0.05mg/kg，每 15～30 分钟重复 1 次，直至心率增快、瞳孔散大、面色潮红。发生肝损害者，尽早保肝治疗，并给予二巯丙磺钠或二巯丁二钠解毒。对有溶血表现的患儿，立即静脉或口服肾上腺皮质激素制剂；贫血严重时，输新鲜血。严重毒蕈中毒，可用抗蕈毒血清（注射前先做皮肤试验）。如有条件，对于严重中毒患儿，应尽快行血液净化治疗。近年来，各地均有报道应用血液灌流或血液透析抢救毒蕈中毒有良好效果。

（三）变形杆菌食物中毒

变形杆菌为革兰阴性杆菌，主要分布在自然界的水和土壤中，引起食物中毒者有普通变形杆菌、莫根变形杆菌及奇异变形杆菌。该菌属食物中毒主要是由于食物被大量变形杆菌污染所致。多发生在夏秋季节。

1. 中毒机制　产生细胞结合溶血因子，对人类移行细胞具有很强的黏附力和侵袭力；产生肠毒素，使蛋白质中的组氨酸脱羧而成为组胺，引起类组胺中毒过敏症状；有些菌株产生 α 溶血素，具有细胞毒效应。

2. 临床表现　潜伏期为 3～20 小时，病程 1～3 天，多在 24 小时内恢复。患儿突起腹痛、腹泻、恶心、呕吐、畏寒、发热、头晕、乏力、肌肉酸痛等。腹痛为剧烈的脐周绞痛或刀割样疼痛。大便为水样便，每日数次至十余次。体温 38～39℃，少数患儿为低热。莫根变形杆菌可导致过敏反应，表现为皮肤潮红、头痛、荨麻疹、醉酒状态等。重症患儿可有脱水、酸中毒、血压下降、惊厥及昏迷等。

3. 治疗　对症支持治疗，维持水、电解质及酸碱平衡，发热者给予物理降温或退热药物，腹痛严重患儿可给予阿托品解痉止痛，防止休克、心力衰竭等严重并发症；有过敏反应者给予抗组胺类药物治疗，如氯苯那敏、氯雷他定等，严重者给予氢化可的松、地塞米松；一般不需抗生素，重症患儿可选用抗生素治疗，如氨苄西林等。

4. 预防　注意饮食卫生，食物应充分煮熟，鱼类产品需加强卫生管理。在食品的贮存、运输及加工过程中防止与土壤或不净的水接触。

（四）葡萄球菌食物中毒

葡萄球菌食物中毒是由于进食金黄色葡萄球菌产生的葡萄球菌肠毒素引起。夏秋季多见，多因吃剩饭、乳及乳制品、鱼、肉、蛋等引起。

1. 中毒机制　食物被葡萄球菌污染后，在室温下经 5 小时左右即可大量繁殖生成肠毒素，摄入含有葡萄球菌肠毒素的食物引起人体中毒。葡萄球菌肠毒素是一种可溶性蛋白质，耐热力很强。目前已发现 A、B、C、D、E 五种血清型，其中以 A 型毒素引起食物中毒最为常见。

2. 临床表现　潜伏期短，多为 2～6 小时，病程较短，一般于 1～2 天内恢复。主要表现为明显的胃肠道症状，患儿恶心、反复呕吐、腹泻、中上腹痛。通常呕吐较重而腹泻较轻。呕吐物可含胆汁或带血，大便多为水样便或黏液便。严重患儿可发生脱水，甚至休克。婴幼儿对毒素的耐受力弱，故病情往往更重。

3. 诊断　有可疑不洁食物摄入史，并出现以上临床表现的患儿，可取呕吐物直接染色，显微镜下如见大量葡萄球菌即可诊断。也可对可疑食物或呕吐物培养，发现大量凝固酶阳性的金黄色葡萄球菌生长，肠毒素试验阳性，食物和呕吐物分离出同一血清型可确诊。

4. 治疗　对症支持治疗，维持水、电解质及酸碱平衡；重症患儿先经验给予青霉素或头孢一代抗生素抗感染，待药敏结果调整敏感抗生素。

5. 预防　食品应低温保存，可疑或剩余食品应加热煮透后再食用。加强对食品制作人员的管理，皮肤有化脓性炎症的不能接触食品。

（五）肉毒杆菌食物中毒

肉毒杆菌为革兰阳性厌氧菌，多滋生于土壤内、鱼及家畜的肠内和粪便中，或附着在蔬菜、水果上。中毒多因食用罐头、腊肠、咸肉或其他密封缺氧储存的食品引起。病死率高，可达50%以上。

1. 中毒机制　在缺氧情况下，肉毒杆菌大量繁殖产生外毒素。外毒素为嗜神经毒素，自胃肠道吸收后，可阻断周围神经突触，释放乙酰胆碱，使神经肌肉接头处传导发生障碍，致使全身骨骼肌持续发生软瘫状态，表现为一系列神经麻痹症状。死亡病例解剖主要为肝、脾、脑、肾等水肿、出血，甚至有血栓形成。

2. 临床表现　潜伏期一般为12～48小时，长者可达8～10天。潜伏期越短，病情越重，预后越差。患儿起病突然，一般无发热，胃肠道症状少，迅速发生神经系统症状，意识清楚，头痛、头晕、全身乏力，继之出现咽部症状，表现为视物模糊、眼睑下垂、复视、斜视、眼球运动障碍、眼球震颤、瞳孔散大、对光反射消失。严重患儿可有脑神经麻痹征象，表现为吞咽、咀嚼、发音及呼吸困难，最后发生呼吸衰竭而死亡。

近年来，世界范围内婴儿肉毒杆菌中毒报道很多，患儿年龄一般为1～8个月，由于食用蜜糖或其他污染食物以致消化道中产生大量肉毒杆菌毒素，阻断了神经、肌肉之间的传递而出现弛缓性瘫痪。患儿大多先出现3～4天大便不通，接着可见嗜睡，软弱无力，进食变慢或吞咽困难，口腔分泌物增多，约有半数出现呼吸衰竭，成为婴儿猝死原因之一。

3. 治疗　①一旦发现立即催吐，用1：5000高锰酸钾溶液、1%碳酸氢钠溶液或活性炭混悬液洗胃，并给予硫酸镁或甘露醇导泻及全肠灌洗。②抗毒素治疗：尽早应用多价肉毒抗毒素对本病效果好，应用之前先做过敏试验，一次用量5万～10万单位，静脉及肌内注射各半量，必要时6小时后可重复1次。③对症支持治疗：保持呼吸道通畅，吸氧，必要时行气管插管呼吸机辅助呼吸，补液促进毒物排出，保持水、电解质及酸碱平衡；青霉素预防感染等；如有条件，对重症患儿可行血液灌流。

七、动物性毒物中毒

（一）河豚毒素中毒

河豚在我国沿海及长江中下游地区均有分布，有40余种。河豚的某些脏器及组织有剧毒，如卵巢、肝、脾、血液、眼球、腮及皮肤，以卵巢和肝毒性最强，肌肉一般无毒。河豚鱼肉鲜美，常因进食河豚而发生中毒。一旦中毒，症状发展迅速，往往在数小时内死亡。病死率高达40%～60%。

1. 中毒机制　河豚鱼的毒素成分主要为河豚毒素及其衍生物，是一种非蛋白性、高活性神经毒素，对胃肠道有局部刺激作用。抑制神经细胞膜对钠离子的通透性，阻碍神经肌肉间冲动的传导，使神经呈麻痹状态，先是感觉神经受累，其次是运动神经，最后使呼吸中枢和血管神经中枢麻痹。

2. 临床表现　一般在食用河豚半小时至5小时发病，进食量越多，潜伏期越短。首先出现胃部不适、恶心、呕吐、腹痛及腹泻、便血，随后出现全身不适、口唇、舌尖及肢端麻木，四肢无力，眼睑下垂，继而四肢肌肉麻木、共济失调、步态不稳，甚至全身运动麻痹，呈瘫痪状。严重中毒患儿血压及体温下降、呼吸困难、言语障碍、发绀、瞳孔先缩小后散大，最后因呼吸麻痹或重度房室传导阻滞而死亡。

3. 治疗　对中毒患儿立即予以催吐，用1%碳酸氢钠溶液或活性炭混悬液反复洗胃，再给硫酸镁或甘露醇导泻，必要时用淡盐水或肥皂水全肠灌洗。输液、利尿促进毒素排出，维持水、电解质及酸碱平衡。尽快应用半胱氨酸解毒，半胱氨酸的成人用量为0.1～0.2g，注射前用磷酸氢二钠缓冲液溶化，肌内注射，每日1～2次，儿童酌减；及早应用肾上腺皮质激素如氢化可的松或地塞米松等以减少组织对毒素的反应；呼吸困难及呼吸衰竭患儿给予吸氧、呼吸兴奋剂，必要时气管插管呼吸机辅助呼吸；对症支持治疗。

（二）毒蛇咬伤

我国毒蛇近 50 种，其中毒性强、危害大的有眼镜蛇、眼镜王蛇、金环蛇、银环蛇、海蛇、竹叶青、蝮蛇、尖吻蝮蟒蛇等。毒蛇咬伤多见于夏秋季节，毒蛇遇到人受惊时可咬人，将毒腺内蛇毒注入人体内，使人中毒。

1. 中毒机制　蛇毒是一种蛋清样澄清或微黄黏稠的液体，是复杂的混合物，含有蛋白质、多肽类、脂类、酶类及无机离子等成分，具有明显的神经毒、细胞毒、血液毒等毒性作用。①神经毒：神经毒素作用于突触后运动终板的烟碱样乙酰胆碱受体，阻滞去极化而抑制神经肌肉传导，引起呼吸肌麻痹而致死；抑制线粒体对钙离子的积聚，抑制小泡释放乙酰胆碱，引起神经肌肉传导阻滞；阻断神经肌肉突触后的传导，导致迟缓性瘫痪、呼吸麻痹。②血液毒：心脏毒素使心肌变性、坏死和出血，导致心律失常、循环衰竭，甚至心搏骤停；血管毒素使毛细血管内皮肿胀溶解、基底膜破坏、通透性增加、血液外渗引起广泛的全身出血。③肌肉毒：蛇毒对横纹肌及骨骼肌有严重破坏作用。此外，蛇毒可引起变态反应，导致免疫复合物疾病等。

2. 临床表现　患儿被毒蛇咬伤后，伤口留有毒牙痕，进入人体的毒液通过淋巴循环吸收，逐渐扩散到全身引起症状，若毒液在伤口处直接进入血液循环，则很快引起死亡。各种毒蛇的毒物成分不同。被毒蛇咬伤后的中毒症状与毒蛇的种类、毒量、咬伤部位、患儿的年龄、健康状况等有关。①神经毒症状：局部症状轻微，有时仅有局部麻木感，一般在咬伤后 0.5～3 小时出现全身中毒症状，发展迅速。患儿表现为头痛、头晕、呕吐、视力模糊、嗜睡、无力、吞咽困难、声音嘶哑、言语和吞咽困难、共济失调、牙关紧闭，严重者有肢体瘫痪、惊厥、昏迷、呼吸麻痹等。神经毒作用时间较短，若能度过 1～2 天危险期后，神经系统症状大多消失。②血液毒症状：咬伤局部肿胀剧痛，迅速向同侧肢体蔓延，重症可波及对侧肢体，局部水疱、血疱、组织坏死、伤口流血不止，全身症状有畏寒、发热、恶心、呕吐、腹痛、腹泻、心律不齐、烦躁不安、血压下降、呼吸急促、发绀、全身广泛出血、贫血、休克等。严重者可有循环衰竭及肾衰竭等。

3. 治疗　被毒蛇咬伤后，应保持患儿镇静、伤肢制动，及时就地处理，减少毒素吸收。局部处理：立即在伤口近心端 2～3cm 处扎缚肢体，以阻断静脉血、淋巴回流，每 15～20 分钟放松 1～2 分钟，以防结扎远端肢体发生缺血性坏死。用 1：5000 高锰酸钾溶液、苯托溴铵溶液或 5％依地酸钙钠溶液冲洗直至流出的水变为鲜红色为止。伤口局部用碘酊或 75％乙醇溶液常规消毒后，以连贯两毒牙痕为中心，用消毒手术刀做十字形切口，扩创排毒，用吸引器、注射器等反复抽吸毒液，紧急情况下可用口吸（口腔黏膜无溃疡），边吸边吐，并用清水或酒漱口以防中毒。用冷开水将蛇药数片调成糊状，涂于伤口周围（伤口上不要涂药）。抗蛇毒血清：是中和蛇毒的特效解毒剂，疗效显著，须早期足量应用。蛇毒血清有单价和多价两种。如能确定毒蛇种类，宜用相应单价抗蛇毒血清。应用前须做过敏试验，取 0.1ml 抗蛇毒血清加 1.9ml 生理盐水稀释，取 0.1ml 于前臂掌侧皮内注射，20 分钟后观察，皮丘在 2cm 内，周围无红晕为阴性。阴性患儿应用一次剂量的抗蛇毒血清加入葡萄糖溶液或生理盐水中静脉滴注；补液利尿、促进毒素排出。应用肾上腺皮质激素，有抗感染、抗毒、抗过敏、抗休克、抗溶血和提高机体应激能力的作用，应早期、短期、大剂量冲击疗法。预防及治疗呼吸衰竭、急性肾衰竭、休克、心搏骤停等危重症，预防破伤风，应用抗生素预防感染等。

（三）蜂蜇伤

蜇人的蜂类主要有蜜蜂、黄蜂、大黄蜂等，其腹部末端生有螫刺，与体内的毒腺相连。蜂受惊吓或感到受威胁时可蜇人。单只蜜蜂刺伤一般无关紧要，但群蜂刺伤或毒性极强的黄蜂刺伤后症状明显，重者可致死亡。

1. 中毒机制　蜂毒中含有蚁酸、盐酸、神经毒碱性物质及组胺等，进入人体血液后，可损伤细胞，使血管通透性增加，组织水肿、溶血和坏死；神经毒作用于脊髓使深肌腱的反射强度增加；肥大细胞脱颗粒释放组胺，引起毛细血管扩张，平滑肌收缩等。

2. 临床表现　局部症状：被蜇刺处灼痛或刺痛，很快出现红斑、风团，可有瘀点及水疱出现。全身症状：发热、恶心、呕吐、头痛、腹痛、腹泻、咽部异物感、呼吸困难、胸闷，严重者可有烦躁不安、大汗淋漓、面色苍白、晕倒，以至痉挛、休克、肺水肿、心脏及呼吸麻痹，甚至在数小时内死亡。也有患儿因对蜂毒过敏，发生吞咽困难、声门水肿、胸闷，甚至过敏性休克而死亡。个别患儿出现溶血性贫血、肾衰竭。

3. 治疗　局部处理：被蜇后立即检查有无遗留螫刺，如有应小心拔除，吸出毒液，用肥皂水、1：5000 高锰酸钾溶液或 5％碳酸氢钠溶液清洗伤口。用 1：1000 肾上腺素溶液 0.01mg/kg 在伤口周围皮下注射，伤口肿胀者用冰袋冷敷。中药紫花地丁、半边莲、七叶一枝花捣烂外敷；抗组胺药如苯海拉明、氯苯那敏；糖皮质激素如泼尼松口服，不能口服者可静脉应用地塞米松或氢化可的松。保持呼吸道通畅，必要时行气管切开或气管插管，积极抗休克治疗，其他对症支持治疗。

（亓建红）

第二节　电击伤

一定量的电流或电能量（静电）通过人体引起组织不同程度损伤或器官功能障碍，甚至死亡，称为电击（electrical injury），俗称触电。电击包括低压电（≤380V），高压电（>1000V）和超高压电（或雷击，10000 万 V 和 30 万 A）电击三种类型。小儿触电的原因多为用手触摸电器、电源插口或手抓电线的断端，偶有雨天在树下避雨时遭到雷击。

电流对人体的损伤主要表现为局部灼伤和全身反应。在全身反应中，可引起心室纤维性颤动以致心脏停搏和引起中枢神经抑制以致呼吸停止，是造成触电死亡的主要原因。

（一）发生机制

36V 以下电压为安全电压，人体被低压电（220～380V）电击时，电流通过心脏，可造成心肌细胞内离子紊乱，产生致命性的心室颤动。高压电（>1000V）电击时，极易发生灼伤，强电场对细胞有一种"电穿孔"作用，造成早发和迟发的细胞损伤，细胞膜上产生很多小孔后，细胞内大分子蛋白质及 DNA 渗出，细胞内游离钙离子和花生四烯酸增多，最后造成肌肉和神经的"渐进性坏死"。血管坏死后形成血栓。远端肢体因缺血、缺氧，也会发生坏死。呼吸中枢因受到高压电的伤害而使呼吸麻痹，呼吸肌强直性收缩，造成呼吸暂停和窒息，由于缺氧而引起心室颤动和心脏停搏。另外，触电时由于肌肉强烈收缩，易发生肢体骨折或关节脱位。如从高空坠落，还会造成严重的复合伤，如颅脑外伤、骨折和胸腹腔内脏破裂出血等。

（二）临床表现

临床表现主要是局部组织电烧伤和电休克的全身反应。

1. 全身反应　小儿以手部触电多见。

（1）轻型：触电后表现面色苍白、无力、触电手指麻木，轻度肌肉痉挛，但易于松手脱离电源，短时间头晕、心悸、恶心、呼吸急促、触电部位皮肤疼痛，一般神志清楚。

（2）重型：触电后当即昏迷，呼吸浅快或暂停，迅速发生呼吸麻痹，血压下降，心律不齐，心动过速或心室纤颤，复苏不利，终致呼吸心跳停止，治疗及时大部分患儿可以获救。

2. 局部组织损伤　触电后局部皮肤表现严重烧伤，电流通过人体流出体外形成一个电流入口和一个以上的电流出口，这是电击伤的特殊表现。一般，入口皮肤烧伤范围不大，但是烧伤严重，出口烧伤范围较大而烧伤程度较轻。皮肤烧伤多呈椭圆形黑炭状、焦糊状，表皮爆开的干裂口损伤可达皮肤下各组织，如肌肉、血管、神经和骨髓，甚至损伤骨骼、颅脑、内脏、脊髓等主要脏器。在伤后1～2周内多为进行性组织坏死性改变，故烧伤早期，仅据表皮烧伤，很难准确作出诊断。随着组织发生坏死可并发严重感染，如大血管受到伤害可因突然破溃发生致命的大出血。触电后烧伤患儿因肌肉强烈收缩，可引起骨折、脱位，或因意识丧失从高处跌下致颅脑、内脏等严重损伤。患肢深筋膜下因肌肉组织高度水肿，局部压力增高，常并发筋膜腔综合征。电烧伤波及深部肌肉组织时，引起广泛的肌肉破坏，产生大量肌红蛋白，损害肾，引起急性肾衰竭。

（三）辅助检查

早期可有肌酸激酶、肌酸激酶同工酶、LDH、谷氨酸草酰乙酸转氨酶活性增高，尿中可有血红蛋白或肌红蛋白。

（四）治疗

1. 现场抢救　触电者如果是年长儿，附近又无人救援，此时需要触电者镇定地进行自救。因为在触电后的最初几秒钟内，处于轻度触电状态，人的意识并未丧失，理智有序地判断处置是成功解脱的关键。触电后并不像通常想象那样会把人吸住，只是因为交流电可引起肌肉持续的痉挛收缩，所以手部触电后就会出现一把抓住电源，而且越抓越紧的现象。此时，触电者可用另一只空出的手迅速抓住电线的绝缘处，将电线从手中拉出解脱触电状态。如果触电时电器是固定在墙上的，则可用脚猛力蹬墙同时身体向后倒，借助身体的重量和外力摆脱电源。

如果发现儿童触电，作为救助者必须争分夺秒，充分利用当时当地的现有条件，使触电者迅速脱离电源。绝不可用手直接去拉触电者，这样不仅使触电者再次充当导体增加了电流的损伤，而使救助者自身的生命安全受到电击的威胁。正确的救护方法是：① 关闭电源：如触电发生在家中，可迅速采取拔去电源插座、关闭电源开关、拉开电源总闸的办法切断电流。② 斩断电路：如果在野外郊游、施工现场因碰触被刮断在地的电线而触电，可用木柄干燥的大刀、斧头、铁锹等斩断电线，中断电流。③ 挑开电线：如果人的躯体因触及下垂的电线被击倒，电线与躯体连接得很紧密，附近又无法找到电源开关，救助者可站在干燥的木板或塑料等绝缘物上，用干燥的木棒、扁担、竹竿、手杖等绝缘物将接触人身体的电线挑开。④ 拉开触电者：触电者的手部如果与电线连接紧密，无法挑开，可用大的干燥木棒将触电者拨离触电处。

触电者脱离电源后往往神志不清，救助者应立即进行下一步的抢救。松解患儿的上衣领口和腰带，使其呈仰卧位，头向后仰，清除口腔中的异物以保持呼吸道通畅。呼吸停止者，立即行口对口人工呼吸，心跳停止者立即在心前区叩击数下，如无心跳，则行胸外心脏按压，要坚持不懈地进行，直至患儿清醒或出现尸僵、尸斑为止，并尽快转送医院。

2. 医院内治疗

（1）进行气管内插管，用呼吸机维持呼吸，正压吸氧，在心电监护下，胸外心脏按压无效时，立即开胸，行心脏直接按摩，直到患儿恢复心跳呼吸。

（2）可使用呼吸中枢兴奋药，如洛贝林、尼可刹米，针刺人中和十宣穴。心跳停止患儿在进行心脏有效按压，心脏缺血得到纠正后，可肾上腺素心内注射。

（3）患儿复苏后尚须进行综合治疗。①受伤后应常规注射破伤风抗毒素和类毒素，及长期的大剂量青霉素应用（坏死组织彻底清除干净后停用），以防止厌氧菌等感染。②对缺氧所致脑水肿者，可使用甘露醇、50％葡萄糖溶液等脱水。③电击伤的早期补液量，不仅取决于皮肤烧伤面积，更取决于肌肉烧毁的范围和深度。由于电击伤较深，渗出较多，因此输液量往往比相同面积的热力烧伤多。④及早应用利尿剂，预防脑水肿、肺水肿的发生，同时也有利于肌蛋白及血红蛋白的排出，以减轻肾损害。⑤及时应用碱性溶液，如5％碳酸氢钠溶液，纠正酸中毒。

（4）对由于肌肉强烈收缩造成的骨折及脱位，要复位、固定；对局部创面应进行反复多次地清创。患肢因组织坏死或严重感染无法保留时应考虑尽早截肢。并发肢体筋膜腔综合征时，应立即行筋膜切开减张术以恢复患肢血运。大血管损伤出血多发生在伤后 2 周左右，常于换药时埋在坏死组织中，已损伤血管突然破裂，故换药应仔细，给患儿镇静剂，争取合作，充分做好精神和物质准备（如血带，准备好纱布，弹力绷带），争取主动。发现有出血迹象的大血管，可根据解剖关系及周围组织健康状况尽早处理。

（五）预防

1. 重视对婴幼儿的看护　儿童的特点之一在于他们忙于用自己所有的感官去探索环境，好奇的天性和缺乏判断力结合在一起便构成了一种潜在的危险。年龄较小的幼儿可能想把一件金属物品，像钥匙、指甲刀、头发夹等插入一个没有保护的电源插座，也可能咬嚼电线而引起电击伤，因此至少要有一名照顾儿童的成人或一名负责的年龄较大的姊妹在场进行保护。

2. 安全用电教育　对年长儿要经常不断地进行安全教育，加强安全用电知识教育，家长要掌握安全用电基本知识，定期检查维修电器设备，遵守用电规定，不能乱拉接电线，不能在通电的电线上晒衣物，不能接触断落的电线，火警及台风袭击时切断电源。教育儿童雷雨天不要站在高墙上、树木下、电杆旁或天线附近。

第三节　溺　　水

溺水是夏秋季节小儿常见的意外事故。小儿被水淹没后可将大量水分和水中的杂草污物吸入呼吸道和吞入胃内，迅即填塞呼吸道发生窒息，也可因水的刺激，喉头、气管发生反射性痉挛而窒息。溺水患儿经抢救脱险后存活 24 小时以上称溺水（near drowning），水淹后当即死亡者称溺死（drowning）。溺水后机体组织严重缺氧可导致呼吸、循环、神经系统的功能障碍直至衰竭死亡。

小儿溺水常发生于以下情况：① 小儿到江、河、湖、海及池塘边戏水玩耍，不慎落水。② 儿童到深浅莫测，杂草丛生的水域游泳，由于游泳技术不精，体力不支，杂草绕身被淹溺。③ 冬春季节在河湖薄冰面上行走，玩耍坠入冰洞，婴幼儿跌入水盆、水缸内。④ 洪水暴发，水中航船遇难。

（一）发病机制

对溺死者进行尸检时发现部分淹死者肺内有大量水分，而另一部分死者的肺内并没有水分，故可以把溺水分为干性溺水和湿性溺水。

1. 干性溺水　人入水后，由于水对气管的强烈刺激，引起喉头痉挛，以致呼吸道完全梗阻，造成窒息和缺氧，心肌缺氧可引起心脏停搏。当喉头痉挛时，心脏也可反射性地停搏，此类死亡者肺内并无积水。

2. 湿性溺水　人淹没于水中后会本能的屏气，然后做深吸气时被迫把大量的水吸入呼吸道，使气管和肺泡内灌入大量水，从而阻碍了肺内的气体交换，引起全身缺氧。由于水的性质不同，又可分为淡水溺水和海水溺水。

（1）淡水溺水：淡水属含电解质少的低渗性液体，大量低渗水经肺毛细血管吸收进入血液循环，在 3～4 分钟内血容量可增加一倍。在血液被稀释的同时也可造成低钠、低钾、低氯和低蛋白血症。电解质紊乱可引发心律失常，加之心脏负担加重和缺氧而诱发心力衰竭。低渗水渗入红细胞，使其破坏而发生溶血，红细胞破裂后释放出钾离子和血红蛋白，高血钾可使心脏停搏。大量游离的血红蛋白会堵塞肾小管，引起急性肾衰竭。淡水可损伤肺泡壁的上皮细胞，使细胞表面活性物质减少而出现肺泡塌陷，进一步影响气体交换。

（2）海水溺水：海水含 3.5％氯化钠及大量钙盐和镁盐，系高渗性液体。由于肺泡内海水的渗透压高，大量血浆由血管内向肺泡腔和肺间质渗出，引起非心源性急性肺水肿和血液浓缩。高血钙可导致传导阻滞和心律失常，甚至心脏停搏。高血镁可抑制中枢神经系统和周围神经系统，使横纹肌无力，血管扩张和血压迅速下降。

3. 继发性损伤　无论淡水或海水溺水的患儿，被救出水面并经复苏抢救，患儿自主呼吸，有效循环虽得到恢复，但肺水肿、肺部感染和脑部损伤，水、电解质、酸碱代谢失衡，低体温等严重的继发性损伤，若不能及时得到纠正，仍可出现继发性呼吸循环衰竭，危及生命或遗留永久性脑损伤。

（二）临床表现

1. 呼吸系统　窒息、肺水肿、低氧血症，可见呼吸浅快、不规则，面部水肿，面色苍白、发绀，双眼充血，咳出血性泡沫状痰，肺部出现啰音。

2. 心血管系统　脉弱、低血压、心律失常、心动过速、心动过缓、奔马律、心室纤维颤动、心脏停搏。

3. 脑缺氧、脑水肿症状　谵妄、抽搐、昏迷、视觉障碍、瞳孔散大固定、肢体肌张力改变。

4. 急性胃扩张　上腹膨隆。

5. 低体温　核心体温低于 35℃。

6. 急性肾衰竭　少尿、氮质血症、酸中毒、尿中可有管型、蛋白或血红蛋白。

7. 其他合并伤　如脊椎、颅脑、内脏损伤。

（三）辅助检查

1. 外周血白细胞总数和嗜中性粒细胞增多。

2. X 线检查显示肺水肿、肺不张。

3. 血液生化改变　① 淡水溺水有低钠、低氯、低蛋白血症。②海水溺水有高钠、高氯、高钾，动脉血氧及血液 pH 异常。

（四）治疗

溺死过程极短，必须立即倾出呼吸道内积水，促使其呼吸，恢复心跳，加强护理，预防和治疗并发症。

1. 现场急救

（1）清除口鼻部的淤泥、杂草和呕吐物；打开气道，头部稍向后仰并抬高颈部，以保持呼吸道通畅；对呼吸停止者，要迅速解开衣扣、裤带，然后托起下颌行口对口人工呼吸；心脏停搏者应同时行胸外心脏按压。

（2）不必过分强调排水，只有在不耽误人工呼吸的前提下可以采取简单的方法排水。让患者俯卧在救助者屈膝的大腿上，使其头下垂，按压背部，把呼吸道和胃内的积水倒出。也可把患者的腹部放在救助者的肩上，稍加抖动排水。小孩可倒提双腿使其头向下排水。排水时间不易过长。

2. 住院后的治疗　溺水以后由于肺部通气和灌注平衡的破坏，使肺内分流增多，肺泡表面活性物质被冲洗而减少，引起肺顺应性降低，以及小支气管阻力增加，这些因素即可导致肺功能不全和严重低氧血症。已经证实吸入少量水分（2.2ml/kg），肺毛细血管内皮细胞即可受到损伤而导致 ARDS，因此溺水患儿经现场抢救后均应住院治疗，严密监护，溺水较轻患儿应监护 6～12 小时，以便安全。

（1）气管内插管：昏迷患儿应立即行气管内插管，吸出肺内存留的水分，采用呼吸机控制呼吸，改善通气，尽快提高 PaO_2，必要时可吸入高浓度氧。给予尼可刹米、安钠咖、洛贝林等中枢兴奋剂。吸氧压力要适当，过高可使肺血流量减少，造成压力性损伤，如气胸等。

（2）心脏按压：经胸外心脏按压，心跳仍不恢复的患儿，应开胸直接心脏按摩。静脉注射肾上腺素 0.1mg/kg，2～3 分钟可重复使用 1 次，心脏复跳后用 $10\mu g/kg$ 维持量。心跳恢复后，可用药物治疗心律不齐，出现心室纤维颤动可采用电除颤，并密切观察，心电监护。

（3）保护和减轻脑组织损伤：给予大剂量维生素 C、E 及复方丹参有助于减轻脑细胞损伤。溺水患儿早期血糖浓度常升高，可达 16.65mmol/L（3000mg/L），而高血糖可影响乳酸性酸中毒的程度，易导致脑水肿和脑细胞死亡。降低血糖浓度可否减轻脑细胞损伤目前尚不十分清楚，故此时大多不主张给予胰岛素治疗，但在抢救时给予不含糖的溶液是较安全的预防措施。

（4）恢复体温：严重低体温患儿很难靠自身产热复温，应立即采取有效措施迅速提高核心体温。可静脉滴注 36～40℃ 温热液体，吸入 40～44℃ 热湿氧气，温热液灌洗胃、膀胱、腹腔。还可进行更快捷的血液透析、体外循环等不同方法复温，同时应不间断地行向心性按摩，促进血液循环，帮助复温。

（5）其他治疗：纠正水、电解质及酸碱失衡；应用广谱抗生素预防治疗感染；保护肝肾功能；供给足够的能量；适当给予糖皮质激素，可抑制磷酸酯酶 A2 活性及减少脂质介质的产生，稳定溶酶体膜，可用于治疗肺水肿；气管内滴入肺表面活性物质制剂，对改善肺功能有一定作用。

（6）加强护理，防止交叉感染，避免发生呼吸道梗阻，再发生窒息和休克，注意保温，加强生命体征监测及心理护理。溺水患儿特别是出现急性肺水肿者常因严重呼吸困难而烦躁不安，加之刚度过溺水危险，会产生焦虑与恐惧，应给予较多时间陪伴，向患儿及家长解释治疗措施和目的，进行心理安慰。对于自杀溺水者应尊重其隐私权，引导其正确对待人生，保持心理反应的适度，防止心理反应的失常，配合治疗。

（五）预防

儿童是主要的溺水人群，男孩更容易发生意外溺水，要加强对男孩的看管。在暖和的季节加强孩子游泳的安全教育，要教育孩子到游泳池游泳，不要到河中游泳。在寒冷的季节溺水主要由滑冰、薄冰上骑车导致，应该加强冰上运动安全教育。如果家里有游泳池或屋前屋后有水塘、沟渠等开放性水域的，应该设置栅栏进行隔离防护，要检查没有任何物体靠在栅栏上，否则孩子会借助该物体攀爬进入游泳池。城市游泳池要设立水深标志和儿童游泳区标志，并配备报警装置和救生设备。野外水域、海滩或不适合游泳的水域设置"此处危险，禁止游泳"的警示牌。在农村，对儿童经常游泳的水塘、河流、湖泊要设置水深标志，以防儿童潜水或跳水发生意外。在海里游泳时，要注意救生员在海滩上插的红色和黄色旗子，游泳者要知道在红旗与黄旗之间的地方游泳是比较安全的。娱乐场所水域对水上娱乐设施、渔船等水上活动场所必须配备足够的救生设备。对粪坑、阴沟等危险场所进行加盖，以防孩子意外跌入。

第四节　气管及支气管异物

气管、支气管异物是小儿常见的意外事故，多见于学龄前儿童，尤以婴幼儿最常见。严重者可因引起窒息而死亡，应及时进行抢救。气管异物分为内源性及外源性两大类。

内源性异物较少见，如破溃的支气管淋巴结和各种炎症所致的肉芽假膜、脓痰、分泌物等。外源性较多见，其种类繁多，以植物性异物占多数，如花生米、瓜子、黄豆等，其他尚有化学制品，如塑料笔帽、玩具零件、小瓶塞、眼药瓶盖等。也可见到图钉、子弹头、螺母、注射针头等。气管、支气管异物多见于学龄前儿童，以婴幼儿最多见，5 岁以下者占 80%～90%。

（一）病因及发病机制

1. 小儿臼齿尚未萌出，咀嚼功能不完善，喉头保护性反射不健全，进食干硬食物，如花生米、瓜子、豆类、玉米粒等易呛入气管。

2. 小儿易将小球、铁钉及小玩具含在口中，当突然大笑、大哭或嬉戏玩耍时易将以上物品吸入气管。

3. 重症或昏迷患儿，由于吞咽反射减弱或消失，可将呕吐物、食物等吸入气管。偶遇拔牙、口腔内手术、气管镜检查时可有医源性异物如脱落的牙齿、组织等吸入气管内。

（二）临床表现

气管异物患儿主要表现为异物进入气管后立即呛咳、憋气及作呕。表现视异物的大小和停留在气管的部位而产生不同症状。异物圆钝而大者，嵌顿于喉头，可立即窒息死亡。异物较小者（如瓜子等）可在气管内随呼吸游动引起咳嗽。咳时由于异物撞击声门而出现类似风箱拉动的拍击音。将手置于颈前喉部可感到异物撞击声门的振动。如异物堵塞气管不完全而留有较小空隙时，可发生较重的呼吸困难及哮鸣音。支气管异物患儿临床表现分为四期：

1. 异物进入期　异物进入支气管后出现呛咳、憋气、作呕等症状。

2. 症状暂消期　此期症状短暂，异物进入支气管后，停留于某侧支气管内，症状反而轻微。但症状持续时间的长短与进入异物的性质、大小密切相关，如系植物性异物，因植物脂性刺激，引起支气管黏膜迅速出现炎性反应。如为非完全性阻塞，异物为光滑塑料、玻璃及不锈钢物品时，虽在支气管保留时间较长，可无症状或症状轻微。

3. 症状再发期　由于异物刺激和感染引起局部炎症，渗出增多，可致咳嗽加重并伴发热等表现。

4. 并发症期　异物未及时取出，炎症继续加重，可出现肺炎、肺不张、肺气肿或肺脓肿等并发症。

（三）实验室及其他检查

1. X线检查　一般采用X线胸透，必要时拍胸片。对于不透过X线的异物可确定其部位、大小及形状。对透过X线的异物，可以观察呼吸道梗阻的情况，如一侧肺气肿、肺不张及纵隔移位等以辅助诊断。气管异物时，因气管堵塞，患儿用力呼吸，吸气时胸腔内负压增加，回心血量增加，心影增大，呼气时缩小，呈心脏反常大小征。支气管异物时，由于异物堵塞患侧支气管，吸气时健侧肺膨胀好，患侧肺膨胀受限，纵隔向患侧移位，呼气时纵隔移向健侧（纵隔摆动），以上改变对异物的诊断都有重要的参考价值。

2. 支气管镜检查　支气管镜检查对气管、支气管异物的诊断具有决定性的意义，凡高度怀疑异物存在者，应即刻行支气管镜检查。

（四）诊断

吸入异物的病史是重要的诊断依据。多数家长能明确叙述吸入异物及突然呛咳史，叙述不清者易造成误诊。应仔细询问，并结合临床表现综合分析。体格检查可有发绀、吸气性呼吸困难、喘鸣音、气管拍击音，双侧或一侧肺呼吸音减低等。X线检查发现异物或异物堵塞造成的肺部改变有助于诊断。支气管镜为最后检查手段，同时可进行诊断及治疗。

（五）鉴别诊断

1. 支气管炎及肺炎　将支气管异物误诊为肺部感染而延误治疗者屡见不鲜，关键是要认真询问异物吸入及突然呛咳病史。支气管异物的发病多为突发，症状体征常有较大的变化（受异物在支气管内的位置影响）。而支气管炎及肺炎有其发热、咳嗽、喘息等自然病程及较为固定的体征。

2. 支气管哮喘　支气管异物及支气管哮喘皆可有哮喘，肺部听到喘鸣音，但前者为吸气性呼吸困难，后者为呼气性呼吸困难。后者多有喘息发作史，激素、肾上腺素类药物治疗有效。前者此类药物治疗无效。

（六）治疗

小儿气管、支气管异物极少有自然咯出者，必须经支气管镜检查后将异物取出。异物在气管、支气管内存留，患儿随时有发生窒息的可能，因此尽早施行在气管镜下取出异物是十分重要的，应视为急诊手术。

若因取异物致喉部损伤而可能发生喉水肿时，术前应给以1～2天的抗生素及肾上腺皮质激素治疗。严重者可适当延长用药时间。喉梗阻严重者应行气管切开术。误吸入液状物时，应及时刺激咳嗽或经鼻腔将导管放入气管吸引，必要时可做直接喉镜或支气管镜吸引。

（七）预后

此病很危险，当异物嵌顿于声门或气管而致完全性梗阻时，可突然死亡。若诊断不及时，拖延了治疗时间，可致支气管炎、支气管扩张、肺气肿、肺不张、肺炎、肺脓肿等严重合并症。若能早期诊断，及时取出异物，则气管与肺部病变很快恢复。若异物存留时间很久，虽经取出，其破坏性病变往往不能完全恢复。

（八）预防

普及有关的医学知识，告诫3岁以下小儿少吃干果、豆类食品。养成良好的进食习惯，进食时应保持安静，勿使小儿嬉笑哭闹。应教育较大儿童不可将异物置于口中，以避免一时疏忽造成误吸。

（王玉娟）

第十一章　危重患儿生命支持

第一节　危重患儿的营养支持

危重疾病使体内代谢率明显增加，营养储存迅速耗竭，再加上摄入不足，故经常发生营养不良而促使疾病进一步恶化或使愈合迟缓，特别是危重的新生儿和早产儿，本身能量储存极少，摄入受限，往往增加抢救成功的困难。合理的营养支持，能提供足够能量，限制分解代谢，防止内源性蛋白过分消耗，恢复机体免疫功能，大大提高危重患儿生存率，缩短康复时间。

（一）危重病儿的代谢特点

由于组织损伤、坏死，血流灌注不足，血肿吸收，细菌入侵增生及免疫反应等，使糖、脂肪和蛋白质同时被动员，细胞内氧化磷酸化作用加强。早期即出现肌肉、内脏蛋白质分解增加（分解为氨基酸供能），尿素氮排出增加，由于摄入不足或停止故呈负氮平衡。此时蛋白质合成并不减少，相反炎症细胞、胶原细胞、凝血因子、抗体等形成加速，肝蛋白质合成也加速，以加快组织的愈合和加强防卫，创口、炎症部位成为反应的焦点，大量蛋白质在这些部位消耗，机体却无足够的燃料维持生命器官活动。

危重疾病时，由于神经内分泌和白细胞介质的作用，使机体代谢率明显升高。已发现白细胞释放的白细胞介素能加速内源性蛋白质分解。这种代谢率增高称为危重病儿的高代谢综合征，特点是高耗氧量、高热能代谢和高尿素排泄，数天内可发生体重丧失和明显营养不良。而年龄越小营养储存越少，早产儿脂肪含量仅占体重的 $1\%\sim3\%$，足月成熟儿为 16%，1 岁儿 20%。蛋白质储存量与脂肪相似，1 岁以后脂肪、蛋白质储存占体重的百分比值才与成人相同。

（二）危重病儿能量短缺的因素和判断

1. 危重病儿能量不足的因素主要有以下几种

（1）饥饿和禁食：危重病儿往往胃纳极差，摄入过少，存在饥饿状态。另一部分则因治疗需要，不允许经胃肠道摄食而造成医源性饥饿，如新生儿坏死性小肠结肠炎需禁食 $7\sim10$ 天，各种先天性畸形需手术的患者等。

（2）感染：感染性疾病伴发热，能量需要大大增加，如体温升高 $1\,^\circ\!\text{C}$，基础代谢增加 13% 左右，败血症患儿基础代谢增加 $25\%\sim50\%$，严重者可增加 $60\%\sim74\%$。这些能量主要消耗在发热、寒战、应激、心肺工作量增加和感染创面的渗出等。

（3）损伤：意外创伤和手术后的危重患儿，体内能量消耗明显增加，临床表现为体温升高、脉搏加快、尿中尿素氮排泄增加的负氮平衡。基础代谢的增高程度和高峰出现的时间与创伤的严重程度及类型有关：中等手术约 20%，骨骼损伤为 32%，大面积挫伤为 37%，严重烧伤可达 120%。

（4）特殊疾病因素：心脏、肝、肾衰竭和恶性肿瘤晚期均是营养不良的重要因素，如肝衰竭，身体内糖、脂肪和蛋白质代谢的酶及代谢的场所受到破坏，一般的营养供给不能解决问题。另外，恶性肿瘤晚期，常常同时进行大剂量化学治疗和放射治疗，除呕吐和不能进食外，蛋白质的消耗大大的增加。

2. 营养状况的估计　危重患者的营养不良直接影响治疗效果，所以在进行治疗时应充分估计是否有营养不良及其程度，方能制定措施。营养状况的估计有以下几个方面：

（1）询问病史：了解食欲、摄入量、丢失情况及近期体重的改变。

（2）体格检查：皮肤弹性、皮下脂肪厚度、肌肉萎缩情况和体重改变都是急性营养不良的重要指标，身高与同年龄儿童间的差距最多只能反映慢性营养不良。

（3）氮平衡试验：用以了解蛋白质储存情况。氮的摄入量可用摄入蛋白质×0.16 表示，排出量可测定尿中总氮量，由于 80％氮从尿中排出，因而可计算出有无负氮平衡。

（4）血浆蛋白：血清白蛋白<21g/L，转铁蛋白<2.2g/L 都提示重度营养不良，前白蛋白<0.2g/L 也是营养不良的指标之一，其半衰期为 2 天。

（5）免疫功能：营养不良伴免疫功能损害，特别是细胞免疫功能损害。结核菌素试验（PPD）阴性和淋巴细胞总数<$1.5×10^9/L$ 也表明细胞免疫功能低下和营养不良。

（三）危重病儿的营养支持

危重病儿的营养支持根据营养状况、体重、高代谢的程度和病情危重程度决定营养补充的量、质及途径，以达到提供足够的热能、阻断无氧代谢、限制分解代谢、保持正氮平衡、防止内源性蛋白质继续消耗、支持免疫功能、促进伤口愈合、维持体重或增加体重的目的。

1. 胃肠道营养

（1）目的：经口服或管饲给予必要的营养素、能量进行营养支持。充分利用胃肠道吸收功能，大大减少静脉输注的一系列并发症，减少细菌移位的发生，促进肠道生长发育。

选择适当的肠内营养用膳，决定于以下因素：①年龄；②营养素的需要量；③临床诊断（疾病不仅影响需要量，还影响某些营养素的消化和吸收）；④能影响胃肠道功能的膳食的物理性因素（如渗透压）；⑤能引起变应性的蛋白质原料；⑥胃肠道功能；⑦供给途径。

年龄不满 6 个月的婴儿，应采用母乳或接近母乳的牛奶配方，早产儿配方的蛋白质与矿物质含量均应较足月儿为高，以适应其迅速生长的需要。对需要增加热量的婴儿，可在膳食中加入中链脂肪酸（MCT油 36kJ/ml）或 Polycose（17kJ/g），加入后并不显著增加渗透浓度。年龄超过 1 岁的儿童，其膳食选择与成人相似，如完全要素膳可采用 PEPTI-2000Varian（百普素），4kJ/ml，滴速为 100ml/h，适用于危重患儿及营养不良患儿的术前喂养，但不适用于 1 岁以内婴儿和作为 1～5 岁儿童的单一营养来源。

（2）并发症：由于喂养速度过快、液体过冷、细菌污染或渗透压过高均可引起腹泻，管饲营养时可发生管饲综合征（高钠血症、氮质血症及脱水）。

2. 静脉高营养　当不能自胃肠道供给足够营养时，可经静脉途径给予，包括热量、必需氨基酸、不饱和脂肪酸、矿物质、微量元素、维生素和水，称为完全胃肠道外营养，又称完全静脉营养（total parenteral nutrition，TPN）。如患儿可经胃肠道获得部分营养物质，尚需经静脉补充不足部分，称为部分胃肠道外营养（partical parenteral nutrition，PPN）。由于危重状态下，患儿所需热量较正常高，因此曾称静脉高营养（hyperalimentation）

（1）TPN 的适应证：危重病儿由于代谢率高，又常不能进食，胃肠道营养和一般的静脉营养不能满足其代谢，故必要时可选择静脉高营养提供足够的热能和保持正氮平衡，并保证各种维生素和微量元素的补充，保持体液平衡、电解质平衡和代谢等功能的稳定性。

（2）需要量

1）液量：视年龄、体重、是否脱水或已有液量多少、周围环境、基础疾病而异。第一个 10kg 体重按 100ml/（kg·d）计算，第二个 10kg 为 1000＋50×（体重－10），此后按 1500＋20×（体重－20）给予。早产儿因皮肤失水量大，故给 150ml/（kg·d）。发热、糖尿病、感染、呼吸衰竭、多尿、周围环境温度增高时要增加液量。少尿、周围环境湿度大、使用双壁暖箱，则适当减量。所给液体应匀速 24 小时持续静脉滴注。

2）热能需要量：成人补充热能是根据危重程度分级和高代谢程度而定的，小儿高代谢程度实际上很难测定，因此临床上要维持体重，最好按基础代谢的 150％～200％供能。年龄越小，需要越多。一般

TPN 每日热量计算方法同液量，初 10kg 体重按 418.6～502.3kJ/kg（100～120kcal/kg）计算，第二个 10kg 为 1000＋50×（体重－10），20kg 以上为 1500＋20×（体重－20）。发热、应激状态、组织破坏及疾病康复期机体对能量需求明显增加。体温每上升 1℃，热卡需求量增加 12%。心力衰竭、大手术、严重败血症、烧伤分别增加 15%～20%，20%～30%，40%～50%，100%。热量供应可从 251.2～334.9kJ/（kg·d）［60～80kcal/(kg·d)］开始，逐渐增至 502.3～837.2kJ/(kg·d)［120～200kcal/(kg·d)］。以能维持或恢复正常体重及体重合理增加，又无不良反应为宜。理想的 TPN 营养液每毫升应含热量 4.186kJ（1kcal）。

3）葡萄糖：是 TPN 时机体最主要的非蛋白能量来源，每克葡萄糖提供热量 4.3 千卡。人体所需总热量的 60%～70% 应由葡萄糖供给，未成熟儿以不超过 8～12g/（kg·d）为宜，少数可用至 20g/（kg·d），有时亦可用至 25～30g/（kg·d），但后者多需加用外源性胰岛素。给糖不要过多，否则 CO_2 生成增加；脂肪累积还可刺激胰岛 β 细胞分泌胰岛素。一般常用 10% 葡萄糖溶液，如需高浓度时，应在 2～4 天内逐渐增加。这样胰腺可反应性地多分泌胰岛素，不致引起高血糖及糖尿。24 小时匀速给糖尤为重要，否则可致血糖波动较大。静脉输注速度一般先由 3～4mg/（kg·min）开始，渐增至 6～7mg/（kg·min）。使用外源性胰岛素时（6～12g 葡萄糖加胰岛素 1U），可增加至 9mg/（kg·min）。

4）脂肪：可补充人体不能自身合成的必需不饱和脂肪酸，并以较小容量提供较高热量，产生有效的氮储存，有利于正氮平衡；还可避免发生因摄入过多葡萄糖所致的代谢紊乱，如 CO_2 及胰岛素增加，至少应有 5% 的热量由脂肪乳提供，否则 2 周后即可有必需脂肪酸缺乏。脂肪乳为中性液（pH 5.5～8），10% 脂肪乳剂每毫升产热 4.6kJ（1.1kcal），20% 则为 8.4kJ（2kcal）。与高渗葡萄糖、氨基酸液一同静脉输注，可降低液体总渗透压。在 TPN 开始 2～3 天逐渐加用，一般由 0.5～1g/（kg·d）开始，每 1～2 天增加 0.5g/（kg·d），总量不超过 3.5～4.0g/（kg·d）或小于每日总热量的 40%。

5）蛋白质：TPN 中的氨基酸是氮的主要来源，用以维持氮平衡及营养不良患儿重建细胞群活性。所需量依年龄而异，1g 氨基酸可提供热量 17.2kJ（4.1kcal）。除促进机体修复外，还要保证小儿生长发育的正常需求，因此选择氨基酸溶液时须注意必需氨基酸的比例应适合不同年龄小儿的需求。婴儿氨基酸需要量为 2～3g/（kg·d），年长儿与成人相似，为 1～2 g/（kg·d）。为保证氨基酸有效用于修补和生成新组织，而非作为热能被消耗，应与葡萄糖或脂肪乳同时静脉滴注。它与非蛋白热量之比以 1：（150～200）为宜。

6）维生素：危重患者高代谢综合征时，维生素消耗快，早期即出现缺乏，甚至进入重症监护室以前即出现维生素缺乏，有人主张维生素用量为正常小儿的 2～3 倍。

7）电解质和微量元素：重症患者特别需要注意钙和磷的补充，葡萄糖酸钙和磷酸二氢钾均可选用。微量元素可以 4ml/（kg·d）。

（3）途径：外周静脉同普通输液方法，简便易行，少有全身继发感染。但静脉输注糖的最高浓度为 12.5%，难以提供足够热量且刺激性大，静脉可利用时间短。多用于 PPN 或短期 TPN。中心静脉适用于需 1 周以上的患儿或使用高渗如 30% 葡萄糖溶液时，多选用颈内静脉、锁骨下静脉、大隐静脉、贵要静脉等处放置中心静脉导管。新生儿可采用脐静脉，一般是经皮置管。需长期保留时，多做皮下隧道以利固定及预防感染。此法需特制导管，要求技术操作严格熟练，以防可能发生相关败血症。

（4）监测：体重每天测 1 次。身长、头围、上臂围及皮下脂肪厚度每周测 1 次。血糖、血气每天测 2 次，血电解质、乳糜血清、尿素氮每天测 1 次，直到全静脉营养（TPN）全量后每周测 1～2 次。肝功能、血白蛋白、胆红素、血常规（包括血小板）每周测 1 次。有条件应监测血脂及血培养。

（5）并发症及处理

1）置管中的并发症：置管穿刺过程中可发生气胸、出血等。处理：操作时规范、细致即可预防。

2）与导管相关的并发症：静脉血栓、中心静脉炎、导管断裂及感染等。处理：拔除导管，即刻行导管末端的培养，并应用抗生素。

3）代谢并发症：静脉输注过程中可能发生高血糖、低血糖、高血脂、高氨基酸血症和水电解质失衡等。处理：定时监测，注意配方的比例，及时调整。

附：

中国新生儿营养支持临床应用指南

中华医学会肠外肠内营养学分会儿科协作组

中华医学会儿科学分会新生儿学组，中华医学会小儿外科学分会新生儿学组

推荐意见强度分级指南参考美国肠内肠外营养学会 2000 年指南，依据证据等级强度，将推荐意见分为了 A、B、C 三个等级（附表 1）。

附表 1 推荐意见强度分级依据

强度分级		证据来源
A 级	高质量证据	Cochane 系统评价，或（和）多个设计完善、与推荐意见直接相关、结论一致的随机对照研究
B 级	较好证据	设计良好的非随机对照研究，或随机试验数量少，检出的结论有些差异，但这些差异与推荐意见不直接相关
C 级	专家意见	临床经验，但专家已达成共识

1. 肠内营养（enteral nutrition，EN）支持 通过胃肠道提供营养，无论是经口喂养还鼻饲喂养都称为肠内营养。

1.1 推荐摄入量

1.1.1 能量：经肠道喂养达到 439.5～544.2kJ/（kg·d）［105～130kcal/（kg·d）］，大部分新生儿体重增长良好。部分早产儿需提高能量供应量约 627.9kJ/（kg·d）［150kcal/（kg·d）］才能达到理想体重增长速度。（B）

1.1.2 蛋白质：足月儿 2～3g/（kg·d），早产儿 627.9kJ/（kg·d）3～4g/（kg·d）。蛋白质：热卡＝1g：146～180kJ（2.8～3.1g：460～502kJ）。（B）

1.1.3 脂肪 5～7g/（kg·d），占总能量的 40%～50%。（B）

1.1.4 糖类 10～14g/（kg·d），占总能量的 40%～50%。（B）

1.2 喂养方式

1.2.1 母乳喂养：尽可能早期母乳喂养，尤其是早产儿。（A）

禁忌证：① 母亲患有活动性传染病，如结核病、肝炎（见注）等；② 母亲为 HIV 病毒、CMV 病毒、梅毒螺旋体感染或携带者；③ 乳房单纯性疱疹病毒感染（另一侧无感染乳房可继续喂养）；④ 母亲正在接受放射性核素诊疗，或曾暴露于放射性物质下（乳汁内含放射活性物质）；⑤ 母亲正在接受抗代谢药物及其他化疗药物治疗，或对婴儿有影响的药物治疗（直至完全清除之前）；⑥ 母亲正在吸毒、酗酒；⑦怀疑或明确诊断为遗传代谢性疾病，如半乳糖血症、苯丙酮尿症等。（B）

注：母亲为乙肝病毒（HBV）携带者，并非哺乳禁忌证，但这类婴儿应在出生后 24 小时内给予特异性高效乙肝免疫球蛋白，继之接受乙肝疫苗免疫。

1.2.2 人工喂养

（1）奶瓶喂养：适用于 34 周以上具有完善吸吮和吞咽能力，又无条件接受母乳喂养的新生儿。（B）

（2）管饲喂养

1）适应证：①＜32周早产儿；②吸吮和吞咽功能不全、不能经奶瓶喂养者；③因疾病本身或治疗的因素不能经奶瓶喂养者；④作为奶瓶喂养不足的补充。

2）管饲方式

鼻胃管喂养：是管饲营养的首选方法。喂养管应选用内径小而柔软的硅胶或聚亚胺酯导管。① 推注法（bolus）：适用于较成熟、胃肠道耐受性好的新生儿，但不宜用于胃食管反流和胃排空延迟者。② 间歇输注法（intermittent drip）：采用输液泵输注，每次输注时间可以持续30分钟至2小时，根据患儿肠道耐受情况间隔1～4小时输注。适用于胃食管反流、胃排空延迟和有肺吸入高危因素的患儿。③ 持续输注法（continuous drip）：连续20～24小时用输液泵输注喂养法。此方法仅建议用于上述两种管饲方法不能耐受的新生儿。（B）

鼻肠管喂养：不推荐新生儿喂养采用本喂养途径。（A）

管饲喂养的用量与添加速度（附表2）。（B）

1.2.3 肠道喂养禁忌证：先天性消化道畸形等原因所致消化道梗阻，怀疑或明确诊断为NEC者为绝对禁忌证。此外，任何原因所致的肠道组织缺血缺氧性变化，在纠正之前暂缓喂养。

附表2 新生儿管饲喂养用量与添加速度

出生体重（g）	开始用量 [ml /(kg·d)]	添加速度 [ml /(kg·d)]
＜1 000	10	10～20
1001～1250	10～20	10～20
1251～1500	20	20～30
1501～1800	30～40	30～40
1800～2500	40	40～50
＞2500	50	50

注：建议最终喂养量达到140～160ml/(kg·d)。

1.2.4 微量肠道喂养（minimal enteral feeding，MEF）

（1）适应证：适用于无肠道喂养禁忌证，但存在胃肠功能不良的新生儿，其目的是促进胃肠道功能成熟，改善喂养耐受性，而非营养性喂养。（A）

（2）应用方法：生后第1天即可开始。以输液泵持续或间歇输注法，经鼻胃管稀释输注，标准配方乳或母乳0.5～1.0ml/(kg·h)或5～20ml/(kg·d)，5～10天内持续不变。（B）

1.3 肠内营养的制剂选择：母乳和婴儿配方乳适合新生儿各种方法和途径的肠道喂养。

1.3.1 母乳：首选母乳。在保证安全的前提下，吸吮功能不完善的早产儿可经鼻胃管喂饲。（B）

1.3.2 早产儿配方乳：适用于胎龄在34周以内或体重＜2kg早产低体重新生儿，34周以上的可以选用婴儿配方乳。（B）

1.3.3 婴儿配方乳：适用于胃肠道功能发育正常的足月新生儿。（B）

1.3.4 以水解蛋白为氮源的婴儿配方乳：适用于肠道功能不全（如短肠和小肠造瘘）和对蛋白质过敏的婴儿。（B）

1.3.5 免乳糖配方乳：适用于腹泻＞3天，乳糖不耐受的新生儿，及肠道功能不全（如短肠和小肠造瘘）患儿。（B）

1.3.6 特殊配方乳粉：适用于代谢性疾病患儿（如苯丙酮尿症患儿专用奶粉）。（A）

1.4 配方乳配制与保存：配方乳配制前所有容器需高温消毒处理，配制应在专用配制室或经分隔的配制区域内进行，严格遵守无菌操作原则。病房内配置应即配即用。中心配制，应在配置完毕后置4℃冰箱储存，喂养前再次加温。常温下放置时间不应超过4天。若为持续输液泵胃肠道喂养或间歇输液泵输注，应每8小时更换注射器，每24小时更换输注管道系统。（B）

1.5　肠内营养的监测（附表3）。（B）

2.肠外营养（parenteral nutrition，PN）支持　当新生儿不能耐受经肠道喂养时，由静脉供给热量、液体、蛋白质、糖类、脂肪、维生素和矿物质等来满足机体代谢及生长发育需要的营养支持方式。

2.1　适应证　经胃肠道摄入不能达到所需总热量70%，或预计不能经肠道喂养3天以上。例如，先天性消化道畸形：食管闭锁、肠闭锁等；获得性消化道疾患：短肠综合征、坏死性小肠结肠炎、顽固性腹泻等；早产儿（低出生体重儿、极低和超低出生体重儿），宫外发育迟缓等。（B）

2.2　支持途径

2.2.1　周围静脉：由四肢或头皮等浅表静脉输入的方法，适合短期（<2周）应用。优点：操作简单，并发症少而轻。缺点：不能耐受高渗液体输注，长期应用会引起静脉炎。注意：葡萄糖浓度≤12.5%。（B）

附表3　新生儿肠内营养监测表

监测项目		开始时	稳定后
摄入量	能量（kJ/kg）	qd	qd
	蛋白质（g/kg）	qd	qd
临床症状、体征	喂养管位置	q8h	q8h
	鼻腔口腔护理	q8h	q8h
	胃潴留	每次喂养前	每次喂养前
	大便次数/性质	qd	qd
	消化道症状	qd	qd
体液平衡	出入量	qd	qd
生长参数	体重（kg）	qd～qod	biw～tiw
	身长（cm）	qw	qw
	头围（cm）	qw	qw
实验室检查	血常规	qw	qw
	肝功能	qw	qow
	肾功能	qw	qow
	血糖	qd～tid	pm
	电解质	qd	pm、
	粪常规＋隐血试验	pm	pm
	大便pH	pm	pm
	尿比重	pm	pm

2.2.2　中心静脉

（1）经周围静脉进入中心静脉（peripherally inserted central catheter，PICC）：由肘部贵要静脉、正中静脉、头静脉或腋静脉置管进入上腔静脉。

优点：具有留置时间长，减少穿刺次数的优点，并发症发生率较低。（B）

缺点：护理不当，可能引起导管阻塞、感染等并发症。(B)

注意：① 需由经培训的护士、麻醉师或医生进行，置管后需 X 线摄片定位。② 置管后严格按护理常规操作与护理。(C)

（2）经颈内、颈外、锁骨下静脉置管进入上腔静脉。(C)

优点：置管时间长，可输入高渗液体。

缺点：易引起导管有关的败血症、血管损伤、血栓等。

注意：① 导管需专人管理。② 不允许经导管抽血或推注药物。③ 严格无菌操作，每 24～48 小时更换导管穿刺点的敷料。

（3）脐静脉插管。

优点：操作简单，可迅速建立给药通道。

缺点：插管过深易造成心律失常，引起门静脉系统产生压力增高，影响血流，导致肠管缺血及坏死可能。

注意：① 插管需由经培训的有经验医生进行，置管后需 X 线摄片定位。② 置管时间不超过 10 天。(C)

2.3 输注方式

2.3.1 多瓶输液：氨基酸与葡萄糖电解质溶液混合后，以"Y"形管或三通管与脂肪乳剂体外连接后同时输注。

优点：适用于不具备无菌配制条件的单位。

缺点：工作量相对大，易出现血糖、电解质紊乱，且不利于营养素充分利用。

注意：脂肪乳剂输注时间应 > 16 小时。(C)

2.3.2 全合一（all-in-one）将所有肠外营养成分在无菌条件下混合在一个容器中进行输注。新生儿肠外营养支持输注方式建议采用 all-in-one 方式。(B)。

优点：易管理，减少相关并发症，有利于各种营养素的利用，并节省费用。

缺点：混合后不能临时改变配方。

配制：肠外营养支持所用营养液根据当日医嘱在层流室或配制室超净台内，严格按无菌操作技术进行配制。混合顺序：① 电解质溶液（10%NaCl、10% KCl、钙制剂、磷制剂）、水溶性维生素、微量元素制剂先后加入葡萄糖溶液或（和）氨基酸溶液。② 将脂溶性维生素注入脂肪乳剂。③ 充分混合葡萄糖溶液与氨基酸溶液后，再与经步骤②配制的脂肪乳剂混合。④ 轻轻摇动混合物，排气后封闭备用。

保存：避光、4℃保存，无脂肪乳剂的混合营养液尤应注意避光。建议现配现用。国产聚氨乙烯袋建议 24 小时内输完。乙烯乙酸乙酰酯袋可保存 1 周。注意：① all-in-one 溶液配制完毕后，应常规留样，保存至患者输注该混合液完毕后 24 小时。② 电解质不宜直接加入脂肪乳剂液中。注意：all-in-one 溶液中一价阳离子电解质浓度不高于 150mmol/L，二价阳离子电解质浓度不高于 5mmol/L。③ 避免在肠外营养液中加入其他药物，除非已经做过配伍验证。(C)

2.4 肠外营养液的组成及每日需要量 肠外营养液基本成分包括氨基酸、脂肪乳剂、糖类、维生素、电解质、微量元素和水。

2.4.1 液体量：因个体而异，需根据不同临床条件（光疗、暖箱、呼吸机、心肺功能、各项监测结果等）调整。总液体在 20～24 小时内均匀输入，建议应用输液泵进行输注（附表 4）。(C)

附表 4 不同日龄新生儿每天液体需要量 [ml/(kg·d)]

	<1000g	～1500g	～2500g	>2500g
1～3 日龄	100～105	90～100	80～90	70～80
4～7 日龄	130～140	120～130	110～120	90～120
8～28 日龄	140～150	130～140	120～130	100～110

2.4.2　热量：251～335kJ/(kg·d)。(C)

2.4.3　氨基酸：推荐选用小儿专用氨基酸。生后 12～24 小时即可应用（肾功能不全者例外），从 1.0～2.0g/(kg·d) 开始［早产儿建议从 1.0g/(kg·d) 开始］，将 0.5g/(kg·d) 的速度逐渐增加，足月儿可至 3g/(kg·d)，早产儿可增至 3.5g/(kg·d)。氮：非蛋白热量＝1g：419～837kJ。(B)

2.4.4　脂肪乳剂：出生 24 小时后即可应用（B）。早产儿建议采用 20% 脂肪乳剂（A）。中长链混合型脂肪乳剂优于长链脂肪乳剂（B）。剂量从 0.5～1.0g/(kg·d) 开始，足月儿无黄疸者从 1.0～2.0g/(kg·d) 开始，按 0.5g/(kg·d) 的速度逐渐增加，总量不超过 3g/(kg·d)。(B)

2.4.5　葡萄糖：开始剂量为 4～8mg/(kg·min)，按 1～2mg/(kg·min) 的速度逐渐增加，最大剂量不超过 11～14mg/(kg·min)。注意监测血糖。新生儿不推荐使用胰岛素。(C)

2.4.6　电解质：应每天供给，推荐需要量见附表 5。(B)

附表5　肠外营养期间新生儿每日所需电解质推荐量

电解质	早产儿 [mmol/(kg·d)]	足月儿 [mmol/(kg·d)]
钠	2.0～3.0	2.0～3.0
钾	1.0～2.0	1.0～2.0
钙	0.6～0.8	0.5～0.6
磷	1.0～1.2	1.2～1.3
镁	0.3～0.4	0.4～0.5

2.4.7　维生素：肠外营养时需补充 13 种维生素，包括 4 种脂溶性维生素和 9 种水溶性维生素。新生儿肠外营养时的需要量见附表 6，临床上一般应用维生素混合制剂。(C)

附表6　肠外营养期间新生儿每日所需维生素推荐量

维生素	早产儿	足月儿
VitA（μg）	300～500	300～750
VitD（U）	160	400
VitE（mg）	3～4	3～10
VitK（μg）	60～80	200
VitB$_1$（mg）	0.1～0.5	0.4～0.5
VitB$_2$（mg）	0.15～0.30	0.4～0.6
泛酸（mg）	0.4～1.5	2～5
VitB$_6$（mg）	0.10～0.35	0.1～1.0
VitB$_{12}$（mg）	0.3～0.6	0.3～0.6
VitC（mg）	20～40	60～80
叶酸（μg）	50～200	20～80
生物素（μg）	6～8	20～30
烟酸（mg）	5～6	10～17

2.4.8 微量元素：推荐量见附表7，临床上一般应用微量元素混合制剂。(C)

附表7 肠外营养期间新生儿每日所需微量元素推荐量

微量元素	早产儿 (kg/d)	足月儿 (kg/d)
铁 (μg)	100～200	50
锌 (μg)	300～500	100～250
铜 (μg)	20～50	20～30
硒 (μg)	1～2	2～3
锰 (μg)	1～3	1～3
钼 (μg)	0.25～2	0.25～3
铬 (μg)	0.25～3	0.25～2
碘 (μg)	1～1.5	1～1.5
氟 (μg)	—	20

2.5 监测（附表8）。(B)

2.6 出现下列情况慎用或禁用肠外营养。(C)

（1）休克，严重水电解质紊乱、酸碱平衡失调，未纠正时，禁用以营养支持为目的的补液。

（2）严重感染，严重出血倾向，出凝血指标异常者慎用脂肪乳剂。

（3）血浆 TG＞2.26mmol/L（200mg/dl）时暂停使用脂肪乳剂，直至廓清。

（4）血浆胆红素＞170μmol/（10mg/dl）时慎用脂肪乳剂。

（5）严重肝功能不全者慎用脂肪乳剂与非肝病专用氨基酸。

（6）严重肾功能不全者慎用脂肪乳剂与非肾病专用氨基酸。

3. 肠内联合肠外营养支持　生后第1天即可开始肠内喂养（存在肠内喂养禁忌证者除外），不足部分由肠外营养补充供给。(A)

肠外营养补充热量计算公式 $PN = (1 - EN/110) \times 70$，其中 PN、EN 单位均为 kcal/(kg·d)（110为完全经肠道喂养时推荐达到的热量摄入值，70为完全经肠外营养支持时推荐达到的热量摄入值）。(C)

附表8 新生儿肠外营养监测表

项　目		第1周	稳定后
摄入量	能量 [kcal/(kg·d)]	qd	qd
	蛋白质 [g/(kg·d)]	qd	qd
临床体征观察	皮肤弹性，囟门	qd	qd
	黄疸，水肿	qd	qd
生长参数	体重	qd～qod	biw～tiw
	头围	qw	qw
体液平衡	出入量	qd	qd
实验室检查	血常规	biw～tiw	qw～biw
	血钠，钾，氯	biw（或调整电解质用量后第1天）	qw（或调整电解质用量后第1天）
	血钙	biw	qw
	血磷，镁	qw	pm
	肝功能	qw	qw～qow
	肾功能	qw	qw～qow
	血浆总三酰甘油，总胆固醇	qw	pm
	血糖	qd～qid	pm（调整配方后，或临床出现低/高血糖症状）
	尿糖（无法监测血糖时）	同上	同上

注：血脂测定在标本采集前6小时内，应暂停输注含脂肪乳剂的营养液。

（刘海燕）

第二节 呼吸支持

一、呼吸道管理

（一）概述

正常的上呼吸道黏膜有加温、加湿、滤过和清除呼吸道内异物的功能。呼吸道只有保持湿润，维持分泌物的适当黏度，才能保持呼吸道黏液-纤毛系统的正常生理功能和防御功能（图 11-1）。

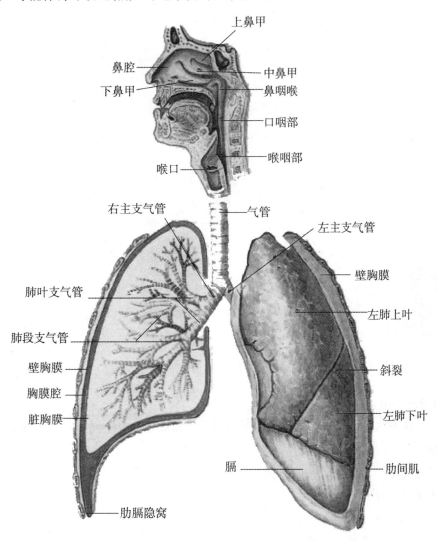

图 11-1 呼吸器概观

气管与支气管黏膜由假复层纤毛柱状上皮组成，中间夹杂有杯状细胞与浆液细胞等多种分泌性上皮细胞。纤毛功能是将来自呼吸道远端各种微粒缓慢推出，后将黏液性物质咳出，纤毛节律收缩运动频率为160～1500 次/分，体温升高时，纤毛运动频率将进一步增强。气管支气管分泌物的湿润作用：迷走神经和副交感神经刺激引起的腺体分泌及局部刺激杯状细胞产生分泌物进而形成气管支气管分泌物。一般情况下，气管支气管分泌物总量每天约 10～100ml。黏液于气管支气管表面形成一层覆盖，可湿化空气，还限制气管支气管水分蒸发，并能携带细小异物微粒排出呼吸道。免疫功能：气管支气管分泌物中含有免疫球蛋白、溶菌酶和抑菌杀菌成分（图 11 - 2）。

当患者的呼吸道解剖功能被破坏，轻则导致肺部感染，重者危及生命。

人工呼吸道是指为保证呼吸道通畅而在生理呼吸道与空气或其他气源之间建立的有效连接，即将一导管经口/鼻或气管切开插入气管内建立的气体通道，不仅用于机械通气，也用于呼吸道分泌物的引流，以纠正患者的缺氧状态，改善通气功能，有效地清除呼吸道内分泌物，是抢救急危重患者的重要措施之一。

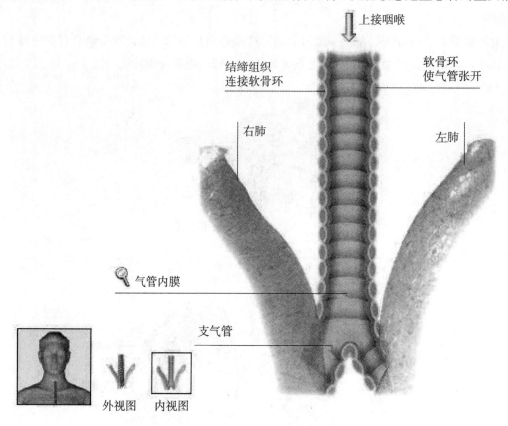

图 11 - 2　气管解剖图

（二）气管导管的应用

目前，常用的人工呼吸道包括气管插管和气管切开。根据插管途径不同，气管插管又可分为经口气管插管和经鼻气管插管。

鼻插管：患者易耐受，可放置较长的时间，口腔护理方便，插管的管径常受到鼻腔的影响而相对较细，易引起鼻窦炎等并发症。

口插管：插管成功率高，但患者不易耐受，口腔护理不易。

气管切开：能明显减少无效腔，减少呼吸功耗，患者容易耐受，并可以进食，留置时间可以很长。但是气管切开需要手术完成，创伤较大，有一定的风险。

1. 气管插管　经气管插管行机械通气是抢救呼吸衰竭最常用的手段。经口气管插管由于患者耐受性差、口腔护理较困难，故仅适用于神志不清或昏迷患者急救，插管留置时间一般不超过 3 天。经鼻气管插管因不通过咽后三角区，不刺激吞咽反射，患者较易接受，可在清醒状态下进行，且容易固定，口腔护理方便。

（1）气管插管前的准备

1）房间准备：在无 ICU 的情况下，最好准备单人房间，便于管理、抢救和治疗。室内给予通风，清除表面尘埃。

2）患者的准备：病情允许应于插管前4小时停止进食，取出义齿，男性患者应剃胡须。紧急状态下进行气管插管，取出义齿，清醒患者给予必要的心理护理。

3）物品准备：ICU应备有气管插管包，包括直接喉镜、各种型号的气管插管、导引钢丝、插管钳、牙垫、石蜡油、纱布、宽胶布、吸痰管、手套、注射器、面罩及人工呼吸器等。另外，需准备负压吸引器、中心负压吸引及氧疗设施。每日检查物品是否齐全，固定放置位置。

（2）气管插管过程中的配合：如患者烦躁，应给予适当镇静，必要时可给予肌松剂，约束患者的双上肢。氧气和负压处于备用状态。选择型号合适的气管插管，石蜡油润滑气管插管，气管插管过声门后协助拔出导引钢丝，放置牙垫，固定气管插管。给予导管吸氧或呼吸机辅助呼吸。

（3）气管插管的固定：气管插管的固定方法有两种：一是用一根小纱带先在导管上打死结，经双侧面颊部，绕过枕后在耳廓前上方打死结固定，固定时不能压住耳根；二是用两根胶布在导管上交叉固定在口唇周围。经口气管插管者由于口腔分泌物易流出，造成胶布松动，应密切观察并及时更换。应避免气管插管随呼吸运动而损伤气管、鼻腔黏膜。

口腔气管插管应选用适当的牙垫，牙垫比气管导管略粗些，避免患者咬扁导管，固定时应将牙垫的凹面贴紧气管导管，便于固定。每日将口腔气管插管移向口角的另一侧，减轻导管对局部牙齿、口腔黏膜和舌的压迫。

（4）气管插管的深度：气管插管的尖端应位于气管隆突上2～3cm，可经X线或纤维支气管镜证实位置。导管插入呼吸道固定后，应定时检查并记录深度——即外留长度，每班交接。若以后外留部分变长说明导管有部分脱出，外留部分变短说明有下滑，应及时复位。调整气管插管深度时先抽出气囊内气体，再移动气管插管，深度合适后再将气囊充气。

（5）心理护理：气管插管虽然是有效的抢救手段，但毕竟是有创伤性的，故患者或家属会对插管后导致的一系列问题，如不能发音和说话、无法自行咳痰、要靠人工吸痰等问题感到极度焦虑和恐惧，护士应在插管前就向患者及家属做好解释工作，讲明这些变化只是暂时性的，拔管后一切功能将恢复。在插管期间，做好患者的心理护理，采用一切尽可能简单、易理解的交流方式，如非语言交流方式：手势、写字板、卡片等，让患者尽量表达其感受，护士应及时满足其要求。

（6）口腔护理：经鼻气管插管患者的口腔护理较容易进行。经口气管插管时，由于患者无法有效吞咽，口腔分泌物较多。口腔内合适的温度和湿度，有利于细菌生长繁殖。经口气管插管时难以用棉球进行口腔擦拭，可选择口腔冲洗。冲洗前检查气囊压力，确定呼吸道无漏气。将头偏向一侧，注入口腔护理液，用负压在下方吸出，反复数次，直到口腔清洁无异味。口腔护理的液体常采用生理盐水、1％过氧化氢溶液、2％碳酸氢钠溶液或复方硼砂漱口液。

（7）拔管：拔管前应消除患者的心理负担，取得患者的配合。提高吸入氧浓度，增加体内氧储备，彻底清除呼吸道及口鼻腔分泌物，将无菌吸痰管插入人工呼吸道内，一边抽吸一边快速将气囊放气，拔除气管插管，立即给予合适氧疗。拔管前30分钟给予地塞米松5mg静脉注射，预防喉头水肿。床边备急救设备，拔管后清洁口腔，协助排痰，密切观察患者生命体征。一旦出现缺氧，应立即处理，必要时可再次插管。

2. 气管切开　当需要较长时间行机械通气或短时间内不能拔除气管插管时，应选择气管切开。

（1）气管切开术前准备

1）房间的准备：同气管插管。

2）患者的准备：清醒的患者应心理护理，取得患者的配合，告知患者气管切开较气管插管舒适，易于耐受，可以吞咽、进食。

3）物品的准备：应准备气管切开专用包，负压吸引器，吸痰管，抢救物品，氧气和气管切开套管等。选择合适的气管切开套管。多选用一次性低压高容型气管切开套管。

（2）气管切开套管的固定：准备两根寸带，一长一短，分别系于套管的两侧，将长的一根绕过颈后，在颈部左侧或右侧打一死结，系带松紧度以容纳一个手指为宜。过松易致脱管甚至意外拔管，过紧容易导致患者不适，严重时压迫颈部静脉、动脉，导致血液回流不畅。注意一定要打死结，以免自行松开，导致套管固定不牢脱出。

（3）气管切口局部护理：气管切口应保持清洁干燥，尤其是导管与周围皮肤的皱褶处应仔细清洁、消毒。气管切口处无菌敷料的更换频率应视其渗出物和呼吸道分泌物的多少而定，一般每日更换 2～3 次，若被血液、痰液污染或潮湿时随时更换。

注意切口及套管内有无出血，有无皮下气肿、血肿。密切观察切口周围皮肤有无红肿、湿疹、出血等情况，必要时切口周围分泌物留取标本做细菌培养，观察感染的变化，用以指导用药。不进行机械通气时，气管切开管口应盖双层湿生理盐水纱布，防止灰尘、异物吸入，并改善吸入气体的湿度，根据病情给予雾化吸入。

（4）拔管：病情稳定，符合拔管指征，如患者呼吸、心率平稳，无憋气感、血气分析中 PaO_2 和 SaO_2 满意等，一般先行堵管 20～48h。若堵管期间呼吸平稳，能自行咳痰，动脉血气分析满意，即可拔除气管切开管。

拔管前应先做好心理护理，消除患者的心理负担。拔管时先提高吸入氧浓度，增加体内氧储备，彻底清除气道包括口鼻腔分泌物，将无菌吸痰管放入气管切开管中，一边抽吸同时快速拔管，立即给予合适的氧疗措施。拔管后切口给予换药，用蝶形胶布拉紧并覆盖创面。每日局部换药 1～2 次，避免感染，直到愈合。拔管后密切观察患者生命体征变化。

（三）呼吸道的湿化温化

正常的上呼吸道黏膜有加温、加湿、滤过和清除呼吸道内异物的功能。呼吸道只有保持湿润，维持分泌物的适当黏度，才能保持呼吸道黏液-纤毛系统的正常生理功能和防御功能。建立人工呼吸道后，呼吸道加温、加湿丧失，纤毛运动功能减弱，造成分泌物排除不畅。因此，做好呼吸道湿化是所有人工呼吸道护理的关键。

1. 病室及床单位　室内保持清洁、空气新鲜，室温在 22～24℃。可采用的地面洒水、空气加湿器等方法使相对湿度保持在 70%～80%。

2. 人工呼吸道湿化的方法　呼吸道湿化的方法主要有两种：一种是呼吸机上配备的加温和湿化装置；另一种是借助护理人员，应用人工的方法，定时或间断地向气道内滴（注）入生理盐水的方法，此法只能起到呼吸道湿化的作用，吸入气体的加温还得靠呼吸机的加温湿化装置。

3. 保证充足的液体入量　呼吸道湿化必须以全身不失水为前提，如果液体入量不足，即使呼吸道进行湿化，呼吸道的水分也会因进入到失水的组织而仍然处于失水状态。因此，机械通气时，液体入量必须保持 2500～3000ml/d。

4. 呼吸机的加温湿化器　现代多功能呼吸机上都有电热恒温蒸汽发生器。呼吸机的加温湿化器是利用将水加温至一定温度后产生蒸汽的原理，使吸入的气体被加温，并利用水蒸气的作用达到使呼吸道湿化的目的。机械通气时，湿化器的温度一般控制在 32～35℃为宜。

5. 气管内直接滴注　即直接向气管内滴（注）入 0.45% 的盐水，可以采用间断注入或持续滴入两种方法。间断注入，一般每隔 15～20 分钟向呼吸道内注入 2～3ml。持续滴注方法为将安装好的输液装置挂在床旁，并连接静脉用头皮针，将头皮针刺入吸氧管内，通过氧气的吹散作用湿化呼吸道；或在气管套管口覆盖两层纱布并固定，将滴注针头别在纱布上，其滴速为每分钟 4～6 滴。此法适用于脱机的患者。

有时为协助控制肺部感染，可在湿化液中加适量抗生素。另外，5% 碳酸氢钠溶液气管内滴入，也可作为预防和控制肺部真菌感染的一项措施。

6. 呼吸道冲洗　应用 2% 碳酸氢钠溶液或 0.45% 生理盐水，每次吸痰前抽吸 2～5ml 于患者吸气时注入呼吸道。行机械通气的患者在操作前给予 100% 氧气 2 分钟，以免造成低氧血症。注入冲洗液后应给予吸痰或扣背，使冲洗液和黏稠的痰液混合震动后利于吸出。对于痰液黏稠者，可以间断反复多次冲洗。但一次冲洗时间不要过长。

7. 雾化吸入 可用于稀释分泌物，刺激痰液咳出及治疗某些肺部疾病。雾化液一般选择蒸馏水或生理盐水，根据病情还可加入化痰和抗菌药物。

经人工呼吸道口进行雾化吸入，在吸入过程中，可能会出现氧浓度下降、药物刺激导致气管痉挛、分泌物湿化后膨胀使呼吸道管腔变窄等导致患者呼吸道阻力增加。这些因素可使患者出现憋气、咳嗽、呼吸困难、发绀、烦躁等临床表现，因此在雾化操作前及操作中，应注意及时吸出呼吸道分泌物，氧分压低的患者雾化应与吸氧同时进行。雾化液宜现用现配。

8. 人工呼吸道湿化的标准 人工呼吸道患者为湿化呼吸道所滴入的量应根据呼吸道湿化的情况来调整。判断呼吸道湿化的标准为：

（1）湿化满意：分泌物稀薄，能顺利通过吸痰管，气管导管内没有痰痂，患者安静，呼吸道通畅。

（2）湿化不足：分泌物黏稠（有痰痂或黏液块咳出或吸出），吸引困难，可有突然的呼吸困难，发绀加重。湿化不足的患者，应加强湿化，如适当增加湿化液的量或增加滴入次数。

（3）湿化过度：分泌物过分稀薄，咳嗽频繁，需要不断吸引，听诊肺部和气管内痰鸣音多，患者烦躁不安，发绀加重。对于湿化过度的患者，滴入湿化液的量和次数应适当减少，以免因呼吸道水分过多而影响患者的呼吸功能。每日湿化液总量需根据病情和痰液黏稠度调整，一般 250～400ml/d，以分泌物稀薄、痰液易吸出为目标。

（四）吸痰的管理

吸痰通常是指吸出人工呼吸道内的痰液，但完整的吸痰应包括吸除鼻腔和口腔的分泌物。吸痰是保持呼吸道通畅的一个有效的方法，可以清除呼吸道及套管内分泌物，以免痰液形成结痂阻塞呼吸道。

人工呼吸道患者多见于机械通气治疗者，因此，一旦发生痰阻塞，就会直接影响机械通气的治疗效果。由于机械通气患者多数病情重，神志不清，反应迟钝，并且声门失去作用，不能形成咳嗽前的呼吸道高压，因而不能达到有效地咳嗽，呼吸道分泌物易于淤积阻塞而出现呼吸道阻力增高、通气不足，进而导致呼吸功能障碍，加重缺氧和二氧化碳潴留，所以必须积极清除呼吸道内的分泌物，保证呼吸道的通畅，因此，吸痰在人工呼吸道的护理中非常重要。

1. 吸痰管的选择 根据气管导管的内径大小选用吸痰管，其外径不超过气管导管内径的 1/2。成人一般选用 12～14F 号一次性硅胶管。若吸痰管过粗，产生的吸引负压过大，可造成肺内负压，而使肺泡陷闭，患者感到憋气。若过细则吸痰不畅。气管切开者长度约 30cm，气管插管者长度为 40～50cm，吸痰管应比气管导管长 4～5cm，保证能吸出气管、支气管中的分泌物。

2. 判断吸痰时机 采用非定时性吸痰技术：先判断患者是否需要吸痰，如痰液潴留在人工呼吸道内、口腔或鼻腔内，可听到痰鸣音、干啰音、湿啰音，患者烦躁不安，心率和呼吸频率加快，患者要求吸痰或呼吸机的吸气峰压增高，出现峰压报警、咳嗽、血氧饱和度下降等情况时应及时吸痰。尤其在体位改变、雾化治疗、气管导管或套管护理、更换呼吸机管道、调节呼吸机参数时应判断是否需要吸痰。采用非定时性吸痰技术可以减少定时吸痰的并发症，如黏膜的损伤、呼吸道痉挛等，减少患者的痛苦。

3. 正确掌握人工呼吸道患者的吸痰操作 吸痰前向患者解释吸痰的注意事项，如吸痰时会有憋气等非常短暂的不适感，向患者讲明吸痰时需咳嗽配合，以利于下呼吸道痰液的清除。

检查吸痰装置是否完好，吸引负压不超过-6.7kPa（-50mmHg），以免负压过大损伤黏膜，严格执行无菌技术操作。生理情况下，通过呼吸道的过滤和清洁作用，进入肺泡的气体几乎清洁无菌。建立人工呼吸道后，吸痰时吸痰管直接进入隆突前，因此，吸痰管、湿化注入的生理盐水都必须无菌。吸痰前洗手，戴无菌手套。吸痰管应一次性使用。如果需多次使用，在吸痰后应立即将吸痰管浸泡入消毒液中，并经严格消毒后当可使用。

4. 吸痰的手法　阻断吸痰管的负压,将吸痰管插入气管导管直到有阻力感或估计吸痰管接近气管导管末端,此时应将吸痰管后退 1～2cm,开放负压边吸引边鼓励患者咳嗽,然后向上提拉进行左右旋转式吸引。吸痰动作要轻柔、快捷、力求吸痰彻底又不损伤黏膜,以免引起患者气管黏膜出血;每次吸痰时间不超过 15 秒,以免发生低氧血症。行机械通气的患者,吸痰前后应给予 100％的氧气吸入 2 分钟。

危重患者和痰量较多的患者,吸痰时不宜一次吸净,必要时间隔 3 分钟以上再吸引;对于痰液黏稠不易吸出者,吸痰前向呼吸道内注入 3～5ml 生理盐水后再吸引,必要时可重复 2～3 次。

对气管插管的患者,应先吸净口咽部的分泌物,再吸引气管内的分泌物,以免口咽部分泌物在放松气囊时下行进入气管而发生感染。绝对禁止用抽吸过口鼻腔的吸痰管抽吸人工呼吸道,避免将细菌植入下呼吸道;每个患者的吸痰装置及用物应个人专用,并做好消毒隔离。

5. 吸痰期间应密切观察生命体征的变化　如在吸痰过程中出现频繁严重的心律失常,或出现呼吸道痉挛、发绀、烦躁不安等异常情况,应停止吸痰,立即行机械通气,并提高吸氧浓度。

6. 预防吸痰可能的并发症

(1) 低氧血症:因负压吸引常需停止供氧。在吸除痰液的同时,也带走了部分呼吸道和肺泡内的气体。如果吸痰前、中、后未能及时、有效充分给氧,使用的吸痰管太粗,负压过高,吸痰时间过长,吸痰过于频繁更容易发生低氧血症。低氧血症的预防应针对以上可能的原因,给予相应处理。如吸痰前后均应给予 100％氧气吸入,可由两人共同完成吸痰操作,对能配合的患者可指导其吸痰前深呼吸 3～4 次,吸痰时密切监测 SaO_2、脉搏及低氧血症的症状和体征,当 SaO_2 低于 90％时,提示低氧血症,应停止吸痰,并 100％氧气吸入;应选择合适的吸痰管,以达到有效地吸引,不导致缺氧。

(2) 呼吸道黏膜损伤:因呼吸道黏膜脆弱,若吸痰管太粗,负压太高,吸痰在某个部位停留时间太长,吸痰时未能旋转吸痰管等易造成黏膜损伤出血。

(3) 继发感染:因未严格执行无菌操作,各种物品消毒不严格等均可引起下呼吸道继发感染,支气管痉挛,迷走神经兴奋导致心律失常和低血压等。

7. 判断痰液黏稠度的方法和临床意义　痰液的黏稠度程度反映不同的临床情况,在吸痰过程中应认真观察痰液的形状,根据痰液在吸痰管玻璃接头处的形状和玻璃管内壁的附着情况,可将痰液的黏稠度分为 3 度:

Ⅰ度(稀痰):痰如米汤或泡沫样,吸痰后,玻璃接头内壁上无痰液滞留,提示感染较轻,如量过多,提示气管滴注过量,湿化过度,可适当减少滴入量和次数,同时应注意增加吸痰且每次吸痰时将痰液吸净。

Ⅱ度(中度黏痰):痰的外观较Ⅰ度黏稠,吸痰后有少量痰液在玻璃接头内壁滞留,但易被水冲洗干净。提示有较明显的感染,需加强抗感染治疗。白色黏痰可能与呼吸道湿化不足有关,必须加强雾化吸入或气管内滴药,避免痰痂堵塞人工呼吸道。

Ⅲ度(重度黏痰):痰的外观明显黏稠,常呈黄色,吸痰管常因负压过大而塌陷,玻璃接头内壁上滞留大量痰液且不易被水冲净。提示有严重感染,必须抗感染治疗或已采取的措施无效必须调整治疗方案。痰液太黏稠不易吸出,提示呼吸道过干或伴有机体脱水现象,必须及时采取措施。

(五) 防止呼吸道阻塞

人工呼吸道阻塞可严重影响通气的效果,而呼吸道湿化不足或吸引不充分是引起呼吸道阻塞的主要原因。呼吸道阻塞可导致通气不足和二氧化碳潴留,患者表现为烦躁不安、出汗、呼吸困难、发绀甚至意识丧失等。护理中应注意:

1. 做好人工呼吸道的湿化　痰液黏稠时,需反复湿化,反复彻底吸引直至痰液变稀薄。但要注意防止湿化过度，及时、彻底的有效吸痰，吸痰管要插到有效深度，以便将气管内导管口以下的痰液吸净。吸引时，如导管下端有阻力不易插入，则提示呼吸道有阻塞，可能为痰痂，也可能为充气气囊脱落到气管导管末端。气囊脱落及异物阻塞、一次性套管扭转是机械通气护理不当的严重并发症，可使患者窒息死亡，要引起高度重视。定时清洗消毒或更换：气管切开者，如改用金属套管，要注意定时清洗消毒内套管，最好采用流水冲洗内套管以防止异物存留在套管内。

2. 翻身时注意事项　给气管切开患者翻身时，能脱离呼吸机的，尽量暂时脱机后翻身；不能脱机的患者，要在移动患者头颈部与气管导管的同时，将呼吸机连接管一起移动，避免气管导管因过度牵拉扭曲或脱出而导致呼吸道阻塞。

呼吸道阻塞除以上原因外，还有其他因素，如呼吸道大出血、呕吐物误吸，或有气管食管瘘引起的误吸、针头或玻璃接头的坠入等，在护理过程中，应注意避免发生。

（六）防止气压伤

气管导管和气囊压迫气管黏膜造成气管黏膜水肿、糜烂、溃疡以至狭窄，是机械通气的严重并发症。为减轻气囊对局部黏膜的压迫，应尽量使用高容低压形气囊，避免过度充气，或采用带有双气囊的导管，交替使用以减少气管黏膜局部压迫。气囊充气时，最好能用气囊压力表测量其内压力，把压力控制在25mmHg（2.45kPa）以下为宜。研究证明气囊压力在40mmHg（4.0kPa）时，可导致黏膜的缺血性损伤，超过50mmHg（6.7kPa）时，可导致柱状上皮的坏死。尤其在低血压时，对患者的危害更大。

没有条件测量气囊内压时，临床上通常用最小闭合容量技术，即气体刚能封闭气道，听不到漏气声后再注入0.5ml为宜，一般注气7～10ml。也有人主张用最小漏气技术，即气囊充气量最好使气囊和气管壁之间，在吸气高峰时允许漏气50ml左右，这样使气管壁受压部位的缺血最轻。

气管插管和气管切开前，应先检查气囊是否漏气，了解气囊充气量和压力。在不使用呼吸机时，气囊不要充气，有利于呼吸。使用机械通气时，气囊必须充气，以保证潮气量。患者进食时，气囊要充气，并抬高床头15°～30°，以防吞咽的食物或液体误入气管引起阻塞或吸入性肺炎。

（七）提供心理社会支持

对所有人工呼吸道行机械通气的患者，无论其意识清醒与否，均应受到尊重。治疗和护理过程中，要主动亲近患者，细致地解释。鼓励的语言和精神安慰可增强患者的自信心和通气效果。教会患者用非语言方式表达需求和进行交流。护士服务态度应和蔼，动作轻柔、稳重，与患者交流时保持语调正常，利于增加患者的安全感和自信心。多与患者家属沟通，安排家属及关系密切者探视，以满足双方对安全、爱、归属等层次的需求，缓解患者的焦虑、恐惧等心理负担。

二、机械通气

（一）概述

机械通气是临床上利用机械提供一定的驱动压以克服呼吸机管路和呼吸系统的阻力，把一定潮气量的气源按一定频率送入肺内的方式，达到维持、改善和纠正患者因诸多原因所致的急、慢性重症呼吸衰竭（包括肺通气衰竭、肺氧合衰竭）的一种治疗措施。

（二）常频机械通气参数调节原则

机械通气的基本目的是促进有效地通气和气体交换，包括CO_2的及时排出和O_2的充分摄入，使血气结果在正常范围。

1. CO_2的排出　CO_2极易从血液弥散到肺泡内，因此，血中CO_2的排出主要取决于进出肺内的气体总量，即每分肺泡通气量，其计算公式为：

每分肺泡通气量＝（潮气量-无效腔量）×RR

无效腔量是指每次吸入潮气量中分布于气管内，不能进行交换的气体，其量通常不变。定容型呼吸机的潮气量可通过旋钮直接设置；定压型呼吸机的潮气量主要取决于肺的顺应性和吸、呼气时肺泡内的压力差，故其潮气量主要取决于吸气峰压（peak inspiration pressure，PIP）与呼气终末正压（peak end expiratory pressure，PEEP）的差值，差值大则潮气量大，反之则小。频率的增加可使每分肺泡通气量增加，$PaCO_2$下降。当$PaCO_2$增高时，可通过增大 PIP 与 PEEP 的差值（即提高 PIP 或降低 PEEP）或调快呼吸机频率来使$PaCO_2$降低，反之亦然。

2. O_2 的摄取　动脉氧合主要取决于平均气道压（mean airway pressure，MAP）和吸入气氧分数（fraction of inspired oxygen，FiO_2）。MAP 是一个呼吸周期中施于气道和肺的平均压力，MAP 值等于一个呼吸周期中压力曲线下的面积除以该周期所用的时间，其公式为：

MAP＝K×（PIP×TI PEEP×TE）/（TI＋TE）

K：常数（正弦波为 0.5，方形波为 1.0）；TI：吸气时间；TE：呼气时间。

MAP 应用范围一般为 $5\sim15cmH_2O$。从公式可见提高 PIP、PEEP 及吸/呼（inspiration/expiration ratio，I/E）中任意一项均可使 MAP 值增大，PaO_2 提高。在考虑增大 MAP 时，须注意下列几个问题：① PIP 的作用大于 PEEP 及 I/E；② 当 PEEP 达到 $8cmH_2O$ 时，再提高 PEEP，PaO_2 升高则不明显；③ 过高的 MAP 可导致肺泡过度膨胀，静脉回流受阻，心排血量减少，氧合降低，并可引起肺气压伤。除增加 MAP 外，提高 FiO_2 也是直接而有效增加 PaO_2 的方法。

临床上应根据 PaO_2 和 $PaCO_2$ 值的大小，遵循上述原则，并综合考虑各参数正、副作用进行个体化调定，原则是在保证有效通换气功能的情况下，使用最低参数，以减少机械通气的并发症。

3. 适宜呼吸机参数的判断　临床上以患儿口唇、皮肤无发绀，双侧胸廓适度起伏，双肺呼吸音清晰为宜。动脉血气结果是判断适宜参数的金标准，初调参数或参数变化后 15～30 分钟，应检测动脉血气，如结果偏于表11-1中的范围，应立即调整参数，否则，若病情稳定可每 4～6 小时监测血气。临床上常用动脉化毛细血管血监测 PCO_2，$TcSO_2$ 代表动脉血氧饱和度。末梢循环不良者应进行动脉血气检测，每天至少做一次动脉血气。有条件的单位应根据呼吸力学（如肺顺应性、时间常数、呼吸道阻力及呼吸波型等）监测参数调整。

4. 参数调节幅度　一般情况下每次调节 1 个或 2 个参数，每次参数变化的幅度（表11-1）。

表 11-1　呼吸机参数变化幅度表

呼吸机参数	调节幅度
PIP	$1\sim2cmH_2O$
PEEP	$1\sim2cmH_2O$
TI	0.05～0.1s
RR	5 次/分
FiO_2	0.05

（三）呼吸机治疗的目的

1. 维持适当的通气量，使肺泡通气量满足机体的需要。

2. 改善肺气体交换功能，维持有效的气体交换，纠正低氧血症及急性呼吸性酸中毒。

3. 减少呼吸肌做功，改善呼吸肌疲劳，减轻呼吸窘迫，降低呼吸氧耗。

4. 改变压力容积关系，防止或逆转肺不张，改善肺的顺应性，防止肺的进一步损伤。

5. 肺内雾化吸入治疗，促进肺或气道的愈合。

6. 预防性机械通气用于休克等情况下呼吸衰竭的预防性治疗，防止并发症的发生。

（四）常频机械通气的临床应用

机械通气指征：① 在 FiO_2 为 0.6 的情况下，PaO_2＜50mmHg 或经皮血氧饱和度（transcutaneous oxygen saturation，$TcSO_2$）＜85％（发绀型先天性心脏病除外）；② $PaCO_2$＞60～70mmHg 伴 pH＜7.25；③ 严重或常规治疗无效的呼吸暂停。具备其中之一者。已确诊为 ARDS 者可适当放宽指征。

（五）应用呼吸机的适应证

1. 通气泵衰竭　呼吸中枢病变、胸廓功能障碍、呼吸机疲劳，脑部炎症、外伤、肿瘤、脑血管意外、药物中毒等所致的中枢性呼吸衰竭。

2. 换气功能障碍　功能残气量减少、V/Q 比例失调、肺血分流增加、弥散障碍。小儿重症肺炎、ARDS、重症支气管哮喘、呼吸肌无力、新生儿重症肺疾病。

3. 需强化呼吸道管理者，保持呼吸道通畅，防止窒息。

4. 使用某些有呼吸抑制的药物时。

5. 心血管功能支持。

判断是否行机械通气可参考以下条件：呼吸衰竭一般治疗方法无效者；呼吸节律异常或自主呼吸减弱或消失；呼吸衰竭伴有严重意识障碍；严重肺水肿；PaO_2 小于 50mmHg，尤其是吸氧后仍小于 50mmHg；$PaCO_2$ 进行性升高，pH 动态下降。严重心脏疾病：先天性心脏病、心力衰竭、心肺复苏。

（六）呼吸机治疗的相对禁忌证

1. 大咯血或严重误吸引起的窒息性呼吸衰竭。

2. 伴有肺大疱的呼吸衰竭。

3. 张力性气胸。

4. 先天性心脏病继发的呼吸衰竭。

5. 气胸及纵隔气肿未行引流者、肺大疱、低血流量性休克未补充血容量者、缺血性心脏病及充血性心力衰竭。

判断是否行机械通气除考虑以上因素外，还应注意动态观察病情变化，若使用常规治疗方法仍不能防止病情进行性发展，应及时应用；在出现致命性通气和氧合障碍时，机械通气无绝对禁忌证。

（七）呼吸机的操作方法

呼吸机与患者的连接。

1. 鼻（面）罩　用于无创通气。选择适合于每个患者的鼻（面）罩对保证顺利实施机械通气十分重要。

2. 气管插管　经口插管和经鼻插管的比较（表 11 - 2）

表 11 - 2　经口与经鼻插管优缺点对比表

	经口插管	经鼻插管
优点	易于插入，适于急救 管腔大，易于吸痰	易于耐受，留置时间较长 易于固定 便于口腔护理，患者可经口进食
缺点	容易移位、脱出 不宜长期使用 不便于口腔护理 可引起牙齿、口腔出血症	管腔小，吸痰不方便 不适于急救 易发生出血、鼻骨折 可有鼻窦炎、中耳炎等合并

3. 气管切开　指征：颌面外伤患儿；原发病需因应用较长时间机械通气者；严重 ARDS 患者；因气管插管不能保证口鼻腔护理者；仍不能顺利吸出气管内分泌物的患者；上呼吸道狭窄或阻塞的患者；解剖无效腔占潮气量比例较大的患者，如单侧肺。

气管切开的优点是无效腔减少，便于吸痰，减少了呼吸道内分泌物梗阻的危险性，且不影响进食。气管切开损伤大，不能反复应用。

（八）撤离呼吸机指征

一般条件：

（1）引起呼吸衰竭的病因解除或呼吸衰竭好转。

（2）停止应用镇静药物。

（3）停止应用神经肌肉阻滞剂。

（4）神志正常。

（5）败血症或明显发热。

（6）心血管循环正常。

（7）呼吸泵功能稳定。

肺气体交换 $FiO_2 \leqslant 0.4$ 和 $PEEP < 5cmH_2O$ 时，PaO_2 为 60mmHg，PaO_2/PAO_2 为 0.35，$D(A-a)O_2 < 35$ mmHg，PaO_2/FiO_2 为 200。

（于永慧）

第三节　血液净化

一、概　述

血液净化（blood purification）技术是指各种连续或间断清除体内过多水分、溶质方法的总称。其基本原理是通过弥散、对流、吸附清除血液中的各种内源性和外源性"毒素"；通过超滤和渗透清除体内潴留的水分，纠正电解质和酸碱失衡，完成对溶质及水的清除和转运，使机体内环境接近正常而达到治疗的目的。血液净化技术源自肾替代治疗技术，近年来迅速发展，已成为一门跨学科专业，广泛用于医学各专业中，成功地治疗了许多疑难重症，尤其在 ICU，血液净化疗法发挥着巨大的作用。

二、基本原理

（一）溶质清除原理

溶质清除原理包括弥散、对流、吸附作用。

1. 弥散　经半透膜两侧的浓度梯度使溶质从浓度高的一侧向浓度低的一侧做跨膜移动，并逐渐达到膜两侧的浓度相等。腹膜、透析器中的中空纤维膜均是半透膜。应用于血液透析、腹膜透析中。图 11-3 为弥散模式图。

2. 对流　在跨膜压的作用下，液体从压力高的一侧通过半透膜向压力低的一侧移动，液体中的溶质也随着水透过半透膜而移动。人的肾小球即是以对流方式清除溶质和水分，应用于血液滤过中。图 11-4 为对流模式图。

3. 吸附　利用异性电荷相吸，同性电荷相斥的原理，选择与被吸附物质不同电荷或亲水性低的透析膜，可达到吸附某种溶质的作用。也可利用化学吸附剂、阴阳离子交换树脂、活性炭的微孔结构、免疫吸附柱，吸附毒物或致病因素等，从而达到清除的效果。应用于血液灌流、免疫吸附等模式中。图 11-5 为吸附模式图。

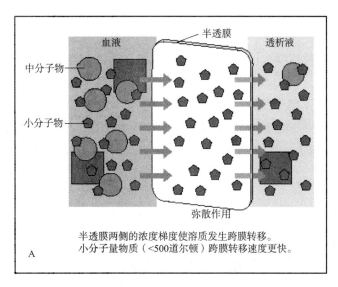

图 11 - 3　弥散模式图

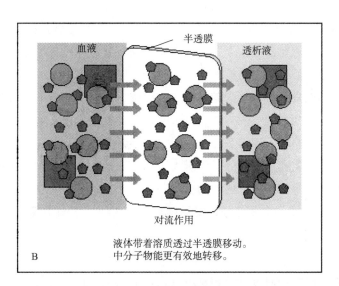

图 11 - 4　对流模式图

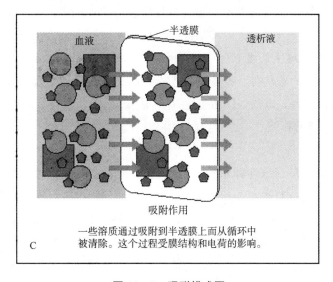

图 11 - 5　吸附模式图

（二）水的清除

水的清除包括渗透、超滤。

1. 渗透　膜两侧的渗透梯度使水由低渗透压的一侧向高渗透压的一侧做跨膜移动，从而达到脱水的目的。

2. 超滤　水在压力梯度作用下做跨膜移动。水的超滤量与膜两侧水压梯度成正比。通过在动脉血路上加一血泵或在静脉血路上加一输液的螺旋钮使静脉血路阻力加大，均可使血侧为正压；通过在透析液侧加一负压泵可使透析液侧为负压。膜两侧压力梯度称跨膜压。加大跨膜压可增加水的超滤量。单位时间的超滤量取决于膜材料的通透性、透析器有效的膜表面积、水压力梯度、渗透梯度。

三、血液净化疗法

血液净化的方法包括血液透析、血液滤过、血液灌流、免疫吸附、血浆置换、血液透析滤过、连续性肾替代疗法等，从广义上讲，腹膜透析也包括在血液净化技术之内。

（一）血液透析（hemodialysis）

血液透析简称血透，通俗的说法也称之为人工肾、洗肾。

1. 原理　血液透析通过血液与透析液之间溶液的弥散和超滤来达到治疗的目的，包括溶质的移动和水的移动，即血液和透析液在透析器（人工肾）内借半透膜接触和浓度梯度进行物质交换，使血液中的代谢废物和过多的电解质向透析液移动，透析液中的钙离子、碱基等向血液中移动。从而清除血液中的代谢废物和毒物，调整水和电解质平衡，调整酸碱平衡。血液透析具有人体肾的部分功能，但不能代替肾的内分泌和新陈代谢功能。

血液透析所使用的半透膜厚度为 $10 \sim 20 \mu m$，膜上的孔径平均为 3nm，所以只允许分子质量为 1.5 万以下的小分子和部分中分子物质通过，而分子质量大于 3.5 万的大分子物质不能通过。因此，蛋白质、致热原、病毒、细菌以及血细胞等都是不可透出的。

2. 透析器　透析膜是透析器的主要部分，膜材料有以下几种：如铜仿膜、醋酸纤维膜、聚丙烯腈膜、聚甲基丙烯酸甲酯膜、血仿膜等。

3. 透析机　主要装置包括透析液供应装置和电子监测系统。监测系统可监测透析液温度、电导、流量、动静脉压力、气泡、漏血等，通过发光和发声装置，以保证透析过程的安全。

4. 透析液要求　①可去除体内代谢废物，如尿素氮、肌酐、尿酸等；②保留机体需要的物质，如葡萄糖、氨基酸等；③维持电解质、酸碱平衡；④与血液等渗；⑤对机体无害，无致热原、细菌、病毒，便于制备，易保存，不发生沉淀；⑥配方要求，钠 $135 \sim 145$mmol/L，钾 $0 \sim 4$mmol/L，钙 $1.5 \sim 1.75$mmol/L，镁 $1.0 \sim 2.0$mmol/L，氯 $100 \sim 110$mmol/L，醋酸根 $35 \sim 40$mmol/L，葡萄糖 11.1mmol/L，渗透压 $280 \sim 300$mmol/L，pH7.4 左右。碳酸氢钠透析液纠正酸中毒快，适用于醋酸盐透析液不适应者、老年患者、心血管系统不稳定者，碳酸氢钠浓度为 $35 \sim 40$mmol/L。先将配制好的浓缩透析液与透析用水按 1：34 的比例混合，稀释成透析液。

5. 透析指征

（1）急性肾衰竭：①水中毒（急性肺水肿、脑水肿）；②高钾血症，血钾 $\geqslant 6.5$mmol/L；③酸中毒，二氧化碳结合力 $\leqslant 15$mmol/L，pH< 7.25；④血尿素氮 $\geqslant 21.4$mmol/L，或血肌酐 $\geqslant 530.4 \mu mol/L$；⑤高分解代谢状态，血尿素氮每日升高 > 8.93mmol/L，肌酐升高 $> 176.8 \mu mol/L$，血钾升高 > 0.5mmol/L，二氧化碳结合力下降 > 2mmol/L，尿酸升高 > 59.48mmol/L；⑥无高分解代谢，持续无尿 2 天以上，或少尿 4 天以上；⑦少尿 2 天以上伴有下列一项者：体液潴留，如眼结膜水肿、心脏奔马律、中心静脉压增高；尿毒症症状，如持续呕吐、烦躁、嗜睡；血钾 > 6mmol/L，心电图有高钾改变。

（2）慢性肾衰竭：①血尿素氮≥28.6mmol/L；②血肌酐≥707.2μmol/L；③非糖尿病患者内生肌酐清除率为10～15ml/min，糖尿病者为15～20ml/min；④血钾≥6.5mmol/L；⑤二氧化碳结合力≤15mmol/L；⑥有尿毒症症状；⑦少尿、无尿或水潴留所致肺水肿、脑水肿先兆患者；⑧严重贫血、神经病变及骨病患者。

（3）急性药物或毒物中毒：凡是能经透析膜被透出的药物或毒物、分子质量小、与血浆蛋白结合力低或不与组织蛋白结合的。透析应争取在服毒后16小时内进行。

（4）其他透析指征：如顽固性心力衰竭、高血钾、代谢性酸中毒、急性肺水肿、高血压等对内科非透析疗法等常规治疗方法治疗效果不佳者。

6. 相对禁忌证　血液透析无绝对禁忌证，但在下述情况下应慎重考虑：严重休克或低血压；严重出血倾向、大手术后3日内；严重贫血，Hb<30g/L；心功能不全或严重心律失常不能耐受体外循环；严重感染；不合作或精神异常者。对于水潴留、严重心功能不全、低血压患者可考虑做持续肾替代疗法。

7. 并发症　血液透析中最常见的并发症包括低血压、痉挛、恶心呕吐、头痛、胸痛背痛、皮肤瘙痒、发热寒战等。另外，还有一些少见并发症，如失衡综合征、首次使用综合征、心律失常、心脏压塞、颅内出血、惊厥、溶血、空气栓塞等。

（二）腹膜透析（peritoneal dialysis，PD）

1. 原理　PD是利用腹膜作为半渗透膜，利用重力作用将配制好的透析液经导管灌入患者的腹腔内，保留一段时间，使血液和周围组织的代谢废物通过弥散和超滤作用进入腹腔透析液，通过腹腔透析液不断更换，以清除体内代谢产物、毒性物质、过多水分及纠正水电解质平衡紊乱的治疗方法。

腹膜透析时血内毒素或毒物依次通过腹膜毛细血管内皮细胞间隙、基膜孔隙和腹膜间皮孔隙后到达腹腔，与腹腔内透析液成分进行扩散。通过腹膜两侧的血液和透析液之间的渗透压梯度，决定水的清除率。当腹透液的渗透压越高时，血内过多的水分由渗透压低的血侧向腹透液侧移动的水越多，脱出的水量越多。

2. 腹膜透析特点　与血液透析相比，腹膜透析有以下特点：持续溶质交换和超滤；更有利于中分子毒素清除；传染性疾病交叉感染危险性低；可由患者及家属自行完成，无需频繁往返医院；腹膜透析简单易行，无需特殊医疗器械，降低医疗费用。

3. 适应证

（1）急性肾衰竭：临床上在发生急性肾衰竭2～3天内，凡有下述指征之一时，即应透析：①已出现尿毒症症状；②有水钠潴留表现；③高分解代谢型肾衰竭，血尿素氮每天上升>8.93mmol/L；④血尿素氮≥28.6mmol/L，血肌酐≥442μmol/L；⑤血钾≥6.5mmol/L；⑥酸中毒补碱不能纠正者。

（2）慢性肾衰竭：①慢性肾衰竭代偿期并发感染、水电解质紊乱、心力衰竭等加重肾衰竭；②血尿素氮≥28.6mmol/L，血肌酐≥530μmol/L，血钾≥6.5mmol/L，二氧化碳结合力≤15或肌酐清除率<10ml/min；③肾移植术前准备，等待肾移植的晚期患者，需要用透析维持；④肾移植术后无论是否发生排异或急性肾衰竭，均可用腹透治疗。

（3）严重水钠潴留：非透析疗法无效时，如肾病综合征，高度水肿，尿量少，用激素不能诱导利尿，利尿剂亦无效。临床症状严重的患者，或心力衰竭应用利尿剂和洋地黄无效的患者，均可采用腹膜透析排出过多的液体。

（4）急性中毒：小分子药物中毒（分子质量<5000），如巴比妥类、水合氯醛、格鲁米特、异烟肼、水杨酸盐、醇类、酚类、汞剂、砷剂、苯丙胺等，均可使用腹膜透析抢救。

（5）严重酸碱失衡或电解质紊乱：用非透析疗法不能纠正者，如①肾衰竭所致高钾血症，血钾≥6.5mmol/L；②严重稀释性低钠血症，限制水分见效太慢，而补充氯化钠又有危险者；③严重代谢性酸中毒，因循环超负荷不能补充碱性药物者；④严重高钠血症；⑤严重高钙血症。

（6）弥漫性腹膜炎及重型急性胰腺炎：不论是否有肾衰竭均为腹膜透析适应证，且应在炎症局限以前便开始透析。

（7）其他：如肝性脑病、急性高尿酸血症、高胆红素血症（完全性阻塞性黄疸患者的术前准备）、精神分裂症、牛皮癣等，均可采用腹膜透析治疗。

4. 禁忌证

（1）绝对禁忌证：无绝对禁忌证，下述情况一般不宜行腹膜透析：①由于感染或恶性肿瘤致广泛性腹腔内粘连；②腹壁广泛感染，或腹部没有完整皮肤，没有地方可选做插管入口。

（2）相对禁忌证：①新近腹部手术，因透析液刺激可延迟愈合，增加出血和感染的危险，故术后最好3天后才开始腹透；②新近经腹腔腹膜后手术，术后2～3无内不宜腹透；③外科横隔切口或撕裂，一般宜于术后数日愈合后再行腹透；④腹腔有局限性炎症，腹透可导致炎症扩散者，最好不做腹透；⑤肠梗阻患者，因肠管膨胀，植入腹透管较困难，且易发生透析管引流不畅，影响透析效果；⑥腹腔内血管疾患，如多发性血管炎、严重动脉硬化、硬皮病等可降低腹膜透析效果；⑦呼吸功能不全患者，如必须做腹膜透析，宜适当减少置换液，以免影响呼吸功能；⑧晚期妊娠或腹内巨大肿瘤；⑨严重创伤致高分解代谢状态；⑩各种原因引起的长期不能摄入足够热量和蛋白质的患者，不适合慢性腹膜透析。

5. 并发症　包括腹膜炎、水电解质紊乱（如高钠血症、低钾血症、低血容量等）、心血管并发症、肺部感染、肺不张、腹疝、硬化性腹膜炎、营养物质（如蛋白质、氨基酸、维生素等）丢失、高脂血症、肥胖等。其中以腹膜炎最常见。

（三）血液灌流（hemoperfusion，HP）

血液灌流是血液借助体外循环，引入血液灌流器（内有吸附剂）中，以吸附清除某些外源性和内源性毒物，达到血液净化的一种治疗方法。其与血液透析的区别是：血液透析借超滤和透析作用去除小分子代谢废物及水分，而血液灌流依赖于吸附剂、酶、活细胞等对血液成分进行吸附粘除或加工处理。常用的吸附剂有活性炭、树脂。

1. 适应证

（1）急性药物或毒物中毒：对分子质量较大，脂溶性较高，在体内易与蛋白结合的药物和毒物，HP疗效为佳。

1）HP可清除的药物及毒物如下

镇静催眠类：巴比妥类、甲喹酮、格鲁米特、地西泮、硝西泮、水合氯醛、苯海拉明等。

解热镇痛药：对乙酰氨基酚、阿司匹林、水杨酸类等。

抗精神失常药：奋乃静、氯丙嗪、丙咪嗪、阿米替林等。

心血管药：洋地黄类、奎尼丁、普鲁卡因胺等。

抗生素：氨基糖苷类、青霉素类、头孢菌素类、四环素类、磺胺类、异烟肼、万古霉素等。

抗癌药：环磷酰胺、甲氨蝶呤、氟尿嘧啶。

内源性毒素：氨、尿酸、胆红素、乳酸、内毒素等。

农药及灭鼠药：有机磷农药、有机氯杀虫剂、毒鼠强、氟乙酰胺、百草枯等。

生物毒素：毒蕈毒素、蛇毒、河豚毒素、鱼胆毒、中草药等。

工业中毒：砷化氢、重金属、有机苯等。

2）在已知灌流器能吸附的前提下，具备以下指征之一，应立即行HP。

Ⅰ. 严重临床症状，如低血压、低体温、心力衰竭、呼吸衰竭；深度或中度昏迷；药物或毒物的浓度已达到致死量者，或虽未达到，但估计毒物会被继续吸收者；该毒物后期才出现生命危险者。

Ⅱ．患有肝病或肾病，估计有解毒功能障碍者。

Ⅲ．出现急性肾衰竭者，此时宜并用血液透析治疗。

Ⅳ．摄取未知成分和数量的药物和毒物，出现深度昏迷者。

Ⅴ．脂溶性高的毒物或药物进入人体后主要分布于脂肪组织，易引起二次中毒，应密切观察病情，必要时可连续 HP 治疗 2～3 次。

3）治疗时机选择：一般在中毒后 6～8 小时内开始为最佳时机，原则上只要有血液净化指征，应尽早进行，治疗越早，效果越好。

（2）尿毒症：HP 对肌酐、尿酸及中分子物质有良好的清除作用，对改善患者消化系统、神经系统症状及心包炎有效；但对尿素、酸中毒、电解质无纠正作用，故可与血液透析串联使用以提高疗效。

（3）肝性脑病的治疗：HP 不仅能降低血氨、清除假神经递质，还可使芳香族氨基酸下降。但肝昏迷患者若有凝血功能障碍，HP 时应注意。

（4）其他：如利用免疫吸附，清除内毒素、肿瘤坏死因子、白介素－1 等治疗感染性疾病；用于高脂血症、牛皮癣、甲状腺危象等疾病治疗。

2. 禁忌证　无绝对禁忌证；但严重血小板减少、血细胞减少或其他凝血功能障碍者应禁用。

3. 并发症　手术中低血压、血小板减少及凝血功能障碍、电解质紊乱（以低钾、低钠最常见）、血栓形成、空气栓塞等。

（四）血浆置换（plasma exchange）

将患者异常血浆（含抗原抗体免疫复合物或毒物等）分离后清除之，再将剩余的血细胞成分加入正常人的血浆或代血浆或置换液混合后再回输人体；或将异常血浆分离后再用吸附法去除血浆中有害物质，将净化的血浆再输回体内。由于血浆置换法不仅可以清除体内中、小分子的代谢毒素，还清除了蛋白、免疫复合物等大分子物质，因此，对有害物质的清除率远比血液透析、血液滤过、血液灌流为好。同时又补充了体内所缺乏的白蛋白、凝血因子等必需物质，较好的替代了肝的某些功能。

1. 特点　① 可以清除小分子、中分子及大分子物质，特别对与蛋白结合的毒素有显著的作用。② 对肝衰竭中常见的电解质紊乱和酸碱平衡失调的纠正有一定的作用，但远不及血液透析和血液滤过。对水负荷过重的情况无改善作用。③ 采用这种方法需要大量血浆，能补充人体必要的大量蛋白、凝血因子等必需物质，但多次大量输入血浆等血制品，有感染各种新的病毒性疾病的可能。④ 适用于各种重型肝炎患者。⑤置换以新鲜冷冻血浆（fresh frozen plasma，FFP）为主，可加部分代替物如低分子右旋糖酐、羟乙基淀粉等。

2. 适应证

（1）各种原因引起的中毒：如毒蕈碱中毒、有机磷农药中毒、急性药物中毒、毒鼠强中毒、急性重金属中毒（如砷化氢中毒）、毒蛇咬伤中毒以及食物中毒等，只要临床诊断明确，就应尽快行血浆置换，以便迅速清除患者体内的毒素。不论毒素是与蛋白质、血脂结合，还是溶解在患者的血浆中，血浆置换都可以直接将毒素清除，尤其是与蛋白质、血脂结合的毒素，效果更佳。

（2）肾疾病：如肺出血肾炎综合征、狼疮性肾炎、紫癜性肾炎、IgA 肾病、膜增生性肾炎及移植肾的急性排斥反应等用激素或其他免疫抑制剂不能完全控制时，可采用血浆置换治疗，能很好改善临床症状，保护肾功能。

（3）自身免疫性疾病：如系统性红斑狼疮、结节性多动脉炎、皮肌炎、类风湿性关节炎等，血浆置换疗法能去除各种自身抗体和免疫复合物，尤其是患病早期，患者体内存在大量抗体，但尚未引起组织、器官损伤时，应尽早进行血浆置换，以减少组织、器官的损伤，改善症状。对那些用激素和免疫抑制剂效果不好且危及生命的重症患者，血浆置换与免疫抑制剂（如环磷酰胺）合用，可控制病情发展，改善症状。

（4）血液系统疾病：如自身免疫性溶血性贫血、溶血性尿毒症综合征等，血浆置换可迅速清除患者体内的抗红细胞抗体，减轻溶血的发生；对血栓性血小板减少性紫癜，血浆置换是目前最有效的方法，它可以迅速清除患者体内的微小血栓，挽救患者的生命。高黏血综合征患者经血浆置换后，可以清除体内多余的蛋白质和血脂，改善症状。

（5）神经系统疾病：如重症肌无力、多发性神经根炎、系统性红斑狼疮的神经系统损害和多发性硬化等，用血浆置换可迅速去除血浆中的有害物质，使神经组织的损害降至最低限度，从而使患者快速脱离危险。

（6）急、慢性肝衰竭：如暴发性病毒性肝炎、药物中毒性肝损害、肝性脑病等，血浆置换可以迅速清除体内因肝功能异常而积蓄的代谢废物，缓解病情。

（7）家族性高胆固醇血症，血浆置换可排除患者体内过多的胆固醇，抑制动脉粥样硬化的发展。

（8）甲状腺危象：血浆置换可以清除体内过多的激素，并供给与甲状腺激素自由结合的血浆蛋白质，稳定病情。

（9）血友病抑制物：对输注Ⅷ因子无效的甲型血友病患者，血浆置换可快速清除抗Ⅷ因子抗体，达到止血的目的。不仅如此，通过血浆置换治疗，将健康新鲜的血浆置换入患者体内，还可减轻血友病患者出血症状。

3. 禁忌证　①活动性出血或出血倾向十分明显；②弥散性血管内凝血；③休克及血流动力学不稳定；④对肝素、鱼精蛋白、血浆过敏；⑤严重全身及局部感染；⑥躁动或其他原因无法配合治疗。

4. 并发症　包括出血倾向、感染、过敏反应、电解质紊乱（如低钙血症、低钾血症等）、药物同时被清除等。

（五）血液滤过（hemofiltration，HF）

血液滤过是通过机器（泵）或患者自身的血压，使血液流经体外回路中的一个滤器，在滤过压的作用下滤出大量液体和溶质，即超滤液（ultrafiltrate）；同时，补充与血浆液体成分相似的电解质溶液，即置换液（substitute），以达到血液净化的目的。

1. 原理　HF模仿肾小球的滤过功能，但没有肾小管的重吸收和分泌功能，而是通过补充置换液来完成肾小管的部分功能。其通过对流作用和跨膜压（transmembrane pressure，TMP）清除溶液和部分溶质，溶质清除率取决于超滤量和滤过膜的筛漏系数。HF对中分子物质清除率高于血液透析。

2. 方式　根据置换液输入方式的不同分为：前稀释法、后稀释法。

（1）前稀释法：置换液在滤器前输入，其优点是血流阻力小，滤过稳定，残余血量少和不易形成蛋白覆盖层。但由于清除率低，需要大量置换液。

（2）后稀释法：置换液在滤器后输入，减少了置换液用量，提高了清除率。目前普遍采用此法。

3. 适应证　与血液透析基本相同，适用于急、慢性肾衰竭，但在下列情况下优于血液透析：①高血容量致心力衰竭；②顽固性高血压；③低血压和严重水钠潴留；④维持性血液透析患者合并高磷血症、继发性甲状旁腺功能亢进、肾性骨营养不良、尿毒症心包炎及周围神经系统病变；⑤常规血液透析不能控制的体液过多；⑥中、大分子毒物中毒。

4. 禁忌证　同血液透析。有严重出血倾向，重症心脏疾病及血容量严重不足，血压过低者应禁用或慎用血液滤过。

5. 并发症　可出现与血液透析相同的并发症，此外尚有致热原反应、败血症丢失综合征等。

（六）血液透析滤过（hemodiafiltration，HDF）

血液透析滤过是在血液透析的基础上，采用高通透性的透析滤过膜，增加超滤和溶质对流转运，同时输入等量置换液量的一种血液净化方法。其原理与血液透析基本相似，包括溶质弥散转运、溶质对流转运和水分超滤。由于 HDF 超滤量多，溶质对流清除比例明显增加，且采用高通透析滤过器，清除中分子毒素效果好。HDF 将透析与滤过合二为一，弥补了二者的不足，即通过弥散高效清除小分子物质，又通过对流高效清除中分子物质，故治疗效果更加理想。另外，与血液透析相比，HDF 具有更稳定的血流动力学状态，使患者在透析过程中低血压、头痛、恶心、呕吐等不良反应明显减少，故其尤其适用于对普通透析不能耐受的患者。

（七）连续性肾替代疗法（continuous renal replacement therapy，CRRT）

连续性肾替代疗法系指各种可以连续缓慢清除水和溶质的治疗方法。CRRT 作为一种新技术，在重症急性肾衰竭、全身炎症反应综合征（SIRS）、急性呼吸窘迫综合征（ARDS）、多脏器功能障碍综合征（MODS）和急性坏死性胰腺炎等危重病的救治中已经和正在发挥其独特的优势，成为现代抢救危重病患者的主要措施之一。由于其临床应用已远远超出传统的肾病范畴，近年主张应称之为持续性血液净化（continuous blood purification，CBP）更合适。

1. 治疗模式分类　缓慢连续超滤（slow continuous ultrafiltration，SCUF）、连续动静脉血液滤过（continuous arterio‐venous hemofiltration，CAVH）、连续静静脉血液滤过（continuous veno‐venous hemofiltration，CVVH）、高容量血液滤过（high volume hemofiltration，HVHF）、连续动静脉血液透析（continuous arterio‐venous hemodialysis，CAVHD）、连续静静脉血液透析（continuous veno‐venous hemodialysis，CVVHD）、连续静静脉高通量透析（continuous veno‐venous high flux dialysis，CVVH-FD）、连续动静脉血液透析滤过（continuous arterio‐venous hemodiafiltration，CAVHDF）、连续静静脉血液透析滤过（continuous veno‐venous hemodiafiltration，CVVHDF）等。

2. 作用原理　利用弥散、对流、吸附、超滤的作用去除有害物质及过多的水分。不同治疗模式的清除原理不同，如血液透析以弥散清除为主，血液滤过以对流和部分吸附清除为主，免疫吸附和血液灌流则以吸附清除为主。不同物质被清除的方式也不同，如小分子物质弥散清除效果好，中、大分子物质以对流和吸附清除效果好。因此，应根据不同的临床需要选择恰当的治疗模式。

3. CRRT 优势　血流动力学状态稳定；电解质及酸碱平衡紊乱逐渐纠正；代谢控制好；及时清除多余的容量；炎性介质不断清除；补液方便，便于营养支持。

4. 适应证

（1）急性肾衰竭：①合并高钾血症、酸中毒、肺水肿；②合并心力衰竭；③合并脑水肿；④合并高分解代谢；⑤合并急性呼吸窘迫综合征；⑥血流动力学不稳定；⑦心脏外科手术后；⑧心肌梗死；⑨脓毒症。

（2）慢性肾衰竭维持性血液透析：①急性肺水肿；②血流动力学不稳定；③少尿而又需要大量补液时（如全静脉营养、各种药物治疗）；④慢性液体潴留（如肾性水肿、腹水）；⑤酸碱、电解质平衡紊乱（如代谢性酸/碱中毒、低钠血症、高钠血症、高钾血症）。

（3）非肾疾病：如全身炎症反应综合征、多脏器功能障碍综合征、急性呼吸窘迫综合征、挤压综合征、乳酸酸中毒、急性坏死性胰腺炎、心肺旁路、慢性心力衰竭、肝性脑病、药物或毒物中毒。

5. 并发症　包括临床并发症（如出血、血栓、感染、过敏反应、低体温、营养丢失、血液净化不充分、低血压、低血容量等）和技术并发症（如血液通路不畅、血流下降和体外循环凝血、管路连接不良、气栓、滤器功能丧失、液体和电解质失衡等）。

（赵　春）

第十二章 儿童重症监护病房常见技术操作

第一节 气管插管

（一）适应证

1. 任何原因引起呼吸衰竭需要进行人工通气治疗者，包括呼吸系统疾病及中枢神经系统疾病。

2. 各种先天及后天性上呼吸道梗阻，需立即建立可控制的人工呼吸道者。

3. 各种原因引起的呼吸道分泌物潴留，不能自行咳出，需抽吸引流者。

4. 怀疑有呕吐物误吸入肺，可行气管插管给氧及做气管、支气管冲洗。

5. 各种原因引起的新生儿呼吸困难，如新生儿肺透明膜病（呼吸窘迫综合征）、胎粪吸入综合征、新生儿肺炎、颅内出血等。

（二）器械与术前准备

1. 器械

（1）小儿喉镜1套，有直型及弯型镜片各1个。

（2）不同口径的气管导管2～3根，以及连接导管的接卸管及呼吸囊。

（3）插管内用金属导芯铜丝。

（4）阻咬牙垫。

（5）气管内吸痰管及电动吸引器。

（6）固定导管的蝶形胶布。

（7）各种应急抢救药品。

2. 气管内导管的选择　常用的有列表查询（表12-1），采用年龄推算和目测估计等方法来判断所用型号。一般以内径（ID）来表示。

表 12-1　小儿气管导管内径及表度

年龄（岁）	导管内经（mm）	经口插管长度（cm）	经鼻插管长度（cm）
早产儿	2.5～3.0	11	13.5
新生儿	3.0～3.5	12	14
～1	4.0	13	15
～2	4.5	14	16
～4	5.0	15	17
～6	5.5	17	19
～8	6.0	19	21
～10	6.5	20	22
～12	7.0	21	22

3. 公式计算（适用于 2 岁以上儿童）　　导管内径（mm）＝（年龄÷4）＋4

4. 目测估计　患儿气管直径约与其小指中节直径相同，可与气管导管外径相比较。

通常准备 3 根相邻号数的导管以备更换。注意经鼻插管的导管较经口插管导管内径小一号。

（三）操作方法

气管插管分为经口腔插管及经鼻腔插管两类。经口腔插管操作迅速、简便，较经鼻插管损伤小，紧急情况下应首先采用。经鼻腔插管易损伤鼻腔黏膜而致出血，且插入的导管也较细，但清醒患儿较易耐受鼻腔插管，且不妨碍患儿进食，对长期人工呼吸患儿较为合适。

1. 经口腔气管插管法

（1）患儿头呈轻微伸展位，略向后仰，操作者左手持喉镜，将镜片通过舌与硬腭间沿中线向前插入会厌软骨谷内，左手小指固定在患儿颏下。

（2）喉镜向前推进暴露会厌。

（3）暴露声门是关键。持喉镜的左手用腕力向后下一轻挑即能挑起位于会厌软骨谷内的镜片顶端，会厌就被举起向前贴于镜片下面，声门即暴露。如暴露不完全可将固定在颏下的左小指在环状软骨处轻压，使气管向下，声带气管开口可得到最佳暴露。如图 12-1 所示：

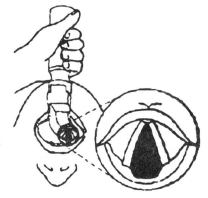

（4）操作者右手持装有管芯的导管，弯曲部向上插入声门下合适的位置，拔去管芯，放好牙垫，蝶形胶布固定。

（5）接上呼吸囊，加压呼吸，以听诊器倾听肺部两侧呼吸音，观察呼吸运动，确定导管位置是否正确。

2. 经鼻腔气管插管法

（1）观察鼻腔有无阻塞，插管前先用 1% 麻黄碱溶液滴鼻，使鼻腔黏膜收缩，增大鼻腔。

图 12-1　声门暴露操作图

（2）操作者将涂有润滑剂的气管导管经一侧鼻孔向后下通过鼻道进入咽喉部。

（3）在喉镜窥视下暴露声门。

（4）操作者右手持插管钳从口腔右侧进入咽喉部夹住导管端，将其插入气管内。如图 12-2 所示：

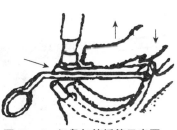

3. 导管位置的监测　导管插入后位置是否正确，监测方法如下：

（1）首先进行胸部检查：插管后接呼吸囊，加压呼吸，或接人工呼吸器，进行机械通气，此时观察吸气时胸廓有无匀称的活动及是否听到对称的呼吸音。如两肺无呼吸音，胸廓不抬高而上腹胃部隆起，并闻气过水音，则说明

图 12-2　经鼻气管插管示意图

导管不在气管内而误入食管，必须重新再插。如胸廓活动不对称，活动幅度一侧比另一侧强或两侧呼吸音不一致，则导管可能插入过深，进入一侧支气管，此时应慢慢将导管后退，直到胸廓活动及呼吸音对称。

（2）胸部 X 线检查：是测定导管位置的好方法，导管插入后应立即拍 X 线胸片观察导管位置，正确的位置应在第 2 胸椎水平，如位置不当，应进行调整。

（四）气管插管可能引起的并发症

1. 插管时间过长或导管远端位置不当，可引起低氧血症。

2. 插管操作技术不规范，可致牙齿损伤或脱落，口腔、咽喉部和鼻腔的黏膜损伤引起出血。用力不当或过猛，还可引起下颌关节脱位。

3. 喉镜的镜片、气管导管或吸管刺激咽后壁的迷走神经喉返支，以及低氧血症可导致心率过缓和呼吸暂停。

4. 导管远端进入一侧支气管，导致充气过度引起气胸。

5. 金属管芯超过气管导管的远端出口，导致气管或食管穿孔。

6. 操作者的两手或器械消毒不够，导致感染。

第二节　气管切开

气管切开术（traceotomy）系切开颈段气管，放入金属气管套管，气管切开术以解除喉源性呼吸困难、呼吸功能失常或下呼吸道分泌物潴留所致呼吸困难的一种常见手术。目前，气管切开有 4 种方法：常规气管切开术、经皮气管切开术、环甲膜切开术、微创气管切开术（minitracheotomy）。

（一）适应证

1. 喉阻塞　由喉部炎症、肿瘤、外伤、异物等引起的严重喉阻塞。呼吸困难较明显，而病因又不能很快解除时，应及时行气管切开术。喉邻近组织的病变，使咽腔、喉腔变狭窄发生呼吸困难者，根据具体情况亦可考虑气管切开术。

2. 下呼吸道分泌物潴留。

3. 预防性气管切开。

4. 取气管异物　气管异物经内镜下钳取未成功，估计再取有窒息危险，或无施行气管镜检查设备和技术者，可经气管切开途径取出异物。

5. 颈部外伤者　颈部外伤伴有咽喉或气管、颈段食管损伤者，对于损伤后立即出现呼吸困难者，应及时施行气管切开；无明显呼吸困难者，应严密观察，仔细检查，做好气管切开手术的一切准备。一旦需要即行气管切开。

（二）操作方法

1. 常规气管切开术（图 12-3，图 12-4）

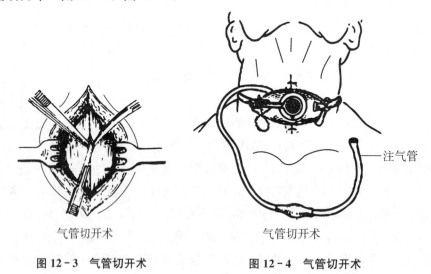

气管切开术　　　　　　　　气管切开术　　—注气管

图 12-3　气管切开术　　　　**图 12-4　气管切开术**

（1）对于小儿，特别是婴幼儿，术前先行插管或置入气管镜，待呼吸困难缓解后，再做气管切开，更为安全。

（2）体位：一般取仰卧位，肩下垫一小枕，头后仰，使气管接近皮肤，暴露明显，以利于手术，助手坐于头侧，以固定头部，保持正中位。常规消毒，铺无菌巾。

（3）麻醉：采用局麻。沿颈前正中上自甲状软骨下缘下至胸骨上窝，以 1% 普鲁卡因溶液浸润麻醉。对于昏迷、危重或窒息患者，若患者已无知觉也可不予麻醉。

（4）切口：多采用直切口，自甲状软骨下缘至接近胸骨上窝处，沿颈前正中线切开皮肤和皮下组织。

（5）分离气管前组织：用血管钳沿中线分离胸骨舌骨肌及胸骨甲状肌，暴露甲状腺峡部，若峡部过宽，可在其下缘稍加分离，用小钩将峡部向上牵引，必要时也可将峡部夹持切断缝扎，以便暴露气管。分离过程中，两个拉钩用力应均匀，使手术野始终保持在中线，并经常以手指探查环状软骨及气管，是否保持在正中位置。

（6）切开气管：确定气管后，一般于第2～4气管环处，用尖刀片自下向上挑开2个气管环（切开4～5环者为低位气管切开术），刀尖勿插入过深，以免刺伤气管后壁和食管前壁，引起气管食管瘘。可在气管前壁上切除部分软骨环，以防切口过小，放管时将气管壁压进气管内，造成气管狭窄。

（7）插入气管套管：以弯钳或气管切口扩张器，撑开气管切口，插入大小适合，带有管蕊的气管套管，插入外管后，立即取出管蕊，放入内管，吸净分泌物，并检查有无出血。

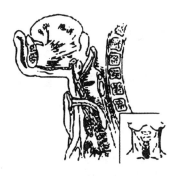

环甲膜切开术

图12-5　环甲膜切开术

（8）创口处理：气管套管上的带子系于颈部，打成死结以牢固固定。切口一般不予缝合，以免引起皮下气肿。最后用一块开口纱布垫于伤口与套管之间。

2. 环甲膜切开术　对于病情危急，需立即抢救者，可先行环甲膜切开手术（图12-5），待呼吸困难缓解后，再做常规气管切开术。

（1）于甲状软骨和环状软骨间做一长2～4cm的横行皮肤切口，于接近环状软骨处切开环甲膜，以弯血管钳扩大切口，插入气管套管或橡胶管或塑料管，并妥善固定。

（2）手术时应避免损伤环状软骨，以免术后引起喉狭窄。

（3）环甲膜切开术后的插管时间，一般不应超过24小时。

（4）对情况十分紧急者，也可用粗针头经环甲膜直接刺入声门下区，亦可暂时减轻喉阻塞症状。穿刺深度要掌握恰当，防止刺入气管后壁。

3. 经皮气管切开术　患者体位、皮肤消毒及铺单与传统的气管切开相同。提供的经皮导入器械包括成套的气管穿刺针和把穿刺孔扩大到合适直径的扩张器，事先应准备好气管切开托盘和插管设备。安全的手术需要3个人：手术者、助手及麻醉师。常规将一根较长的喷射通气导管（置于气管插管内的通气导管）插到气管插管内作为导引，一旦需要时即可迅速再次插入气管插管。

（1）一般需要镇静剂或少量麻醉药，第2、3气管环处的皮肤注射含1∶100 000肾上腺素的利多卡因浸润麻醉。从环状软骨下缘起垂直向下做1cm长皮肤切口。

（2）将气管插管撤至顶端位于声带下。

（3）将气管穿刺针以45°角斜向尾端刺入气管前壁，直到可抽出大量气体。

（4）把尖端呈"J"形的导丝及导管插入气管，以之引导，用直径逐步增大（12～36Fr）的扩张器扩张气管开口，直到达到合适大小。

（5）将气管插管通过扩张器及导丝和导管插入气管。撤出扩张器、导丝及导管，把插管缝于皮肤上。

4. 微创气管切开术　环甲膜前方皮肤注射含1∶100 000肾上腺素的局部麻醉药。在环甲膜上刺出1cm长的开口（曾称之为弹性圆锥切开术），然后将一根内径4mm的套管插入气管。套管有侧翼，通过它可用系带绕过颈部固定。这种方法可以有效地处理术后痰潴留和肺不张。

（三）禁忌证

1. Ⅰ度和Ⅱ度呼吸困难，癔症性假性呼吸困难。

2. 呼吸道暂时性阻塞，可暂缓气管切开。

3. 有明显出血倾向时要慎重。

（四）注意事项

1. 室内保持一定温度及湿度，管口应覆盖一层湿的无菌等渗盐水纱布。

2. 术后观察创口有无渗血，如有明显出血局部填塞无效时，应及时替换麻醉插管，以便止血术野清楚。

3. 根据气管内分泌物的多少，定时吸痰，呼吸衰竭患者应行双肺定向抽吸，吸痰前可滴入痰液稀释药物及抗生素液等。

4. 内套管应定时清洗，煮沸消毒，应根据情况定期更换外套管。

5. 呼吸道梗阻消除，肺部已康复时，一般在术后1周即可拔管。拔管前应做堵管试验，成人用软木塞一次全堵，观察24～48小时后无异常即可拔管；小儿或危重患者堵管可分两次，第一次堵1/3，24小时后再全堵。

6. 伤口处理，拔管后伤口不需缝合，用凡士林纱布填塞，伤口以蝶形胶布拉拢即可。

（五）常见并发症

1. 皮下气肿　是术后最常见的并发症，与气管前软组织分离过多，气管切口外短内长或皮肤切口缝合过紧有关。自气管套管周围逸出的气体可沿切口进入皮下组织间隙，沿皮下组织蔓延，气肿可达头面、胸腹，但一般多限于颈部。大多数于数日后可自行吸收，不需做特殊处理。

2. 心搏呼吸停止　心搏呼吸停止是致命性并发症，原因可能是迷走神经反射，也可因不能迅速建立起通畅的气道、张力性气胸、阻塞性（负压）肺水肿、给慢性二氧化碳潴留的患者吸氧或气管插管被插到软组织或主支气管内引起。对有明确慢性二氧化碳潴留病史的患者，要严密监测各项指标，术后应当立即给予机械通气。

3. 气胸和纵隔气肿　可由于胸膜的直接损伤，空气经过软组织界面进入胸腔或纵隔，或肺大疱破裂造成。儿童更常见，因为儿童胸膜顶常高于锁骨。应尽可能减少气管周围的解剖，气管插管应在直视下看清楚插入气管，术后应常规拍X线胸片检查。

4. 出血　术中伤口少量出血，可经压迫止血或填入明胶海绵压迫止血，若出血较多，可能有血管损伤，应检查伤口，结扎出血点。

5. 拔管困难　手术时，若切开部位过高，损伤环状软骨，术后可引起声门下狭窄。气管切口太小，置入气管套管时将管壁压入气管；术后感染，肉芽组织增生均可造成气管狭窄，造成拔管困难。此外，插入的气管套管型号偏大，亦不能顺利拔管。有个别带管时间较长的患者，害怕拔管后出现呼吸困难，当堵管时可能自觉呼吸不畅，应逐步更换小号套管，最后堵管无呼吸困难时再行拔管。对拔管困难者，应认真分析原因，行X线拍片或CT检查、直达喉镜、气管镜或纤维气管镜检查，根据不同原因，酌情处理。

6. 气管食管瘘　少见。在喉源性呼吸困难时，由于气管内呈负压状态，气管后壁及食管前壁向气管腔内突出，切开气管前壁时可损伤到后壁。较小的、时间不长的瘘孔，有时可自行愈合，瘘口较大或时间较长，上皮已长入瘘口者，只能手术修补。

7. 伤口感染　气管切开是一个相对污染的清洁切口。很快院内菌株就会在伤口生长，通常为假单胞菌和大肠埃希菌。因为伤口是开放性的，有利于引流，所以一般不需要预防性使用抗生素。真正发生感染极少见，而且只需局部治疗。只有当出现伤口周围蜂窝织炎时才需要抗生素治疗。

8. 气管插管移位　早期插管移位或过早更换插管有引起通气障碍的危险。多层浅筋膜、肌内束以及气管前筋膜彼此重叠，很容易使新形成的通道消失。如果不能立即重新找到插管的通道，应马上经口气管插管。将气管插管两侧的胸骨板缝于皮肤上可防止插管移位。气管切开处两端气管软骨环上留置的缝线在术后早期可以保留，一旦发生插管移位时，可帮助迅速找回插管通道。术后5～7天，各层筋膜可以愈合在一起，此时更换气管插管是安全的。

9. 吞咽障碍 与气管切开有关的主要吞咽问题是误吸。机械因素和神经生理学因素都可以造成不正常吞咽。机械因素包括：① 喉提升能力减弱；② 气管插管套囊压迫并阻塞食管，使食管的内容物溢入气道。神经生理学因素包括：① 喉的敏感性下降导致保护性反射消失；② 慢性上呼吸道气体分流引起喉关闭失调。减少误吸最主要的是加强术后护理。

第三节　动脉/静脉穿刺及置管术

一、动脉穿刺置管术

（一）适应证

1. 重度休克须经动脉注射高渗葡萄糖液及输血等，以提高冠状动脉灌注量及增加有效血容量。

2. 施行某些特殊检查，如选择性动脉造影有左心室造影等；危重及大手术后患者有创血压监测。

3. 施行某些治疗，如经动脉注射抗癌药物行区域性化疗，需动脉采血检验，如血气分析。

（二）禁忌证

禁忌证包括出血倾向、局部感染、侧支循环差（Allen test 阳性）。

（三）器械准备

普通注射盘、无菌注射器及针头、肝素注射液。动脉穿刺插管包：弯盘 1 个、洞巾 1 块、纱布 4 块、2ml 注射器 1 支、动脉穿刺套针 1 根，另加无菌三通开关及相关导管、无菌手套、1％普鲁卡因溶液、动脉压监测仪。

（四）操作方法

1. 动脉穿刺部位选择腹股沟处股动脉、肘部肱动脉、腕部桡动脉等，以左手桡动脉为首选。

2. 操作步骤

（1）充分暴露穿刺部位，局部皮肤常规消毒。

（2）术者戴无菌手套，铺消毒巾。如仅穿刺，可不必戴手套而用碘酒、乙醇消毒术者左手示指、中指指端即可。

（3）扪及动脉搏动所在，将动脉固定于两手指之间，两指间相隔 0.5～1cm 供进针。

（4）右手持针（事先用肝素冲注）。凡用插管套针者，应先用 1％普鲁卡因溶液 1～2ml 于进针处皮肤做局部麻醉。将穿刺针与皮肤呈 15°～30°角朝近心方向斜刺，将针稳稳地刺向动脉搏动点，如针尖部传来搏动感，则表示已触及动脉，再快速推入少许，即可刺入动脉，若为动脉穿刺采血，此时可见鲜红动脉血回流，待注射器内动脉血回流至所需量即可拔针；若行动脉插管，则应取出针心，如见动脉血喷出，应立即将外套管继续推进少许，使之深入动脉腔内以免脱出，而后根据需要，接上动脉压监测仪或动脉加压输血装置等。若拔出针芯后无回血，可将外套管缓慢后退，直至有动脉血喷出，若无，则将套管退至皮下插入针芯，重新穿刺。

（5）操作完毕，迅速拔针，用无菌纱布压迫针眼至少 5 分钟，以防出血。

（五）注意事项

1. 局部应严格消毒，操作须保持无菌，防止感染。

2. 动脉穿刺及注射术仅于必要时使用（如采血送细菌培养及动脉冲击性注射疗法等）。

3. 穿刺点应选择动脉搏动最明显处。若行注射，则头面部疾病注入颈总动脉，上肢疾病注入锁骨下动脉或肱动脉，下肢疾病注入股动脉。

4. 置管时间原则上不超过 4 天，以预防导管源性感染。

5. 留置的导管用肝素液持续冲洗，肝素浓度 2U/ml，滴速 3ml/h，保证管道通畅，避免局部血栓形成和远端栓塞。

二、静脉穿刺置管术

（一）适应证

1. 外周静脉穿刺困难，尤其长期静脉输液致外周静脉塌陷、硬化、纤维脆弱不易穿刺，全胃肠外营养，需建立静脉通路者。

2. 严重创伤、休克、循环衰竭急救时需快速静脉输液、输血、注药和测定中心静脉压。

3. 穿刺法行心导管检查术。

4. 需长期静脉输注抗生素、化疗药物等刺激性药物者。

（二）器械准备

清洁盘，深静脉穿刺包，中心静脉导管，穿刺套管针，扩张管，生理盐水，5ml 注射器及针头，1% 普鲁卡因溶液。

（三）操作方法

1. 股静脉穿刺置管术

（1）患儿取仰卧位，下肢外展与身体长轴成 45°角，其下垫一小枕，小腿弯曲与大腿成 90°角，并由助手固定。常规消毒穿刺部位，冲洗及检查中心静脉导管及套管针是否完好。

（2）术者站于穿刺侧，戴无菌手套，以左手示指与中指在腹股沟韧带中点下方扪清动脉搏动最明显部位。

（3）右手持针，在腹股沟韧带下 2～3cm，股动脉内侧，针头与皮肤成 30°～45°角穿刺，回抽活塞，可缓慢边抽边退，抽得静脉回血后，用左手固定穿刺针，右手插入导引钢丝，退出穿刺针，用尖刀切一小口，必要时用扩张管扩张，在导引钢丝引导下插入中心静脉导管，取出导引钢丝，缝合固定。

2. 锁骨下静脉穿刺置管术

（1）患者仰卧，将床尾抬高约 30cm，以增加锁骨下静脉压力，便于穿刺，避免空气进入静脉发生气栓。两肩下垫一小枕，使锁骨突出。穿刺侧肩部略上提、外展，使上肩三角肌膨出部变平，以利穿刺。

（2）两侧锁骨下静脉均可采用，一般多选用右侧，因为左侧有胸导管经过，胸膜顶位置较高，易误伤；且右侧锁骨下静脉较直，易于插入导管，故多采用右侧。局部严格消毒，戴无菌手套，铺孔巾，取锁骨下缘中点、内中 1/3 交界点或外中 1/3 交界点。

（3）选定穿刺点后，如为插导管，可先用小针头局部麻醉，并用局部麻醉针做试探穿刺，以便掌握方向与深度（但勿将局部麻醉药注入）。

（4）将 5ml 注射器吸生理盐水 5ml，与穿刺针头连接，排净空气，连接处必须紧密，不得漏气。如插导管可用 8 号粗针头（或 BD14 - 17 号针头，其外径为 2.5 mm，可通过外径 1.8mm 导管），在穿刺点进针，针头方向指向头部，与胸骨纵轴约成 45°角，并与胸壁平面成 15°角，以恰能穿过锁骨与第一肋骨的间隙为准。

（5）要紧贴锁骨背面刺入，当进针约 3～5cm 后有"穿透"感，然后抽动活塞，如有静脉血流入注射器则证明已刺入锁骨下静脉。

（6）取锁骨下内中 1/3 交界处为穿刺点时，穿刺针斜向同侧胸锁关节上缘；取锁骨下中点为穿刺点时，穿刺针应斜向胸锁关节与甲状软骨下中点；取锁骨下外中 1/3 为穿刺点时，则穿刺针应斜向甲状软骨下缘。

（7）穿刺成功后，如单纯做静脉注射即可注药，完毕后迅速退出注射针，并用无菌棉球压迫片刻。如输液输血，可在患者呼气时取下注射器，由助手协助迅速换接输液器的玻璃接头，并在针座或接头下方垫无菌纱布，再用胶布固定针头，调整滴速。如插导管则在取下注射器后，迅速用左手拇指垫无菌纱布堵住针尾，助手将已盛满生理盐水的导管递给术者，放开左手拇指，迅速由针尾插入，一般深度为 10cm 左右，再接输液或测压装置，局部盖以无菌纱布并用胶布固定。

3. 颈内静脉穿刺置管术

（1）取仰卧位，头低 20°～30°角或肩下垫一小枕以暴露胸锁乳突肌。头转向穿刺对侧（一般多取右侧穿刺）。

（2）穿刺点多选用胸锁乳突肌的锁骨头、胸骨头和锁骨三者所形成的三角区的顶端。

（3）穿刺方向与矢状面平行，与冠状面呈 30°角，向下向后及稍向外进针，指向胸锁关节的下后方，边进针边抽吸，见有明显的静脉回血，表明进入颈内静脉。

（4）静脉抽出回血后，操作同上。

（四）注意事项

1. 局部应严格消毒，勿选择有感染的部位做穿刺；避免反复多次穿刺，以免形成血肿。

2. 如抽出鲜红血液，即示穿入动脉，应拔出，紧压穿刺处数分钟至无出血为止；防止血液在导管内凝聚，经常用稀释的肝素液冲管；疑有导管源性感染，须做导管头培养。

若进行颈内静脉或锁骨下静脉穿刺置管时还应注意以下几点：

（1）若技术操作不当，可发生气胸、血肿、血胸、气栓、感染等并发症，故不应视作普通静脉穿刺，须从严掌握适应证。

（2）躁动不安而无法约束者，不能取肩高头低位的呼吸急促患者，胸膜顶上升的肺气肿患者，均不宜施行此术。

（3）由于置管入上腔静脉，故常为负压，输液时注意输液瓶绝对不应输空，更换接头时应先弯折或夹住导管，以防空气进入，发生气栓。

第四节　心包穿刺术

（一）适应证

1. 判定积液的性质与病原。

2. 穿刺抽液或抽气以减轻症状。

3. 化脓性心包炎时，穿刺排脓、注药。

（二）器械准备

常规消毒治疗盘；21FG 静脉套管针（管端侧面加钻几个小孔），三通开关，10ml 注射器，洞巾，纱布；其他用物如 1% 普鲁卡因溶液，无菌手套，试管，量杯等；备用心电图机，抢救药品，心脏除颤器和人工呼吸器。

（三）操作方法

1. 患儿呈仰卧位，积液引流时，上身略垫高。取剑突下做穿刺点，常规皮肤消毒，铺无菌巾。

2. 术者戴口罩、手套，将套管针与三通开关、盛有少量生理盐水的注射器连接。在剑突与左肋缘交界处进针，与正中线和水平面各呈 45°角向左肩方向推进。边进针边轻轻抽吸，进入约 1～2cm 深达心包腔，可见注射器中有气泡或积液抽出。拔出内针，将注射器、三通开关与套管联接，分次抽出积气或积液。抽液完毕，若需注入药物，将事先准备好的药物注入。

3. 拔针后重新消毒，局部盖以纱布，用胶布固定。

4. 如漏气严重，或在使用持续呼吸道正压（CPAP）或人工呼吸机情况下，可将套管留置于心包腔内，固定后与引流装置及吸引器联接做持续引流，吸引负压- 0.04kPa（- 5cmH$_2$O）。

5. 待患儿病情改善，无气体引流出，X线胸片无心包积气时，可夹住引流套管停止吸引，如6～12小时后X线胸片仍无心包积气出现，可以拔管。局部重新消毒，纱布覆盖，胶布固定。

（四）注意事项

1. 严格掌握适应证。因心包穿刺术有一定危险性，应由有经验医师操作或指导，并应在心电监护下进行穿刺，较为安全。

2. 术前须进行心脏超声检查，确定液平段大小与穿刺部位，选液平段最大、距体表最近点做为穿刺部位，或在超声显像指导下进行穿刺抽液更为准确、安全。

3. 术前应向患者做好解释，消除顾虑，并嘱其在穿刺过程中切勿咳嗽或深呼吸。术前半小时可服地西泮10mg与可待因0.03g。

4. 麻醉要完善，以免因疼痛引起神经源性休克。

5. 抽液量第一次不宜超过100～200ml，以后再抽渐增到300～500ml。抽液速度要慢，过快、过多，使大量血回心可导致肺水肿。

6. 如抽出鲜血，立即停止抽吸，并严密观察有无心脏压塞出现。

7. 取下空针前夹闭橡皮管，以防空气进入。

8. 操作应轻柔，进针切忌强力快速，进入心包后，应随时细察针尖感觉。如有搏动感，提示针尖已触及心脏或已刺入心肌，应立即稍退针。抽液或冲洗时动作须轻缓，以防突然发生心脏扩张、血流动力学改变及心搏节律与速率的反射性改变。操作中及术后数小时内应严密观察患者情况。如有面色苍白、气促加剧、头晕、心慌、出汗等表现，应立即停止操作，使患者平卧，并做相应监护及处理。

9. 心包积脓者穿刺后可能继发胸腔感染，应加注意。

第五节　心内注射术

心室腔内注射是通过心室腔穿刺，将药物直接注入心室腔内，促使心脏恢复自主节律，增强心脏收缩力，纠正心律失常，从而达到复苏目的。

（一）器械准备

无菌7号或8号心内注射针（要有足够的长度、硬度和韧性），或20号腰椎穿刺针、无菌注射器、消毒盘等。

（二）常用药物（表12-2）

表12-2　心内注射常用药物素

药名	剂量（每次）	适应证
1%肾上腺素	1ml	心脏停搏、心室纤颤
异丙肾上腺素	0.5～1mg	心脏停搏、房室传导阻滞
10%氯化钙	2～4ml	心缩无力、低血压
利多卡因	200mg	心室纤颤、室性心动过速
1%普鲁卡因	5～10ml	心室纤颤
普鲁卡因胺	100mg	心室纤颤
阿托品	1mg	迷走神经张力增高所致心脏或心室纤颤、锑剂中毒
乳酸钠	20～40ml	高钾所致心脏停搏

（三）操作方法

1. 胸外注射法

（1）心前区，取第 4 肋间隙胸骨左缘旁开 2cm 处，常规消毒后将心内注射针直刺入（深度约 4～5cm），当抽出回血后，即可将药物注入。

（2）剑突下注射法：取剑突与左肋弓连接处下 1cm 处，常规消毒后，先将穿刺针刺入皮肤、皮下，然后使针头与胸壁呈 15°～20°角，针尖朝心底部直接刺入，当抽得回血后，即可将药物注入。

2. 胸腔内注射法　适用于开胸者。

（1）心包外穿刺注入法：在无菌条件下，用 7 号注射针头直接刺入右心室腔，注药。

（2）心包内穿刺注入法：切开心包后，用 7 号针头，避开冠状血管向左或右心室穿刺，注入药物。

（四）注意事项

1. 胸外心内注射所用的针头必须有足够的长度，否则达不到心室腔，致穿刺注射失败。

2. 针的质量必须要有一定硬韧度，太软易弯曲，太脆易折断。

3. 穿刺部位要准确，否则易造成气胸或损伤冠状血管。

4. 切忌将药物注于心肌内，以免引起严重心律失常或心肌坏死。

5. 必须与心脏按压术、人工呼吸等相配合，才能奏效。

第六节　胸腔穿刺术及胸腔闭式引流术

胸腔穿刺术（thoracentesis），简称胸穿，是指对有胸腔积液（或气胸）的患者，为了诊断和治疗疾病的需要而通过胸腔穿刺抽取积液或气体的一种技术。常用于检查胸腔积液的性质、抽液减压或通过穿刺给药等。

（一）适应证

1. 大量胸腔积液或创伤性血胸引起心慌、胸闷、气促等压迫症状者。

2. 需抽取胸腔积液检查以助诊断者。

3. 脓胸患者，抽脓及注药治疗。

4. 气胸，肺压缩达 20%～30% 以上患者。

（二）操作方法

1. 患者体位　患者取坐位，面向椅背，两手前臂平放于椅背上。前额伏在前臂上。不能起床者，可取半坐卧位，患侧前臂置于枕部。

2. 穿刺部位选择

（1）胸腔穿刺抽液：穿刺点选择胸部叩诊实音最明显的部位进行穿刺，穿刺点可用甲紫在皮肤上做标记，常选择：①肩胛下角线 7～8 肋间；②腋后线 7～8 肋间；③腋中线 6～7 肋间；④腋前线 5～6 肋间。对于包裹性胸腔积液或难以定位者，可于术前行超声定位。

（2）气胸抽气减压：穿刺部位一般选取患侧锁骨中线第 2 肋间或腋中线 4～5 肋间。

3. 消毒　在穿刺点部位，自内向外进行皮肤消毒，消毒范围直径约 15cm，解开穿刺包，戴无菌手套，检查穿刺包内器械，注意穿刺针是否通畅，铺盖消毒洞巾。

4. 局部麻醉　以 2ml 注射器抽取 2% 利多卡因溶液在下一肋骨上缘自皮肤到胸膜壁层的局部浸润麻醉，注入药物前应回抽，观察无气体、血液、胸水后，方可推注麻醉药。

5. 先用止血钳夹住穿刺针后的橡皮胶管，以左手固定穿刺部位的局部皮肤，右手持穿刺针（用无菌纱布包裹），沿麻醉部位经肋骨上缘垂直缓慢刺入，当针锋抵抗感突然消失后表示针尖已进入胸膜腔，接上 50ml 注射器。由助手松开止血钳，助手同时用止血钳协助固定穿刺针。抽吸胸腔液体，注射器抽满后，助手用止血钳夹紧胶管，取下注射器。将液体注入盛器中，计量并送化验检查。

若用三通活栓式穿刺针穿刺，术者以左手示指与中指固定穿刺部位皮肤，右手将三通活栓转到与胸腔关闭处，再将穿刺针在麻醉处缓缓刺入，当抵抗感突然消失时，进入胸腔后接上注射器，转动三通活栓，使注射器与胸腔相通，进行抽液。注射器抽满液体后，转动三通活栓，使注射器与外界相通，排出液体。

如需胸腔内注药，在抽液完线后，将药液用注射器抽好，接在穿刺针后胶管上，回抽少量胸腔积液稀释，然后缓慢注入胸腔内。

气胸抽气减压治疗。在无特殊抽气设备时，可以按抽液方法，用注射器反复抽气，直至患者呼吸困难缓解为止。若有气胸箱，应采用气胸箱测压抽气，抽至胸腔内压至 0 左右为止。

6. 抽液结束，拔出穿刺针，覆盖无菌纱布，稍用力压迫片刻，用胶布固定后嘱患者静卧。

（三）注意事项

1. 操作前应向患者说明穿刺目的，消除顾虑；对精神紧张者，可于术前半小时给予地西泮。嘱患者在操作过程中，避免深呼吸和咳嗽，如有不适及时提出。

2. 操作中应密切观察患者的反应，如有头晕、面色苍白、出汗、心悸、胸部压迫感或剧痛、昏厥等胸膜过敏反应；或出现连续性咳嗽、气短、咳泡沫痰等现象时，立即停止抽液，并皮下注射 0.1％肾上腺素溶液 0.3～0.5ml，或进行其他对症处理。

3. 一次抽液不应过多、过快，诊断性抽液，50～100ml 即可；减压抽液，首次不超过 600ml，以后每次不超过 1000ml；如为脓胸，每次尽量抽尽。疑为化脓性感染时，助手用无菌试管留取标本，行涂片革兰染色镜检、细菌培养及药敏试验。检查瘤细胞，至少需 100ml，并应立即送检，以免细胞自溶。

4. 操作中要防止空气进入胸腔，始终保持胸腔负压。

5. 应避免在第 9 肋间以下穿刺，以免穿透膈肌损伤腹腔脏器。

6. 恶性胸腔积液，可注射抗肿瘤药或注射硬化剂诱发化学性胸膜炎，促使脏层与壁层胸膜粘连，闭合胸腔，防止胸液重新积聚。具体方法是于抽液 500～1200ml 后，将药物加生理盐水 20～30ml 稀释后注入。推入药物后回抽胸液，再推入，反复 2～3 次，拔出穿刺针覆盖固定后，嘱患者卧床 2～4 小时，并不断变换体位，使药物在胸腔内均匀分布。如注入药物刺激性强，可致胸痛，应在术前给布桂嗪或哌替啶等镇痛剂。

7. 术后嘱患者卧位或半卧位休息半小时，测血压并观察病情有无变化。

8. 穿刺部位有肿瘤、炎症、外伤，或患者有严重出血倾向、自发性气胸、大咯血、肺气肿、肺结核等禁止行胸腔穿刺术。

附：胸腔闭式引流术

胸腔闭式引流术又称"胸廓造口术、胸腔管手术"，是一种较为简单的外科手术。目的在于排出胸腔内、纵隔内的液体和气体，维持胸膜腔的负压，使肺保持在膨胀状态。

（一）适应证

1. 早期脓胸，病程在 3 周之内，纵隔尚未固定者。

2. 张力性气胸，或反复需要穿刺抽气的气胸（继续有肺泡漏气）。

3. 外伤性气胸、血胸，用穿刺抽吸法不能改善其症状者。

4. 脓胸合并食管、支气管瘘者。

（二）操作方法

1. 体位　依据患者病情的轻重，采取坐位或半坐位，头略转向对侧，上肢抬高抱头或置于胸前。合并有支气管胸膜瘘的患者，绝对不要向健侧卧位，以免脓液流入健侧支气管引起窒息。

2. 确定引流部位　张力性气胸，引流的目的主要是排气，故引流位以纵隔胸腔上部为宜，通常在第 2 肋间隙锁骨中线附近；如系脓胸，主要是引流液体，故引流的位置一般在腋中线第 7～9 肋间，即脓胸的低垂部位；若系包裹性脓胸，经胸部透视确定部位先做诊断性穿刺定位，如脓腔不大，不可将脓液抽净，甚至保留穿刺针头，以免手术时找不到脓腔。

3. 操作步骤

（1）肋间切开插管法：多用于病情危急不能搬运的患者或小儿脓胸患者。可在床边引流。

1）在确定的肋间，常规皮肤消毒，铺巾，局部用 0.5％～1％的普鲁卡因溶液浸润麻醉，再将针头刺入胸腔，进一步肯定脓液或气体的部位。在此，沿肋骨上缘做一小切口，用中号血管钳穿通肌层，经肋间穿进胸腔，撑开止血钳，扩大穿刺口。

2）用血管钳夹住引流管的末端，再用另一把止血钳，纵行夹持引流管前端头，经胸壁切口进入胸腔内，往外牵拉，使头留在胸膜腔内。

3）切口缝合 1～2 针，并将引流管固定在胸壁上，末端连接于水封瓶，此时即见有液体或气体溢入瓶内。

（2）肋间套管法

1）麻醉与切口同前。左手拇指及示指固定好切口周围软组织，右手握住套管针，其示指固定在距针尖 4～6cm 处，以防刺入过深，套管针沿肋骨上缘垂直刺入。当进入胸腔时，有突然落空的感觉。

2）将针芯抽回，自套管针侧孔插入引流管并送至脓腔。

3）固定引流管，退去套管针，缝合切口，并以缝线固定引流管，连接于水封瓶。

（3）肋骨切除插管法：此法可以插入较粗的引流管，使引流通畅，为常用脓胸引流术。

1）切口沿选定的肋骨方向，做长 5～6cm 切口，多在腋中线第 8、9 肋水平。

2）切开骨膜：顺肌纤维方向分开胸壁各层肌，显露肋骨，再顺肋骨方向切开骨膜约 4～5cm 呈 "H" 状。

3）剥离骨膜，剪除一段肋骨，约 4cm，用 2％普鲁卡因溶液封闭及切除肋间神经。缝扎肋间血管。

4）切开脓腔：用空针自肋骨床穿刺胸膜腔，确定脓液存在后，切开脓腔壁，吸出脓液，手指伸入脓腔，剥离脓腔内的粘连，并检查引流口位置是否合适。切除小片壁层胸膜。注意患者有无心慌、憋气等反应，缓缓将脓液吸净。

5）放引流管：选择直径 1cm 以上韧度适宜的橡胶管，内端剪成斜面，并剪两个侧孔，以利引流，将引流管插入脓腔内 2～3cm。切口各层松松缝合，引流管固定于皮肤上，外端立即连接水封瓶。

6）开放引流及拔管：经闭式引流 2～3 周，肺膨胀，粘连固定、脓液不多，即可将引流管自皮肤外剪断，加一别针固定，变为开放性引流。按常规换药，逐渐剪短引流管、直到伤口愈合。

（三）注意事项

1. 经常观察闭式引流的情况，注意引流量和性质。鼓励患者咳嗽和深呼吸，或吹"双水瓶"，以促进肺膨胀。胸部 X 线透视或摄片检查，了解肺膨胀情况，脓胸引流 2～3 周后，改为开放引流。

2. 引流期间，注意水封瓶内玻璃管中水柱的波动。无波动表明引流管不通，常见的原因：①脓块或残渣堵塞；②引流管扭曲；③胸壁切口狭窄压迫引流管；④引流管侧孔紧贴脓腔壁或膈肌上升顶住引流管；⑤包扎伤口时折压引流管等。找到原因及时处理。一般采取挤捏、转动、松解，或用无菌生理盐水冲洗引流管等方法，使之保持通畅。⑥引流瓶及其组件，在使用前应进行灭菌，24～48 小时更换 1 次引流瓶。记录引流量更换时夹住引流管，以防空气进入胸腔。

第七节 腹腔穿刺术

（一）适应证

1. 进行常规、生化、细胞学检查，以明确腹水的性质及其病因。

2. 通过放腹水，可降低腹腔压力，缓解症状，减轻患者痛苦。

3. 向腹腔内注射抗感染、抗癌等药物，进行局部治疗。

（二）器械准备

1. 常规皮肤消毒用品一套。

2. 腹腔穿刺包［内有腹腔穿刺针、5ml 和 50ml 注射器、7 号针头、血管钳、孔巾、橡皮管（长 90cm）接玻璃接管、试管 4 个、纱布、棉球］、无菌手套。

3. 多头腹带、别针、量杯、橡皮布、1%利多卡因溶液。

（三）操作方法

1. 术前需排尿以防穿刺损伤膀胱。

2. 患儿取坐位、半坐位、平卧位或侧卧位。

3. 选择适宜的穿刺点 ①取脐与左髂前上棘中 1/3 与外 1/3 的交点；②脐部至耻骨联合连线中点上方 1cm、偏左或偏右 1.5cm 处；③侧卧位，在脐水平线与腋前线或腋中线的延长线相交处，此处常用于诊断性穿刺；④少量积液，尤其是有包裹性分隔时，须在 B 超指导下定位穿刺。

4. 按常规消毒穿刺处皮肤，戴无菌手套，铺无菌洞巾，用 1%利多卡因溶液局部麻醉直至腹膜层。

5. 用戴有套管或橡皮管的穿刺针，针头进入皮下后斜行，经过一段腹肌再刺入腹腔，以免穿刺后腹水外溢（用戴有套管的穿刺针进入腹腔后即抽出针芯，固定针管，用戴橡皮管的穿刺针，穿刺前需用血管钳夹着橡皮管；若为诊断性穿刺，也可用大号针头连接注射器直接抽取。

6. 放出腹水后，应盖以消毒纱布，并用胶布固定，若放出较大量腹水，应边放边以腹带绑紧腹部。

（四）注意事项

1. 严格执行无菌技术操作规程，防止感染。

2. 穿刺点应视病情及需要而定，急腹症时穿刺点最好选择在压痛点及肌紧张最明显的部位。

3. 术中密切观察患者，如出现面色苍白、出汗、脉速，或主诉头晕、心悸、恶心等，应停止抽液。让患者卧床休息，必要时静脉注射高渗葡萄糖。

4. 放液不宜过快、过多，一次不宜超过 3000ml，每周不超过两次。如为血性腹水留取标本后应停止放液。

5. 放腹水时若流出不畅，可将穿刺针稍作移动或稍变换体位。

6. 放液前后均应测量腹围、脉搏、血压，检查腹部体征，以观察病情变化。

7. 有肝性脑病先兆、结核性腹膜炎粘连包块、包虫病及卵巢囊肿者禁忌穿刺。

第八节 腰椎穿刺术

（一）适应证

1. 中枢神经系统疾病的诊断。

2. 放脑脊液减压，鞘内给药。

3. 脑和脊髓造影检查。

（二）器械与术前准备

1. 因感染性脑水肿引起的颅内压增高，术前可静脉滴注甘露醇脱水，减轻水肿，降低颅内压。

2. 患者有躁动不安不能配合者，术前应给予镇静剂。

3. 器械与药品清洁盘、腰穿包、消毒手套、注射用药、1％利多卡因溶液及测压管等。

（三）操作方法

1. 体位 患儿侧卧，使背部与治疗台垂直。助手右手抱住头颈部，使头向胸部贴近。左手使患儿下肢向腹部屈曲。年长儿可令其双手抱膝，以使椎间隙增宽，便于穿刺。

2. 定位 除新生儿、婴幼儿通常应选择第4～5腰椎间隙外，一般取第3～4腰椎间隙。

3. 步骤

（1）常规皮肤消毒，术者戴上无菌手套，铺无菌洞巾。

（2）新生儿及婴幼儿可不做局部麻醉，较大儿童用1％利多卡因溶液局部麻醉达硬脊膜。

（3）术者左手拇指固定穿刺部位皮肤，右手持腰穿针，针尖沿左手拇指指尖垂直刺入皮肤，针头稍稍向患儿头端继续进针。当穿过韧带和硬脊膜时，常有落空感，表示已达蛛网膜下隙，取出针芯，脑脊液随之流出，测定压力与滴速，留取标本送检。术后插上针芯，拔针后即盖以消毒纱布，并用胶布固定。

（四）禁忌证

1. 有明显视盘水肿或有脑疝先兆者。

2. 休克、衰竭或濒危状态的患者。

3. 穿刺部位或附近有感染者。

4. 颅后窝有占位性病变者。

（五）注意事项

1. 术后让患儿去枕平卧4～6小时，不能竖抱。

2. 穿刺针进入椎间隙后，如有阻力不可强行再进，需将针尖退至皮下，再调整进针方向。穿刺用力应适当，用力过猛易损伤组织，并难以体会阻力消失感。穿刺时患者如出现呼吸、脉搏、面色异常等症状时，应立即停止操作，并做相应处理。

3. 如用大粗针头穿刺，需注意有无脑脊液外漏及引起的低颅压综合征，如发生可嘱患者多饮水或静脉滴注0.5％氯化钠低渗溶液。

4. 对有颅内压增高或脑出血患者，应禁忌做压颈试验避免颅内压进一步升高，导致脑病及出血加重。

5. 鞘内给药时，应先放出等量脑脊液，然后再等量置换注入药液。

第九节 骨髓穿刺术

（一）适应证

1. 对各种血液病、多发性骨髓瘤、骨转移癌等有重要诊断意义。

2. 网状内皮系统疾病。

3. 某些传染病（如伤寒）或感染性疾病（如败血症）的细菌培养。

4. 某些寄生虫病（如疟疾、黑热病）的病原体检查。

（二）器械准备

消毒皮肤用物品，骨髓穿刺针，10ml注射器2个（另1个留作抽髓液之用），载玻片，无菌纱布、胶布。

（三）操作方法

1. 选择穿刺部位

（1）髂前上棘穿刺点：位于髂前上棘后 1～2cm，此部位骨面较平，易于固定，操作方便，无危险性。

（2）髂后上棘穿刺点：位于骶椎两侧，臀部上方突出的部位。

（3）胸骨穿刺点：在胸骨柄或胸骨体相当于第 1～2 肋间隙的部位。胸骨较薄（厚约 1cm），胸骨后为心房和大血管，严防穿透胸骨发生意外。但由于胸骨骨髓液含量丰富，当其他部位穿刺失败时，仍需做胸骨穿刺。

（4）腰椎棘突穿刺点：位于腰椎棘突突出处。

（5）胫骨前穿刺点：仅用于 2 岁以下小儿。患儿仰卧，助手固定下肢，穿刺点定于胫骨结节平面下约 1cm（或胫骨中、上 1/3 交界处）之内侧面胫骨。

2. 选择适宜体位　胸骨或髂前上棘穿刺时，患者取仰卧位，棘突穿刺时患者可取坐位或侧卧位。

3. 常规消毒局部皮肤，戴无菌手套，铺无菌洞巾，用 1% 利多卡因溶液做皮肤、皮下及骨膜麻醉。

4. 将骨髓穿刺针的固定器固定在适当的长度上（胸骨穿刺约 1cm、髂骨穿刺约 1.5cm）用左手的拇指和示指固定穿刺部位，以右手持针向骨面垂直刺入（若为胸骨穿刺则应与骨面成 30°～40° 角），当针尖接触骨质后则将穿刺针左右旋转，缓缓钻刺骨质，当感到阻力消失且穿刺针已能固定在骨内时，表示已进入骨髓腔。若穿刺针不固定，则应再钻入少许达到能够固定为止。

5. 拔出针芯，接上干燥的 10ml 或 20ml 注射器，用适当的力量抽吸，若针头确在骨髓腔内，抽吸时患者感到有一阵尖锐的疼痛，随即有少量红色骨髓液进入注射器中。骨髓液吸取量以 0.1～0.2ml 为宜。如做骨髓液细菌培养需在留取骨髓液计数和涂片标本后，再抽取 1～2ml。

6. 将抽取的骨髓液少许滴于载玻片上，急速涂片数张，备做形态学检查。

7. 如未能吸出骨髓液，则可能是针腔被皮肤或皮下组织堵塞或干抽。此时应重新插上针芯，稍加旋转或再钻入少许或退出少许，拔出针芯，如见针芯带有血迹时，再行抽吸即可取得骨髓液。

8. 抽吸完毕，左手取无菌纱布置于针孔处，右手将穿刺针一起拔出，随即将纱布盖于针孔上，并按压 1～2 分钟，再用胶布将纱布加压固定。

（四）注意事项

1. 术前做凝血功能检查，对有出血倾向的患者操作时应特别注意，对血友病患者禁止做骨髓穿刺。

2. 注射器与穿刺针必须干燥，以免发生溶血。

3. 穿刺针头进入骨质后避免摆动过大，以免折断；胸骨穿刺用力不能过猛，以防穿透内侧骨板伤及心脏、大血管。

4. 抽吸液量如做细胞形态学检查则不应过多。过多会导致骨髓液稀释，影响增生度的判断、细胞计数及分类的结果。若做细菌培养可抽取 1～2ml。

5. 骨髓液取出后应立即涂片，否则会很快发生凝固，使涂片失败。

6. 如穿刺过程中，感到骨质坚硬、穿不进髓腔，提示可能是大理石骨病，应做骨骼 X 线检查，不可强行操作，以防断针。

第十节　骨髓输液

骨髓输液（intraosseous infusion）是一种经骨髓腔穿刺而进行输液的临床实用技术。由于新生儿骨髓腔内充满网状的海绵状静脉窦，输入骨髓的药物和液体能迅速弥散入静脉窦，后经滋养静脉和导静脉流入体循环。试验证明，药物从骨髓到动脉的循环时间与静脉到动脉的循环时间一致，骨髓输注药物的药物动力学、药效学与静脉用药相似。因此，在抢救危急重症时，骨髓输液可作为静脉输液的替代途径。骨髓腔输液是婴儿应用急救药物的一种有效的静脉替代途径。

（一）适应证

1. 循环不良状态，不能迅速建立血管通路。在危急重症抢救时，若建立静脉通道困难，可作为静脉输液的替代途径。

2. 因缺血和缺氧，血管壁通透性增加，外周小静脉不能满足大量快速输液者。

3. <5 岁小儿，若外周静脉穿刺失败 3 次或已反复操作 90 秒仍未成功者。

（二）器械准备

消毒皮肤用物品，骨髓穿刺针，10ml 注射器 2 个（1 个用以装生理盐水，另 1 个留作抽骨髓液之用），无菌纱布、胶布。

（三）操作步骤

1. 体位　仰卧，两腿稍分开，一腿呈屈曲状。

2. 穿刺部位　股骨下端及胫骨上端。

3. 具体步骤

（1）常规消毒皮肤，戴无菌手套，铺无菌巾，取 1% 普鲁卡因溶液局部麻醉。

（2）穿刺前先调节针外的活栓，之后旋紧，使之固定于适当的长度。

（3）选择合适的部位，取胫骨近端内侧中线，胫骨粗隆下 1～3cm 处为穿刺点。

（4）术者左手固定穿刺部位，右手持穿刺针，刺向下方与骨干呈 60°～90° 角。穿刺深度 1～2cm。有突破感后，将针芯取出，用注射器抽取骨髓液。穿刺成功后，连接输液装置，局部无菌包扎固定。

（四）注意事项

（1）严格执行无菌操作，应选择带有针芯的穿刺针，以免发生骨髓栓塞和针内血液凝固。

（2）输液时间 1 次不得 >24 小时。如必须持续使用时，应另行穿刺，以保安全。一个部位可重复使用，但每次最好以相隔 1 天为宜。病情稳定后，应改为静脉继续输液。

（3）注意观察穿刺部位有无液体外渗，炎性反应，观察患者有无输液反应。

（4）维持输液通畅，调整合适输液速度。

（5）经常观察穿刺部位有无渗液，若有渗液可能为穿刺针插入过浅或穿透骨骼或输液压力过大。若已建立其他输液通道，即可拔出骨穿针。

（五）并发症及其处理

骨髓输液的并发症并不常见，主要有以下几方面：

1. 液体外渗　穿刺部位皮下和骨膜下液体外渗，多见于加压输液或骨髓输液时间过长。一般晶体液外渗对机体组织影响不大，若为碱性液体或血管活性物质等外渗，应停止骨髓输液或减慢输液速度以减少外渗。

2. 感染　主要见于骨髓输液时间较长（超过 24 小时），输入高张液体或有菌血症的患者。此外，尚有引起纵隔炎、骨筋膜室综合征、皮下脓肿、脂肪栓塞等的报告。严格无菌操作及护理，防止液体外渗，尽量缩短骨髓输液时间，避免输入高张液体，并给予抗生素治疗，可减少并发症。

3. 其他　骨髓输液速度过快可使骨髓腔压力增高引起疼痛，减慢输液速度即可缓解。

（王玉娟）

附 录

一、小儿危重病例评分表

姓名：＿＿＿＿ 床号：＿＿＿＿ 住院号：＿＿＿＿

检查项目	测定值		评分及时间			
			1	2	3	4
	＜1岁	≥1岁				
心率（次/分）	＜80 或＞180	＜60 或＞160	4	4	4	4
	80～100 或 160～180	60～80 或 140～160	6	6	6	6
	其余值		10	10	10	10
收缩压（mmHg）	＜55 或＞130	＜65 或＞150	4	4	4	4
	55～65 或 100～130	65～75 或 130～150	6	6	6	6
	其余值		10	10	10	10
呼吸（次/分）	＜20 或＞70 或 明显节律不齐	＜15 或＞60 或 明显节律不齐	4	4	4	4
	20～25 或 40～70	15～20 或 35～60	6	6	6	6
	其余值		10	10	10	10
PaO_2（mmHg）	＜50		4	4	4	4
	50～70		6	6	6	6
	其余值		10	10	10	10
pH	＜7.25 或＞7.55		4	4	4	4
	7.25～7.30 或 7.50～7.55		6	6	6	6
	其余值		10	10	10	10
血钠（mmol/L）	＜120 或＞160		4	4	4	4
	120～130 或 150～160		6	6	6	6
	其余值		10	10	10	10
血钾（mmol/L）	＜3.0 或＞6.5		4	4	4	4
	3.0～3.5 或 5.5～6.5		6	6	6	6
	其余值		10	10	10	10
血肌酐（mmol/L）	＞159		4	4	4	4
	106～159		6	6	6	6
	其余值		10	10	10	10

检查项目	测定值		评分及时间			
			1	2	3	4
	＜1 岁	≥1 岁				
血尿素氮（mmol/L）	＞14.3		4	4	4	4
	7.1～14.3		6	6	6	6
	其余值		10	10	10	10
血红蛋白（g/L）	＜60		4	4	4	4
	60～90		6	6	6	6
	其余值		10	10	10	10
胃肠系统	应激性溃疡出血及肠麻痹		4	4	4	4
	应激性溃疡出血		6	6	6	6
	其余情况		10	10	10	10

注：1. 本评分法不适于新生儿及慢性疾病的危重状态。2. 首次评分应在 24 小时内完成，根据病情变化可多次进行评分，每次评分依据最异常值评定病情危重程度。当某项值正常，临床考虑短期内变化可能不大，且取标本不便时，可按测定值正常对待进行评分。3. 病情分度：＞80，非危重；80～71，危重；≤70 极危重。4. 不吸氧条件下测血 PaO_2。

二、新生儿危重病例评分法

1. 新生儿危重病例单项指标　凡符合下列指标一项或以上者可确诊为新生儿危重病例。

（1）需行气管插管机械辅助呼吸者或反复呼吸暂停对刺激无反应者。

（2）严重心率失常，如阵发性室上性心动过速合并心力衰竭、心房扑动和心房颤动、阵发性室性心动过速、心室扑动和心室纤颤、房室传导阻滞（Ⅱ度Ⅱ型以上）、心室内传导阻滞（双束支以上）。

（3）弥散性血管内凝血者。

（4）反复抽搐，经处理抽搐仍持续 24 小时以上不能缓解者。

（5）昏迷患儿，弹足底 5 次无反应。

（6）体温≤30℃或＞41℃。

（7）硬肿面积≥70％。

（8）血糖＜1.1mmol/L（200mg/L）。

（9）有换血指征的高胆红素血症。

（10）出生体重≤1000g。

2. 新生儿危重病例评分法（讨论稿）

姓名：_____ 床号：_____ 住院号：_____

检查项目	测定值	评分及时间			
		1	2	3	4
心率（次/分）	<80 或>180	4	4	4	4
	80~100 或 160~180	6	6	6	6
	其余值	10	10	10	10
收缩压（mmHg）	<40 或>100	4	4	4	4
	40~50 或 90~100	6	6	6	6
	其余值	10	10	10	10
呼吸（次/分）	<20 或>100	4	4	4	4
	20~25 或 90~100	6	6	6	6
	其余值	10	10	10	10
PaO_2（mmHg）	<50	4	4	4	4
	50~60	6	6	6	6
	其余值	10	10	10	10
pH	<7.25 或>7.55	4	4	4	4
	7.25~7.30 或 7.50~7.55	6	6	6	6
	其余值	10	10	10	10
血钠（mmol/L）	<120 或>160	4	4	4	4
	120~130 或 150~160	6	6	6	6
	其余值	10	10	10	10
血钾（mmol/L）	<2 或>9	4	4	4	4
	2~2.9 或 7.5~9	6	6	6	6
	其余值	10	10	10	10
血肌酐（mmol/L）	>132.6	4	4	4	4
	114~132.6 或<87	6	6	6	6
	其余值	10	10	10	10
血尿素氮（mmol/L）	>14.3	4	4	4	4
	7.1~14.3	6	6	6	6
	其余值	10	10	10	10
红细胞比容	<0.2	4	4	4	4
	0.2~0.4	6	6	6	6
	其余值	10	10	10	10
胃肠表现	腹胀并消化道出血	4	4	4	4
	腹胀或消化道出血	6	6	6	6
	其余情况	10	10	10	10

注：1. 分值>90，非危重；70~90，危重；≤70 极危重。2. 用镇静剂、麻醉剂及肌松剂后不宜进行 Glasgow 评分。3. 选 24 小时内最异常检测值进行评分。4. 首次评分，若缺项（≤2 项），可按上述标准折算评分。如缺陷 2 项，总分则为 80，分值>72 为非危重，56~72 为危重，<56 为危重（但需加注说明病情，何时填写）。5. 当某项测定值正常，临床考虑短期内变化可能不大，且取标本不便时，可按测定正常对待，进行评分（但需加注说明病情、时间）。6. 不吸氧条件下测血 PaO_2。

三、改良 Glasgow 昏迷评分表

功能测定			评 分
睁眼			
自发			4
语言或声音刺激时			3
疼痛刺激时			2
睁眼			
刺激后无反应			1
最佳运动反应			
服从命令动作（＞1岁）或自发（＜1岁）			6
因局部疼痛而动			5
因痛而屈曲回缩			4
因疼痛而呈屈曲反应（似去皮质僵直）			3
因疼痛而呈伸展反应（似去大脑强直）			2
无运动反应			1
＞6岁	2～6岁	0～23个月	
最佳语言反应			
能定向说话	适当的单词、短语	微笑、发声	5
不能定向	词语不当	哭闹、可安慰	4
语言不当	持续哭闹、尖叫	持续哭闹、尖叫	3
语言难于理解	呻吟	呻吟、不安	2
无说话反应	无反应	无反应	1
总　分			

注：最大得分15分，表示意识清楚，预后最好；8分以下为昏迷；最小得分3分，预后最差；8分或以上恢复机会大；3～5分潜在死亡危险，尤其是伴有瞳孔固定或缺乏眼前庭反射。

1. 记录方式为 E—V—M—，字母中间用数字表示，如 E3V3M5＝GCS11；

2. ≥13分为轻度损伤，9～12分为中度损伤，≤8分为严重损伤。

四、Ramsay 镇静评分

Ramsay 镇静评分适用于接受静脉持续镇静患者。

临床状态	评 分
焦虑，激动或不安	1
合作，服从及安静	2
入睡，仅对命令反应	3
入睡，对轻度摇晃或大的声音刺激反应	4
入睡，对伤害性刺激如用力压迫甲床反应	5
入睡，对上述刺激无反应	6

注：1分：镇静不足；2～4分：镇静恰当；5或6分：镇静过度。

参考文献

［1］Crow MT，Mani K，Nam YJ，et al. The mitochondrial death pathway and cardiac myocyte apoptosis ［J］. Circ Res，2004，95（10）：957－970.

［2］De Beer. K，Miehael S，Thacker M，et al. Diabetic ketoaeidosis and hyperglyeaemie hyperosmolar syndrome—clinical guidelines. Nurs Crit Care，2008，13（1）：5－11.

［3］Khositseth A，Tester DJ，Will ML，et al. Identification 0f a common genetic substrate underlying postpartum cardiac events in congenital long QT syndrome ［J］. Heart Rhythm，2004，1（1）：60－64.

［4］Ki m DS. Kawasaki disease ［J］. YonseiM ed J，2006，47（6）：759－772.

［5］Spodick DH. Acute cardiac tamponade ［J］. N Engl J Med. 2003，349（7）：684－690.

［6］3rd World PAIl Symposium. Pulmonary arterialhypertension：epidemiology，pathobiology，and therapy ［J］. J Am Coil Cardiol，2004，43（Suppl 12）：IS－90S.

［7］Acharya SK，Batra Y，Hazari S，et al. Etiopathogenesis of acute hepatic failure：Eastern versus Western countries. 2002，17（3）：S268－273.

［8］Alexi ou C，Langley S M，Stafford H，et al. Surgical treatment of infective mitral valve endocarditis：Predictors of early and late outcome ［J］. J Heart Valve D is，2000，9（3）：327－334.

［9］American Academy of Pediatrics，Task Force on Brain Death in Children.

［10］Anaesthesiol Scand，2002，46（4）：398－4041. Anaesthesiol Scand，2002，46（4）：398－4041.

［11］AssummaM，Signore F，Pacifico L，et al1 Serum p rocalcitonin con2AssummaM，Signore F，Pacifico L，et al1 Serum p rocalcitonin con2Badesch DB，Champion HC，Sanchez MA，Hoeper MM，Loyd JE，Manes A，et al. Diagnosis and assessment of pulmonary arterial hypertension ［J］. J Am Coll Cardiol，2009，54（1 Suppl）：S55－S66.

［12］Barkin RM. Congestive heart failure in children ［J］. J Em erg M ed，1986，4（5）：379－382.

［13］Benifla M，Weizman Z. Acute pancreatitis in childhood：analysis of literature data. J Clin Gastroenterol，2003，37（2）：169－172.

［14］British Thoracic Society of Standards of Care Committee. BTS guidelines for the community acquired pneumonia in childhood ［J］. Thorax，2002，57（suppl）：S1－S24.

［15］Brunner K，Bianchetti MG，Neuhaus TJ. Recovery of renal function after long－term dialysis in hemolytic uremic syndrome. Pediatr Nephrol，2004，19（2）：229－231.

［16］Calabr MP，Cerrito M，Luzza F，et al. Supraventricular tachycardiain infants：epidemiology and clinical management ［J］. Curr PharmDes，2008，14（8）：723－728.

［17］Carroll MC，Yueng－Yue KA，Esterly NB，et al. Drug－induced hypersensitivity syndrome in pediatric patients. Pediatrics，2001，108：485－492.

［18］Cartrera A，Str om K，Lowrie L，et al. Cardiac ECMO support in neonates：A single institution experience ［J］. Pediatr Cardiol，2004，25（5）：590－591.

［19］Caspari G，Bartel T，Mohlenkamp S，et al. Contrastmedium Echocardiography－assisted pericardial drainage ［J］. Herz，2000，25（8）：755－760.

［20］Centrations in term delivering mothers and their healthy offsp ring：acentrations in term delivering mothers and their healthy offsp ring：aChang AC，McKenzie ED. Mechanical cardi opul monary support in children and young adults：Extracor porealmembrance oxygenati on，ventricular assist devices，and long－term support devices ［J］. Pediatr Cardiol，2005，26（1）：2－28.

［21］Chen XL，Wang YF，Appel L，et al. Impacts of measurement protocols on blood pressure tracking from childhood into adulthood：a metaregression analysis ［J］. Hpertension，2008，51（3）：642－649.

［22］Chen YS，Yu HY，Huang SC，et al. Experience and result of extracorporeal membrane oxygenation in treating fulminant myocarditis with shock：What mechanical support should be considered first? ［J］. J Heart LungTransplant，2005，24 (1)：81–87.

［23］Chobanian AV，Bakris GL，Black HR，et al. The Seventh Report of the Joint National Committee on Prevention，Detection，Evaluation，and Treatment of High Blood Pressure：the JNC 7 report. JAMA，2003，289 (19)：2560–2572.

［24］citonin p lasma levels in the absence of infection in kidney transp lantcitonin p lasma levels in the absence of infection in kidney transp lantDellinger EP，Tellado JM，Soto NE，et al. Early antibiotic treatment for pancreatitis. Ann Surg，2007，245 (5)：628–683.

［25］DelmaWalter EM，MusciM，Nagdyman N，et al. Mitral valve repair for infective endocarditis in chidren ［J］. Am Thorac Surg，2007，84（6）：2059–2065.

［26］Dhawan A，Puppi J，Hughes RD，et al. Human hepatocyte transplantation：current experience and future challenges. Nat Rev Gastroenterol Hepatol，2010，7：288–298.

［27］Fackler JC，Troncoso JC，Gioia FR. Age–specific characteristics of brain death in children. Am J Dis Child，1988，142：999.

［28］Fox VL. Gastrointestinal bleeding in infancy and childhood. Gastroenterol Clin North Am. 2000；29 (1)：37–66.

［29］Friescu RH，Williams GD. Anesthetic management of children with pullmonary arterial hypertension ［J］. Paediatr Anaesth，2008，18 (3)：208–216.

［30］Ghofrani HA，Wiedemann R，Rose F，et al. Combination therapy with oral sildenafil and inhaled iloprost for severe pulmonary hypertension ［J］. Ann Intem Med，2002，136 (7)：515–522.

［31］Grigg MM，Kelly MA，Celesia GG，et al. Electroencephalographic activity after brain death ［J］. Arch Neurol，1987，44 (9)：948–954.

［32］Grinda JM，Chevalier P，D'Attellis N，et al. Fulminant myocarditis in adults and children：bi–ventricular assist device for recovery ［J］. Eur J Cardiothorac Surg，2004，26（6）：1169–1173.

［33］Guidelines for the Determination of Brain Death in Infants and Children：An Update of the 1987 Task Force Recommendations. Pediatrics. 2011，128 (3)：e720–e740.

［34］Hamid T，Guo SZ，Kingery JR，et al. Cardiomyocyte NF–B p65 promotes adverse remodelling，apoptosis，and endoplasmic reticulum stress in heart failure ［J］. Cardiovasc Res，2010，89（1）：129–318.

［35］Hang K，Antselevitch C，Bmgada P，et al. Brugada syndrome：12 years of progression ［J］. Acta Medica Okayama，2004，58 (6)：255–261.

［36］Hausdorff WP，Bryant J，Kloek C，et al. The contribution of specific pneumococcal serogroups to different disease manifestations：implications for conjugate vaccine formulation and use，part Ⅱ ［J］. Clin Infect Dis，2000，30 (1)：122–140.

［37］Hausdorff WP，Bryant J，Paradiso PR，et al. Which pneumococcal serogroups cause the most invasive disease：implications for conjugate vaccine formulation and use，part I ［J］. Clin Infect Dis，2000，30 (1)：100–121.

［38］Heffelfinger JD，Davis TE，Gebrian B，et al. Evaluation of children with recurrent pneumonia diagnosed by World Health Organization Criteria ［J］. Pediatr Infect Dis J，2002，21 (2)：108–112.

［39］Henter JI，Horne A，Arico M，et al. HLH–2004：Diagnostic and therapeutic guidelines for hemophagocytic lymphohistiocytosis. Pediatr Blood Cancer，2007，48：124–131.

［40］Ishii E，Ohga S，Imashuku S，et al. Nationwide survey of he–mophagocytic lympho–histiocytosis in Japan ［J］. Int J Hematol，2007，86 (1)：58–65.

［41］JANKA GE. Familial and acquired hemophagocytic lymphohistio–cytosis ［J］. Eur J Pediatr，2007，166 (2)：95–109.

［42］JANKA GE. Hemophagocytic syndromes ［J］. Blood Rev，2007，21 (5)：245–253.

［43］Jastrzebski M，Kukla P. Ischemic J wave：novel risk marker for ventricular fibrillation ［J］. Heart Rhythm，2009，6 (6)：829–835.

［44］Kannan BR. Tetralogy of Fallot［J］. Ann Pediatr Card，2008，1（2）：135.

［45］Karatolios K，Pankuweit S，Maisch B. Diagnosis and treatment of myocarditis：the role of endomyocardial biopsy［J］. Curr Treat Options Cardiovasc Med，2007，9（6）：473－481.

［46］Khalife WI，Kar B. The Tandem Heart pVAD™ in the treatment of acute fulminant myocarditis［J］. Tex Heart Inst J，2007，34（2）：209－213.

［47］Kindermann I，Kindermann M，Kandolf R，et al. Predictors of out－come in patients with suspected myocarditis［J］. Circulation，2008，118（6）：639－648.

［48］Klugman KP，Madhi SA，Huebner RE，et al. A trial of 9-valent pneumococcal conjugate vaccine in children with and those without HIV infection［J］. N Engl J Med，2003，349（14）：1341－1348.

［49］Koulouri S，Acherman RJ，Wong PC，et al. Utility of B－type natriureticpep tide in differentiating congestive heart failure from lung disease in pediatric patients with respiratory distress［J］. Pediatr Cardiol，2004，25（4）：341－346.

［50］Lammers AE，Hislop AA，Flynn Y，Haworth SG. Epoprostenol treatment in children with severe pulmonary hypertension［J］. Heart，2007，93（6）：739－743.

［51］Lampland AL，Plumm B，Meyers PA，et al. Observational study of humidified high－flow nasal cannula compare with nasal continuous positive airway pressure. J Pediatr. 2009。154：177－182.

［52］Leteurtre S，Martinot A，Duhamel A，et al. Validation of the paediatric logistic organ dysfunction（PELOD）score：prospective，observational，multicenter study. Lancet，2003，362：192－197.

［53］Levine OS，O'Brien KL. Pneumococcal vaccination in developing countries［J］. Lancet，2006，367（9526）：1880－1882.

［54］Li LJ，Du WB，Zhang YM，et al. Evaluation of a bio－artificial liver based on a nonwoven fabric bioreactor with porcine hepatocytes in pigs. J Hepatol，2006，44：317－324.

［55］Lieberman EB，Hutchins GM，Herskowitz A，et al. Clinicopathologic description of myocarditis［J］. J Am Coll Cardiol，1991，18（7）：1621－1626.

［56］Limsuwan A，Wanitkul S，Khosithset A，el－al. Aerosolized iloprost for postoperative pulmonary hypertensive crisis in child with congenital heart disease［J］. Int J Cardiol，2008，129（3）：333－338.

［57］Lin－Su K，Vogiatzi MG，Maishall I，et al. Treatment with growth hormone and luteinizing hormone releasing hormone analog improves final adult height in children with congenital adrenal hyperplasia. J Clin Endocrinol Metab，2005，90（6）：3318－3325.

［58］longitudinal study［J］1 Clin Chem，2000，46：1583－15871.

［59］Loukanov T，Bucsenez D，Springer W，Sebening C，Rauch H，Roesch E，et al. Comparison of inhaled nitric oxide with aerosolized iloprost for treatment of pulmonary hypertension in children after cardiopulmonary bypass surgery［J］. Clin Res Cardiol，2011，100（7）：595－602.

［60］Lurbe E，Cifkova R，Cruickshank JK，et al. Management of high blood pressure in children andadolescents recommendations of the European society of hypertension［J］. J Hypertens，2009，27（9）：1719－1742.

［61］Luzzani A，Polati E，Dorizzi R，et al. Comparison of p rocalcitoninLuzzani A，Polati E，Dorizzi R，et al. 1 Comparison of p rocalcitoninMandal AK. Hypokalemia and hyperkalemia. Med Clin North Am. 1997；81：611－39.

［62］Mani A，Shankar S，Tan TH，et al. Extracorporeal membrane oxygenation for children with fulminant myocarditis［J］. Asian Cardiovasc Thorac Ann，2010，18（2）：131－134.

［63］McLaughlin VV，Archer SL，Badesch DB，Barst RJ，Farber HW，Lindner JR，et al. ACCF /AHA 2009 expert consensus documenton pulmonary hypertension：a report of the American College ofCardiology Foundation Task Force on Expert Consensus Documents and the American Heart Association：developed in collaboration with the American College of Chest Physicians，American ThoracicSociety，Inc. ，and the Pulmonary Hypertension Association［J］. Circulation，2009，119（16）：2250

［64］Mebazaa A，Nieminen MS，Packer M. Levosimendan vs dobutamine for patients with acute decompensated heart failure the survive randomized trial [J] . JAMA, 2007, 297 (17): 1883 - 1891.

[65] Mollaret P, Goulon M. Lecoma Dépassé [J] . Rev Neurol, 1959, 101 (1): 3. 226. Paqueron A. A definition of irreversible coma: report of the Ad Hoc Committee of the Harvard Medical School to examine the definition of brain death [J] . JAMA, 1968, 205 (6): 337.

[66] Msrshall A. lichtman , Ernest beutler, Thomas J. Kipps, et al . Williams Hematology / Part X. Hemostasis and Thrombosis /Chapter 121. Disseminated Intravascular Coagulation / Williams Hematology. 7th.

[67] Namachivayam P, Crossland DS, Butt WW, et al . Early experiencewith Levosimendan in children with ventricular dysfunction [J] . Pediat Crit Care Med, 2006, 7 (5) : 445 - 448.

[68] National high blood pressure education program working group on high bolld pressure in children and adolescents. The fourth report on the diagnosis, evaluation and treatment of high blood pressure in children and adolescents [J] . Pediatrics, 2004, 114 (2 Suppl 4th report) : s555 - 576.

[69] Newth CJ. Venkataraman S, will80n DF, et al. Weaning and extubation eadiness in pediatric patients. Pediatr Crit Care Med. 2009. 10: 1 - 11.

[70] Nir A, Nasser N. Clinical value of NT - ProBNP and BNP in pediatriccardiology [J] . J Card Fail , 2005, 11 (supp l 5) : S76 - S80.

[71] Pallis C. ABC of brain stem death: the arguments about the EEG [J] . BMJ 1983, 286: 284 - 287.

[72] patients treated with pan - T - cell antibodies [J] 1 Intensive Carepatients treated with pan - T - cell antibodies [J] 1 Intensive CareRandolph AG . Management of acute lung injury and acute respiratory distress syndrome in children. Crit Care Med, 2009, 37: 2448 - 2454.

[73] Reiss N, El - Banayosy A, Arusoglu L, et al. Acute fulminant myocarditis in children and adolescents: the role of mechanical circulatory assist [J] . ASAIO J, 2006, 52 (2) : 211 - 214.

[74] Report of Special Task Force: guidelines for determination of brain death in children. Pediatrics. 1987, 80 (2): 298 - 300.

[75] Reynolds HR, Hochman JS. Cardiogenic shock current concepts and improving outcomes [J] . Circulation , 2008, 117 (5): 686 - 697.

[76] Rich JD, Shah SJ, Swamy RS, Kamp A, Rich S. Inaccuracy of Doppler echocardiographic estimates of pulmonary artery pressures in patients with pulmonary hypertension: implications for clinical practice [J] . Chest, 2011, 139 (5) : 988 - 993.

[77] Rodriguez RA, Cornel G, Alghofaili F, et al. Transcranial Doppler during suspected brain death in children: Potential limitation in patients with cardiac " shunt" [J] . Pediatr Crit Care Med, 2002, 3 (2): 153 - 157.

[78] Ruokonen E, Ilkka L, Niskanen M, *et al* 1 Procalcitonin and neop2Ruokonen E, Ilkka L, Niskanen M, *et al* 1 Procalcitonin and neop2Sabat R, Hoflich C, DockeWD, *et al* 1Massive elevation of p rocal2Sabat R, Hoflich C, DockeWD, *et al* 1Massive elevation of p rocal2Saito Y, Donohue A, Attai S, Vahdat A, et al. The syndrome of cardiac tamponade with small pericardial effusion [J] . Echocardiography, 2008, 25 (3): 321 - 327.

[79] Sezai A, Hata M, Niino T, et al. Mechanical circulatory support for fulminant myocarditis [J] . Surg Today, 2008, 38 (9) : 773 - 777.

[80] Shams El Arifeen, Abdullah H Baqui. Treating severe pneumonia in children: we can do better [J] . Lancet, 2008, 371 (9606): 7 - 8.

[81] Staworn D, Lewison L, Marks J, et al. Brain death in pediatric intensive care unit patients: incidence, primary diagnosis and the clinical occurrence of Turner's triad. Crit Care Med, 1994, 22: 1301 - 1305.

[82] Sugimoto M, Manabe H, Nakao K, et al. The role of N - terminal pro - B - type natriuretic peptide in the diagnosis of congestive heart failure in children [J] . Circ J, 2010, 74 (5): 998 - 1005.

[83] Surviving Sepsis Campain: International guidelines for management of severe sepsis and septic shock. . CCM, 2008, 36 (1): 296 - 327. Intensive Care Med, 2008, 34 (1): 17 - 60.

［84］Taecone P，Pegenti A，htini R，et al. Prone positioning inpatients with moderate and severe acute respiratory distress syndrome：A randomized controlled trial. JAMA，2009.302：1977－1984.

［85］Taoka M，Shiono M，Hata M，et al. Child with fulminant myocarditis survived by ECMO support—report of a child case ［J］. AnnThorac Cardiovasc Surg，2007，13（1）：60－64.

［86］Tavares PS，Rocon－Albuquerque R Jr，Leite－Moreira AF. Innate immune receptor activation in viral myocarditis：pathophysiologic implications ［J］. Rev Port Cardiol，2010，29（1）：57－78.

［87］terin as indicators of infection in critically ill patients ［J］1 Actaterin as indicators of infection in critically ill patients ［J］1 Actavan den Berghe G，Wouters P，Weekers F，et al. Intensive insulin therapy in the critically ill patients ［J］. N Engl Med，2001，345（19）：1359－67.

［88］Vilaiyuk S，Sirachainan N，Wanitkun S，et al. Recurrent macrophage activation syndrome as the primary manifestation in systemic lupus erythematosus and the benefit of serial ferritin measurements：a case－based review. Clin Rheumatol，2013，13：192－204.

［89］Waeber B，dela Sierra A，Ruilope LM. Target organ damage：how to detect it and howtotreat it? ［J］. J Hypertens Suppl，2009，27（3）：S13－S18.

［90］Welfare W，Sasi P，English M. Challenges in managing profound hypokalaemia. BMJ，2002；324：269－70.

［91］Westaby S，Siegenthaler M，Beyersdorf F，et al. Destination therapy with a rotary blood pump and novel power delivery. Eur J Cardiothorac Surg，2010，37：350－356.

［92］Xue Y，Chan J，Sakariya S，et al. Biomarker－guided treatment of congestive heart failure ［J］. Heart Fail，2010，16（suppl 1）：62－67.

［93］Yildizdas D，Yapicioglu H，Bayram I，et al. High. Frequency Oscillatory Ventilation for acute respiratory distress syndrome. Indian J Pediatr，2009.76：921－927.

［94］曹洁，蔡方成. 儿童多形性红斑的临床特征. 使用儿科临床杂志，2002，17：625－627.

［95］常文秀，高红梅，曹书华. 血栓性血小板减少性紫癜发病机制及治疗进展. 天津医药，2005，33（12）：804－806.

［96］陈德昌. 中国医师协会重症医学医师分会《宣言》. 中华重症急救医学，2009，21：510.

［97］陈宏，李占全，张薇薇. 等.18例心脏介入治疗患者并发急性心脏压塞的临床分析 ［J］. 中华急诊医学杂志，2008，'17（1）：78－79.

［98］陈舜年. 小儿上消化道出血诊治进展. 小儿急救医学，20（3）：337－339.

［99］陈贤楠. 重视儿科重症医学的实践和临床研究. 中华儿科杂志，2001，39：193－194.

［100］陈新民，余自华. 小儿心源性休克. 实用儿科临床杂志 ［J］.2011，26（18）：1393－1394.

［101］陈忠华，袁劲. 脑死亡临床判定指南 ［M］第1版，武汉：湖北科学技术出版社，2007：109－114.

［102］陈自励，刘敬.“新生儿窒息诊断与分度标准建议”解读. 中国当代儿科杂志，2013；15（1）：2－4.

［103］崔泽敏，吴淑莲，黄晓利. 法洛//四联症缺氧发作的急救与防治 ［J］. 岭南急诊医学杂志，2009，14（4）：293－294.

［104］戴林峰，王醒. 脓毒症与凝血功能异常. 东南大学学报（医学版），2012，31（3）：359－62.

［105］丁世芳，向晋涛. 国内先天性长 QT 综合征的临床研究状况 ［J］. 中国心脏起搏与心电生理杂志，2011，25（5）：382－386.

［106］杜军保，张清友. 暴发性心肌炎的诊断与紧急救治. 实用儿科临床杂志，2004，19（11）：925－927.

［107］杜敏联. 先天性肾上腺皮质增生症的青春发育和治疗进展. 临床儿科杂志，2008，26（12）：1003－1009.

［108］段秀芳，吴锡桂. 原发性高血压的流行病学 ［M］//李立明. 中国居民营养与健康状况调查报告之四，2002高血压. 北京：人民卫生出版社，2008，23－35.

［109］樊寻梅，武志远. 国际儿科脓毒症定义会议介绍. 中华儿科杂志，2005，43（8）：618－20.

［110］樊寻梅. 实用儿科急诊医学. 北京：北京出版社，1993，462.

［111］范敏勇，雷招宝. 儿童农药中毒117例回顾性分析. 现代预防医学，2011，38（9）：1639－1640.

[112] 方鹤松. 急性坏死性小肠结肠炎.//赵祥文. 儿科急诊医学. 北京：人民卫生出版社，2011：600-604.

[113] 方建培，徐宏贵. 溶血再障危象. 小儿急救医学，2003，10（5）：335-6.

[114] 封志纯，陈贤楠. 儿科重症医学理论和诊疗技术. 北京：北京大学医学出版社，2010：6-10.

[115] 封志纯. 加强我国儿童重症医学理论和技术体系的建设. 中华儿科杂志，2012，50：162-166.

[116] 伏建峰，何新建. 脓毒症的发病机制及防治药物研发新思路. 国际检验医学杂志，2011，32（1）：66-8.

[117] 付红敏，匡凤梧. 儿科脓毒症诊治进展. 实用儿科临床杂志，2007，22（10）：798-800.

[118] 顾明标. 心源性休克的机制与治疗进展［J］. 国际心血管病杂志. 2009，36（4）：209-211.

[119] 郭大任. 儿科危重症监护治疗技术. 天津：天津科学技术出版社，1992.17-23，116-124，221-234.

[120] 郭树彬. 肾上腺危象的诊治. 中国临床医生，2011，39（2）：86-88.

[121] 韩红，邹萍. 血栓性血小板减少性紫癜及其研究进展. 临床内科杂志，2007，24（2）：142-144.

[122] 郝良纯. 小儿溶血危象的急救处理. 小儿急救医学. 2003.10（5）：277-8.

[123] 郝文革. 血浆置换在溶血性贫血及溶血危象中的应用. 小儿急救医学，2003，10（5）：281-3.

[124] 何银辉，毛皓愉，徐海燕. 青少年糖尿病酮症酸中毒合并高渗性昏迷的急救. 实用医学杂志，2010，26（16）：3001-3009.

[125] 贺彦，刘迎龙，王旭. 吸入伊洛前列素对先天性心脏病患儿术后肺动脉高压的治疗作用［J］. 中国小儿急救医学，2009，16（3）：231-233.

[126] 胡群，张小玲. 噬血细胞综合征诊断指南（2004）. 实用儿科临床杂志，23（3）：235-6.

[127] 胡亚美，江载芳. 诸福堂实用儿科学. 7版. 北京：人民卫生出版社，2001.

[128] 胡亚美. 诸福棠实用儿科学（上、下册）. 北京：人民卫生出版社，2002.

[129] 黄骥. 暴发性心肌炎与急性心肌炎的超声心动图所见［J］. 国外医学. 心血管疾病分册，2001，28（1）：62.

[130] 黄建萍，钟旭辉. 小儿急性肾衰竭的病因诊断. 小儿急救医学，2005，12（4）：241-244.

[131] 黄敬孚. 我国儿科急救专业的现状与思考. 中华儿科杂志，2010，48：1-3.

[132] 冀石梅，梁翊常. 心源性休克［M］.//胡亚美，江载芳. 诸福棠实用儿科学. 7版. 北京：人民卫生出版社，2002：1525-1528.

[133] 贾苍松. 溶血危象的输血治疗. 小儿急救医学，2003，10（5）：279-81.

[134] 蒋建华，刘玉琴. 抗癫痫药超敏反应综合征研究进展. 中国麻风皮肤病杂志，2010，26：502-503.

[135] 蒋优君，朱红，陈秀琴. 小儿肾上腺危象的早期诊断和治疗. 中华急诊医学杂志，2004，13（3）：201-202.

[136] 李彩凤，何晓琥. 风湿性疾病的一种严重并发症-巨噬细胞活化综合征. 中华儿科杂志，2006，44：824-827.

[137] 李彩凤. 巨噬细胞活化综合征诊治进展. 中国实用儿科杂志，2012，25：237-240.

[138] 李崇剑，王喜梅，吴永健. 心源性休克的机械循环辅助装置治疗进展［J］. 心血管病学进展，2012，33（1）：36-38.

[139] 李东宝，华琦. 低钾血症的临床处理. 内科急危重症杂志，2005，11（2）：87-9.

[140] 李宏松，刘建平. 肺动脉高压危象的诊断与防治［J］. 中华急诊医学，2009，18（7）：778-779.

[141] 李权. 小儿外科急腹症. 北京：北京大学医学出版社，1997：219-223.

[142] 李万镇. 危重急症的诊断与治疗-儿科学. 中国科学技术出版社，1996，373-83.

[143] 李文益，薛红漫.EB病毒感染相关性噬血细胞综合征的发病机制、诊断和治疗. 中华妇幼临床医学杂志：电子版，2011，7（2）：92-96.

[144] 李小梅. 心律失常的非药物治疗现状及进展［J］. 实用儿科临床杂志，2007，22（1）：8-11.

[145] 李云婷. 脓毒症发病机制和治疗进展. 中国医师杂志，2006，增刊：410-12.

[146] 李正，王慧贞，吉士俊. 实用小儿外科学. 北京：人民卫生出版社，2001：1090-1093.

[147] 李志辉. 溶血尿毒综合征的诊断和治疗. 实用儿科临床杂志，2011，26（5）：386-388.

[148] 梁璐，米杰，张明明，等. 儿童期KorotKoff第Ⅳ、Ⅴ音的差异及对成年高血压的预测价值［J］. 中华流行病学杂志，2008，29（2）：110-115.

［149］林榕榕，王昭．噬血细胞综合征发病机制的研究进展．河北医药，2011，33（9）：1389-90.

［150］刘大为．重症医学的发展与重症加强治疗病房的规范化．中国危重病急救医学，2006，18：385-386.

［151］刘芳．心脏压塞．中国循证儿科杂志，2008，3（S1）：94-96.

［152］刘冯，肖丁华，莫东华．儿童溶血危象临床诊断探讨，Internal Medicine China.2011，6（3）：206-209.

［153］刘建民，赵咏桔．糖尿病酮症酸中毒和高血糖高渗状态．中华内分泌代谢杂志，2003，19（6）：505-508.

［154］刘文玲，胡大一．Brugada综合征诊断与治疗第二次专家共识报告概要［J］．中国心脏起搏与心电生理杂志，2005，19（4）：254-256.

［155］刘小荣．溶血尿毒综合征的诊治新进展．临床血液学杂志，2012，25（1）：9-11.

［156］刘晓伟，刘志．脓毒症所致急性肺损伤的诊治进展．中国误诊学杂志，2008，8（34）：8329-31.

［157］刘泽霖.DIC的研究进展-诊断标准的探讨．血栓与止血．2001，7（2）：93-6.

［158］卢新天．溶血危象的病因学及发病机制．小儿急救医学，2003，10（5）：273-274.

［159］陆国平，张灵恩．重症急性胰腺炎．//赵祥文．儿科急诊医学．北京：北京出版社，2005：209-225.

［160］陆再英．内科学.7版．北京：人民卫生出版社，2008.1.

［161］罗小平，祝婕．先天性肾上腺皮质增生症的诊断及治疗．实用儿科临床杂志，2006，21（8）：510-512.

［162］马沛然，黄磊．小儿急性心力衰竭的治疗［J］．实用儿科临床杂志，2010，25（13）：953-955.

［163］米杰，王天有，孟玲慧等．中国儿童青少年血压参照标准的研制［J］．中国循证儿科杂志，2010，5（1）：1-14.

［164］牛钰，何爱丽，张王刚．嗜血细胞性淋巴组织细胞增生症研究进展．中国实验血液学杂志，2010，18（1）：262-267.

［165］潘华，孙立荣．儿童弥漫性血管内凝血研究进展．临床儿科杂志，2008，26（8），731-34.

［166］潘维伟，童笑梅，汤亚南，等．新生儿药物超敏反应综合征一例报道暨文献复习．中国新生儿科杂志，2010，25：150-152.

［167］钱林生．溶血性贫血．中国实用内科杂志，1996，16（9）：515-7.

［168］钱素云，樊寻梅．小儿脑死亡的临床表现和诊断．中华儿科杂志，2000，38：397-398.

［169］钱素云，陈贤楠，樊寻梅，等．小儿脑死亡并中枢性尿崩症．实用儿科循环杂志，2000，15（1）：10-11.

［170］乔凤伶，江咏梅，石华，等．产科DIC诊断中国际ISTH标准与日本标准的评价分析．实用妇产科杂志．2010，26（4）：300-4.

［171］乔凤伶，冷平．弥散性血管内凝血诊断标准研究进展．成都医学院学报，2010，5（4）：342-5.

［172］乔金梅．儿童中毒128例分析．中国误诊学杂志，2011，11（18）：4440.

［173］邱海波，黄英姿.ICU监测与治疗技术．上海：上海科学技术出版社，2009.85-104，160-207，300-321.

［174］沈晓明，王卫平．儿科学．第7版．北京：人民卫生出版社，2008.

［175］沈颖，孟群．小儿急性肾衰竭诊断标准及治疗进展．实用儿科临床杂志，2008，23（17）：1391-1393.

［176］施虹，王宏伟，程佩萱，等．幼年特发性关节炎全身型并发巨噬细胞活化综合征13例临床分析．中华儿科杂志，2006，44：812-817.

［177］石琳，杜军保．法洛四联症缺氧发作的急救（附22例分析）［J］．中国医刊，2003，38（9）：48-49.

［178］石杨，王丽杰．小儿噬血细胞综合征临床特点及预后危险因素分析．中国现代医学杂志，2011，21（5）：645-51.

［179］宋善俊，方峻．弥散性血管内凝血及其前期的诊断．诊断学理论与实践，2002，1（2）：67-9.

［180］苏浩彬，李文益．新生儿弥散性血管内凝血的诊治进展．中国实用儿科杂志．2002，17（11）．

［181］孙海宁．血液净化技术与脓毒症治疗．黑龙江医学，2009，33（1）：38-41.

［182］孙洁，凌斌，顾云帆．弥散性血管内凝血的临床及进展．中国急救医学，2003，23（8）：556-558.

［183］孙梅．小儿消化道出血的诊治．中国临床医生，2002，30（4）：11-13.

［184］孙文鑫．先天性肾上腺皮质增生症的长期治疗及疗效评价．实用儿科临床杂志，2009，24（8）：569-571.

［185］汪翼．小儿暴发型心肌炎的诊断与病原治疗［J］．小儿急救医学，2003，10（3）：129-130.

［186］王德炳，张树基．危重急症的诊断与治疗 2 版．中国科学技术出版社．2002，989 - 1005.

［187］王鸿利．弥散性血管内凝血实验诊断的新进展．上海医学检验杂志．2000；15（5）上海第二医科大学附属瑞金临床医学院检验系．

［188］王吉云，许玉韵．恶性心律失常的急诊治疗［J］．世界急危重病医学杂志，2004，1（5）：363 - 365.

［189］王丽敏，刘 宇，李贯清．脓毒症脑病发病机制研究进展，Chinese General Practice，2011，14（6C）：2101 - 3.

［190］王荣，吴秀芳，左艳芳．儿童葡萄球菌性烫伤样皮肤综合征 52 例临床分析．中国小儿急救医学，2009，16：69 - 70.

［191］王天有．急性造血功能停滞的研究进展．小儿急救医学，2005，12（1）：75 - 6.

［192］王现青．恶性室性心律失常的防治［J］．实用诊断与治疗杂志，2005，19（1）：38 - 40.

［193］王晓茵，徐积芬．小儿常见中毒急救手册．沈阳：辽宁科学技术出版社，2002.

［194］王莹，李璧如，钱娟，等．小儿心源性休克的临床分析［J］．中华急诊医学杂志，2006，15（6）：502 - 505.

［195］王莹．儿童急性心力衰竭的诊断和治疗．实用儿科临床杂志［J］．28（6）：405 - 407.

［196］卫生部脑死亡判定标准起草小组．脑死亡判定标准（成人）（修订稿）［J］．中国脑血管病杂志，2009，6（4）：220 - 224.

［197］卫生部脑死亡判定标准起草小组．脑死亡判定标准（成人）（征求意见稿）［J］．中华医学杂志，2003，83：262.

［198］魏克伦，赵时敏，江启俊．临床儿科急诊学．人民军医出版社，2002.

［199］魏利召，林 凯，赵瑞敏．脓毒症的发病机制．空军总医院院学报，2006，22（4）：225 - 230.

［200］文飞球，程涵蓉．急性溶血、溶血危象和再生障碍危象．中国小儿血液，2005，10（5）225 - 240.

［201］吴瑞萍，胡亚美，江载芳．褚福堂实用儿科学．北京：人民卫生出版社，1996，1405 - 1409.

［202］武洁，钱素云．儿童严重脓毒症和脓毒性休克继发肾上腺皮质功能不全的研究进展．中华儿科杂志，2010，48（1）：29 - 32.

［203］夏珊珊，姜振宇．血栓性血小板减少性紫癜研究进展．滨州医学院学报，2006，29（6）：437 - 440.

［204］向晋涛，江洪．2000 - 2009 年国内心室颤动的研究状况．中国心脏起搏与心电生理杂志，2010，24（3）：196 - 200.

［205］肖政辉，易著文．儿童急性肾损伤．中国小儿急救医学，2008，15（1）：81 - 83.

［206］幸泽茂，卢君强．脓毒症临床治疗的研究进展．广东医学院学报，2008，26（6）：656 - 9.

［207］许煊，陈贤楠．血液净化在急性中毒治疗中的应用．中国小儿急救医学，2010，17（4）：308 - 311.

［208］薛辛东．儿科学．2 版．北京：人民卫生出版社，2010.8.

［209］杨思源．小儿心脏病学．北京：人民卫生出版社．2007.180.

［210］杨威，刘晓华．溶血危象的实验室检查．小儿急救医学，2003，10（5）：275 - 6.

［211］杨锡强．学科建设在临床重点专科发展中的地位．中华儿科杂志，2011，49：561 - 563.

［212］杨艳章，张宏艳，邢淑华，等．小儿阵发性室上性心动过速合并心源性休克的诊断和治疗．天津医药，2010，38（4）：340 - 341.

［213］杨义生，罗邦尧．肾上腺危象．国外医学内分泌学分册，2005，25（3）：214 - 215.

［214］杨兵，曹克将，单其俊，等．1065 例健康汉族人 Brugada 心电图征发生发生率的初步调查［J］．中华心律失常学杂志，2005，9（3）：214 - 217.

［215］杨正安，陆宏伟．大黄对重症急性胰腺炎的治疗价值研究．中国急救医学．2001，21（12）：717.

［216］姚焰．恶性室性心律失常导管消融现状［J］．中华实用诊断与治疗杂志，2010，24（6）：521 - 522.

［217］姚咏明，吴叶，盛志勇．脓毒症的新概念及其临床意义．国外医学外科学分册，1998；25（1）：7 - 10.

［218］易著文，刘琳．急性肾损伤的定义、诊断及治疗．临床儿科杂志，2009，27（4）：301 - 306.

［219］易著文，张辉．溶血尿毒综合征发病机制及诊治进展．实用儿科临床杂志，2011，26（18）：1385 - 1387.

［220］英国血液学标准化委员会．弥散性血管内凝血诊断指南．J Diagn Concepts Pract，2010，9（3）：222 - 4.

［221］虞燕萍，黄先玫．儿童肺动脉高压的药物治疗进展［J］．中国当代儿科杂志，2012，14（3）：236 - 240.

［222］喻文亮，钱素云．儿科急重症医学：挑战与未来．中华急救医学杂志，2009，18：565-567.

［223］曾其毅，杨文敏，曾华松．脓毒症诊治进展．国际儿科学杂志．2007，34（3）：232-4.

［224］曾嵘，庄建，岑坚正，等．枸橼酸西地那非治疗心脏手术后肺动脉高压的临床研究［J］．中华心血管病杂志，2005，33（10）：916-919.

［225］战立功．小儿危重病监护学．北京：海洋出版社，1999.32-53.

［226］张碧波，倪伟．ICU 内急性心脏压塞 15 例临床分析［J］．临床急诊杂志，2011，12（4）：270-271.

［227］张佃良，黎介寿，江志伟．脓毒症的分子机制．国外医学外科学分册，2002，29（1）：1-4.

［228］张鸿飞，肝衰竭．//樊寻梅．实用儿科急诊医学．北京：北京出版社，2005：209-225.

［229］张建军．以心外表现为首发症状的暴发性心肌炎［J］．临床医学，1996，16（2）：50.

［230］张婕，夏正坤，刘光陵．非典型溶血尿毒综合征发病机制和治疗研究进展．临床儿科杂志，2012，30（4）：393-396.

［231］张乾忠．小儿心律失常的药物治疗［M］．//杨思源．小儿心脏病学．3 版．北京：人民卫生出版社，2005：511-516.

［232］张文勇，王晓刚，唐雪梅．大剂量经脉丙种球蛋白治疗葡萄球菌烫伤样皮肤综合征疗效探讨．儿科药学杂志，2008，14：26-27.

［233］赵地，张明明，米杰，等．儿童期至成年期血压变化对成年期心肾功能的影响［J］．中华儿科杂志，2008，46（10）：763-768.

［234］赵祥文．儿科急诊医学．2 版．北京：人民卫生出版社，2001.

［235］郑慧芬，文飞球，张蔚．暴发性心肌炎的治疗进展［J］．医学综述，2011，17（17）：2632-2635.

［236］郑玉灿，钱小青，李娟，等．儿童巨噬细胞活化综合征与其他巨噬细胞综合征的临床比较分析．中华风湿病学杂志，2010，14：477-479.

［237］郑云海，李伟萍．浅谈弥散性血管内凝血的诊断与治疗．中国伤残医学，2006，14（2）：50-51.

［238］2012 国际严重脓毒症及脓毒症休克治疗指南．2012 年美国 Houston 危重症年会．

［239］中国高血压防治指南修订委员会．中国高血压防治指南 2010．中华心血管病杂志，2011，39（7）：579-616.

［240］中国生物医学工程学会心律分会，中华医学会心血管病学分会，胺碘酮抗心律失常治疗应用指南工作组．胺碘酮抗心律失常治疗应用指南（2008）［J］．中国心脏起搏与心电生理杂志，2008，22（5）：377-385.

［241］中国生物医学工程学会心脏起搏与心电生理分会，中华医学会心血管病学分会，中华心血管病杂志编辑委员会，中国心脏起搏与心电生理杂志编辑委员会．胺碘酮抗心律失常治疗应用指南．中华心血管病杂志，2004，32（12）：1065-1071.

［242］中国新生儿复苏项目专家组．新生儿复苏指南．2011；13（9）：691-695.

［243］中华医学会儿科学分会呼吸学组，《中华儿科杂志》编辑委员会．儿童社区获得性肺炎管理指南（试行）（上）［J］．中华儿科杂志，2007，45：83-90.

［244］中华医学会儿科学分会急救组，中华医学会急诊学分会儿科组．儿科感染性休克（脓毒症休克）诊疗推荐方案．中华儿科学杂志，2006，44（8）：596-8.

［245］中华医学会儿科学分会心血管学组，《中华儿科杂志》编辑委员会．小儿心力衰竭诊断与治疗建议［J］．中华儿科杂志，2006，10（44）：753-757.

［246］中华医学会感染病学分会肝衰竭与人工肝学组．非生物型人工肝支持系统治疗肝衰竭指南（2009 年版）．中华临床感染病杂志，2009，12：321-325.

［247］中华医学会急诊学分会儿科学组，中华医学会儿科学分会急诊学组、新生儿学组．新生儿危重病例评分法（草案）．中华儿科杂志，2001；39（1）：42-3.

［248］中华医学会消化病学分会胰腺疾病学组．中国急性胰腺炎诊治指南（草案）．中华消化杂志，2004，24（3）：190-192.

［249］周建芹，赵桂杰．小儿暴发性心肌炎的早期诊断及治疗［J］．滨州医学院学报，2006，29（1）：65-66.

［250］周荣斌，周高速，郭凯，等．2008 年成人严重脓毒症和脓毒症休克治疗指南解读．中国全科医学，2008，11（5B）：868-9.

［251］周荣斌，周高速．脓毒症的诊断思路与方法进展．中国急救医学，2008，28（1）：77-9.

［252］朱俊．恶性心律失常的处理［J］．继续医学教育．2006，20（1）：62-65.

［253］朱世殊，张鸿飞，陈菊梅，等．儿童肝衰竭病因及病理的研究．传染病信息，2006，19（3）：132-134.

［254］朱子扬，龚兆庆，汪国良．中毒急救手册．2版．上海：上海科技出版社，1999.

［255］邹百仓，董蕾，马明弦．肾上腺危象诊治1例并文献复习．临床荟萃，2007，22（12）：898-899.